Bechthold / Fürst / Vollmar
**Biogene Arzneistoffe**

Bechthold / Fürst / Vollmar

# Biogene Arzneistoffe

## Biosynthesen, Zielstrukturen, Stoffprofile

Andreas Bechthold, Freiburg

Robert Fürst, Frankfurt/Main

Angelika Vollmar, München

Mit 275 Abbildungen und 48 Tabellen

WVG Wissenschaftliche Verlagsgesellschaft Stuttgart

**Zuschriften an**
lektorat@dav-medien.de

**Anschriften der Autoren**

Prof. Dr. Andreas Bechthold
Albert-Ludwigs-Universität Freiburg
Institut für Pharmazeutische Wissenschaften
Stefan-Meier-Str. 19
79104 Freiburg i. Br.

Prof. Dr. Angelika Vollmar
Ludwig-Maximillians-Universität München
Institut für Pharmazie
Butenandtstr. 5–13
81377 München

Prof. Dr. Robert Fürst
Goethe-Universität Frankfurt am Main
Institut für Pharmazeutische Biologie
Max-von-Laue-Straße 9
60438 Frankfurt/Main

Bibliographische Informationen der Deutschen
Nationalbibliothek
Die Deutsche Nationalbibliothek verzeichnet diese
Publikation in der Deutschen Nationalbibliografie;
detaillierte bibliografische Daten sind im Internet unter
https://portal.dnb.de abrufbar.

1. Auflage 2019
ISBN 978-3-8047-3623-8 (Print)
ISBN 978-3-8047-4006-8 (E-Book, PDF)

© 2019 Wissenschaftliche Verlagsgesellschaft Stuttgart mbH
Birkenwaldstraße 44, 70191 Stuttgart
www.wissenschaftliche-verlagsgesellschaft.de
Printed in Germany

Satz: primustype Hurler GmbH, Notzingen
Indexer: Eberhard Scholz, Ludwigsburg
Druck und Bindung: Himmer GmbH Druckerei & Verlag,
Augsburg
Umschlagabbildung: Sebastian Kaulitzki, shutterstock
Umschlaggestaltung: deblik, Berlin

# Vorwort

Dieses Lehrbuch der Pharmazeutischen Biologie verfolgt das Ziel, das pharmazeutische Potenzial biogener Substanzen darzulegen. Biogene Stoffe werden, so lautet die Definition, von lebenden Organismen produziert. Nach wie vor stellen sie die mit Abstand wichtigste Quelle neuer Arzneistoffe dar. Woran liegt das? Welche Besonderheiten besitzen diese Stoffe im Unterschied zu nichtbiogenen chemischen Verbindungen? Wie schafft es die Natur, diese komplexen Moleküle überhaupt herzustellen? Und wie machen wir uns diese Stoffe pharmazeutisch zunutze? Auf all diese Fragen versucht das Buch Antworten zu geben, wobei als Leitmotiv gilt: Verständnis für die grundlegenden Konzepte ist wichtiger als enzyklopädische Details.

Das Buch gliedert sich in vier Teile: Grundlagen, Biosynthesen, Zielstrukturen und Stoffprofile. Im ersten Teil gehen wir der Frage nach, warum es wichtig ist, sich mit biogenen Stoffen zu beschäftigen, was diese Stoffe so besonders macht und welche pharmazeutische Bedeutung ihnen zukommt. Das Kapitel Biosynthesen beleuchtet die grundlegenden Prinzipien der Struktur und des Aufbaus dieser Verbindungen, erklärt die konkreten Biosynthesewege und beschreibt die verantwortlichen Gene und Gencluster. Das dritte Kapitel gibt eine Übersicht über die wichtigsten pharmakologisch genutzten Targets und erläutert auch, wie diese Targets identifiziert werden können. Ein Novum für ein Lehrbuch der Pharmazeutischen Biologie liegt darin, dass die Stoffe in der Folge nicht anhand der Stoffgruppen, sondern anhand der Zielstrukturen (Targets), an die die Stoffe binden und über die sie ihre biologische Aktivität entfalten, kategorisiert werden. Ermöglicht wird die Verwendung von Zielstrukturen als Ordnungssystem durch die große Zahl biogener Substanzen, deren jeweiliges Target mittlerweile identifiziert werden konnte. Bei den Wirkstoffprofilen haben wir einen reduktionistischen Ansatz gewählt und darauf verzichtet, sämtliche pharmazeutisch relevanten Stoffe abzuhandeln. Stattdessen gehen wir exemplarisch vor. Natürlich unterliegt die Stoffauswahl einer gewissen Subjektivität. Die Beispiele sind jedoch stets so gewählt, dass sie einen oder mehrere Aspekte des Potenzials biogener Substanzen widerspiegeln, wie etwa ihre Funktion als bedeutsame Arzneistoffe, als Leitstrukturen in der Wirkstoffforschung oder als chemische Werkzeuge für die Identifizierung von Zielstrukturen und biologischen Prozessen. Bei Frau Dr. Gabriele Weitnauer, Frau Tanja Herbstritt, Frau Dr. Bettina Siedle, Frau Mirjam Bernhardt und Frau Fabienne Gutacker bedanken wir uns für Korrekturen und Anmerkungen, bei Stefanie, Carla, Mia und Max für Unterstützung und Geduld. Dem Verlag gilt unser Dank für die großzügige Ausstattung des Buches. Besondere Anerkennung verdienen Frau Luise Keller für ihre sachverständige koordinative Tätigkeit und Herr Dr. Eberhard Scholz für sein großes Engagement und seine intensive Unterstützung bei der Entstehung des Buches.

Wir wünschen uns, dass dieses Buch bei seinen Leserinnen und Lesern zu einem tieferen Verständnis der biogenen Substanzen führt und dass der Funke der „Faszination biogener Stoffe" nicht nur in der Pharmazie, sondern auch in verwandten Fächern wie Medizin, Biowissenschaften, Biochemie etc. überspringt.

Freiburg, Frankfurt/Main,      Andreas Bechthold
München      Robert Fürst
im Frühjahr 2019      Angelika Vollmar

# Inhaltsverzeichnis

## A GRUNDLAGEN

## B BIOSYNTHESEN

## C PHARMAZEUTISCH RELEVANTE TARGETS

## D WIRKSTOFFPROFILE

# Abkürzungsverzeichnis

**A**

| | |
|---|---|
| 2-AG | 2-Arachidonylglycerol |
| 2-AGE | 2-Arachidonylglycerolether |
| ABPP | Aktivitäts-basiertes-Protein-Profiling |
| ACh | Acetylcholin |
| AChE | Acetylcholinesterase |
| ACP | Acyl-Carrier-Protein |
| ADA | Adenosin-Desaminase |
| AHBA | 3-Amino-5-hydroxybenzoesäure |
| AK | Antikörper |
| AKBA | 3-O-Acetyl-11-keto-β-boswelliasäure |
| AMPK | AMP-activated protein kinase |
| ASS | Acetylsalicylsäure |
| AT | Acyltransferase |
| ATP | Adenosintriphosphat |

**B**

| | |
|---|---|
| BA | Betulinsäure |

**C**

| | |
|---|---|
| CaC-Kanal | calciumaktivierter Chloridkanal |
| CBD | Cannabidiol |
| CDK | Cyclin-abhängige Kinase |
| CLC | Claisen-Cyclase |
| CETSA | cellular thermal shift assay |
| CFTR-Kanal | cystic fibrosis transmembrane conductance regulator-Kanal |
| Chem-Seq | chemical affinity capture and massively parallel DNA sequencing |
| Chip-Seq | chromatin immunoprecipitation followed by sequencing |
| CMR1 | cold and menthol receptor 1 |
| CRID | cytokine release inhibitory drugs |
| CTLA | cytotoxic T-lymphocyte-associated protein |
| COPD | chronisch-obstruktive Lungenerkrankung |

**D**

| | |
|---|---|
| DAHP | 3-Dehydroxy-D-arabino-heptulose-7-phosphat |
| DARTS | drug affinity responsive target stability |
| DAT | dopamine active transporter |
| DH | Dehydratase |
| DHA | Docosahexaensäure |
| DHQ | 3-Dehydrochinasäure |
| DMAPP | Dimethylallypyrophosphat |
| DMF | Dimethylfumarat |
| DPA | Docosapentaensäure |
| DHS | 3-Dehydroshikimisäure |
| DXP | 1-Desoxy-D-xylulose-5-phosphat |

**E**

| | |
|---|---|
| E4P | Erythrose-4-phosphat |
| EGFR | epidermal growth factor receptor |
| EPA | Eicosapentaensäure |

| | |
|---|---|
| EpCAM | epithelial cell adhesion molecule |
| EPO | Erythropoetin |
| EPSP | 5-Enoylpyruvyl-3-shikimisäure-3-phosphat |
| ER | Enoylreduktase |
| ER | endoplasmatisches Retikulum |
| ESBL | Extended-Spectrum-Betalactamasen |

**F**

| | |
|---|---|
| FAD | Flavinadenindinukleotid |
| FKBP | FK bindendes Protein |
| FMN | Flavinmononukleotid |
| FP | Fluoreszenz-Polarisationsassay |
| FPP | Farnesyldiphosphat |
| FS | Fettsäure |
| FSH | follikelstimulierendes Hormon |

**G**

| | |
|---|---|
| GA | Glycyrrhetinsäure |
| G-CSF | Granulozyten-Kolonie-stimulierende Faktoren |
| Glu | Glucuronsäureester |
| GM-CSF | Granulozyten-Makrophagen-stimulierende Faktoren |
| GMP | Guanosinmonophosphat |
| GPP | Geranyldiphosphat |
| GR | Glucocorticoid-Rezeptoren |
| GZ | Glycyrrhizinsäure |

**H**

| | |
|---|---|
| HCA2-Rezeptor | hydroxycarboxylic acid receptor |
| HDAC | Histon-Deacetylasen |
| HDP | heme detoxification protein |
| HER | human epidermal growth factor receptor |
| HMGB1 | high mobility group protein B1 |

**I**

| | |
|---|---|
| ICAM-1 | intercellular adhesion molecule-1 |
| IKK | IκB-Kinase |
| IMP | Inosinmonophosphat |
| IPP | Isopentenylpyrophosphat |

**K**

| | |
|---|---|
| KBA | 11-Keto-β-boswelliasäure |
| KR | Ketoreduktase |
| KS | Ketosynthase |

**L**

| | |
|---|---|
| LFA-1 | leukocyte function antigene-1 |
| LO | Lipoxygenase |

**M**

| | |
|---|---|
| MAPK | Mitogen-aktivierte Proteinkinase |
| MCAT | Malonyl-CoA-:-ACP-Transferase |

| | |
|---|---|
| MEP | Methylerythritolphosphat |
| MLS-Resistenz | Kreuzresistenz gegenüber Makroliden, Lincosamiden und Streptograminen |
| MTOC | Microtubule-Organizing Center |
| MRSA | Methicillin-resistente *Staphylococcus-aureus*-Stämme |
| mTOR | mechanistic (früher: mammalian) target of rapamycin |
| MVA | Mevalonat |

**N**

| | |
|---|---|
| NAD | Nicotinamidadenindinukleotid |
| NADP | Nicotinamidadenindinukleotidphosphat |
| NET | norepinephrine transporter |
| NF-κB | nuclear factor kappa B |
| NFAT | nuclear factor of activated T cells |
| NIACR1 | Niacinrezeptor 1 |
| NLRP | nucleotide-binding domain, leucine-rich repeat-containing protein |
| NNT | number needed to treat |
| NPP | Neryldiphosphat |
| NRPS | nichtribosomale Peptid-Synthetase |

**O**

| | |
|---|---|
| OCA | Obeticholsäure |
| OCT1 | organic cation transporter 1 |
| OPC | oligomere Procyanidine |

**P**

| | |
|---|---|
| PAF | Plättchen-aktivierender Faktor |
| PAR | Protease-aktivierter Rezeptor |
| PCOS | polyzystisches Ovarialsyndrom |
| PCP | Peptidyl-Carrier-Protein |
| PD | programmed cell death protein |
| PEP | Phosphoenolpyruvat |
| PKS | Polyketidsynthase |
| PSMA | Prostata-spezifisches Membran-Antigen |
| PTS | phänotypisches Screening |
| PXR | Pregnan-X-Rezeptor |

**R**

| | |
|---|---|
| RANKL | receptor activator of nuclear factor kappa B ligand |
| RiPP | ribosomal gebildetes und posttranslational modifiziertes Peptid |
| RSV | Respiratory-Syncytial-Virus, respiratorisches Synzytial-Virus |

**S**

| | |
|---|---|
| S3P | Shikimisäure-3-phosphat |
| SAM | $S$-Adenosyl-L-methionin |
| SAT | Startereinheit-Transferase |
| SEC-TID | size-exclusion chromatography for target identification |
| SERCA | Calcium-ATPase des sarkoplasmatischen/endoplasmatischen Retikulums |
| SERT | serotonin transporter |
| SGLT | sodium dependent glucose co-transporter |
| SPR | surface plasmon resonance |
| SPT | Serin-Palmitoyl-Transferase |

**T**

| | |
|---|---|
| TAM | Traditionelle afrikanische Medizin |
| TAS1R | Taste-1-Rezeptoren |
| TBS | Target-basiertes Screening |
| TCM | Traditionelle chinesische Medizin |
| TE | Thioesterase |
| TEM | traditionelle europäische Medizin |
| THC | Tetrahydrocannabinol |
| TICC | target identification by chromatographic co-Elution |
| TNF | Tumornekrosefaktor |
| Topo1 | Topoisomerase I |
| TPP | Thiaminpyrophosphat |
| TRPM8 | transient receptor potential melastatin family member 8 |
| TRPV1 | transient receptor potential vanilloid subtype 1 |
| TUDC | Tauroursodesoxycholsäure |
| TXA$_2$ | Thromboxan A$_2$ |

**U**

| | |
|---|---|
| UDCA | Ursodesoxycholsäure |
| UNAG | UDP-$N$-Acetylglucosamin |

**V**

| | |
|---|---|
| VDA | vascular disrupting agent |
| VEGF | vascular endothelial growth factor |
| VEGFR | vascular endothelial growth factor receptor |
| VRE | Vancomycin-resistente Enterokokken |

**X**

| | |
|---|---|
| XMP | Xanthosinmonophosphat |

# A
# Grundlagen

# 1 Grundlagen der biogenen Substanzen

Biogene Substanzen sind chemische Verbindungen, die von einem lebenden Organismus produziert werden. Sie werden auch als Biomoleküle bezeichnet. Der Terminus wird als Abgrenzung zu chemisch-synthetischen Stoffen verwendet, die künstlich erzeugt werden. Biogene Substanzen stellen eine sehr große, aber auch sehr heterogene Familie an Molekülen dar. Pharmazeutisch relevante biogene Substanzen reichen von niedermolekularen Stoffen aus Pflanzen (z. B. Morphin) oder aus Mikroorganismen (z. B. Penicillin G) bis hin zu großen, polymeren Strukturen (z. B. Antikörper, oAbb. 1.1).

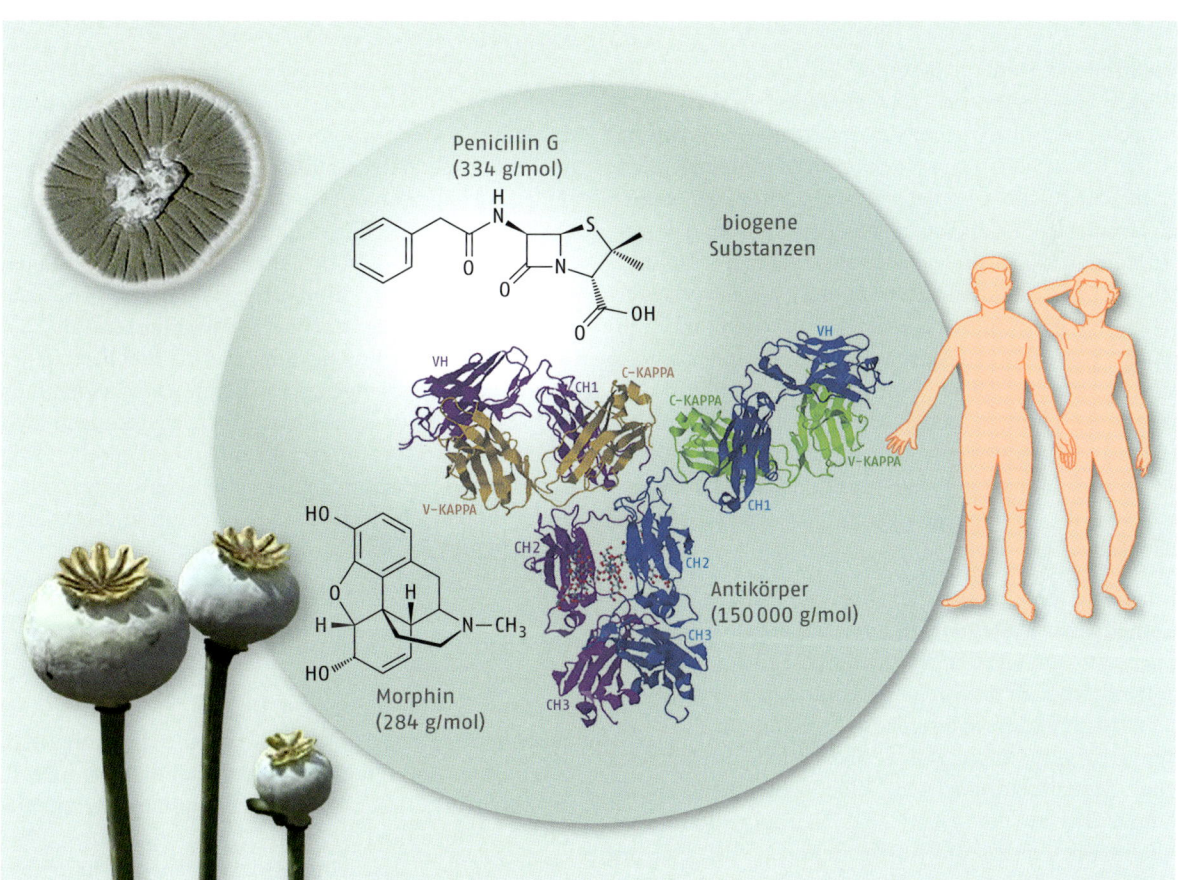

o **Abb. 1.1** Strukturen von Morphin (285 g/mol), Penicillin G (334 g/mol) und einem Antikörper (IgG2, ca. 150 000 g/mol)

■ **DEFINITION** Mit dem Begriff **Naturstoff** (*natural product*) werden im engeren Sinn niedermolekulare (*small molecule*) biogene Substanzen bezeichnet. Ihre Biosynthese und pharmazeutische Bedeutung bilden den Schwerpunkt dieses Buches.

Für höhermolekulare Verbindungen werden oft auch die Bezeichnungen **Biologika**, Biologics, Biologicals oder Biopharmazeutika verwendet. Damit werden aber nicht nur Moleküle bezeichnet, die biotechnologisch oder gentechnisch erzeugt werden, sondern auch komplex zusammengesetzte Produkte wie Impfstoffe oder Seren. Biologika werden in diesem Buch nur am Rande erfasst und exemplarisch besprochen.

## 1.1 Die ältesten Heilmittel

**Die Entdeckung der Heilmittel:** Das Bedürfnis nach Linderung oder Heilung einer Krankheit ist so alt wie die Menschheit selbst. Neben Mineralien und tieri-

schen Produkten gehören vor allem pflanzliche Zubereitungen zu den ersten Heilmitteln, die sich der
Mensch zunutze machte: Archäologische Nachweise
belegen, dass Pflanzen seit mindestens 60 000 Jahren
arzneilich verwendet werden.

Woher stammt das Wissen, eine konkrete Pflanze gegen
bestimmte Beschwerden einzusetzen? Man vermutet,
dass sich der Mensch in seiner Entwicklungsgeschichte
dieses Wissen mithilfe des Prinzips Versuch und Irrtum
angeeignet hat. Erfunden wurde dieses Vorgehen allerdings nicht vom Menschen, denn auch bei Tieren ist
nachweisbar, dass sie Pflanzen zur Linderung von
Krankheiten verwenden. Es scheint sich dabei teilweise
sogar um angeborene Fähigkeiten zu handeln, die aus
Evolutionsprozessen hervorgegangen sind.

**Traditionelle Medizin-Systeme:** Der Mensch gab das
Wissen über Heilmittel von Generation zu Generation
zunächst mündlich weiter. Ab dem dritten Jahrtausend
v. Chr. lassen sich in den Hochkulturen Mesopotamiens
erste schriftliche Überlieferungen nachweisen. Durch
die tradierten Erfahrungen bildeten sich in den verschiedenen Kulturkreisen unterschiedliche Heilmit-
tel-Systeme, die natürlich von den jeweils vorherr-
schenden philosophisch-weltanschaulichen und religiösen Vorstellungen geprägt wurden. Beispiele hierfür
sind die traditionelle europäische Medizin (TEM), die
traditionelle chinesische Medizin (TCM), Kampo
(Japan), die traditionelle afrikanische Medizin (TAM),
Ayurveda (Indien) oder die traditionellen Medizinsys-
teme Nord-, Mittel- und Südamerikas, Australiens und
der arabischen Welt.

Im Laufe der Jahrhunderte wurden diese Systeme
immer weiter verfeinert. In Europa wurde das umfangreiche Wissen aus der Antike durch Klöster nicht nur
aufrechterhalten und weitergegeben, sondern auch sys-
tematisiert und erweitert. Klöster spielten für die Kran-
kenversorgung, nicht zuletzt auch durch die Nutzung
von Arzneipflanzengärten, eine wesentliche Rolle.
Durch den an der Wende zur Neuzeit entwickelten
Buchdruck fanden die Aufzeichnungen, die sich mit
Heilmitteln aller Art, vor allem aber mit Heilpflanzen,
beschäftigten, schließlich größere Verbreitung.

## 1.2 Beginn der modernen Arzneistoff-entwicklung

Mit Beginn der Neuzeit wurde allmählich begonnen,
das überlieferte Wissen zu hinterfragen und zu ergrün-
den, ob und wie die Heilmittel wirken. Hierzu trug vor
allem die im 17. Jh. beginnende Aufklärung bei. Bis
zum 19. Jh. wurden neben mineralischen Stoffen vor
allem Zubereitungen aus Pflanzen, also Vielstoffgemi-

◻ **Tab. 1.1** Entdeckung/Isolierung therapeutisch relevanter pflanzlicher Naturstoffe

| Jahr | Naturstoff |
|------|------------|
| 1804 | Morphin |
| 1820 | Atropin, Chinin |
| 1833 | Colchicin |
| 1853 | Salicylsäure |
| 1875 | Digitoxin |
| 1876 | Capsaicin |
| 1888 | Theophyllin |

sche, als Arzneimittel verwendet. Das änderte sich, als
durch verbesserte chemische Auftrennungsverfahren
die biologisch aktiven Substanzen aus den Pflanzen in
reiner Form gewonnen werden konnten. Somit war die
Grundlage für die Entwicklung von Arzneistoffen gelegt. Viele der heute noch therapeutisch verwendeten
pflanzlichen Naturstoffe wurden in dieser Zeit entdeckt, also erstmalig in reiner Form isoliert (◻ Tab. 1.1).

Für die weitere Entwicklung war die Etablierung der
Pharmakologie als eigenes Fach ganz entscheidend. Es
wurde erkannt, dass messbare Wechselwirkungen zwischen chemischen Stoffen und einem biologischen System bestehen und durch naturwissenschaftliche Experimente untersucht werden können (Rudolf Buchheim,
1820–1879).

Durch die sich ab der Mitte des 19. Jh. rasch entwi-
ckelnde organisch-synthetische Chemie konnten Stoffe
in größeren Mengen künstlich erzeugt oder für die Therapie vorteilhaft verändert werden (Beispiel: Acetylsalicylsäure). Zu Beginn des 20. Jh. standen erstmals Arzneistoffe zur Verfügung, die rein chemisch-synthetisch,
also ohne Vorbild in der Natur, entstanden waren, z. B.
das von Paul Ehrlich entwickelte Syphilis-Therapeuti-
kum Arsphenamin (Salvarsan®).

Durch die Fortschritte in der Biochemie und Zellbiologie konnte ab Mitte des 20. Jh. die Wirkung von
Stoffen in Zellkulturen und an isolierten Strukturen
(Rezeptoren, Enzymen etc.) genauer analysiert werden.
Auch die Verfahren zur Aufklärung der exakten che-
misch-räumlichen Struktur, z. B. die Kernresonanz-
spektroskopie, wurden in dieser Zeit entwickelt und
waren für die Forschung über die chemisch-strukturell
sehr komplexen Naturstoffe von entscheidender Bedeutung.

## 1.3   Biosynthese

In allen lebenden Organismen werden Moleküle aufgebaut und ineinander umgewandelt. Dieser Aufbau von organischen Stoffen und Zellbestandteilen (z. B. von Zuckern, Fetten, Nukleinsäuren und Proteinen) wird mit dem Begriff **Biosynthese** beschrieben. In der modernen Biosyntheseforschung werden nicht nur Moleküle analysiert, sondern auch die an der Biosynthese beteiligten Gene und Enzyme. Mehrere hintereinander geschaltete biosynthetische Reaktionsschritte beim Aufbau eines Endprodukts werden als Biosynthesekette (Biosyntheseweg) bezeichnet.

■ **MERKE** Der Begriff Biosynthese bezeichnet die biochemischen Prozesse, die in einem Organismus zur Erzeugung einer biogenen Substanz ablaufen.

**Wirkstoffoptimierung:** Nicht nur die Isolierung und Strukturaufklärung von Naturstoffen und ihre pharmakologische Wirkung sind von großer pharmazeutischer Relevanz. Ebenso wichtig sind Kenntnisse zur Biosynthese einer Substanz, um sie biotechnologisch produzieren und durch Modifikationen, d. h. durch gezielte Veränderungen ihrer chemischen Struktur, für die Therapie optimieren zu können.

**Sustained Supply:** Oft sind pharmakologisch aktive Naturstoffe in den Organismen nur in äußerst geringen Mengen vorhanden, sodass eine Isolierung weder ökologisch noch ökonomisch vertretbar oder möglich ist. Auch die chemische Totalsynthese erweist sich aufgrund der Komplexität vieler Naturstoffe häufig als problematisch und ist somit in größerem Umfang nicht realisierbar. Der sogenannte Sustained Supply, die nachhaltige Verfügbarkeit, kann bei Naturstoffen eine große Herausforderung darstellen. Nur wenn ein Stoff in ausreichender Menge zur Verfügung gestellt werden kann, ist er auch therapeutisch nutzbar. Allein diese Tatsache macht die Notwendigkeit klar, sich ausführlich mit Biosynthesewegen zu beschäftigen. Sie eröffnen einen biotechnologischen Ansatz, diese Stoffe in ausreichender Menge zugänglich zu machen und großtechnisch zu produzieren.

**Verständnis und Ordnungsprinzip:** Darüber hinaus erzeugt die Kenntnis der Biosynthese ein tieferes Verständnis für biogene Substanzen: Die bemerkenswert große strukturelle Vielfalt dieser Stoffe beruht erstaunlicherweise auf der Verwendung weniger, sehr einfacher Bausteine (building blocks), die im ▸ Kap. 2 ausführlich vorgestellt werden. Im Laufe der Biosynthese einer Verbindung werden diese Grundbausteine in aufeinander folgenden Enzymreaktionen verknüpft (modularer Aufbau) und in vielfältiger Weise modifiziert. An einer fertigen Substanz lassen sich diese Bausteine in den meisten Fällen noch gut erkennen. Aufgrund dieses Bausteinsystems können Biosynthesewege auch als Ordnungsprinzip verwendet werden, um biogene Substanzen in Klassen einzuteilen.

## 1.4   Zielstrukturen als Basis der Arzneistoffentwicklung

Wirkstoffe entfalten ihre Wirkung dadurch, dass sie an definierte Zielstrukturen binden. Die häufigsten Zielstrukturen von Arzneistoffen (*drug targets*) sind Proteine wie z. B. Rezeptoren, Ionenkanäle, Enzyme oder Strukturproteine (Zytoskelett). Aber auch Nukleinsäuren (DNA, RNA) sind wichtige Zielstrukturen (▸ Kap. 7)

■ **MERKE** Ein Target (Zielstruktur) ist eine molekulare biologische Struktur, d. h. ein Biomolekül oder ein Teil eines Biomoleküls, mit der ein Wirkstoff in Wechselwirkung tritt. Durch diese Interaktion wird der biologische Effekt, also die Wirkung des Stoffes, verursacht.

Durch die rasante Entwicklung aller Zweige der Lebenswissenschaften ab Mitte des 20. Jahrhunderts konnte man sich, wie bereits oben erwähnt, der Frage widmen, wie Stoffe im Menschen ihre Wirkung entfalten und an welche Targets sie im Körper binden. Wie unbekannte Targets von Stoffen heutzutage aufgedeckt werden und wie es gelingt, neue Targets zu identifizieren, erläutern wir ausführlich in ▸ Kap. 8.

Warum ist es im Rahmen der Arzneistoffforschung überhaupt wichtig, sich mit dem Target eines Stoffs auseinanderzusetzen? Aus klinischer Sicht könnte ganz einfach behauptet werden, dass letztendlich nur die Wirksamkeit und Sicherheit eines Stoffs zähle. Doch das wäre viel zu oberflächlich gedacht. Informationen zum Target sind aus folgenden Gründen sehr wichtig:

▪ Die Identifikation und funktionelle Charakterisierung des einen oder evtl. mehrerer Targets ist die Grundvoraussetzung für das Verständnis der Wirkweise, also des zellulären und molekularen **Wirkmechanismus** eines Arzneistoffs.

▪ Ist das Target bekannt, können eventuell neue (patho)physiologisch relevante Steuer- und Regelkreise entdeckt werden. Dies ermöglicht wiederum, auf neue Targets und dadurch auch auf **neue Arzneistoffe** zu stoßen. Wie Targets in der Arzneistoffforschung verwendet werden, um neue Wirkstoffe zu entdecken, ist Gegenstand von ▸ Kap. 9.

▪ Durch die Kenntnis des genauen Aufbaus eines Targets (z. B. mittels Kristallstruktur-Analyse) und der präzisen Bindungsmodi des Stoffs an das Target kann eine gezielte **Wirkstoffoptimierung** vorgenommen werden, z. B. um ihre Selektivität zu erhö-

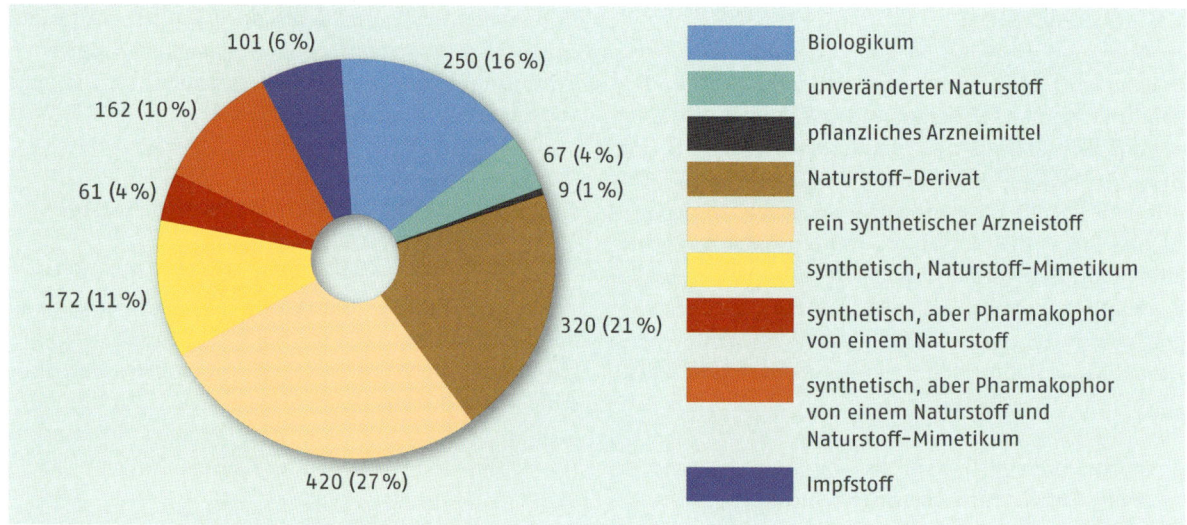

**○ Abb. 1.2** Quellen der im Zeitraum 1981–2014 zugelassenen Arzneistoffe. Die erste Zahl gibt die absolute Anzahl an Arzneistoffen an, die Zahl in der Klammer den prozentualen Anteil.

hen. Eine bekannte Bindungstasche eines Targets ermöglicht es außerdem, über bioinformatorische Berechnungen vorherzusagen, welche anderen Stoffe daran binden könnten.

■ Auch **unerwünschte Wirkungen** lassen sich letztendlich nur durch Informationen über das Target oder über eventuell vorhandene Off-Targets verstehen und im besten Fall bei zukünftigen Arzneistoffentwicklungen vorhersagen (siehe Kasten). Unter einem Off-Target wird eine Zielstruktur verstanden, die unbeabsichtigt neben dem eigentlichen Target adressiert wird und oft für Nebenwirkungen verantwortlich ist.

Da Zielstrukturen Dreh- und Angelpunkt der modernen Arzneistoffentwicklung sind, haben wir uns entschlossen, biogene Substanzen in diesem Buch hinsichtlich ihrer Targets zu ordnen.

---

**hERG und Long-QT-Syndrom**

In Herzmuskelzellen wird ein spannungsabhängiger Kaliumkanal namens hERG exprimiert. Er ermöglicht einen einwärtsgerichteten Kaliumeinstrom in die Herzmuskelzelle und ist somit für die Repolarisation während eines Aktionspotenzials wichtig. Bindet und blockiert eine Substanz den hERG-Kanal (Off-Target), so lässt sich vorhersagen, dass bei Einnahme dieses Stoffs ein Long-QT-Syndrom, d. h. eine Verlängerung der QT-Zeit im Elektrokardiogramm (EKG), entstehen könnte. Hierbei handelt es sich um eine gefährliche Herzrhythmusstörung, die zum plötzlichen Herztod führen kann. Neue Arzneistoffe werden daher bereits in der präklinischen Entwicklungsphase auf eine Beeinflussung des Kanals getestet, um das Risiko dieser Nebenwirkung zu minimieren.

## 1.5 Bedeutung biogener Substanzen

### 1.5.1 Bedeutung im Arzneischatz

Wie viele Substanzen unseres Arzneimittelschatzes sind biogenen Ursprungs? Dieser Frage gehen regelmäßig die US-Wissenschaftler David J. Newman und Gordon M. Cragg nach. 2016 veröffentlichten sie eine Übersicht über alle weltweit zugelassenen Arzneistoffe und sortierten sie nach ihrer Quelle (○ Abb. 1.2). In den erfassten 34 Jahren wurden insgesamt 1 562 neue Arzneistoffe zugelassen. Davon haben 73 % einen biogenen Ursprung.

■ **MERKE** Durch diese Statistik wird deutlich, dass fast 75 % unserer gesamten Arzneistoffe biogenen Ursprungs sind. Dieser hohe Anteil belegt eindrücklich wie wichtig die Forschung an biogenen Substanzen für die Arzneistoffentwicklung war und ist.

Allein aufgrund dieser Tatsache ist es unabdingbar, sich im Bereich der Pharmazie mit biogenen Substanzen detailliert auseinanderzusetzen.

### 1.5.2 Drugs, Leads und Tools

Die pharmazeutische Bedeutung biogener Substanzen lässt sich in drei große Bereiche gliedern:

■ **Drugs:** Nur wenige Naturstoffe können direkt, also unverändert, als Arzneistoffe genutzt werden. Beispiele hierfür sind Atropin, Chinin, Colchicin, Galantamin, Morphin, Paclitaxel oder Vincristin. Einige Naturstoffe können erst nach einer partialchemischen Optimierung eingesetzt werden, z. B. Artemeter (aus Artemisinin), Irinotecan (aus Camptothecin) oder Teniposid (aus Podophyllotoxin).

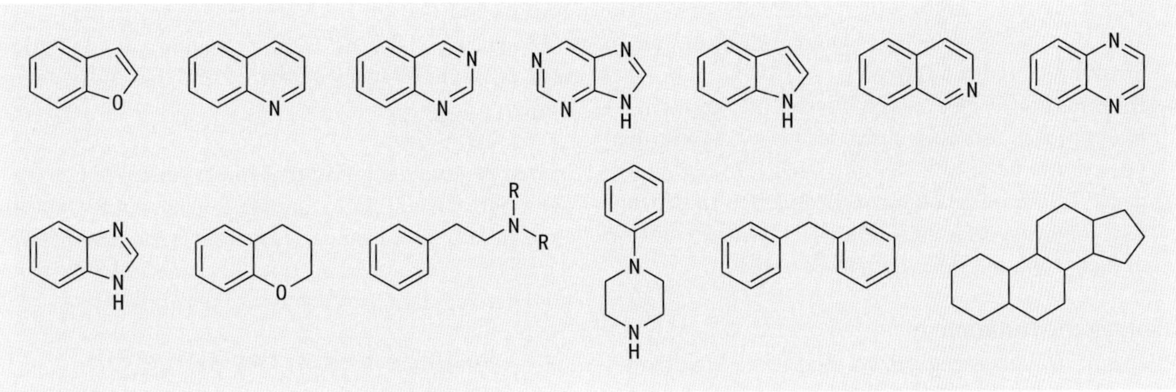

○ **Abb. 1.3** Beispiele privilegierter Strukturen

■ **Leads:** Naturstoffe sind als Leitstrukturen Vorbild für die Entwicklung chemisch-synthetischer Arzneistoffe. Von den zahlreichen Beispielen haben wir im Rahmen dieses Buches einige ausgewählt, die wir exemplarisch vorstellen (▸ Teil D). Erwähnt seien hier Morphin als Vorbild für die große Familie an Opioiden, Cocain als Leitstruktur von Lokalanästhetika wie Lidocain oder der Naturstoff Dicumarol, der zur Entwicklung der Blutgerinnungshemmer Warfarin und Phenprocoumon geführt hat.

■ **Tools:** Als Werkzeuge im Sinne der Chemischen Biologie werden Naturstoffe verwendet, um in der Arzneistoffforschung biologische Zusammenhänge zu untersuchen, Wirkmechanismen aufzuklären und Arzneistoff-Zielstrukturen zu identifizieren. Einige Beispiele werden in den Stoffprofilen (▸ Kap. 10 bis ▸ Kap. 12) näher vorgestellt. Durch die wissenschaftliche Beschäftigung mit Physostigmin wurde die Acetylcholinesterase entdeckt. Die Isolierung von Rapamycin (Sirolimus) führte zur Entdeckung des Proteinkomplexes mTOR (*mechanistic target of rapamycin*). Durch die Untersuchung der Wirkung von Morphin wurden die Opioidrezeptoren und das endogene Opioidsystem gefunden.

■ **MERKE** Die Fachrichtung **Chemische Biologie** bewegt sich im Grenzbereich zwischen Biologie und Chemie. Charakteristisch für das Fach ist die Verwendung von synthetischen Stoffen als Werkzeuge, um biologische Systeme (z. B. Zellen, subzelluläre Systeme, Biomoleküle) zu verstehen und gezielt zu verändern.

**Anmerkung:** Bei Biologika verlaufen die Wirkstoffsuche und die Wirkstoffentwicklung anders als bei Naturstoffen. Der Begriff Leitstruktur (Lead) wird hier eher selten verwendet. Aber ähnlich wie bei Naturstoffen können beispielsweise Proteine durch Modifikationen wie den Austausch von Aminosäuren so verändert werden, dass sie aus pharmazeutischer Sicht besser einsetzbar sind.

### 1.5.3 Besonderheiten der Naturstoffe
**Interaktion mit biologischen Strukturen**
Warum sind Naturstoffe pharmakologisch erfolgreicher als vom Menschen rational entworfene chemisch-synthetische Strukturen? Die Antwort hierauf lautet: Naturstoffe interagieren besonders gut mit biologisch relevanten Strukturen, was sie zu idealen Kandidaten für die Wirkstoffentwicklung macht. Anders ausgedrückt: Der biologisch relevante, also für die Wirkstofffindung besonders geeignete *Chemical Space* wird durch Naturstoffe deutlich besser ausgefüllt als durch chemisch-synthetische Stoffe.

■ **MERKE** Unter **Chemical Space** (chemischer Raum, die deutsche Version wird kaum verwendet) wird die Gesamtheit aller physikalisch-chemisch möglichen Moleküle verstanden. Die Gesamtzahl der momentan greifbaren chemisch-synthetischen Stoffe beläuft sich auf ungefähr 22 Millionen. Dahingegen sind momentan ungefähr 160 000 Naturstoffe bekannt.

Die hohe Interaktionswahrscheinlichkeit mit biologisch relevanten Strukturen lässt sich begründen:

■ Naturstoffe enthalten häufig **privilegierte Strukturen.** Eine privilegierte Struktur ist, im strengen Sinne des Konzepts von B. Evans aus dem Jahr 1988 ein Molekülgerüst, das zahlreiche Derivate besitzt, die eine Bioaktivität aufweisen. Das Konzept wurde mittlerweile erweitert und privilegierte Strukturen werden definiert als Grundgerüste, die in der Lage sind, mit vielen verschiedenen biologischen Zielstrukturen zu interagieren. Beispiele für solche Strukturen werden in ○ Abb. 1.3 gegeben.

■ Naturstoffe besitzen wohl deshalb häufig privilegierte Strukturen, weil sie von verschiedenen Biomolekülen, vor allem Proteinen, biosynthetisiert und modifiziert werden („biologische Kinderstube") und oft auch ihre Funktionalität in der Bindung an Proteinen besteht. Somit müssen sie die strukturelle Fähigkeit haben, mit bestimmten Proteindomänen zu interagieren. Dadurch steigt die Wahrscheinlichkeit, dass sie auch an pharmakologisch relevanten Strukturen binden können.

■ Biogene Stoffe verschaffen ihren Produzenten im ökologischen Kontext einen wichtigen **Selektionsvorteil** und befähigen sie dazu, sich z. B. erfolgreich gegen Feinde oder konkurrierende Arten zu behaupten. Somit werden die Stoffe selektioniert, die mit Targetstrukturen interagieren können.

### Ökologische Funktionen

**Pflanzen:** Die überzeugendsten Belege für eine ökologische Funktion von Naturstoffen wurden bislang für Pflanzen erbracht. Pflanzen wehren sich z. B. gegen den Angriff von phytopathogenen Pilzen durch die Akkumulation von fungitoxischen Naturstoffen, die oft erst lokal als Reaktion auf das Eindringen von Pilzhyphen als Phytoalexine gebildet werden. Tierische Feinde, z. B. herbivore Insekten, werden durch insektizid wirksame Naturstoffe abgeschreckt. Ein Beispiel hierfür sind die Pyrethrine, die in den Blütenköpfen von *Chrysanthemum*-Arten gebildet werden. Sie kommen als Schädlingsbekämpfungsmittel und auch im medizinischen Bereich zum Einsatz. Naturstoffe, die Pflanzen und auch Pilzen Schutz vor Fressfeinden bieten, sind die vielen als Gifte bekannten Substanzen. Hier sind vor allem die Alkaloide zu nennen, die in vielen verschiedenen Pflanzen (z. B. Aconitin, Colchicin) und auch in Pilzen (z. B. Mutterkornalkaloide, Psilocybin) vorkommen.

**Tiere:** Auch für Tiere stellen Naturstoffe eine wichtige Waffe dar, um sich gegenüber Fressfeinden zur Wehr zu setzen. Insbesondere niedere wirbellose Tiere, z. B. Insekten, marine Schwämme, Manteltiere (Tunikaten) oder Moostierchen (Bryozoen), sind reichhaltige und strukturell interessante Naturstoffquellen. Gerade aus Schwämmen und anderen marinen Invertebraten konnten in den letzten Jahren eine Fülle von strukturell neuen und biologisch hoch aktiven Naturstoffen isoliert werden. Viele dieser marinen Naturstoffe schützen ihre Produzenten vor Fressfeinden, hemmen das Wachstum von Mikroorganismen oder drängen Konkurrenten um Siedlungsraum und Nährstoffe zurück. Naturstoffe können auch zur Beutejagd eingesetzt werden (z. B. Gifte von Schlangen oder Conotoxine der Kegelschneckenart *Conus geographus*).

**Bakterien:** Bakterien wie Aktinomyceten bilden antibiotisch wirksame Verbindungen, um sich einen ökologischen Überlebensvorteil zu beschaffen. Naturstoffe dienen außerdem als Kommunikationsmittel. Als *Quorum sensing* wird die Fähigkeit von Einzellern bezeichnet, über die chemische Kommunikation die Zelldichte einer Population zu kontrollieren. Die produzierten Signalmoleküle wirken, indem sie an bestimmte Rezeptoren binden und dadurch Transkriptionsvorgänge be-

einflussen. Bekannte im Zusammenhang mit dem Quorum sensing stehende Signalmoleküle von Bakterien sind *N*-Acyl-Homoserin-Lacton und Furanosylboratdiester.

Neben den bereits genannten Funktionen können biogene Substanzen auch Energiespeicher (z. B. Inulin), Farbstoffe (Anthocyane), Duftstoffe (viele Komponenten aus ätherischen Ölen) oder Pheromone (z. B. Invictolid der Feuerameise *Solenopsis invicta*) sein.

### 1.5.4 Besonderheiten der Biologicals

Biologicals sind überwiegend Proteine, die mittels biotechnologischer und gentechnischer Verfahren hergestellt werden. Sie können wie folgt eingeteilt werden:

■ Körpereigene Proteine, die unverändert (z. B. Insulin) oder in modifizierter Form (z. B. Insulin glargin) therapeutisch verwendet werden. Das Target dieser Proteine ist ihr jeweiliger physiologischer Rezeptor (z. B. Insulinrezeptor). Ziel dieser Biologicals ist es, entweder ein fehlendes endogenes Protein zu ersetzen (Beispiel Insulin) oder die Funktion des biologischen Systems, an dem das Target beteiligt ist, zu verändern (Beispiel Interferone).

■ Antikörper (z. B. Bevacizumab), Antikörper-Fragmente (z. B. Ranibizumab) oder Fusionsproteine (z. B. Aflibercept), die hochspezifisch an ein Target binden. Diese Proteine kommen natürlicherweise nicht im Körper vor, sondern sind künstlich gegen das gewünschte Antigen erzeugt worden. Das Target kann entweder ein löslicher Faktor (z. B. VEGF oder TNF) oder eine Struktur auf der Zelloberfläche (z. B. VEGF-Rezeptor) sein. Die Auswahl des Targets erfolgt danach, ob und wie stark eine Struktur an der Pathophysiologie einer Erkrankung beteiligt ist. Ziel der Therapie ist es, das Target funktionell lahm zu legen (z. B. Blockade eines Liganden oder eines Rezeptors) oder die Antikörper-markierten Zellen abzutöten.

## 1.6 Identifizierung und Herstellung biogener Substanzen

### 1.6.1 Naturstoffe

**Identifizierung**

Die Identifizierung bioaktiver Naturstoffe ist alles andere als trivial und stellt einen eigenen Wissenschaftszweig dar. Die prinzipielle Vorgehensweise ist in ◐ Abb. 1.4 dargestellt. Die Schwierigkeiten liegen darin, dass die Substanzen in einer äußerst komplexen Stoffmatrix und darin meist in sehr geringen Konzentrationen vorliegen. Ausgangspunkt für die Identifizierung ist in der Regel ein Extrakt, der in der Folge meist nach

Polaritätsunterschieden der enthaltenen Moleküle fraktioniert wird. Diese Fraktionen werden dann auf ihre Bioaktivität hin getestet (▸ Kap. 3). Weitere Fraktionierungen und Bioaktivitätstest können sich anschließen (iterativer Prozess). Schließlich wird mittels der heute zur Verfügung stehenden Hochleistungsanalytik der aktive Naturstoff isoliert und in seiner chemischen Struktur aufgeklärt. Da die Wahrscheinlichkeit, einen bereits bekannten Stoff zu identifizieren, durchaus beträchtlich ist, muss sobald wie möglich eine Dereplikationsanalyse durchgeführt werden. Hierbei werden die erhaltenen Strukturinformationen mit den Informationen aus Stoffdatenbanken verglichen. Alle diese apparativ und zeitlich sehr aufwändigen und wissenschaftlich oft äußerst anspruchsvollen Schritte sind bei der Generierung chemisch-synthetischer Wirkstoffe natürlich nicht nötig.

Seit einigen Jahren wird auch versucht über Genomsequenzinformationen des naturstoffproduzierenden Organismus auf neue Naturstoffe zu schließen. Dies gelingt insbesondere bei Bakterien, da die genetische Information für die Biosynthese-Enzyme geclustert vorliegt (▸ Kap. 5.2). Im Idealfall kann aus einer DNA-Sequenz die Struktur eines Naturstoffs vorhergesagt werden. Dies gelang zum ersten Mal 2005, als die Firma Ecopia BioSciences in *Streptomyces aizunensis* NRRLB-11277 ein Biosynthese-Gencluster identifizierte, aus der Sequenz des Clusters die Struktur eines potenziellen Naturstoffs mit antifungaler Aktivität vorhersagte und anschließend eine Substanz mit der vorhergesagten Struktur isolierte.

Ziel der derzeitigen Forschung ist es, Naturstoffe mit vorhergesagter Struktur durch Expression der Biosynthese-Gencluster in geeigneten Wirten zu erhalten.

## Herstellung

Um einen aktiven Naturstoff als Wirkstoff zu charakterisieren und später als Arzneistoff zu nutzen, ist es notwendig zu überlegen, wie der Stoff in **ausreichenden Mengen** bereitgestellt werden kann (*sustained supply*). Prinzipiell existieren drei Möglichkeiten: Totalsynthese, Partialsynthese und biotechnologische Herstellung.

Organisch-chemische **Totalsynthese**: Die Totalsynthese eines komplexen Naturstoffs ist nach wie vor die Königsdisziplin der Naturstoffchemie und eine besondere Herausforderung. Die Schwierigkeit liegt z. B. an den komplexen Ringstrukturen und den sehr zahlreichen Stereozentren. Gelingt die Totalsynthese, besteht sie oft aus sehr vielen Einzelreaktionen, was mit einer geringen Ausbeute einhergeht. Meist ist sie daher unwirtschaftlich. Es kann also keinesfalls davon ausgegangen werden, dass ein Naturstoff synthetisch in den benötigten Mengen mit wirtschaftlich vertretbarem Aufwand erzeugt werden kann.

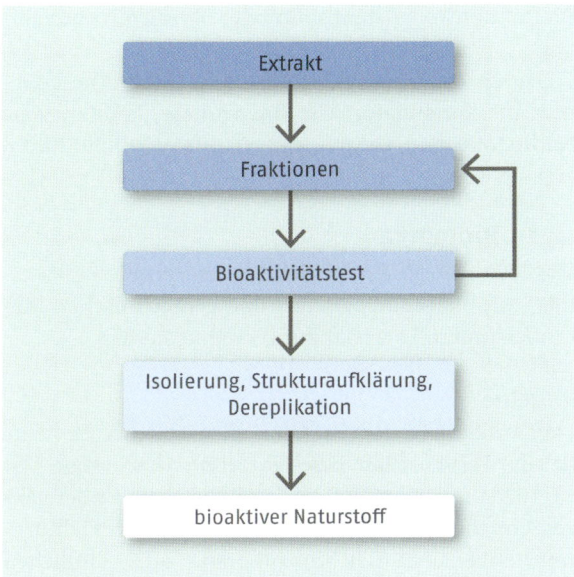

○ **Abb. 1.4** Identifizierungsprozess bioaktiver Naturstoffe

Organisch-chemische und/oder biotechnologische **Partialsynthese**: In vielen Fällen hat sich erwiesen, dass die partialsynthetische Abwandlung eines gut zugänglichen Vorläufermoleküls des Naturstoffs einen effizienteren Weg im Vergleich zur Totalsynthese darstellt. Ein prominentes Beispiel hierfür ist die Herstellung von Paclitaxel (▸ Kap. 10.4.6).

**Biotechnologische Herstellung**: Ausgangspunkt ist hier die Kultivierung des Quellorganismus eines Naturstoffs. Ziel ist die Isolierung möglichst großer Mengen des Stoffs aus der Kultur. Dabei ist es oft nötig, den ursprünglichen Organismus (Wildstamm) zu einem Hochleistungs-Produktionsstamm zu optimieren, wobei bio- und gentechnische Verfahren angewendet werden. Die Bio- und Gentechnik bietet neben der reinen Produktion des gewünschten Naturstoffs auch die Möglichkeit, den Stoff chemisch zu verändern. Analog zum klassischen medizinalchemischen Ansatz kann so eine Sammlung an Derivaten erzeugt werden, die eine Optimierungsstrategie des Stoffs (oder sogar der Stoffklasse) hin zum Arzneistoff ermöglicht. Chemisch modifizieren lassen sich die Stoffe durch Veränderung der genetischen Information der Enzyme, die für die Biosynthese verantwortlich sind. Dieses Verfahren wird **Mutagenese** genannt. Voraussetzung hierfür ist die Kenntnis der Gene, der Funktionsweise ihrer Produkte (Enzyme der Biosynthese) und des Zusammenspiels dieser Proteine, also der Biosynthesewege. Diese Kenntnisse eröffnen zwei grundsätzliche Möglichkeiten:

Ganze DNA-Abschnitte können aus Organismen, die nur schlecht zu kultivieren sind oder wenig Ausbeute liefern, entnommen und in gut kultivierbare und gut definierte Wirtsorganismen (z. B. *E. coli* oder Hefen) transferiert werden, um den Naturstoff dann kontrolliert zu produzieren. Erfolgreiche Beispiele sind die

Produktion von Artemisinin oder Tetrahydrocannabinol.

Durch die Neukombination von Biosynthese-Genen, die **kombinatorische Biosynthese**, können neue Naturstoffe und sogar ganze Naturstoff-Bibliotheken erzeugt werden.

### 1.6.2 Biologika

Die Identifizierung und Herstellung von Biologika erfolgt mit biotechnologischen und gentechnischen Methoden und soll hier nur kurz erwähnt werden.

#### Proteine

Die Aufklärung der Funktion menschlicher Proteine hat die Wissenschaft viele Jahrzehnte beschäftigt. Vor ca. 100 Jahren wurden Proteine aus Geweben oder ganzen Organismen isoliert. Dies gelang mittels Gelfiltration, Ionenaustauschchromatografie oder ähnlichen Isolierungsverfahren. Beispielsweise wurde Insulin aus Bauchspeicheldrüsen von Schweinen isoliert. Heutzutage werden Proteine fast alle gentechnologisch hergestellt, wobei verschiedene Organismen (*Escherichia coli*, *Saccharomyces cerevisiae*, Insekten-, pflanzliche, tierische und humane Zellen) als Produzenten in Frage kommen. Derivate eines Proteins lassen sich leicht herstellen, indem die Nukleotidsequenz eines für ein Protein codierenden Gens verändert wird.

#### Antikörper

Die in der Therapie eingesetzten Antikörper kommen in identischer Weise im Menschen nicht vor. Um einen Antikörper gegen ein besonderes Target herzustellen, muss dieses Target zunächst identifiziert werden. Die Vorgehensweise hierfür ist sehr unterschiedlich und hängt davon ab, ob ein Antikörper zur Erkennung eines Proteins auf der Oberfläche eines Tumors oder beispielsweise ein Protein, das im Entzündungsgeschehen eine Rolle spielt, hergestellt werden soll. Nach der Identifizierung des Targets ist die Gewinnung und Herstellung eines geeigneten Antikörpers mittlerweile mit verschiedenen gut etablierten Verfahren zur Routine geworden.

#### Impfstoffe

Zur Herstellung eines Impfstoffs können entweder ein abgeschwächter oder abgetöteter Krankheitserreger oder einzelne Bestandteile eines Erregers (auch rekombinant erzeugt) verwendet werden, z. B. bestimmte Strukturen der Erregerhülle oder veränderte, entgiftete Bakterientoxine (Toxoide).

#### DNA-Moleküle

DNA-Moleküle werden in der Gentherapie zu therapeutischen Zwecken in Zellen eines Gewebes eingeschleust, um dort exprimiert zu werden. Die Gewinnung der DNA ist prinzipiell sehr einfach und basiert auf der rekombinanten DNA-Technologie.

# B
# Biosynthesen

# 2 Grundelemente biogener Substanzen

Für die Vielfalt der Naturstoffe ist nur eine begrenzte Anzahl an Bausteinen (Grundelementen, *building blocks*) verantwortlich. Diese Grundelemente sind entweder direkt Primärstoffwechselprodukte oder sie werden aus Stoffwechselprodukten des Primärstoffwechsels gebildet. In diesem Abschnitt werden die wichtigsten Grundelemente vorgestellt.

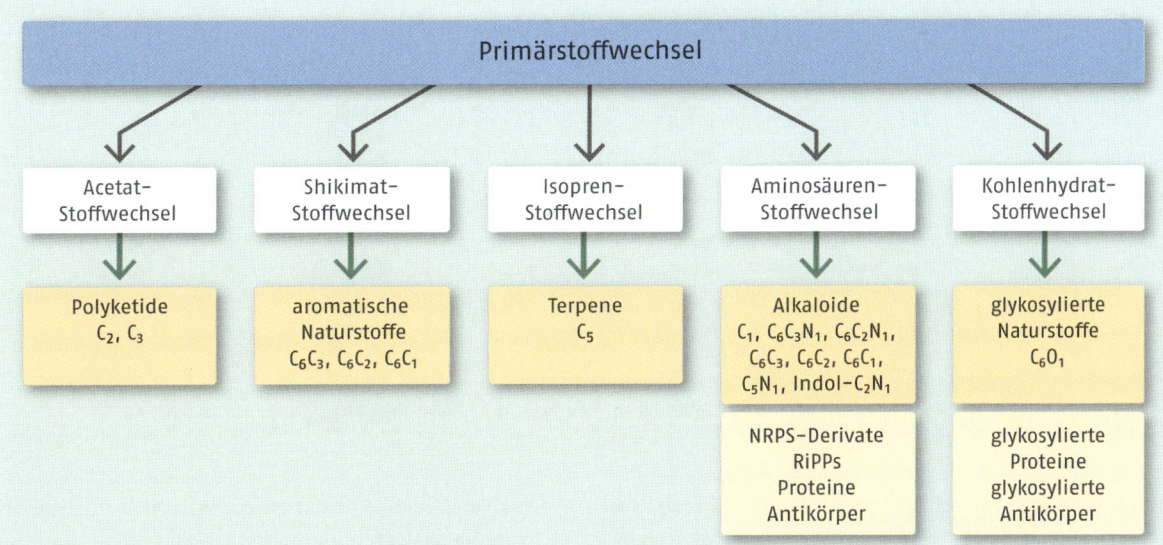

**Abb. 2.1** Stoffwechselwege, die für die Biosynthese von biogenen Substanzen aus Primärstoffwechselprodukten verantwortlich sind. Die verschiedenen Stoffwechselwege sind für die Entstehung von Molekülen verantwortlich, die nach Einbau als *building blocks* in einem Naturstoff erkennbar sind (dargestellt als $C_n$-, $C_n$-$C_m$ bzw. $C_n$-$N_m$- oder $C_n$-$O_m$).

Grundelemente (**building blocks**) von Naturstoffen werden als $C_n$-, $C_n$-$C_m$ bzw. $C_n$-$N_m$- oder $C_n$-$O_m$-Einheiten für die Biosynthese eines Naturstoffs verwendet. In vielen Fällen sind sie im hergestellten Naturstoff als ganze Einheit erkennbar.

Alle Grundelemente sind entweder Primärstoffwechselprodukte oder sie werden über diverse Stoffwechselwege aus Primärstoffwechselprodukten gebildet. In Abb. 2.2 ist die Bildung der *building blocks* aus Verbindungen des Primärstoffwechsels dargestellt. Die Stoffwechselwege lassen sich unterteilen in den Acetat-, den Shikimat-, zwei Isoprenstoffwechselwege, mehre Stoffwechselwege, die Aminosäuren verwenden und den Kohlenhydratstoffwechselweg. (Abb. 2.1).

■ **DEFINITION** Grundelemente (**building blocks**) sind Moleküle, die aus Stoffwechselwegen des Primär- bzw. Sekundärstoffwechsels entstehen und die als $C_n$-, $C_n$-$C_m$ bzw. $C_n$-$N_m$- oder $C_n$-$O_m$-Einheiten in einem Naturstoff erkennbar sind.

Alle Biosynthesewege bedienen sich aus dem Primärstoffwechsel. Dabei ist D-Glucose die zentrale Ausgangsverbindung, die nach Aktivierung zu D-Glucose-6-phosphat durch Abbau über die Glykolyse zu Pyruvat und mittels oxidativer Decarboxylierung zu Acetyl-CoA umgesetzt wird. Acetyl-CoA, das auch aus Fettsäuren über die β-Oxidation oder durch Abbau von Aminosäuren gewonnen werden kann, kann von Naturstoffbiosynthese-Enzymen direkt als Substrat verwendet werden. Alternativ wird es zunächst zu Malonyl-CoA carboxyliert, das dann als Substrat unter De-

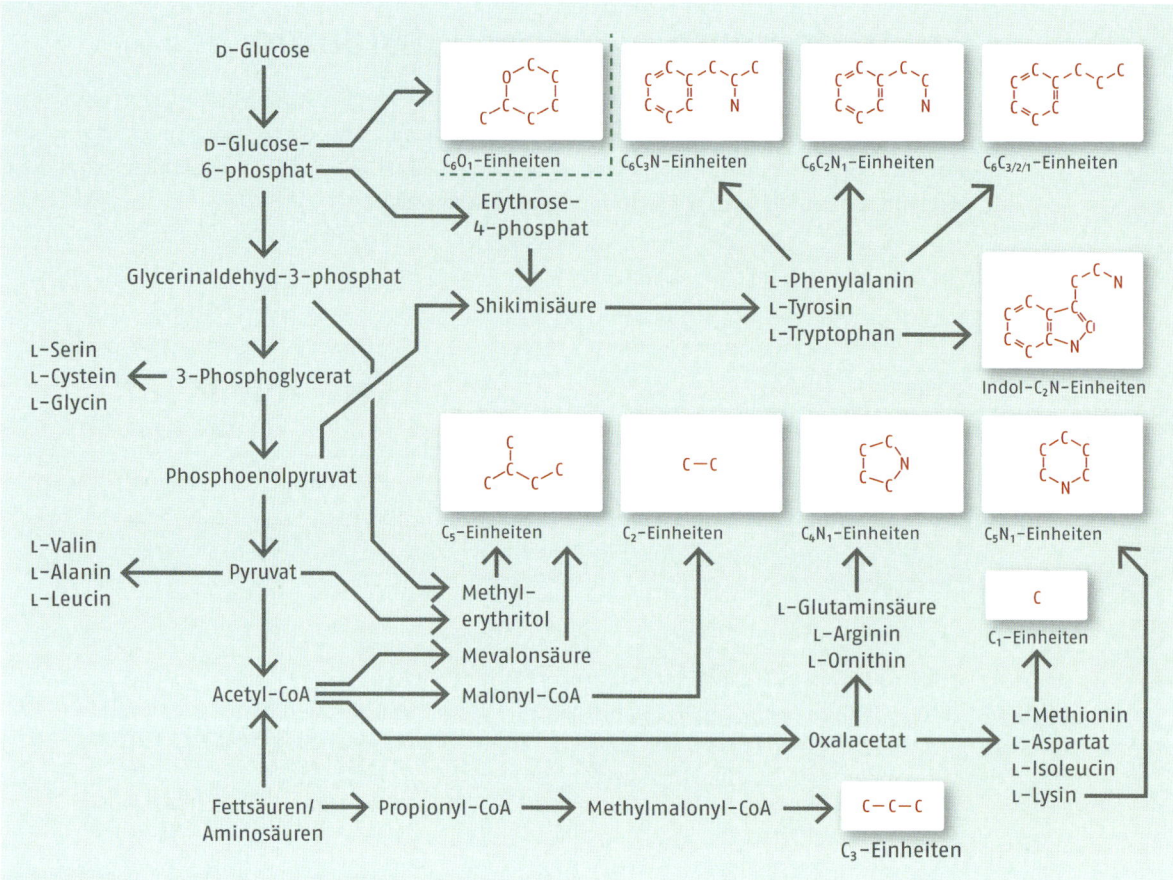

**Abb. 2.2** Primärstoffwechselprodukte als Ausgangsverbindungen für Grundelemente (*building blocks*) von Naturstoffen

carboxylierung verwendet wird. Unter Einbau von Acetat entstehen $C_2$-Einheiten (**Acetatstoffwechsel**) (Abb. 2.2).

Auch Propionyl-CoA kann über die β-Oxidation oder durch den Abbau von Aminosäuren gewonnen werden. Es kann zu Methylmalonyl-CoA umgesetzt werden. Beim Einbau von Propionyl-CoA bzw. beim Einbau von Methylmalonyl-CoA bei gleichzeitiger Decarboxylierung entstehen $C_3$-Einheiten (Acetatstoffwechsel) (Abb. 2.2).

Acetyl-CoA ist u. a. auch Vorläufermolekül der Mevalonsäure. Mevalonsäure ist eines von zwei zentralen Molekülen, die im **Isoprenstoffwechsel** zu Isopreneinheiten ($C_5$-Einheiten) umgesetzt werden können. Das zweite im Zusammenhang mit Isoprenen zu nennende Molekül ist Methylerythritol, das aus Pyruvat und Glycerinaldehyd-3-phosphat über Deoxyxylulose gebildet wird (Abb. 2.2).

Phosphoenolpyruvat, das ebenfalls Intermediat der Glykolyse ist, und Erythrose-4-phosphat, das im Pentosephosphatzyklus gebildet wird, sind Ausgangsverbindungen für den **Shikimatstoffwechsel**, aus dem u. a. auch aromatische Aminosäuren hervorgehen.

Auch D-Glucose direkt ist ein wichtiger Grundkörper von Naturstoffen, denn nahezu alle Zuckerkomponenten ($C_6O_1$-Einheiten) von Naturstoffen leiten sich von ihr ab (Abb. 2.2).

Schließlich leitet sich auch Oxalacetat als Intermediat des Citratzyklus von Acetyl-CoA ab. Es ist ebenso wie Shikimisäure, Pyruvat und 3-Phosphoglycerat Ausgangsverbindung der Biosynthese von Aminosäuren. Aminosäuren werden nicht nur als ganze Moleküle zur Biosynthese von Naturstoffen und von Biologika verwendet, sie sind auch Ausgangsverbindungen von $C_1$-Einheiten (L-Methionin), $C_6$-$C_3$- bzw. $C_6$-$C_2$- und $C_6$-$C_1$-Einheiten (L-Phenylalanin, L-Tyrosin) und von charakteristischen Grundstrukturen von Alkaloiden (z. B. L-Tryptophan (Indol-$C_2N_1$), L-Lysin ($C_5N_1$), L-Ornithin ($C_4N_1$)). Der Aufbau dieser Grundelemente, die Verknüpfung der Grundelemente zu größeren Molekülen und die Modifizierung der Moleküle werden überwiegend durch Enzyme katalysiert. Die entstehenden Naturstoffe und Biologika können aus einem oder mehreren Grundelementen aufgebaut sein. In Abb. 2.3 sind einige Naturstoffe und die Grundelemente dargestellt, aus denen die Naturstoffe aufgebaut sind.

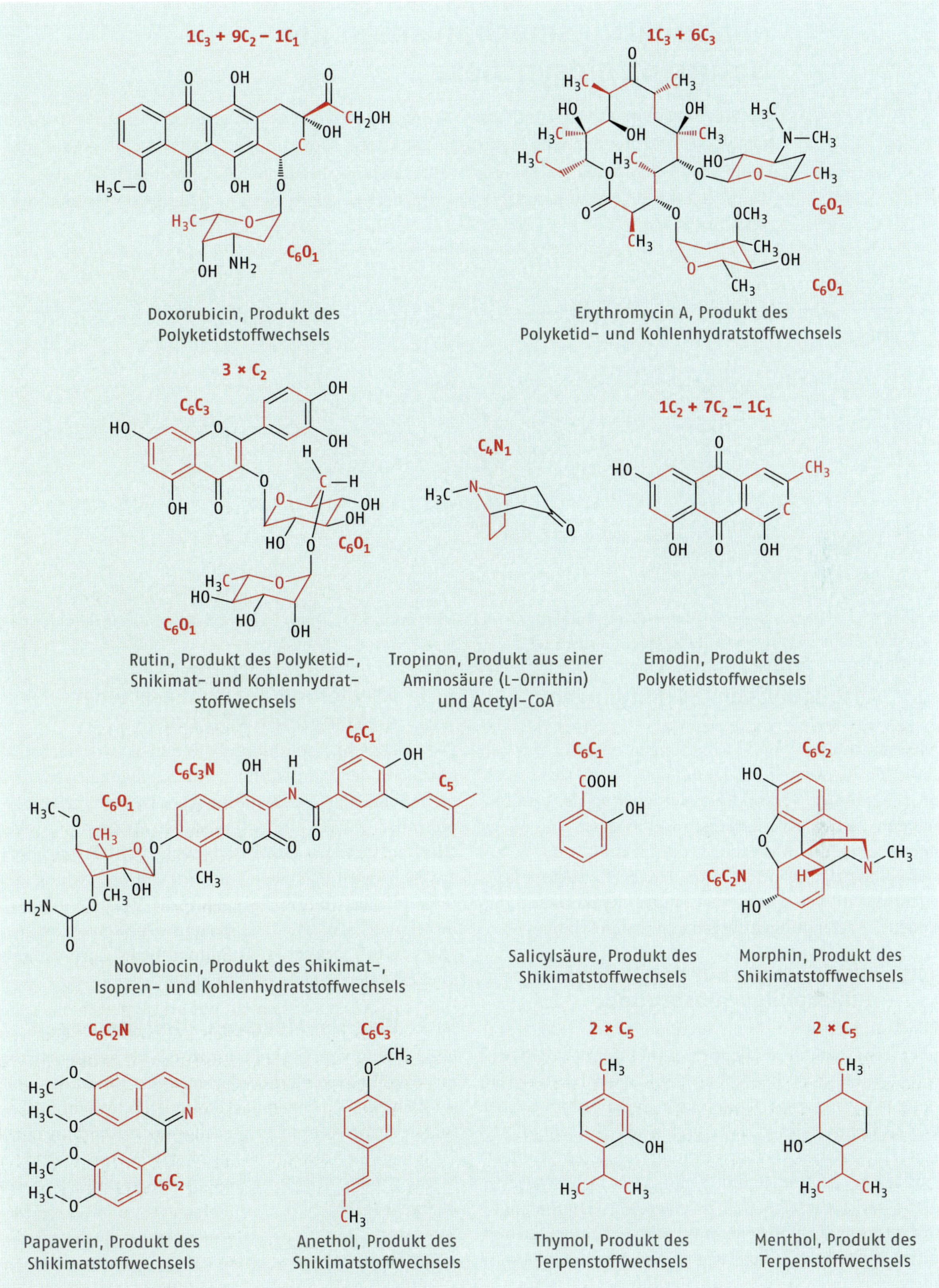

$1C_3 + 9C_2 - 1C_1$

$C_6O_1$

Doxorubicin, Produkt des
Polyketidstoffwechsels

$1C_3 + 6C_3$

$C_6O_1$

$C_6O_1$

Erythromycin A, Produkt des
Polyketid- und Kohlenhydratstoffwechsels

$3 \times C_2$

$C_6C_3$

$C_6O_1$

$C_6O_1$

Rutin, Produkt des Polyketid-,
Shikimat- und Kohlenhydratstoffwechsels

$C_4N_1$

Tropinon, Produkt aus einer
Aminosäure (L-Ornithin)
und Acetyl-CoA

$1C_2 + 7C_2 - 1C_1$

Emodin, Produkt des
Polyketidstoffwechsels

$C_6C_3N$

$C_6O_1$

$C_6C_1$

$C_5$

Novobiocin, Produkt des Shikimat-,
Isopren- und Kohlenhydratstoffwechsels

$C_6C_1$

Salicylsäure, Produkt des
Shikimatstoffwechsels

$C_6C_2$

$C_6C_2N$

Morphin, Produkt des
Shikimatstoffwechsels

$C_6C_2N$

Papaverin, Produkt des
Shikimatstoffwechsels

$C_6C_3$

Anethol, Produkt des
Shikimatstoffwechsels

$2 \times C_5$

Thymol, Produkt des
Terpenstoffwechsels

$2 \times C_5$

Menthol, Produkt des
Terpenstoffwechsels

○ **Abb. 2.3** Naturstoffe und deren Grundelemente (Beispiele)

# 3 Konstruktionsmechanismen der Naturstoffbiosynthese

Die Biosynthese eines Naturstoffs bzw. der oben beschriebenen Grundkörper wird von Enzymen katalysiert. Trotz der enormen Vielfalt der Naturstoffe sind es immer wieder ähnliche oder sogar identische Mechanismen, auf denen die enzymatischen Reaktionen basieren. In diesem Abschnitt werden die wichtigsten Konstruktionsmechanismen und ihre Bedeutung für die Naturstoffbiosynthese dargestellt.

**o Abb. 3.1** *S*-Adenosyl–L-methionin (SAM), Cofaktor alkylierender (methylierender) Enzyme. SAM wird während der Reaktion zu SAH/*S*-Adenosyl–L-homocystein umgesetzt.

## 3.1 Ausbildung von C–C-Bindungen

Die Ausbildung von C-C-Bindungen ist nicht nur die Basis für die Herstellung der *building blocks*, sie ist auch die Basis für die Verknüpfung der *building blocks* miteinander. Neben Alkylierungen beschreiben die Wagner-Meerwein-Umlagerung, die Aldol- und Claisen-Kondensation und die oxidative Phenolkopplung wichtige, in der Natur verwendete Reaktionen, mit denen C-C-Bindungen aufgebaut werden können.

### 3.1.1 Alkylierungen auf der Basis einer nukleophilen Substitution

Die Einführung von **Methylgruppen** wird in der Regel über den Cofaktor *S*-Adenosyl-L-methionin (SAM) erreicht (o Abb. 3.1). In SAM ermöglicht der positiv geladene Schwefel eine nukleophile Substitution, wobei OH-Gruppen oder NH$_2$-Gruppen als Nukleophil reagieren. Bei der **C-Methylierung** reagieren Kohlenstoffatome als Nukleophil, wenn sie beispielsweise in ortho- oder para-Position zu einer OH-Gruppe angeordnet sind. Die Regeneration des Cofaktors erfolgt durch hydrolytische Spaltung des entstehenden S-Adenosyl-L-homocysteins, Methylierung des L-Homocysteins mit N$_5$-Methyl-tetrahydrofolat als C$_1$-Donator zu L-Methionin und Adenylierung durch eine *S*-Adenosyl-L-Methionin-Synthetase.

### 3.1.2 Alkylierung auf der Basis einer elektrophilen Addition

Die elektrophile Addition als Konstruktionsmechanismus ist in der Naturstoffbiosynthese ebenfalls sehr verbreitet. Bei der Verknüpfung von Dimethylallylpyrophosphat (DMAPP) mit Isopentenylpyrophosphat (IPP) entsteht aus DMAPP zunächst ein Carbokation, das sich dann elektrophil an die Doppelbindung des IPPs anlagert (o Abb. 3.2). Auch die Zyklisierung von Molekülen, z. B. die Zyklisierung des Geranyldiphosphats (GPP), erfolgt nach Bildung eines Carbokations über eine elektrophile Addition.

### 3.1.3 Wagner–Meerwein-Umlagerungen

Die Bildung von Carbokationen ist die Voraussetzung für Wagner-Meerwein-Umlagerungen, die in der Biosynthese von Terpenen und Steroiden sehr häufig stattfinden. Dabei kommt es zunächst zur Ausbildung eines Carbokations, das durch Wanderung von Hydriden, Methyl- oder Alkylgruppen in eine stabilere Form übergeht (o Abb. 3.3).

■ **DEFINITION** Carbokationen sind Kohlenwasserstoff-Moleküle, die ein positiv geladenes Kohlenstoffatom besitzen.

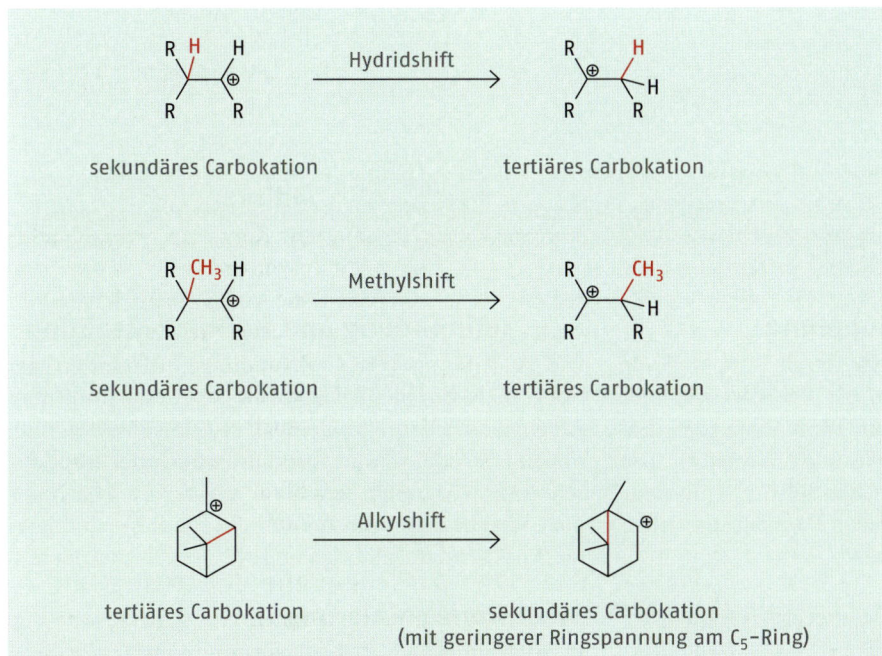

o **Abb. 3.2** Intermolekulare elektrophile Addition. In der Terpenbiosynthese erfolgt beispielsweise die Bildung von Geranyldiphosphat (GPP) aus Dimethylallyldiphosphat (DMAPP) und Isopentenyldiphosphat (IPP) durch eine intermolekulare elektrophile Addition. Dabei entsteht aus DMAPP zunächst ein Carbokation, das sich dann elektrophil an die Doppelbindung des IPPs anlagert.

o **Abb. 3.3** Wagner-Meerwein-Umlagerungen. Es handelt sich bei der Wagner-Meerwein-Umlagerung um eine Reaktion, bei der es zu einer durch Säuren katalysierten, nukleophilen Umlagerung des Moleküls kommt. Eine Wanderung von Hydridionen, Methyl- oder Alkylgruppen ist möglich.

### 3.1.4 Aldol- und Claisen-Kondensation

Aldol- und Claisen-Kondensationen (o Abb. 3.4) führen beide zu C-C-Verknüpfungen. Als Aldol-Kondensation wird die Addition eines Enolats oder Enolations als Nukleophil an eine Carbonyl-Komponente (Aldehyd oder Keton) als Elektrophil bezeichnet. Dabei entsteht ein β-Hydroxyaldehyd oder β-Hydroxyketon. Nach Eliminierung von Wasser kann sich ein α,β-ungesättigtes Carbonyl ausbilden. Bei der Claisen-Kondensation kommt es zur Addition eines Enolations an

einen Ester und anschließend zu einer Abspaltung des Alkoholats aus dem Ester. Produkt der Reaktion ist ein β-Ketocarbonsäureester (o Abb. 3.4). Ein Beispiel für eine Aldolkondensation ist die Verknüpfung von Acetyl-CoA und Acetacetyl-CoA zu 3-Hydroxy-3-methylglutaryl-CoA, die in der Biosynthese von Terpenen über Mevalonsäure vorkommt (▶ Kap. 4.3). Claisen-Kondensationen finden sich u. a. bei der Biosynthese von Polyketiden.

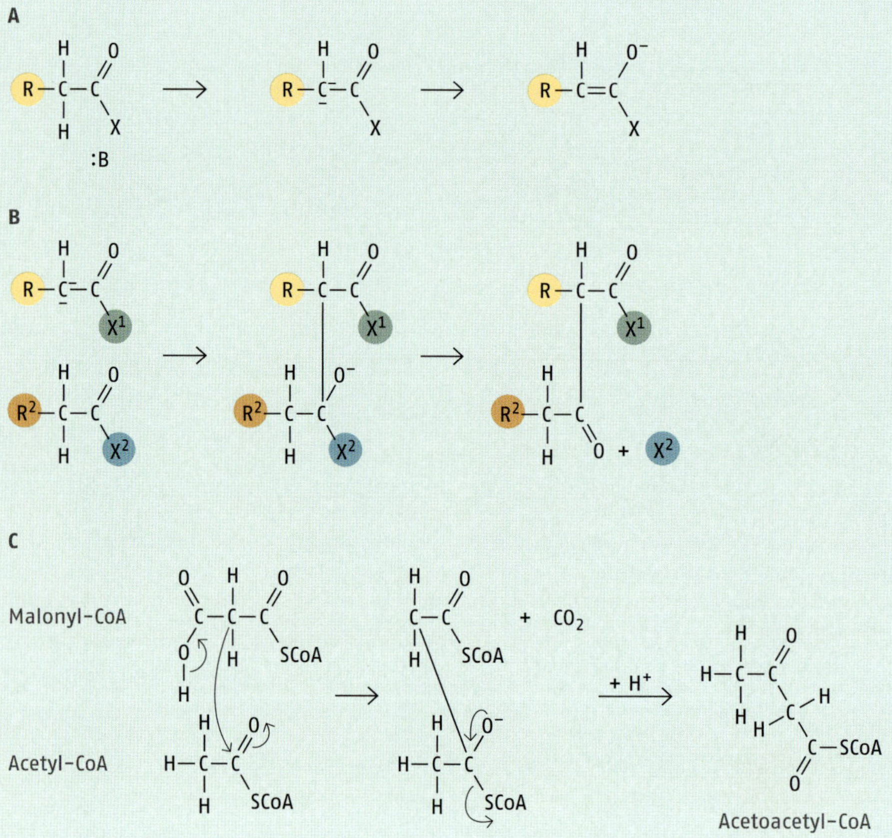

**o Abb. 3.4** Claisen-Kondensation als Grundlage der Biosynthese von Polyketiden. **A** Herstellung eines resonanzstabilisierten Enolatanions, **B** nukleophile Addition an das Carbonyl, **C** Biosynthese von Acetoacetyl-CoA aus Acetyl-CoA und Malonyl-CoA als wichtiges Beispiel für eine Claisen-Kondensation

### 3.1.5 Oxidative Phenolkopplung

Nicht selten werden Naturstoffe durch Kopplung von Phenolen aufgebaut. Enzyme, die Phenolkopplungen katalysieren, sind Cytochrom-P450-abhängige Enzyme. Sie benötigen NADPH und Sauerstoff. Der Sauerstoff wird dabei nicht in das Substrat eingebaut. Bei der Phenolkopplung entstehen Radikale, die miteinander C-C-Bindungen knüpfen.

■ **DEFINITION** Cytochrome vom Typ P450 sind Hämproteine. Diese besitzen im katalytischen Zentrum ein Häm b (Porphyrin mit zentralem Eisen(III)-Ion) als prosthetische Gruppe.

### 3.2 Ausbildung von C-N-Bindungen

C-N-Bindungen sind weit verbreitet in Naturstoffen. Die Herstellung dieser Bindungen erfolgt über die Iminbildung, die Mannich-Reaktion und über Transaminierungen.

### 3.2.1 Iminbildung und Mannich-Reaktion

Die Ausbildung von C-N-Bindungen erfolgt in der Natur meist durch die Reaktion eines Amins mit einem Aldehyd oder Keton bzw. einer CH-aciden Verbindung. mit einem Aldehyd und einem primären oder sekundären Amin (Mannich-Reaktion, o Abb. 3.5). Die Mannich-Reaktion ist u. a. bei der Biosynthese von Peptid-Nukleosid-Antibiotika und Alkaloiden zu finden.

### 3.2.2 Transaminierung

Pyridoxalphosphat abhängige Aminotransferasen katalysieren Transaminierungsreaktionen. Diese bezeichnen eine Verschiebung der α-Aminogruppe einer Aminosäure auf eine α-Ketosäure. Dadurch werden eine neue Aminosäure und eine neue α-Ketosäure gebildet (o Abb. 3.6).

### 3.3 Ausbildung von C-O-Bindungen

Oxygenasen katalysieren Oxidationen, bei denen Sauerstoffatome direkt in das Substratmolekül eingebaut werden. Je nachdem, ob nur ein Sauerstoffatom oder beide

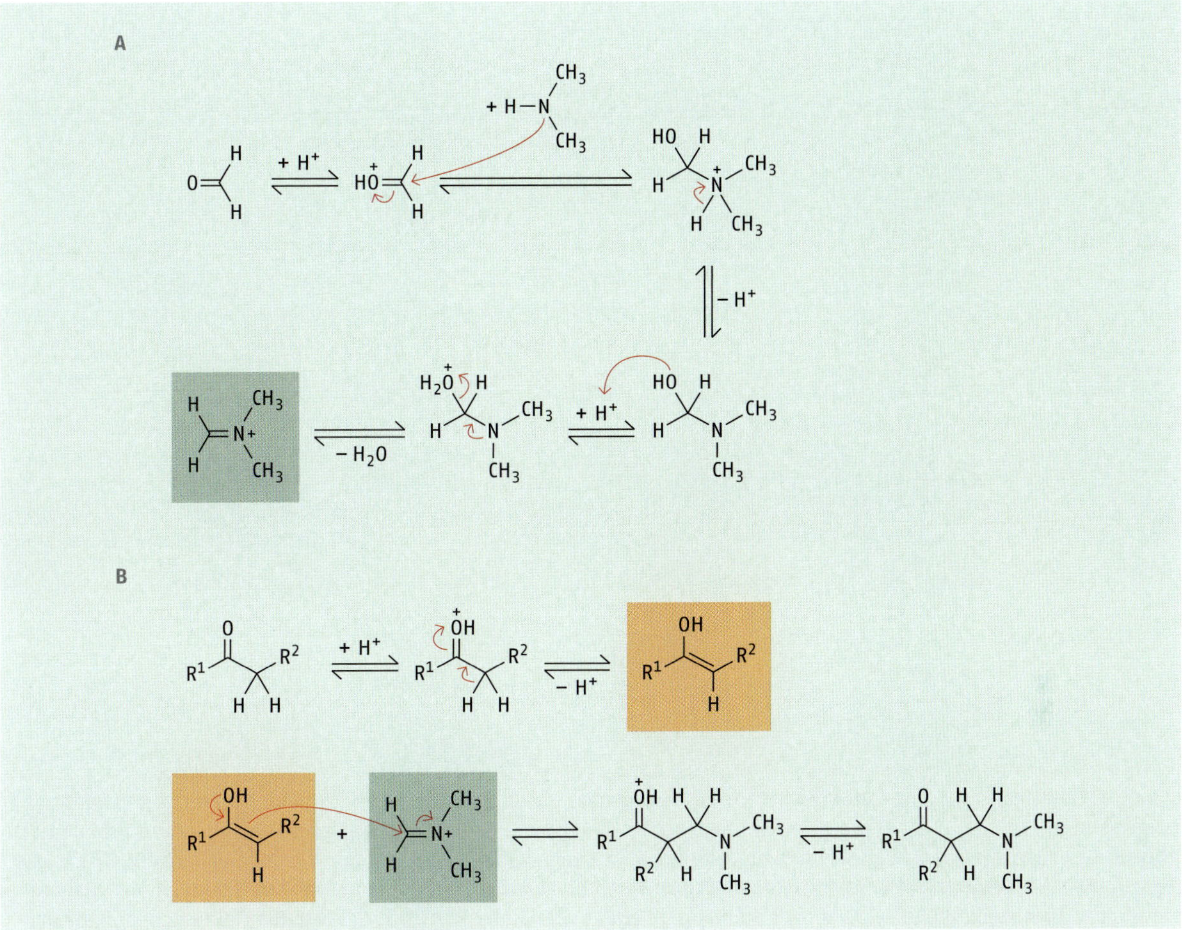

**Abb. 3.5** Mechanismus der Mannich-Reaktion. Bei der Mannich-Reaktion kommt es zur Aminoalkylierung von CH-aciden Verbindungen mit einem Aldehyd und einem primären oder sekundären Amin. **A** Im ersten Reaktionsschritt greift ein sekundäres Amin das Aldehyd nukleophil an. Nach Abspaltung eines Wasser-Moleküls bildet sich ein mesomerie-stabilisiertes Carbenium-Iminium-Ion. **B** Im zweiten Schritt der Reaktion kommt es unter Einwirkung einer Säure zu einer Keto-Enol-Tautomerie. Das Enol reagiert mit dem Carbenium-Iminium-Ion und nach Deprotonierung der Hydroxylgruppe wird eine β-Aminocarbonylverbindung erhalten.

in das Substrat eingebaut werden, werden die Oxygenasen in Monooxygenasen und Dioxygenasen unterteilt.

### 3.3.1 Übertragung von einem Sauerstoffatom

Monooxygenasen benötigen ein weiteres Substrat (NADH, NADPH, Ascorbinsäure) als Elektonendonator, da das zweite Sauerstoffatom zu Wasser reduziert werden muss (○ Abb. 3.7). In der Biosynthese von Naturstoffen spielen Cytochrom-P450-abhängige Monooxygenasen, die meist NADPH als Wasserstoffdonor verwenden, häufig eine große Rolle. Sie enthalten einen Eisen-Porphyrin-Komplex (Häm), der an der Bindung und Spaltung von molekularem Sauerstoff beteiligt ist (○ Abb. 3.7). Die primär in Bakterien vorkommenden Flavoprotein-Hydroxylasen verwenden die prosthetische Gruppe FAD. Die Hydroxylierung des Substrats ist mit der Oxidation von NADPH gekoppelt (○ Abb. 3.8). Pteridinabhängige Hydroxylasen stellen eine weitere

**Abb. 3.6** Transaminierungsreaktion

Klasse an Monooxygenasen dar, die Pteridin als prosthetische Gruppe enthalten. Beispiele sind die L-Phenylalanin-4-Monooxygenase, die Tyrosin-3-Monooxygenase und die Tryptophan-5-Monooxygenase, die alle im Menschen vorkommen.

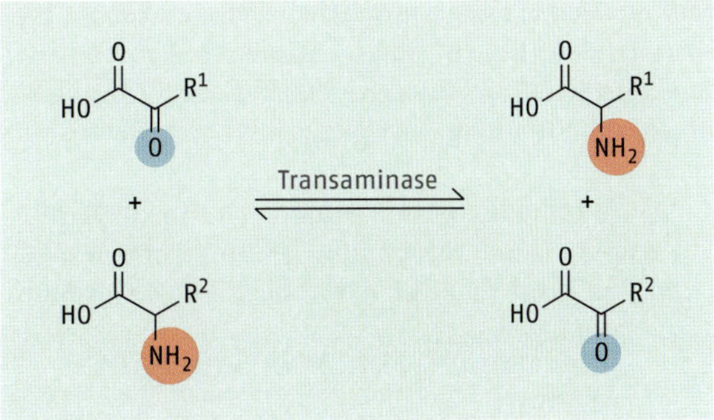

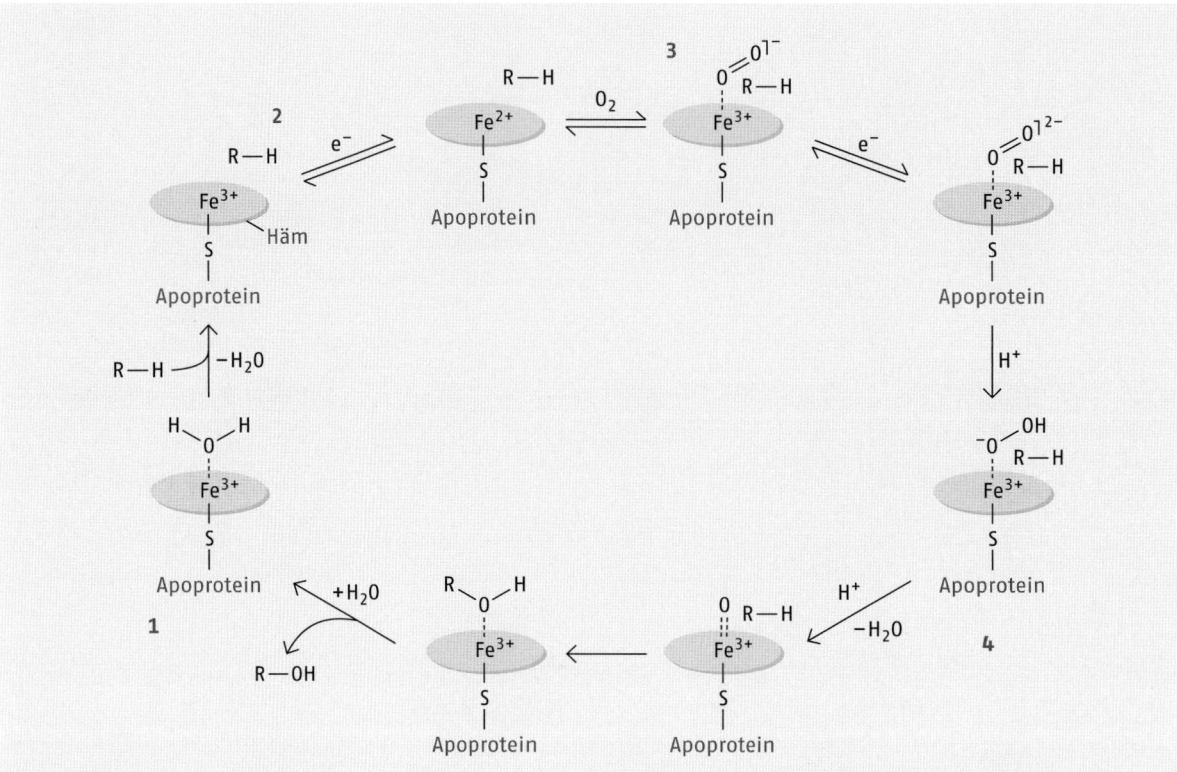

**⊙ Abb. 3.7** Mechanismus einer Cytochrom-P450-Monooxygenase-Reaktion. **1** Der Eisen-Cofaktor liegt im Häm in seiner oxidierten Form $Fe^{3+}$ vor und hat nur eine geringe Tendenz, Sauerstoff zu binden. Zu Beginn des Reaktionszyklus bindet das Substrat an den oxidierten Cofaktor im aktiven Zentrum des Enzyms. **2** Anschließend kommt es durch eine NADP-abhängige Cytochrom-P450-Reduktase katalysierter Reduktion zur Reduktion von $Fe^{3+}$ zu $Fe^{2+}$. **3** Der nächste Schritt ist die Anlagerung des Sauerstoffmoleküls an das Cytochrom P450. **4** Anschließend erfolgt der Transfer eines zweiten Elektrons vom NADPH durch die NADP-abhängige Cytochrom-P450-Reduktase. Der nun hochreaktive Komplex lagert sich um, die O–O-Bindung wird gespalten. Ein Sauerstoffatom wird formal zu Wasser reduziert, das andere in die C–H-Bindung des Substrats R–H eingeschoben. Das oxidierte Substrat R–OH diffundiert ab und der katalytische Zyklus kann von neuem beginnen.

Monooxygenasen, die als Baeyer-Villiger-Monooxygenasen bezeichnet werden, katalysieren unter Verwendung von FAD und NADPH die Oxidation von linearen, zyklischen und aromatischen Ketonen zu den entsprechenden Estern oder Lactonen. Während der Reaktion wird ein Atom aus einem Sauerstoffmolekül in eine C-C-Bindung eines nicht aktivierten Ketons eingebaut.

Die Umwandlung von Aminen in Aldehyde wird von Aminoxidasen (Mono- und Diaminoxidasen) katalysiert. Sie benötigen FAD und molekularen Sauerstoff.

### 3.3.2 Übertragung von zwei Sauerstoffatomen

Dioxygenasen führen beide Sauerstoffatome in das Substrat ein (⊙ Abb. 3.8). Sie katalysieren u. a. die Spaltung von C-C-Bindungen. Meist sind es Fe-abhängige Enzyme, die aber kein Häm enthalten. Sie verwenden α-Ketoglutarat als Cosubstrat, welches in Succinat und $CO_2$ umgewandelt wird.

### 3.4 Oxidationen und Reduktionen

In nahezu allen Biosynthesen werden Intermediate oxidiert oder reduziert. Derartige Reaktionen werden durch Dehydrogenasen bzw. Oxidasen katalysiert. Dehydrogenasen übertragen vom Substrat zwei Wasserstoffatome auf Coenzyme wie Nicotinamidadenindinukleotid ($NAD^+$) und Nicotinamidadenindinukleotidphosphat ($NADP^+$, Oxidation) bzw. sie übertragen Wasserstoffatome von NADH und NADPH auf ein Substrat (Reduktion). Dabei wird $NAD^+$ in den meisten Fällen als Cosubstrat bei Oxidationen und NADPH bei Reduktionen eingesetzt. Weitere verwendete Coenzyme sind Flavinadenindinukleotid (FAD) und Flavinmononukleotid (FMN) (⊙ Abb. 3.10). Oxidasen übertragen die Wasserstoffatome vom Substrat auf molekularen Sauerstoff.

### 3.5 Decarboxylierung

Decarboxylierungen finden im Rahmen der Biosynthese von Naturstoffen häufig statt. Besonders häufig

o **Abb. 3.8** Mechanismus einer Flavoprotein-Hydroxylase-Reaktion. **1** Der Cofaktor NADPH bindet an die oxidierte Form des FAD als prosthetische Gruppe des Enzyms, es folgt eine Reduktion zum reduzierten Flavin. **2** Sauerstoff bindet an den Komplex und wird reduziert, es entsteht 4α-Hydroperoxyflavin. **3** Es kommt zu einer Übertragung von Sauerstoff auf das Substrat, außerdem entsteht 4α-Hydroxyflavin. **4** Nach Hydrolyse des 4α-Hydroxyflavin entsteht erneut das oxidierte Flavin. **5** Nach Freisetzung von NADP+ kann der Zyklus von neuem beginnen. **S** Substrat, **SO** oxidiertes Substrat

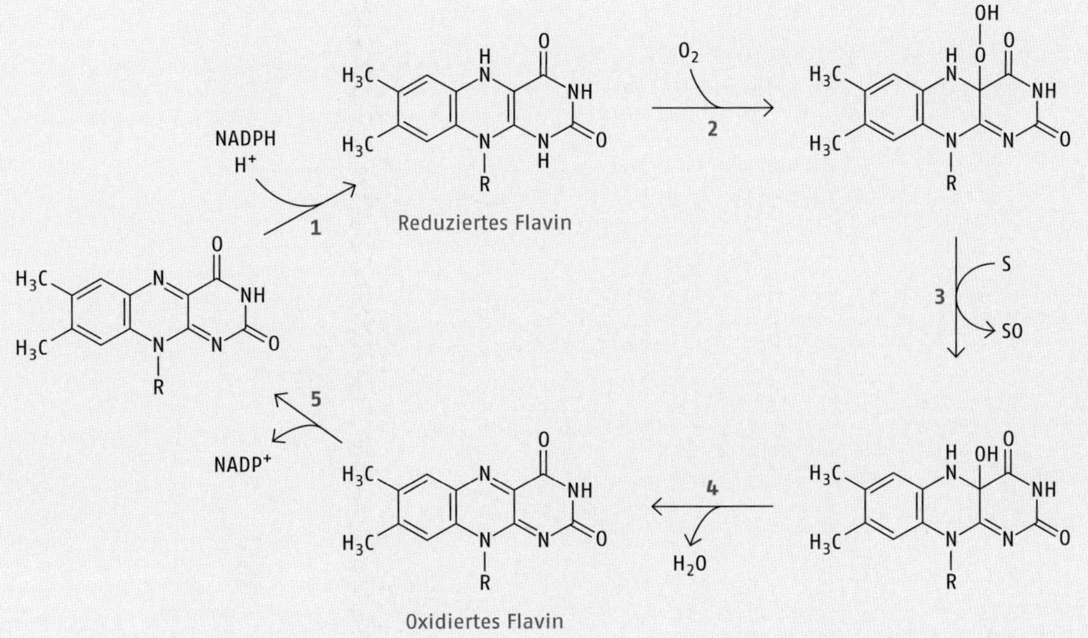

werden Aminosäuren in Pyridoxalphosphat-abhängigen Reaktionen, β-Ketosäuren, o-Hydroxybenzoesäuren und α-Ketosäuren in Thiaminpyrophosphat-abhängigen Reaktionen decarboxyliert.

ferasen im Produkt in der β-Konfiguration vor, bei Retaining-Glykosyltransferasen in der α-Konfiguration (o Abb. 3.9).

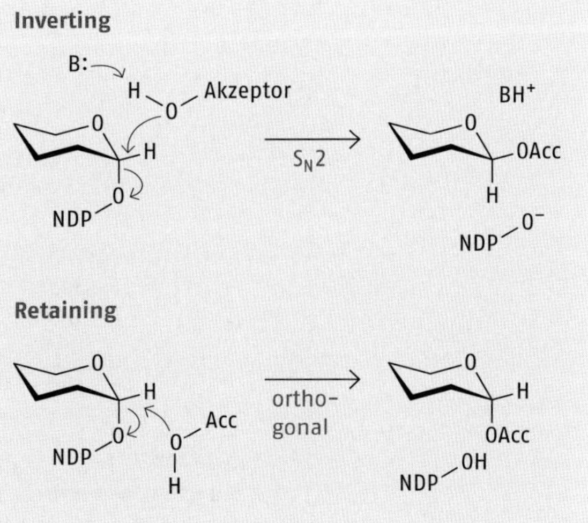

## 3.6　Halogenierungen

Es wurden bis dato zahlreiche halogenierte Naturstoffe nachgewiesen. Ein bekanntes Beispiel ist das Chloramphenicol. Halogene werden mittels $H_2O_2$-abhängigen Haloperoxidasen, FAD-abhängigen Halogenasen und 2-Oxoglutarat-abhängigen Halogenasen in Moleküle eingebaut.

## 3.7　Glykosylierungen

Glykosylierte Naturstoffe sind häufig anzutreffen. Bekannt sind O-, N-, C- und S-Glykoside. Verantwortlich für die Übertragung von Zuckern sind Glykosyltransferasen, die Nukleosiddiphosphozucker als Substrate verwenden. In der Naturstoffbiosynthese werden neben UDP-Zuckern vor allem dTDP-Zucker verwendet. Es werden Inverting- und Retaining-Glykosyltransferasen unterschieden. Der zunächst in der α-Konfiguration vorliegende Zucker liegt bei Inverting-Glykosyltrans-

o **Abb. 3.9** Reaktionsmechanismen von Inverting- und Retaining-Glykosyltransferasen. Bei der Reaktion von Inverting-Glykosyltransferasen kommt es zur Inversion der Konfiguration am C1 des Zuckers, bei der Reaktion von Retaining-Glykosyltransferasen bleibt die Konfiguration erhalten. **B** basische Aminosäure

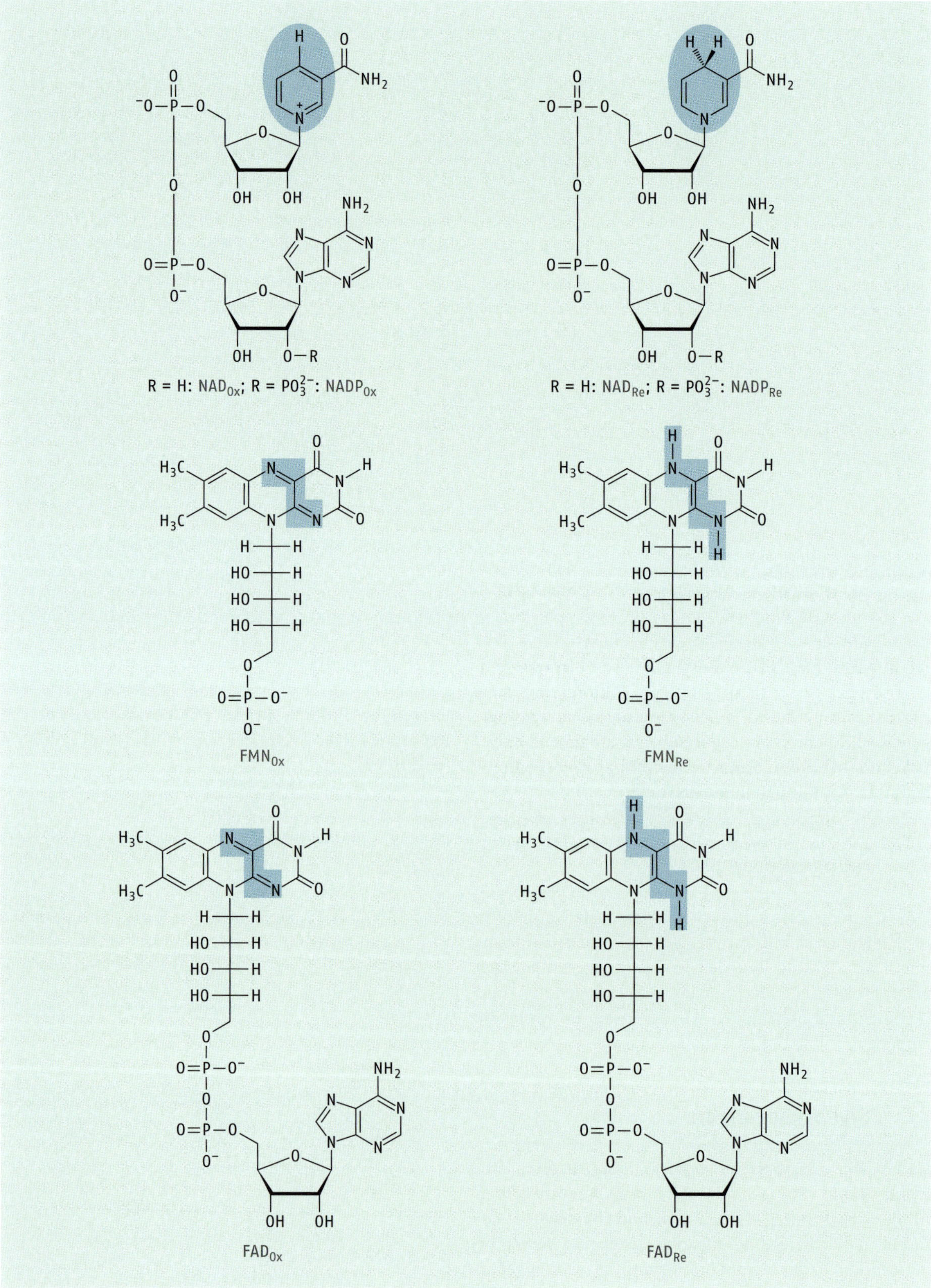

R = H: NAD$_{Ox}$; R = PO$_3^{2-}$: NADP$_{Ox}$

R = H: NAD$_{Re}$; R = PO$_3^{2-}$: NADP$_{Re}$

FMN$_{Ox}$

FMN$_{Re}$

FAD$_{Ox}$

FAD$_{Re}$

○ **Abb. 3.10** Strukturen der Cofaktoren NADP⁺, NAD⁺, FMN und FAD. Die an der Aufnahme und Abgabe von Elektronen und Protonen beteiligten Molekülbestandteile sind farbig unterlegt.

◻ **Tab. 3.1** Wichtige Cofaktoren und ihre Bedeutung

| Cofaktor | Bedeutung |
| --- | --- |
| Thiaminpyrophosphat (TPP) | Thiaminpyrophosphat ist als Coenzym Bestandteil einer Reihe von Enzymen und an verschiedenen Reaktionen beteiligt. Eine bekannte TPP-abhängige Reaktion ist die Pyruvatdehydrogenasereaktion, die die oxidative Decarboxylierung von Pyruvat katalysiert. Ein Beispiel aus dem MEP-Biosyntheseweg ist die Thiaminpyrophosphat(TPP)-abhängige Decarboxlierung von Pyruvat. |
| FMN und FAD | Riboflavin ist Bestandteil des Flavinmononukleotids (FMN) und des Flavinadenindinukleotids (FAD), die beide bei Redoxreaktionen eine große Rolle spielen. |
| NAD und NADP | Nicotinamidadenindinukleotid (NAD) und Nicotinamidadenindinukleotidphosphat [NADP] sind Coenzyme, die formal ein Hydridion übertragen (zwei Elektronen, ein Proton). Beide sind an zahlreichen Redoxreaktionen beteiligt. |
| Pyridoxalphosphat | Pyridoxalphosphat spielt eine zentrale Rolle im Aminosäurestoffwechsel. Es ist an Transaminierungen, Decarboxylierungen und Dehydratisierungsreaktionen beteiligt. |
| S-Adenosyl-L-methionin (SAM) | SAM ist Cofaktor alkylierender und besonders methylierender Enzyme. |
| Häm | Komplexverbindungen bestehend aus Eisenionen und Porphyrin-Molekülen. Sie kommen u. a. in Cytochromen vor. |

## 3.8 Cofaktoren – essenzielle Werkzeuge der Biosyntheseenzyme

Fast alle Enzyme, die die Biosynthese von Naturstoffen katalysieren, kommen nicht ohne Cofaktoren aus. Cofaktoren können Metallionen oder Coenzyme sein. Coenzyme sind komplexe organische Moleküle, die meist locker oder vorübergehend an den Proteinanteil gebunden sind. Ein fest gebundenes Coenzym wird als prosthetische Gruppe bezeichnet. ◻ Tab. 3.1 fasst wichtige Cofaktoren und ihre Bedeutung zusammen.

# 4 Biosynthesewege und ihre Produkte

Die Biosynthese von Naturstoffen basiert auf nur wenigen Wegen: einem Acetat-, einem Shikimat-
und zwei Isoprenstoffwechselwegen sowie Biosynthesewegen, die Aminosäuren als Ausgangver-
bindungen verwenden und einem Kohlenhydratstoffwechselweg. Dabei werden Ausgangsmaterialien des Primärstoffwechsels zu Molekülen umgesetzt, die als *building blocks* in den Naturstoffen
erkennbar sind. Die Vielfalt an Naturstoffen ergibt sich zum einen daraus, dass aus einem Biosyntheseweg mehrere *building blocks* entstehen und diese auf unterschiedliche Art und Weise miteinander verknüpft werden können. Im folgenden Kapitel werden die verschiedenen Biosynthesewege vorgestellt. Anhand von Beispielen wird gezeigt, welche Möglichkeiten Biosyntheseenzyme
haben, aus kleinen Ausgangsmaterialien komplexe Naturstoffe in großer Vielfalt zu erzeugen.

## 4.1 Acetatstoffwechselweg

Naturstoffe des Acetatstoffwechsels werden als Fettsäuren und Polyketide bezeichnet. Während die Fettsäuren
strukturell doch eher einheitlich sind, umfassen Polyketide zahlreiche, strukturell sehr unterschiedliche Verbindungen. Beispiele sind aromatische Polyketide (z. B.
Doxorubicin, ○ Abb. 4.15), Makrolide (z. B. Erythromycin A, ○ Abb. 4.6), lineare Polyketide (z. B. Discodermolid, ○ Abb. 4.13) und Polyether (z. B. Monensin A,
○ Abb. 4.13).

■ **DEFINITION** Makrolide sind zyklische, organische
Verbindungen, die eine intramolekulare Estergruppe
(Lacton) enthalten. Polyether sind langkettige organische Verbindungen, die mehrere Ethergruppen
enthalten.

Grundlage der Biosynthese von Polyketiden und Fettsäuren ist die Claisen-Kondensation. Zu Beginn der
Biosynthese werden Acetyl-CoA (Starter-Molekül) und
Malonyl-CoA (Extender-Molekül), das aus Acetyl-CoA
durch Carboxylierung entsteht, miteinander verknüpft.
Es entsteht Acetoacetyl-CoA. Acetoacetyl-CoA reagiert
dann in weiteren Claisen-Kondensationen mit weiteren
Malonyl-CoA-Molekülen bis eine Grundstruktur mit
ausreichender Länge entstanden ist. Sowohl Acetyl-CoA als auch Malonyl-CoA können durch andere
Moleküle ersetzt werden.

### 4.1.1 Biosynthese von Fettsäuren und Prostaglandinen

Die Biosynthese von Fettsäuren wird durch Fettsäuresynthasen katalysiert. In Tieren sind Fettsäuresynthasen
aus einem großen, multifunktionellen Enzym aufgebaut,
in Pilzen aus zwei Enzymen. In beiden Fällen werden die

Enzyme als Fettsäuren des Typ I (FS I) bezeichnet. In
Bakterien und Pflanzen bestehen die Fettsäuresynthasen
aus mehreren einzelnen Enzymen. Die Enzymkomplexe
werden als Fettsäuren des Typ II (FS II) bezeichnet. Die
Reaktionsabläufe sind in allen Systemen identisch.

Sehr gut untersucht ist die FS II des Bakteriums
*E. coli*. Der Enzymkomplex (Dimer) besteht aus einzelnen Polypeptiden (○ Abb. 4.1). Die für die Bindung des
Acetyl-CoA notwendige SH-Gruppe (periphere SH-
Gruppe) ist in der Ketosynthase (KS) lokalisiert, die für
die Bindung von Malonyl-CoA notwendige SH-Gruppe
(zentrale SH-Gruppe) im Acyl-Carrier-Protein (ACP).
In einer Claisen-Kondensation wird dann der Acylrest
($C_n$) – $C_2$, wenn Acetyl-CoA Starter-Molekül ist – der
peripheren SH-Gruppe auf den Malonylrest ($C_3$) der
zentralen SH-Gruppe unter Abspaltung von $CO_2$ ($-C_1$)
übertragen. Es entsteht ein Ketoacylderivat ($C_{n+2}$), das
dann am ACP gebunden modifiziert (Reduktion durch
eine Ketoreduktase (KR), Abspaltung von Wasser durch
eine Dehydratase (DH) und Reduktion einer Doppelbindung durch eine Enoylreduktase (ER, ○ Abb. 4.2)
und anschließend auf die periphere SH-Gruppe übertragen wird. Erneut wird ein Malonyl-CoA vom ACP
aufgenommen und der Zyklus beginnt von vorne. Die
Länge einer Fettsäure wird über die Anzahl an Malonyl-CoA-Molekülen bestimmt, die während der Biosynthese eingebaut werden. Unter Verwendung von
Acetyl-CoA als Startermolekül entstehen Fettsäuren mit
gerader Anzahl an Kohlenstoffatomen. Fettsäureketten
mit ungerader Anzahl von Kohlenstoffatomen entstehen, wenn statt Acetyl-CoA das um ein Kohlenstoffatom größere Propionyl-CoA als Startmolekül verwendet wird. Die Freisetzung der Fettsäure vom Enzymkomplex wird durch Thioesterasen (TE) katalysiert.
Anzumerken ist, dass ein *apo*-ACP zu Beginn der Fettsäuresynthese durch Bindung eines 4'-Phosphopante-
theins in seine *holo*-Form umgewandelt werden muss,
damit es funktional sein kann.

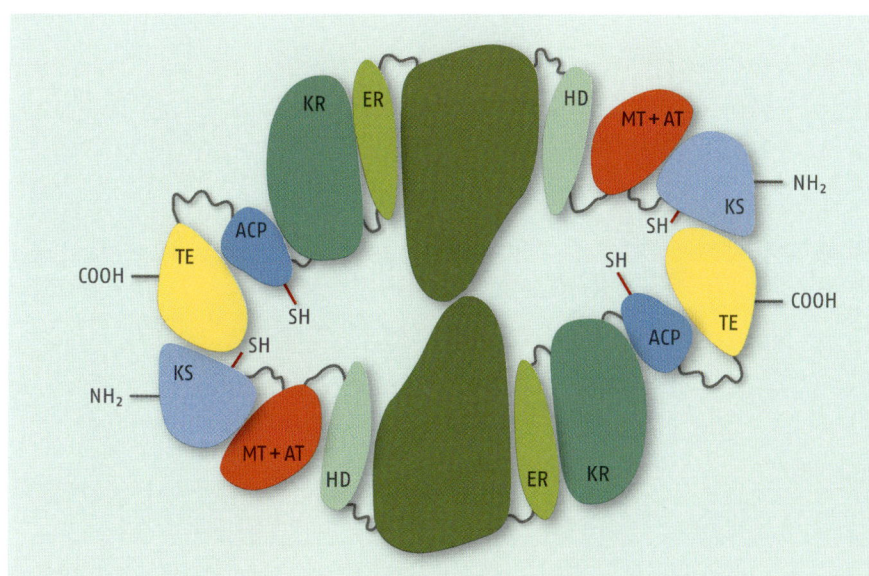

○ **Abb. 4.1** Schematische Darstellung eines Fettsäure-synthasekomplexes (Dimer) des Typs II. Die für die Fettsäure-Biosynthese wichtigen SH-Gruppen sind rot markiert.
**ACP** Acyl-Carrier-Protein,
**AT** Acetyl-CoA-ACP-Transacetylase, **KS** Acylmalonyl-ACP-kondensierendes Enzym, **MT** Malonyl-CoA-ACP-Transferase, **KR** Ketoacyl-ACP-Reduktase,
**HD** β-Hydroxyacyl-ACP-Dehydratase (HD),
**ER** Enoyl-ACP-Reduktase,
**TE** Palmitoyl-Thioesterase

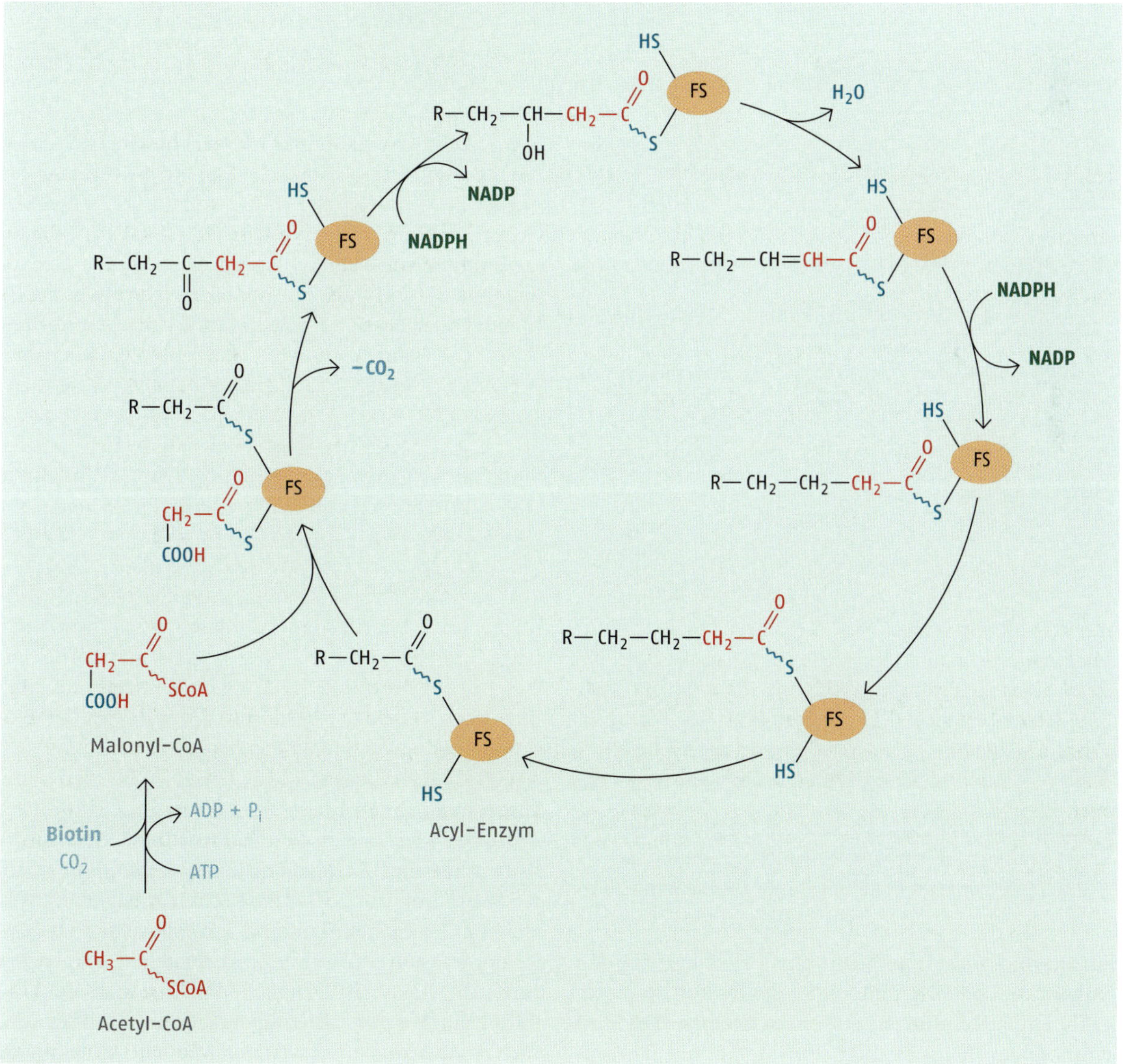

**4**

○ **Abb. 4.2** Schematische Darstellung der Fettsäurebiosynthese

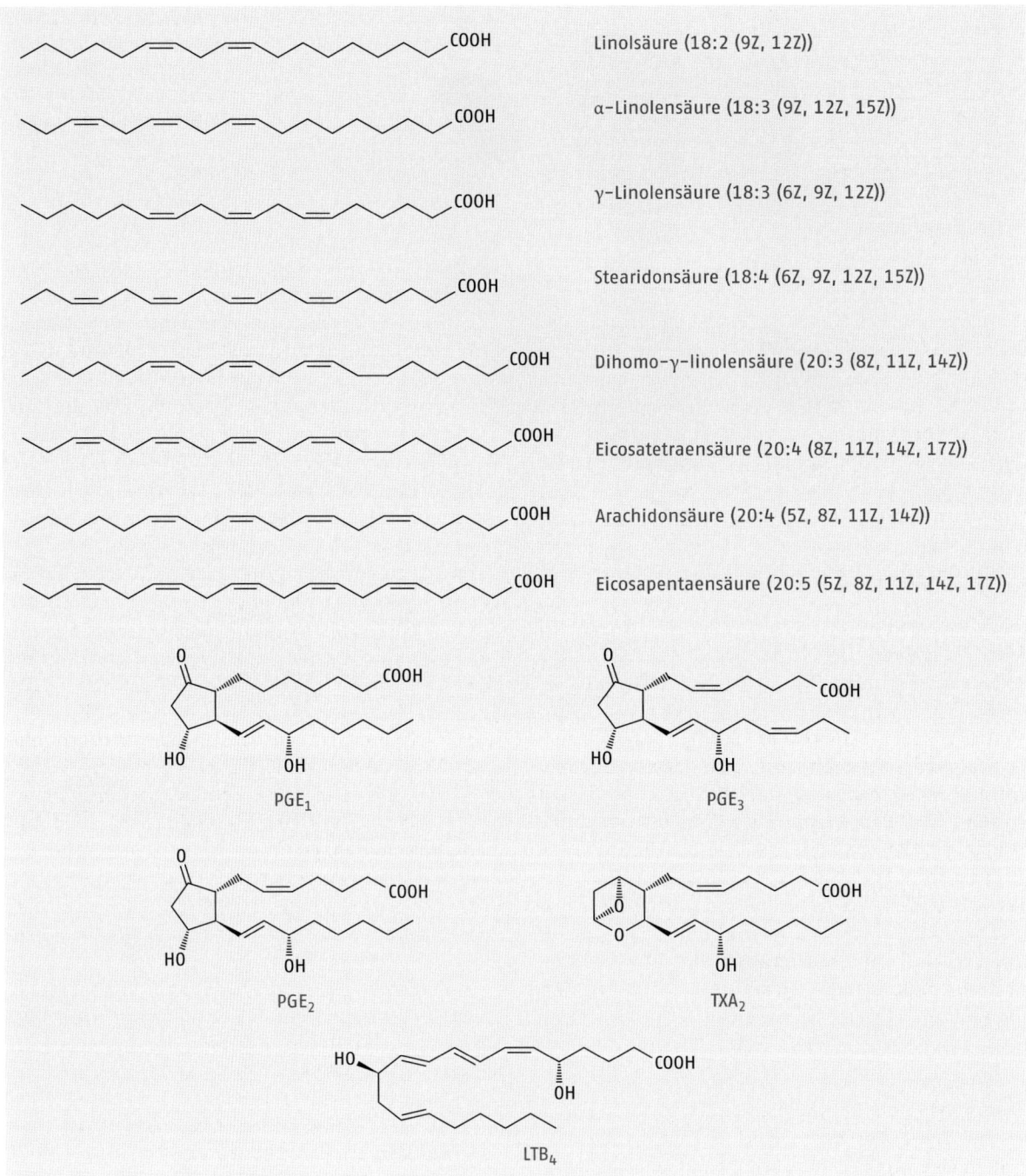

○ **Abb. 4.3** Strukturen einiger Fettsäuren, Prostaglandine (PGE), Thromboxane (TXA) und Leukotriene (LT)

■ **DEFINITION** Als Holoenzym wird ein Protein bezeichnet, wenn es ein Coenzym (Cofaktor) gebunden hat. Ohne Coenzym wird es als Apoenzym bezeichnet

Für die Biosynthese ungesättigter Fettsäuren werden Desaturasen benötigt, die regioselektiv und stereoselektiv Doppelbindungen einführen können. Die Biosynthese von Eicosanoiden (Prostaglandine, Thromboxane, Leukotriene, ○ Abb. 4.3) im Menschen erfolgt ebenfalls über Desaturasen. Dabei werden die mit der Nahrung aufgenommenen Linolsäure und α-Linolensäure zunächst zur γ-Linolensäure bzw. Stearidonsäure umgesetzt. Es folgt eine Kettenverlängerung beider Fettsäuren um 2 C-Atome durch Anlagerung von Malonat. Es entsteht Dihomo-γ-linolensäure bzw. Eicosatetraensäure. Anschließend entstehen, katalysiert durch die Aktivität verschiedener Desaturasen, Arachidonsäure sowie Eicosapentaensäure (EPA), die nach Anlagerung eines weiteren Malonat-Moleküls zu Docosapentaensäure (DPA) und Docosahexaensäure (DHA) umgesetzt werden.

■ **DEFINITION** Die Nomenklatur der Fettsäuren wird nicht einheitlich verwendet. Neben der in diesem Buch verwendeten Nomenklatur (Anzahl an Kohlenstoffatomen zu Anzahl an Doppelbindungen, Position der Doppelbindung, Stereochemie der Doppelbindung) werden einige Fettsäuren auch häufig als Omega-3-, Omega-6- oder Omega-9-Fettsäuren bezeichnet. Dabei wird die Anzahl an Kohlenstoffatomen von der ersten Methylgruppe bis zur Doppelbindung gezählt.

Prostaglandine (PGE) der Serie 1 leiten sich auch von Dihomo-γ-linolensäure ab, Prostaglandine der Serie 2 von Arachidonsäure und Prostaglandine der Serie 3 von EPA. Thromboxane und Leukotriene (z. B. $LTB_4$) leiten sich biosynthetisch ebenfalls aus Arachidonsäure ab. Wichtige Enzyme der Biosynthese von Prostaglandinen und Thromboxanen (z. B. $TXA_2$) sind Cyclooxygenasen, wichtige Enzyme der Biosynthese von Leukotrienen sind Lipoxygenasen.

Aus Fettsäuren leiten sich auch die Sphingolipide ab, die in Ceramide, Sphingophospholipide und Glycosphingolide unterteilt werden. Sie sind wichtige Bestandteile der Zellmembran. Im Nervengewebe spielen sie eine Rolle in der Signaltransduktion und der Interaktion von Zellen. Die Biosynthese der Sphingolipide kann durch Myriocin, einer α-Aminosäure mit einer langen, lipophilen Seitenkette, gehemmt werden. Myriocin, das vermutlich ein Fettsäurederivat ist, war Leitstruktur für die Entwicklung von Fingolimod, einer Verbindung zur Behandlung von multipler Sklerose ▸ Kap. 10.2.12.

Ein ungewöhnliches Fettsäurederivat ist Lipstatin, das von *Streptomyces toxytricini* produziert wird. Es wird aus Linolsäure, Octansäure und L-Leucin gebildet. Das Lipstatin-Derivat Tetrahydrolipstatin (Orlistat) wird als Pankreaslipase-Hemmstoff zur Behandlung von Adipositas eingesetzt ▸ Kap. 10.2.12.

---

**Fettsäuren im Fokus der Forschung**

Auch wenn die Biosynthese von Fettsäuren (FS) in allen Organismen sehr ähnlich abläuft, so gibt es doch eine Reihe von interessanten Besonderheiten. Beispielsweise besitzt *Mycobacterium tuberculosis* zwei FS, eine FS I und eine FS II. FS II ist verantwortlich für die Biosynthese von Mycolsäure, einem wichtigen Bestandteil der Zellwand. Das bekannte Antibiotikum Isoniazid ist ein Inhibitor der Enoylreduktase der FS II und wird zur Behandlung der Tuberkulose eingesetzt.

Auch der Malaria-Erreger *Plasmodium falciparum* weist eine essenzielle FS II auf, die derzeit intensiv erforscht wird. Vielleicht lässt sich auch hier ein Inhibitor finden und als Arzneistoff entwickeln.

---

In ❏ Tab. 4.1 sind einige pharmazeutisch relevante Fettsäuren, Prostaglandine, Thromboxane und Leukotriene aufgeführt.

### 4.1.2 Einteilung der Polyketidsynthasen

Ähnlich wie bei den Fettsäuresynthasen gibt es verschiedene Polyketidsynthasen (PKS), die in Typ I, Typ II und Typ III unterteilt werden. Während Typ-II-PKS nur in Bakterien vorkommen, sind Typ-I-PKS in Pilzen und Bakterien zu finden. Typ-III-PKS treten in Bakterien, Pilzen und Pflanzen auf.

Typ-I-PKS bestehen aus einem oder nur wenigen Enzymen. Diese Enzyme sind relativ groß und multifunktionell, und sie haben mehrere katalytische Zentren. Katalytische Zentren, die zusammen für den Einbau eines Grundkörpers verantwortlich sind, werden als Modul bezeichnet. Typ-II-PKS bestehen aus verschiedenen Enzymen, die sich zu einem Komplex vereinen, und Typ-III-PKS sind Enzyme, die Coenzym-A-Ester als Substrate verwenden (❍ Abb. 4.4).

PKS I werden in modulare (nicht iterative) und iterative PKS I unterteilt. Modulare PKS I besitzen für jeden Biosyntheseschritt eine eigene funktionelle Domäne, iterative PKS verwenden ihre funktionellen Domänen zum Teil mehrfach, um einen Naturstoff zu generieren. Typ-II-PKS und Typ-III-PKS arbeiten immer iterativ.

Typ-I-PKS katalysieren den Aufbau von makrozyklischen Verbindungen und linearen Polyketiden, sie können aber auch aromatische Verbindungen generieren. Typ-II-PKS und Typ-III-PKS produzieren meist aromatische Verbindungen.

PKS I werden darüber hinaus in Standard-(*cis*-AT)-PKS und *trans*-AT-PKS unterteilt. Bei den *trans*-AT-PKS sind die AT-Domänen nicht in die Module integriert.

Außerdem werden pilzliche PKS I in PKS unterteilt, die nicht reduzierte Verbindungen, partiell reduzierte Verbindungen und stark reduzierte Verbindungen generieren (▸ Kap. 4.4.1).

### 4.1.3 Biosynthese von Makroliden und linearen Polyketiden durch Typ-I-PKS

Die als Typ-I-PKS bezeichneten Enzyme sind große Proteine. Sie bestehen aus mehreren Modulen, wobei jedes Modul für den Einbau eines Grundkörpers in das wachsende Molekül verantwortlich ist. Ein minimales Modul besteht aus einer Ketosynthase (KS), einer Acyltransferase (AT) und einem Acyl-Carrier-Protein (ACP). ATs bestimmen, ob Malonyl-CoA oder ein anderes Extender- bzw. Startermolekül eingebaut wird. Die KS führt die Elongation (Claisen-Reaktion) durch, und das ACP (holo-ACP, ▸ Kap. 4.4.1) bindet die Intermediate während der Biosynthese. Weitere katalytische Zentren sind Ketoreduktasen (KR), Dehydratasen (DH) und Enoylreduktasen (ER). KR reduzieren Keto-

4

◻ **Tab. 4.1** Pharmazeutisch relevante Fettsäuren, Prostaglandine, Thromboxane und Leukotriene (Beispiele)

| Stoffname und Produzent | Pharmazeutische Bedeutung | Target |
|---|---|---|
| Alle gesättigten und ungesättigten Fettsäuren | Nahrungsmittel: Die Einnahme von Fettsäuren mit einem hohen Anteil mehrfach ungesättigter Fettsäuren, zusammen mit einem niedrigen Anteil gesättigter Fettsäuren, kann das Risiko für koronare Herzkrankheiten senken. | – |
| Cicutoxin aus *Cicuta virosa*, Wasserschierling | Gift | GABA-abhängige Chloridkanäle |
| Leukotriene | Mediatorstoffe bei entzündlichen und allergischen Reaktionen im Körper | Leukotrienrezeptoren |
| γ-Linolensäure aus *Oenothera biennis*, Nachtkerze | Dreifach ungesättigte Omega-6-Fettsäure: Einsatz bei γ-Linolensäure-Mangel, z. B. bei bestimmten Formen der Neurodermitis | – |
| Lipstatin aus *Streptomyces toxytricini* | Arzneistoff zur Behandlung von Adipositas, Leitstruktur für Orlistat | Pankreaslipase |
| Montelukast, Pranlukast und Zafirlukast, Zileuton | Leukotrienrezeptor-Antagonisten: Hemmstoff der Leukotrien-Synthese, Einsatz bei Asthma | Leukotrienrezeptor (Zileuton: 5-Lipoxygenase-aktivierendes Protein) 5-Lipoxygenase |
| Myriocin aus *Myriococcum albomyces*, *Mycelia sterilia* und *Isaria sinclairii* | Leitstruktur für Fingolimod, einer Verbindung zur Behandlung von multipler Sklerose | Sphingosin-1-phosphat-(S1P)-Rezeptoren |
| Plättchen-aktivierender Faktor (PAF) | Entzündlicher Lipidmediator | PAF-Rezeptoren |
| Prostaglandine | Gewebehormone: Unterschiedliche Prostaglandine werden in der Augenheilkunde, zur Verbesserung der Durchblutung bei problematischen arteriellen Gefäßverschlüssen, zur Prävention von Magenschleimhautschäden und zur Geburtseinleitung eingesetzt. | Prostaglandinrezeptoren |
| Thromboxane | In Thrombozyten vorkommende Eicosanoide: Im Körper aktivieren die Thromboxane die Thrombozytenaggregation über die Thromboxanrezeptoren auf den Thrombozyten. | Thromboxanrezeptor |

gruppen zu Hydroxylgruppen, DH eliminieren Wasser, um Doppelbindungen einzuführen, und ER reduzieren Doppelbindungen (◉ Abb. 4.5). Typ-I-PKS aus Bakterien wurden in den letzten Jahren intensiv erforscht. Am bekanntesten ist die PKS aus *Saccharopolyspora erythraea*, die für die Biosynthese des Polyketids des Erythromycin A verantwortlich ist. Sie besteht aus drei Enzymen, die als DEBS1, DEBS2 und DEBS3 bezeichnet werden (◉ Abb. 4.5).

Während die Module 1, 2, 5 und 6 neben dem minimalen Set KS, AT und ACP zusätzlich eine KR Domäne enthalten, enthält das Modul 4 zusätzlich die Domänen DH, ER und KR. Das Lademodul besteht bei der Erythromycinbiosynthese aus AT und ACP, hinter dem Modul 6 befindet sich eine Thioesterasedomäne, die die Freisetzung der Kette vom Enzym und Ausbildung eines Lactons (Ringschluss) katalysiert.

Startermolekül der Erythromycinbiosynthese ist Propionyl-CoA, alle Extendereinheiten sind Methylmalonyl-CoA, ◉ Abb. 4.6. In der Erythromycinbiosynthese werden nur (2S)-Methylmalonyl-CoA-Einheiten verwendet, wobei die Stereochemie der Methylgruppen durch Epimerisierungen beeinflusst werden kann (◉ Abb. 4.6).

Die strukturelle Vielfalt der durch PKS I hergestellten Naturstoffe kommt auch dadurch zustande, dass unterschiedliche Startermoleküle und unterschiedliche Extendermoleküle verwendet werden. Beim antibiotisch aktiven Oleandomycin und Spiramycin ist die Startereinheit jeweils Malonyl-CoA, das jedoch am ACP der Ladedomäne decarboxyliert wird, so dass Acetat als Startereinheit in den Molekülen erscheint. Extendereinheiten sind bei Oleandomycin Methylmalonyl-CoA, bei Spiramycin sind es bei den Modulen 1, 2, 3 und 7 Malonyl-CoA, beim Modul 4 Methylmal-

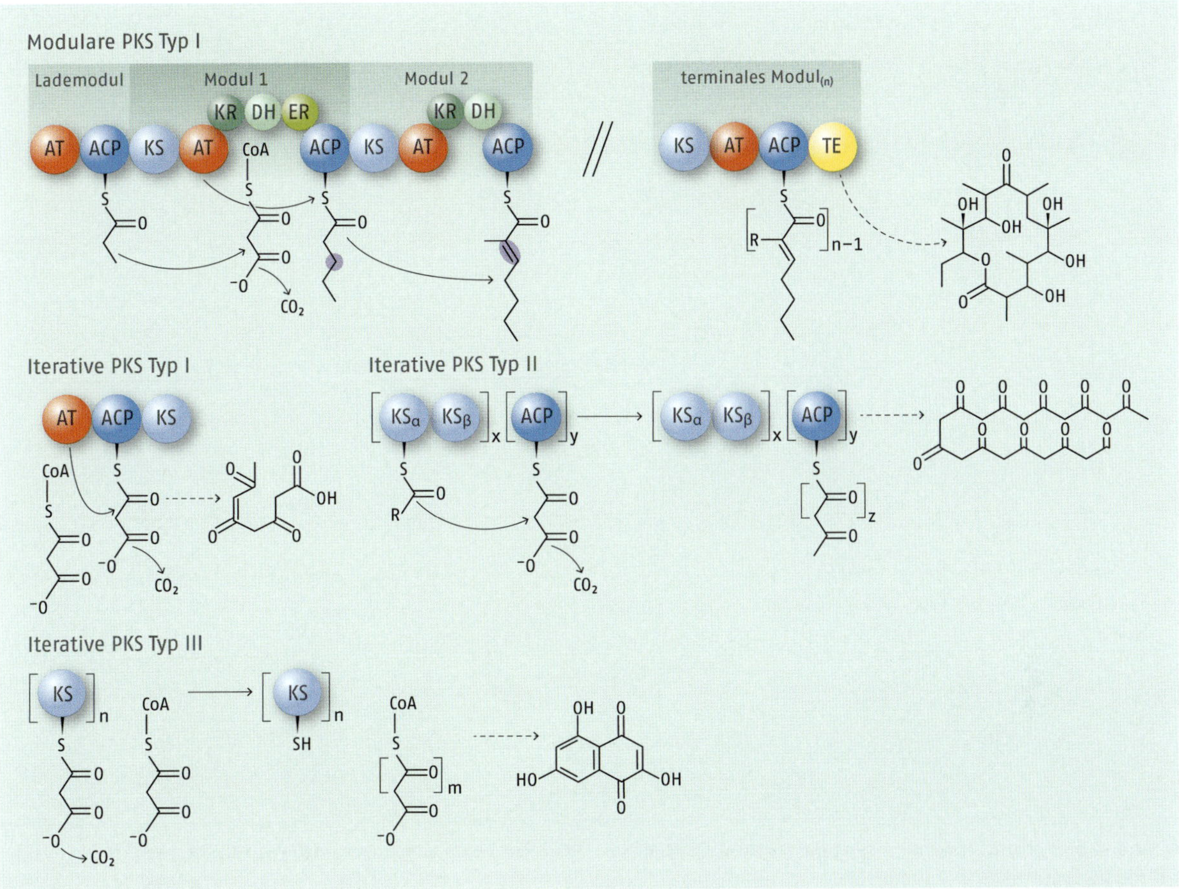

**Modulare PKS Typ I**

Lademodul · Modul 1 · Modul 2 · terminales Modul(n)

KR DH ER · KR DH

AT ACP KS AT · CoA · ACP KS AT · ACP // KS AT ACP TE

$CO_2$

**Iterative PKS Typ I**

AT ACP KS

CoA · OH · $CO_2$

**Iterative PKS Typ II**

$[KS_\alpha \ KS_\beta]_x \ [ACP]_y$ → $[KS_\alpha \ KS_\beta]_x \ [ACP]_y$

R · $CO_2$

**Iterative PKS Typ III**

$[KS]_n$ CoA → $[KS]_n$ CoA

SH

$CO_2$

OH · HO · OH

**Abb. 4.4** Polyketidsynthasen der Typen I, II und III. Polyketidsynthasen des Typs I sind multifunktionale Enzyme, die aus Modulen aufgebaut sind. Jedes Modul enthält katalytische Zentren (Domänen), die u. a. als AT (Acyltransferase), ACP (Acyl-Carrier-Protein), KS (Ketosynthase), KR (Ketoreduktase) und ER (Enoylreduktase) bezeichnet werden. PKS I werden in modulare (nicht iterative) und iterative PKS I unterteilt. Modulare PKS I besitzen für jeden Biosyntheseschritt eine eigene funktionelle Domäne, iterative PKS verwenden ihre funktionellen Domänen zum Teil mehrfach. Polyketidsynthasen des Typs II bestehen aus einzelnen Enzymen, die sich zu Enzym-Komplexen zusammenlagern. Polyketidsynthasen des Typs III verwenden Coenzym-A-Ester als Substrate. **PKS** Polyketidsynthase

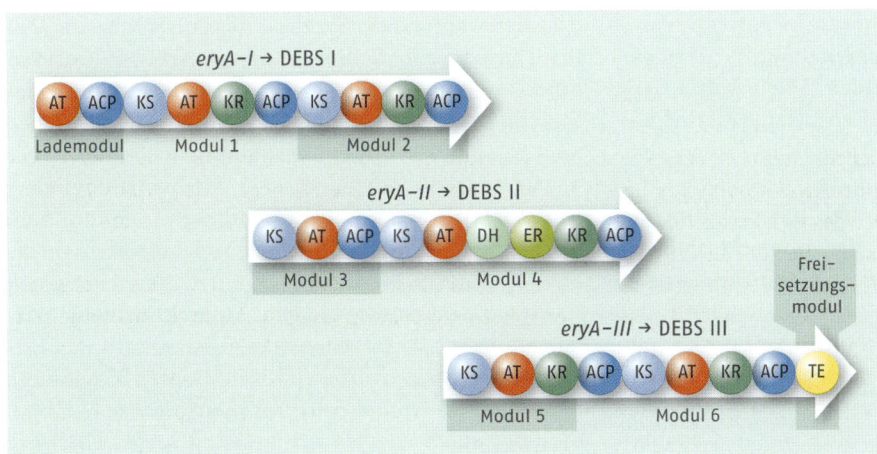

*eryA-I* → DEBS I

AT ACP KS AT KR ACP KS AT KR ACP

Lademodul · Modul 1 · Modul 2

*eryA-II* → DEBS II

KS AT ACP KS AT DH ER KR ACP

Modul 3 · Modul 4

*eryA-III* → DEBS III

KS AT KR ACP KS AT KR ACP TE

Modul 5 · Modul 6

Frei-setzungs-modul

**Abb. 4.5** Aufbau der drei Polyketidsynthasen (DEBS 1, DEBS 2, DEBS 3) der Erythromycinbiosynthese. **AT** Acyltransferase, **ACP** Acyl-Carrier-Protein, **DEBS** 6-Desoxyerythronolid-B-Synthese, **KS** Ketosynthase, **KR** Ketoreduktase, **DH** Dehydratase, **ER** Enoylreduktase, **TE** Thioesterase

4

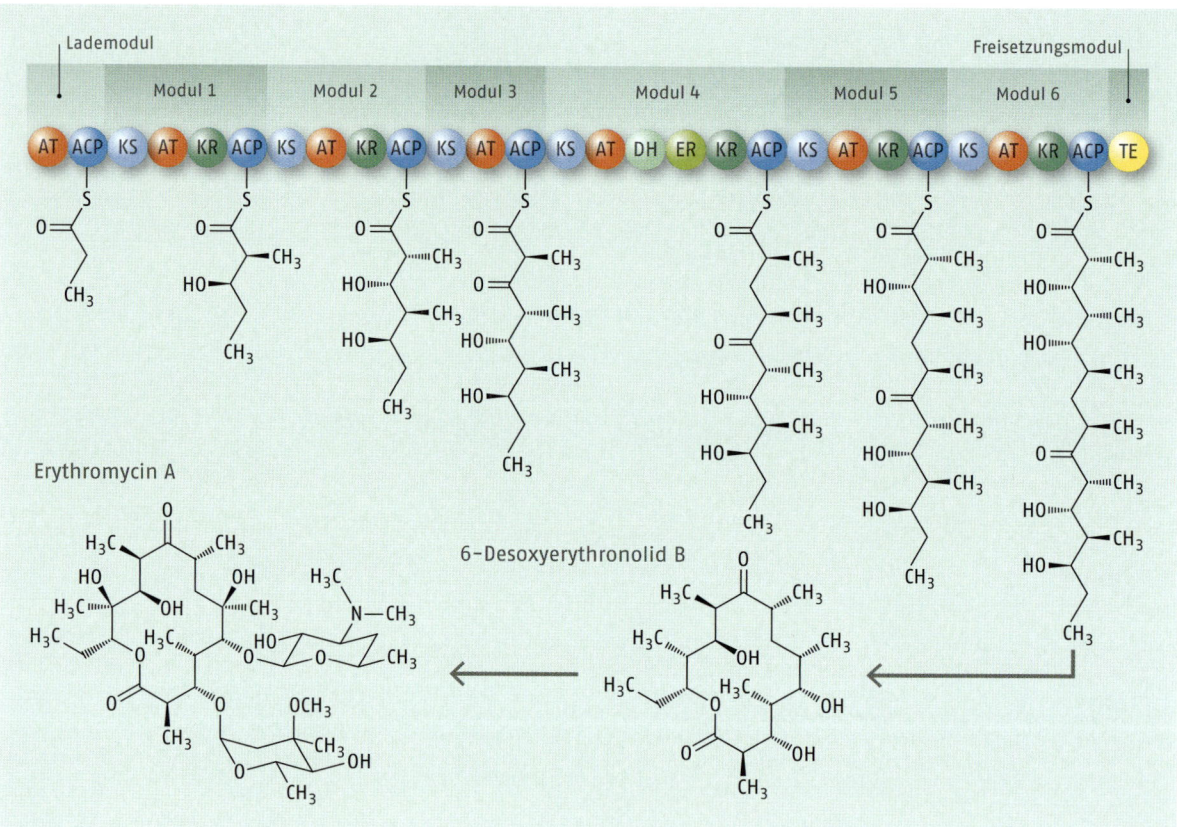

**o Abb. 4.6** Biosynthese von 6-Desoxyerythronolid B mittels PKS I. 6-Desoxyerythronolid B wird durch weitere Modifikationen zu Erythromycin A umgesetzt.

onyl-CoA, beim Modul 5 Ethylmalonyl-CoA und beim Modul 6 Methoxymalonyl-CoA (o Abb. 4.7).

Startermolekül der Biosynthese des gegen Parasiten einsetzbaren Avermectins ist 2-Methylbutyryl-CoA. Als Extendermoleküle werden Malonyl-CoA (Module 2, 3, 4, 5, 8, 10 und 12) und Methylmalonyl-CoA (Module 1, 6, 7, 9 und 11) verwendet (o Abb. 4.8).

Auch die antimykotisch wirksamen Polyene Nystatin B und Amphotericin A₁ werden durch PKS I hergestellt. Startermolekül ist in beiden Fällen Acetyl-CoA. 15 Moleküle Malonyl-CoA und 3 Moleküle Methylmalonyl-CoA (Module 1, 2 und 11) dienen als Extendereinheiten (o Abb. 4.9).

Ganz besondere Starter- und Extendereinheiten werden bei der Biosynthese der Immunsuppressiva Ascomycin (FK520), Tacrolimus (FK506) und Rapamycin (Sirolimus) verwendet (o Abb. 4.10). In allen Fällen dient Dihydroxycyclohexencarbonsäure als Startereinheit. Im Laufe aller drei Biosynthesen wird u. a. Pipecolinsäure als Extendermolekül verwendet, das durch eine NRPS in das Molekül integriert wird. Weitere Extendereinheiten sind bei Ascomycin und Tacrolimus 2 Malonyl-CoA, 5 Methylmalonyl-CoA, 2 Methoxymalonyl-CoA und 1 Ethylmalonyl-CoA, bei Rapamycin 7 Malonyl-CoA und 7 Methylmalonyl-CoA.

Ebenfalls ein besonderer Starter wird bei der Biosynthese der zytostatisch aktiven Epothilone verwendet (o Abb. 4.11). Der einen Thiazolring enthaltende Starter wird von einer NRPS-Komponente des Enzyms aus Cystein und Acetat gebildet, wobei das Acetat durch Decarboxylierung von Malonyl-CoA durch das Loadingmodul der PKS entsteht. Auffallend ist hierbei, dass sich während der Synthese des Polyketids eine Methyltransferase in die Biosynthese einschaltet. Darüber hinaus zeigt ein Modul eine Flexibilität bezüglich des Einbaus von Methylmalonyl-CoA und Malonyl-CoA. So werden für die Biosynthese von Epothilon A jeweils 4 Moleküle Malonyl-CoA und Methylmalonyl-CoA benötigt, während für die Biosynthese von Epothilon B 3 Moleküle Malonyl-CoA und 5 Moleküle Methylmalonyl-CoA benötigt werden.

Einige Naturstoffe, die ganz unterschiedliche Wirkungen haben, (z. B. Mitomycin C, Rifamycin B, Geldanamycin, Ansatrienin) benötigen in ihrer Biosynthese die Vorstufe 3-Amino-5-hydroxybenzoesäure (AHBA), die über einen eigenen Syntheseweg hergestellt wird. Dabei handelt es sich um eine Variante des Shikimatstoffwechsels, die durch die Einführung einer Aminogruppe bei der Kondensation von Phosphoenolpyruvat und Imino-Erythrose-4-phosphat charakterisiert ist. AHBA ist dann Startermolekül für die jeweiligen Poly-

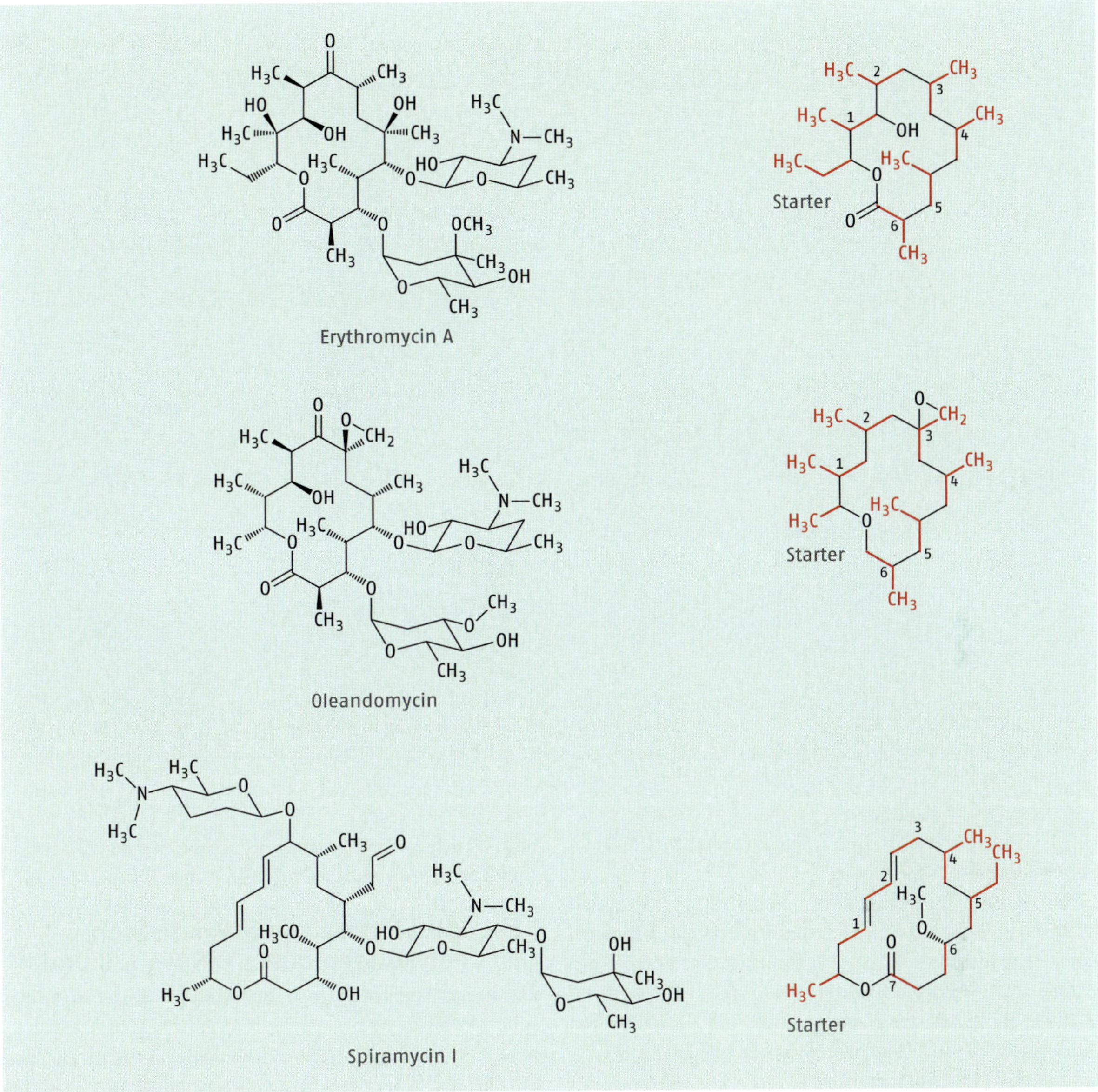

**Abb. 4.7** Makrolide deren Polyketid über eine PKS I gebildet wird. Startereinheiten und Extendereinheiten (rot und mit Zahlen gekennzeichnet) der hypothetischen Polyketidgrundgerüste sind bei Erythromycin A, Oleandomycin und Spiramycin I neben den Molekülen angegeben.

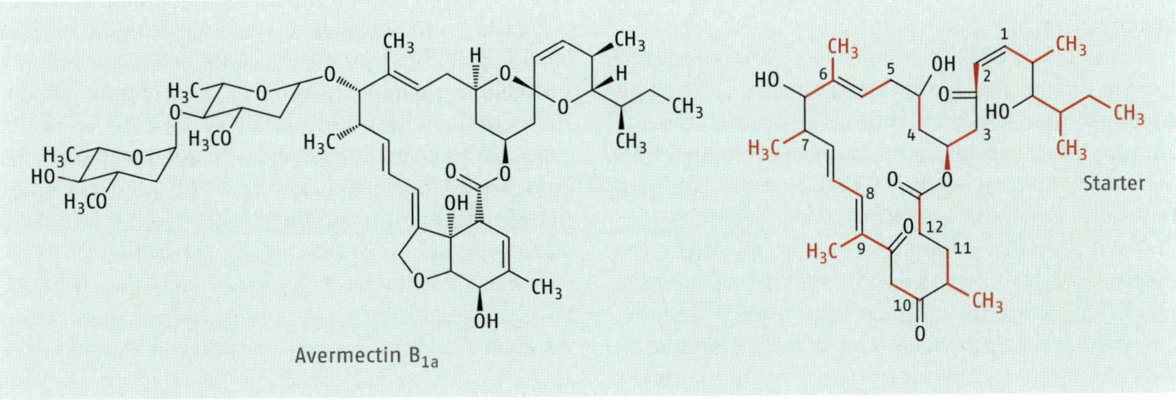

**Abb. 4.8** Avermectin $B_{1a}$. Die Startereinheit und Extendereinheiten (rot und mit Zahlen gekennzeichnet) des hypothetischen Polyketidgrundgerüsts von Avermectin $B_{1a}$ sind neben dem Molekül angegeben.

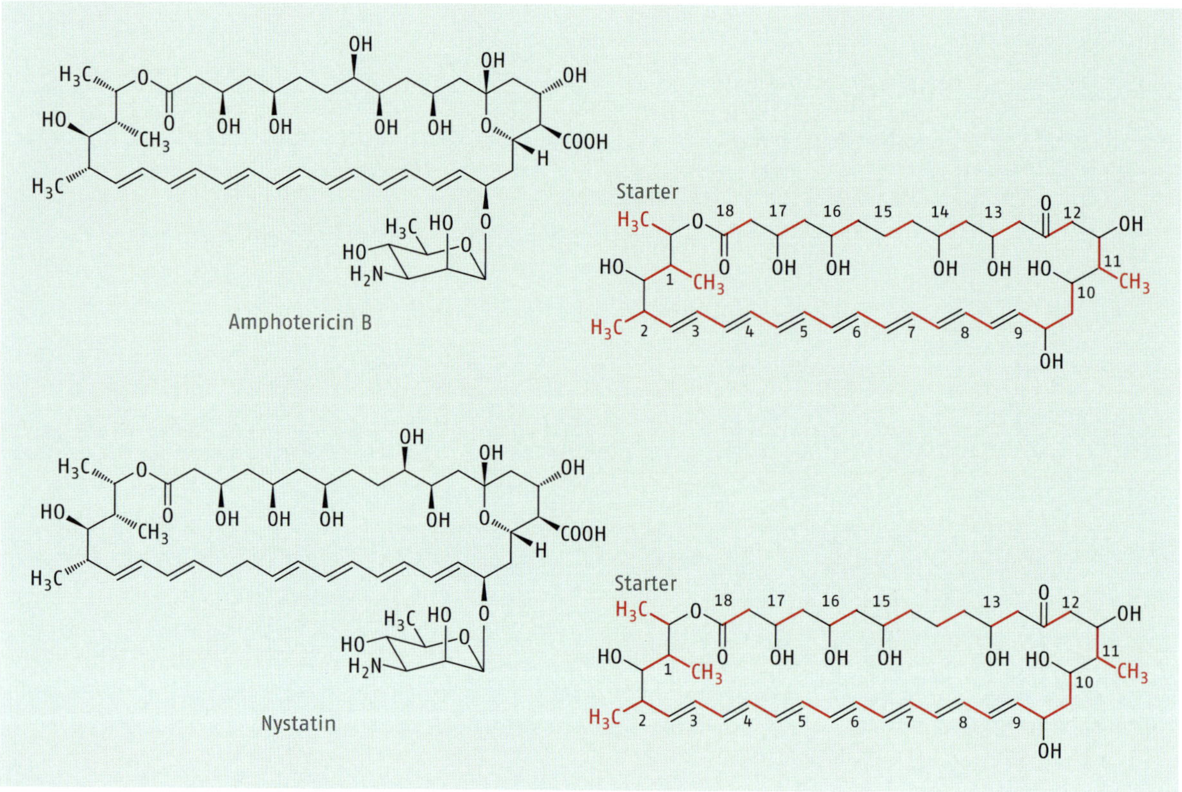

**Abb. 4.9** Amphotericin B und Nystatin A$_1$. Startereinheiten und Extendereinheiten (rot und mit Zahlen gekennzeichnet) der hypothetischen Polyketidgrundgerüste sind neben den Molekülen angegeben.

ketidsynthasen (○ Abb. 4.12), die von einer NRPS-ähnlichen Domäne erkannt wird.

Bei den bisher behandelten Verbindungen handelt es sich um Substanzen, bei denen im Laufe der Biosynthese eine intramolekulare Verknüpfung in Form eines Esters oder Amids stattfindet. Bei linearen Polyketiden entfällt diese Art der intramolekularen Verknüpfung. Aber auch lineare Polyketide können zyklische Strukturen wie Lactonstrukturen (z. B. Discodermolid), Tetrahydrofuranringe und Tetrahydropyranringe (z. B. Monensin A, Halichondrin B) ausbilden. Tetrahydrofuranringe und Tetrahydropyranringe ausbildende Verbindungen werden auch als Polyetherverbindungen bezeichnet (○ Abb. 4.13).

Einige Verbindungen wie die von Pilzen produzierten Lovastatin und Mevastatin enthalten Cylohexanringe, die durch einen als Diels-Alder-Reaktion bekannten Mechanismus gebildet werden (○ Abb. 4.14). Sie werden durch eine Typ-I-PKS generiert, die stark reduzierte Verbindungen erzeugt.

Viele der bisher genannten Naturstoffe wurden partialsynthetisch weiterentwickelt. So entstanden ausgehend von Erythromycin B Clarithromycin, Azithromycin und die Ketolide, aus Avermectin B$_{1a}$ Doramectin, aus Avermectin B$_{2a}$ Ivermectin, aus Epothilon B Ixabepilon und Sagopilon, aus Lovastatin Simvastatin, Atorvastatin, Fluvastatin und Rosuvastatin und aus Mevas-

tatin Pravastatin. Pharmazeutisch relevante Makrolide und lineare Polyketide finden sich in ■ Tab. 4.2.

### 4.1.4 Biosynthese von aromatischen Polyketiden durch PKS Typ I, II und III

Zu den ersten intensiv erforschten PKS, die aromatische Verbindungen generieren, gehören die Actinorhodin-PKS-II aus *Streptomyces coelicolor* und die Doxorubicin-PKS-II aus *Streptomyces peucetius*. Wie andere PKS II setzen sie sich aus einzelnen Enzymen zusammen, die jeweils eine bestimmte Funktion übernehmen. Grundbaustein aller PKS II ist die minimale PKS. Sie besteht aus zwei Ketosynthaseuntereinheiten (KSα/KSβ) und dem Acyl-Carrier-Protein (ACP). KSα und KSβ bilden ein Heterodimer, wobei das aktive Zentrum zur Katalyse der C-C-Verknüpfung auf der α-Untereinheit lokalisiert ist. Die KSβ ist an der Festlegung der finalen Kettenlänge beteiligt und kann eine Rolle bei der Generierung von Acetyl-KSα durch Decarboxylierung von Malonyl-ACP spielen. Das ACP dient als Anker für die wachsende Polyketidkette.

Vor dem Beginn der Kettenverlängerung wird die KSα mit einer Acyl-CoA-Starterverbindung (Primer) versehen. Das Priming der KSα kann von Malonyl-ACP ausgehen. Als Mechanismus zur Generierung von Malonyl-ACP werden sowohl die Selbst-Acylierung des ACP, als auch eine Beteiligung des Enzyms Mal-

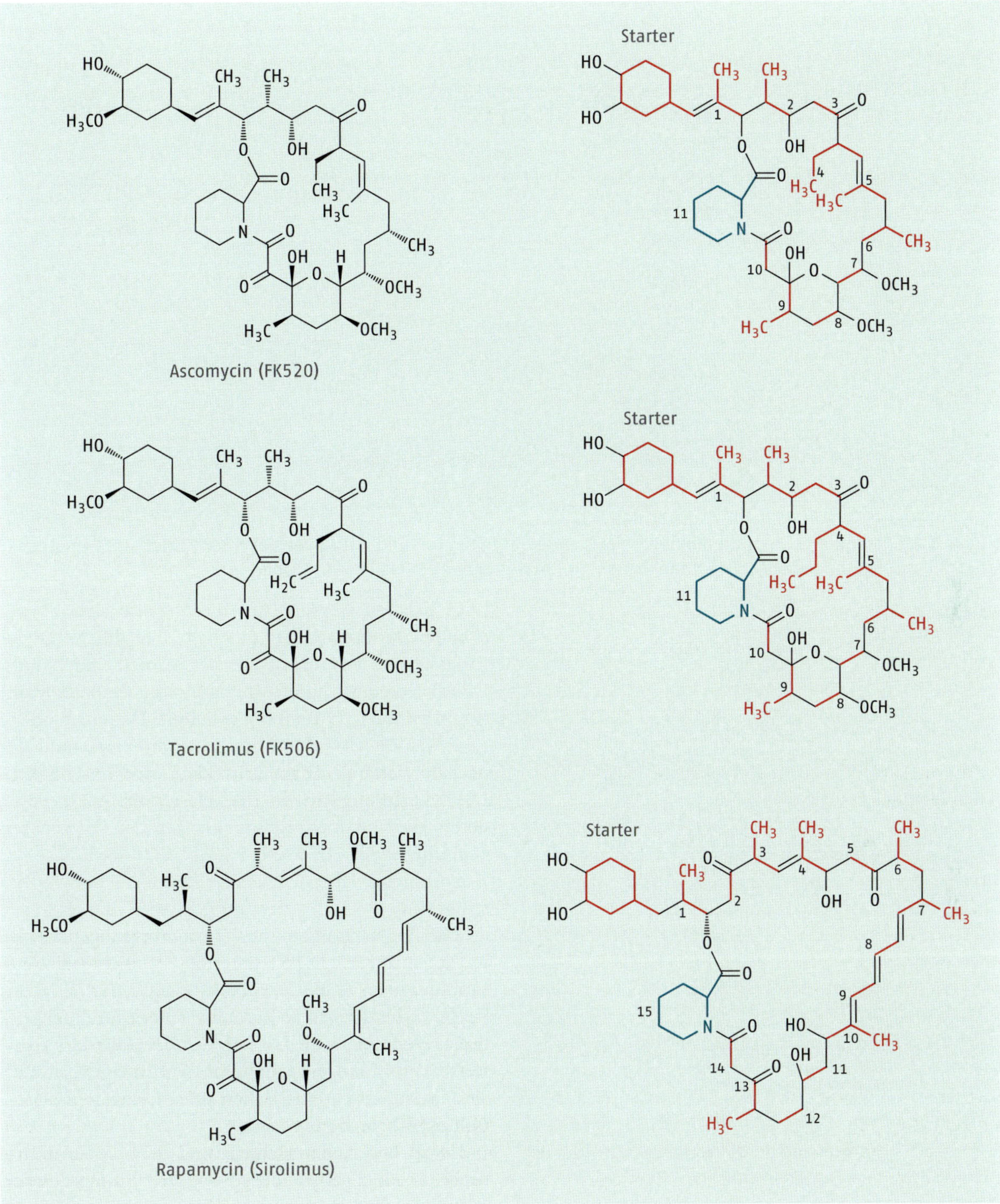

**Abb. 4.10** Ascomycin, Tacrolimus und Rapamycin. Startereinheiten und Extendereinheiten (rot und mit Zahlen gekennzeichnet) der hypothetischen Polyketidgrundgerüste sind neben den Molekülen angegeben. Die durch eine NRPS eingebaute Pipecolinsäure ist blau gekennzeichnet.

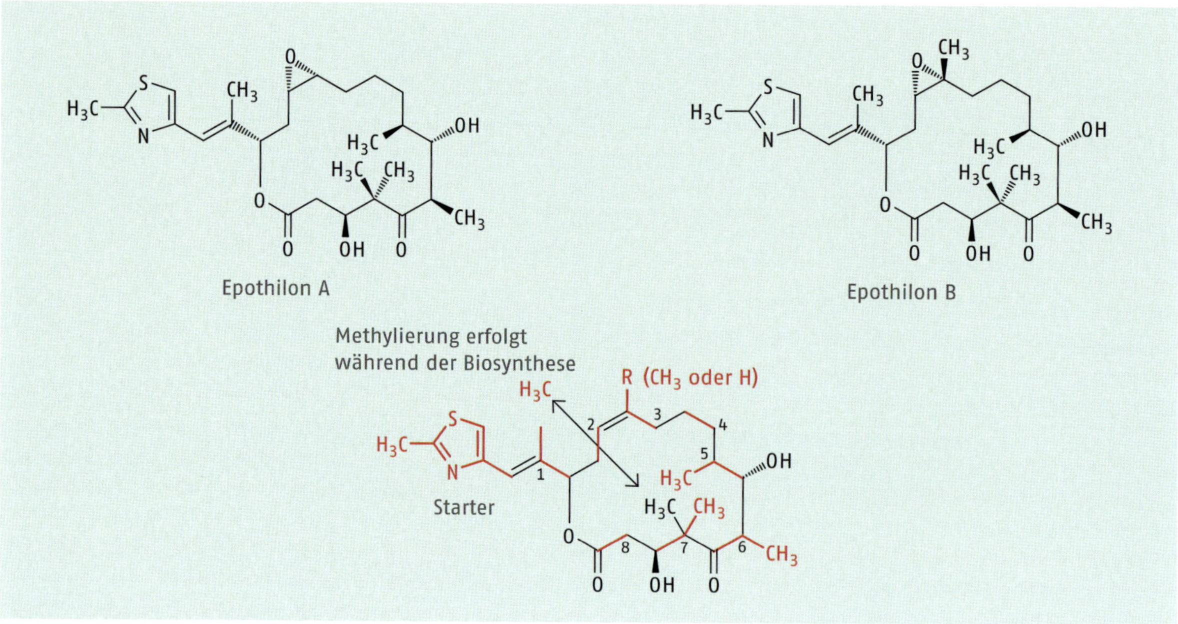

○ **Abb. 4.11** Epothilone. Die Startereinheit und Extendereinheiten (rot und mit Zahlen gekennzeichnet) des hypotheti-schen Polyketidgrundgerüsts der Epothilone A und B sind unter den Molekülen angegeben.

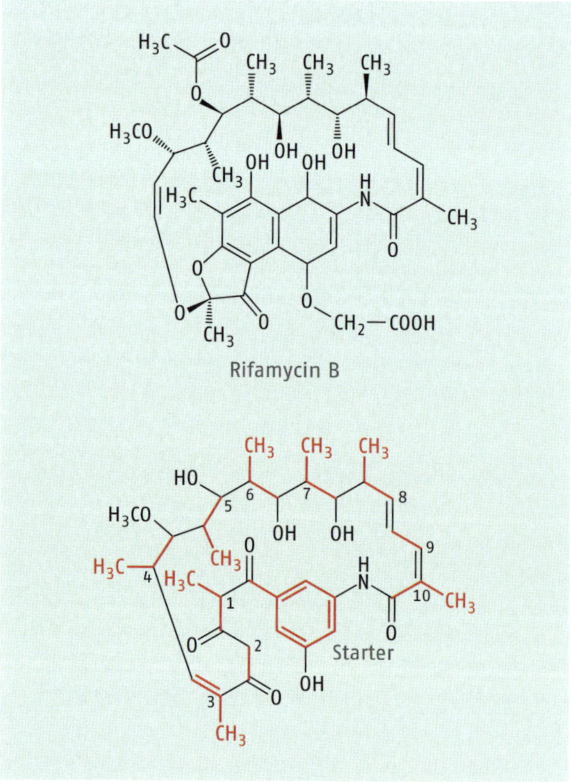

○ **Abb. 4.12** Rifamycin B. Die Startereinheit und Exten-dereinheiten (rot und mit Zahlen gekennzeichnet) des hypothetischen Polyketidgrundgerüsts sind in der unteren Struktur angegeben.

onyl-CoA:ACP-Transferase (MCAT) diskutiert. Mit einem KSα-Priming ausgehend von Malonyl-ACP steht am Anfang der Polyketidkette eine Acetateinheit. Alter-nativ kann die KSα direkt mittels einer Acyltransferase

(AT) beladen werden. Auf diese Weise sind abwei-chende Startereinheiten möglich. Für die Verlänge-rungsschritte wird das ACP stets erneut malonyliert. Durch eine der Claisen-Kondensation ähnliche Reak-tion wird die C-C-Bindung geknüpft. Der entstandene ACP-Ketoester wird auf die KSα transferiert und der nächste Verlängerungsschritt kann sich anschließen. Die Zyklisierung wird durch Cyclasen katalysiert, wobei deren Aktivität durch Ketoreduktasen und Oxygenasen beeinflusst wird. In ○ Abb. 4.15 ist die Biosynthese des Doxorubicins dargestellt, an der zahlreiche Enzyme be-teiligt sind.

PKS I, die aromatische Verbindungen generieren, werden historisch in PKS unterteilt, die nichtreduzierte Verbindungen (z. B. Orsellinsäure) und partiell redu-zierte Verbindungen (z. B. Methylsalicylsäure) generie-ren. Davon unterschieden werden PKS I, die stark redu-zierte Verbindungen generieren. Produkte dieser PKS sind meist keine aromatischen Verbindungen (Lovasta-tinbiosynthese, ○ Abb. 4.14).

Zu den ersten untersuchten Typ-I-PKS, die ein aroma-tisches Produkt generieren, gehören z. B. die Orsellinsäu-resynthase aus *Streptomyces viridochromogenes* Tü57 und eine 6-Methylsalicylsäuresynthase aus *Penicillium patu-lum*, ○ Abb. 4.16. Die Orsellinsäuresynthase besteht aus einer Startereinheit-Transferase-Domäne (SAT-Do-mäne), einer KS-Domäne, einer AT-Domäne, einer Pro-dukt-Template-Domäne (PT-Domäne), die u. a. die An-zahl an verwendeten Malonyl-CoA-Molekülen bestimmt und einer ACP-Domäne. Die Methylsalicylsäuresynthase weist keine SAT-Domäne, zusätzlich aber eine DH-Do-mäne und eine KR-Domäne auf und enthält statt der PT-Domäne eine als Core-Region bezeichnete Region.

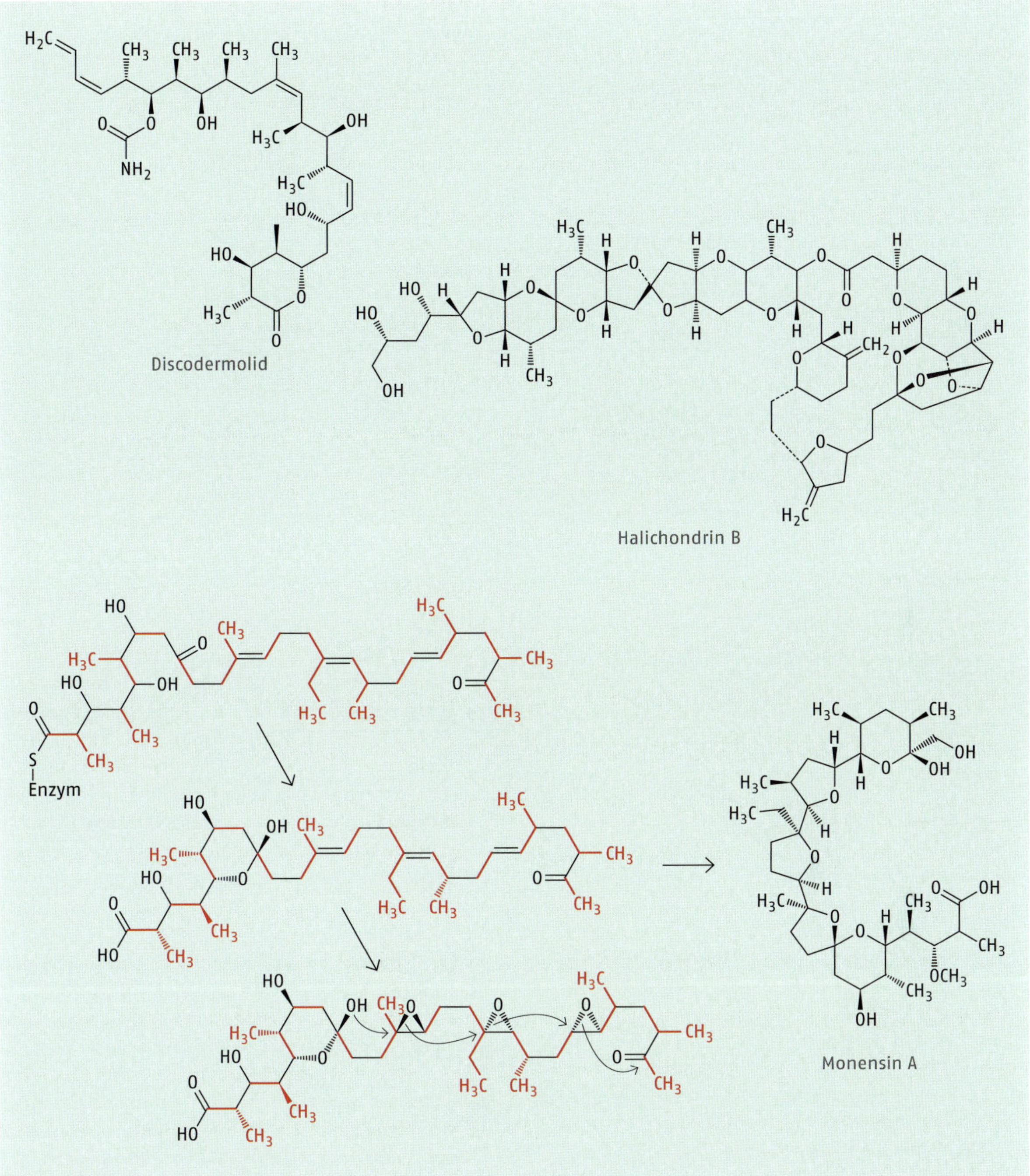

**Abb. 4.13** Monensin A, Discodermolid und Halichondrin B. Die Biosynthese von Monensin wird von einer Polyketid-synthase katalysiert, die Malonat, Methylmalonat und Ethylmalonat als Starter- bzw. Extendereinheiten (rot gekenn-zeichnet) verwendet. Für die Zyklisierungsreaktionen ist die Bildung von Epoxidstrukturen essenziell.

Beide Enzyme verwenden 1 Molekül Acetyl-CoA als Startereinheit und 3 Moleküle Malonyl-CoA als Extendereinheiten. Beide Enzyme arbeiten iterativ, wobei die Methylsalicylsäuresynthase die KR-Domäne und die DH-Domäne nur einmal einsetzt, nachdem das zweite Malonyl-CoA-Molekül verwendet wurde.

In den letzten Jahren konnte gezeigt werden, dass Typ-I-PKS, die ein nichtreduziertes aromatisches Produkt generieren, im N-terminalen Bereich Domänen aufweisen, die an der Auswahl der Startereinheit beteiligt sind und im C-terminalen Bereich der Enzyme Domänen aufweisen, die späte Schritte der Biosynthese katalysieren (Claisen-Cyclase-Thioesterase-Domäne (CLC-TE), Methyltransferase-Domäne (MeT), Reduktase-Domäne (R) und eine zusätzliche ACP-Domäne (ACP)). Besonders in PKS, die stark reduzierte Verbindungen generieren, finden sich außerdem häufig C-Methyltransferasedomänen.

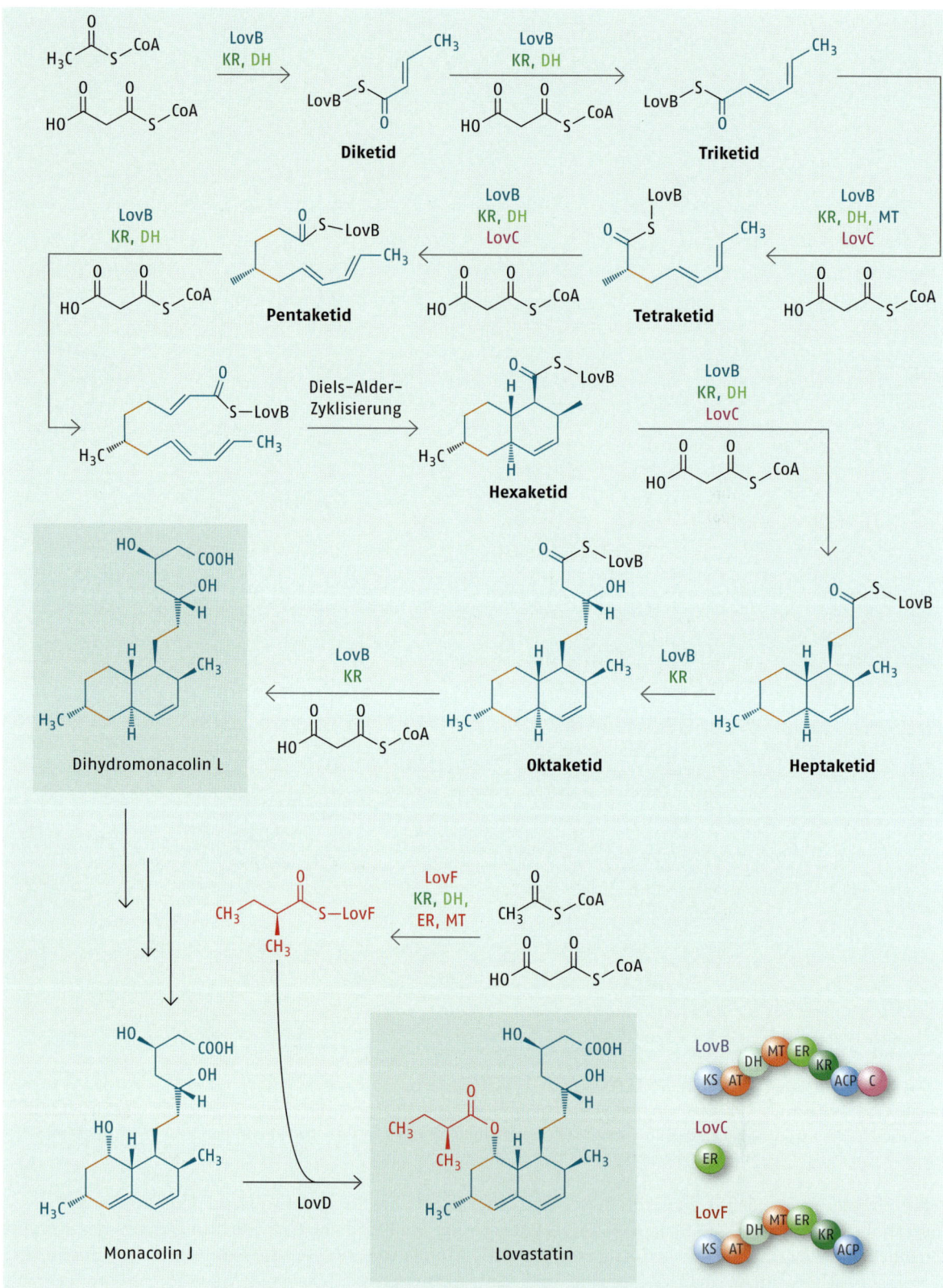

○ **Abb. 4.14** Diels–Alder–Reaktion als Grundlage der Biosynthese des Lovastatins. LovB katalysiert unter Mithilfe von LovC ein Nonaketid (Dihydromonacolin L). LovF katalysiert die Bildung eines Diketids. Nach Modifikation des Nonaketids und Zusammenführung beider Moleküle entsteht Lovastatin. **ACP** Acyl-Carrier-Protein, **AT** Acyltransferase, **DH** Dehydratase, **ER** Enoylreduktase, **KR** Ketoreduktase, **KS** Ketosynthase, **MT** Malonyltransferase, **LovB**, **LovC** und **LovF** sind Namen von Enzymen der Lovastatinbiosynthese.

☐ **Tab. 4.2** Pharmazeutisch relevante Makrolide und lineare Polyketide (Beispiele)

| Stoffname | Pharmazeutische Bedeutung und Produzent | Target |
|---|---|---|
| Amphotericin | Antimykotikum aus *Streptomyces nodosus* | Plasmamembran |
| Ansatrienin | Fungizid wirksame Verbindung aus *Streptomyces collinus* mit hoher Toxizität | – |
| Arachazolid | Zytostatisch wirksamer Naturstoff aus *Archangium gephyra* | V-ATPase |
| Ascomycin (FK520) | Immunsuppressivum aus *Streptomyces hygroscopicus* | Immunophilin (Macrophilin-12) |
| Avermectine | Mittel zur Parasitenbekämpfung (Bindung an Chloridkanäle) aus *Streptomyces avermitilis*, Leitsubstanz für Ivermectine, Doramectin, Selamectin | Glutamat-aktivierte Chloridkanäle |
| Brevetoxine | Toxin aus *Karenia brevis* | Spannungsaktivierte Natriumkanäle |
| Cicutoxin | Toxin aus *Cicuta virosa* | GABA-abhängige Chloridkanäle |
| Cytochalasin B | Naturstoff mit zytostatische Aktivität aus dem Pilz *Helminthosporium dematioideum* | Aktin |
| Discodermolid | Naturstoff mit zytostatische Aktivität aus *Discodermia dissoluta* | Mikrotubuli |
| Epothilon B | Zytostatikum aus *Sorangium cellulosum*, Leitstruktur für die Zytostatika Ixabepilon und Sagopilon | Mikrotubuli |
| Erythromycin A | Antibiotikum aus *Saccharopolyspora erythraea*, Leitstruktur für Clarithromycin, Azithromycin und die Ketolide | Ribosom (50S rRNA) |
| Geldanamycin | Naturstoff mit zytostatische Aktivität aus *Streptomyces hygroscopicus* | Hitzeschockprotein HSP90 |
| Halichondrin B | Naturstoff mit zytostatische Aktivität aus *Halichondria okadai*, Leitstruktur für das Zytostatikum Eribulin | Mikrotubuli |
| Latrunculine A und B | Naturstoff mit zytostatische Aktivität aus dem Schwamm *Negombata* | Aktin |
| Lovastatin | Inhibitor der Cholesterolbiosynthese aus *Monascus ruber* und *Aspergillus terreus*, Leitstruktur des Simvastatin, Atorvastatin, Fluvastatin und Rosuvastatin | HMG-CoA-Reduktase |
| Mevastatin | Inhibitor der Cholesterolbiosynthese (HMG-CoA-Reduktase-Hemmstoff), aus *Penicillium citrinum*, Leitstruktur des Pravastatin | HMG-CoA-Reduktase |
| Mitomycin C | Zytostatikum aus *Streptomyces caespitosus* | DNA-Interkalator |
| Monensin A | Mittel zur Behandlung der klinischen Kokzidiose bei Wiederkäuern und Geflügel aus *Streptomyces cinnamonensis* | Plasmamembran |
| Mupirocin | Antibiotikum aus *Pseudomonas fluorescens* | Isoleucyl-tRNA-Synthetase |
| Nystatin | Antimykotikum aus *Streptomyces noursei* | Plasmamembran |
| Okadasäure | Toxisch wirkendes Protein aus *Halichondria okadai* | Phosphatasen |
| Oleandomycin | Antibiotikum aus *Streptomyces antibioticus* | Ribosom (50S rRNA) |
| Rapamycin (Sirolimus) | Immunsuppressivum aus *Streptomyces hygroscopicus* | mTOR |
| Rifamycin B | Antibiotikum aus *Amycolatopsis mediterranei* | RNA-Polymerase |
| Spiramycin | Antibiotikum aus *Streptomyces ambofaciens* | Ribosom (50S rRNA) |
| Tacrolimus (FK506) | Immunsuppressivum aus *Streptomyces tsukubaensis* | Immunophilin |
| Tylosin | Antibiotikum aus *Streptomyces fradiae* | Ribosom (50S rRNA) |

4

ε-Rhodomycinon

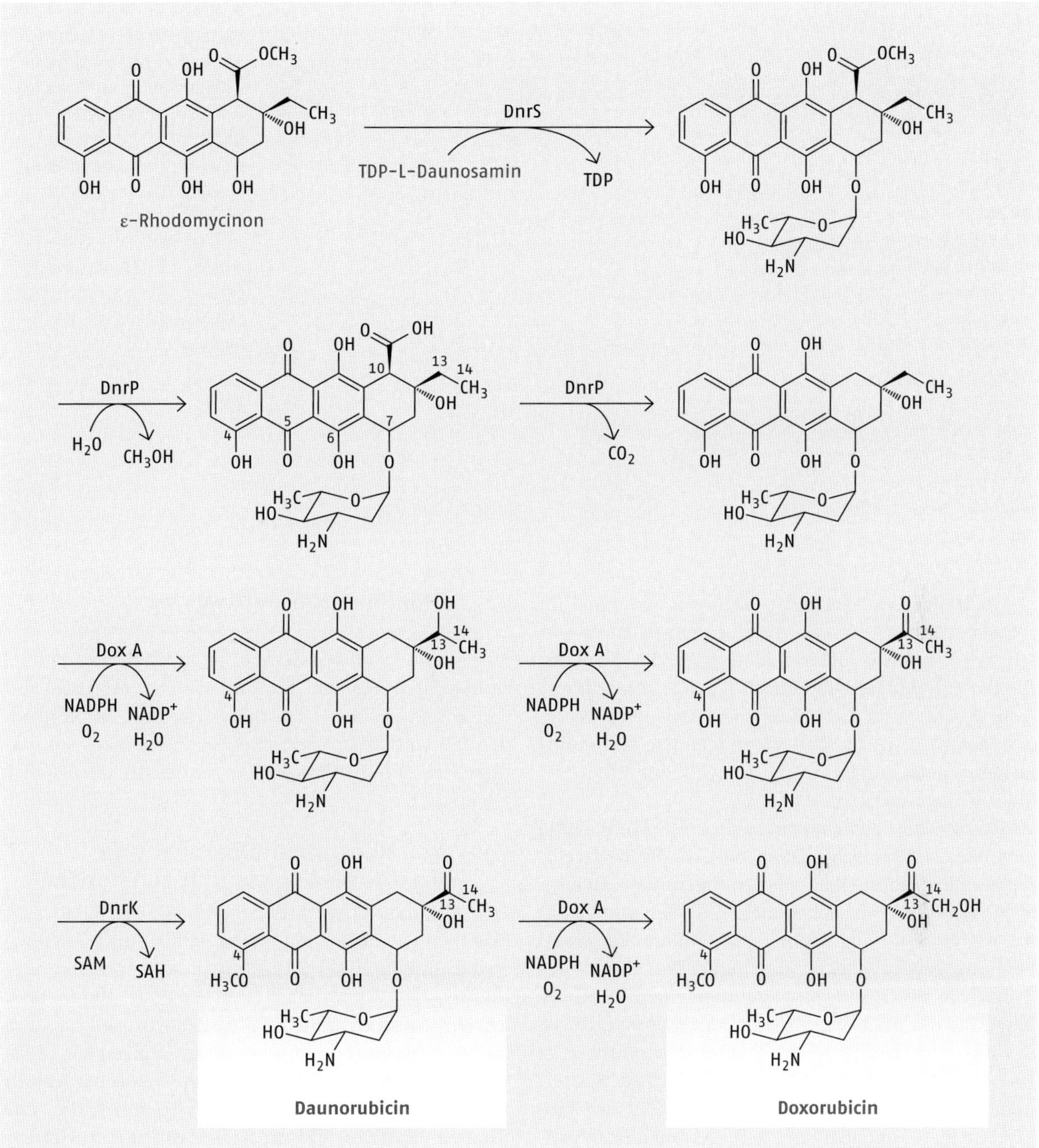

**o Abb. 4.15** Doxorubicinbiosynthese in *Streptomyces peucetius*. **Cyc** Cyclase, **GT** Glycosyltransferase, **KR** Ketoreduktase, **KS** Ketosynthase, **CLP** Chain length factor, **Oxy** Oxygenase, **MT** Methyltransferase, **MAT** Malonylacyltransferase, **SAM** *S*-Adenosyl-L-Methionin, **DpsE, DpsF, DhrG, DhrC, DnrD, DnrH, DnrF, DnrS, DnrP, DoxA** und **DnrK** sind Namen von Enzymen der Daunorubicin bzw. Doxorubicinbiosynthese.

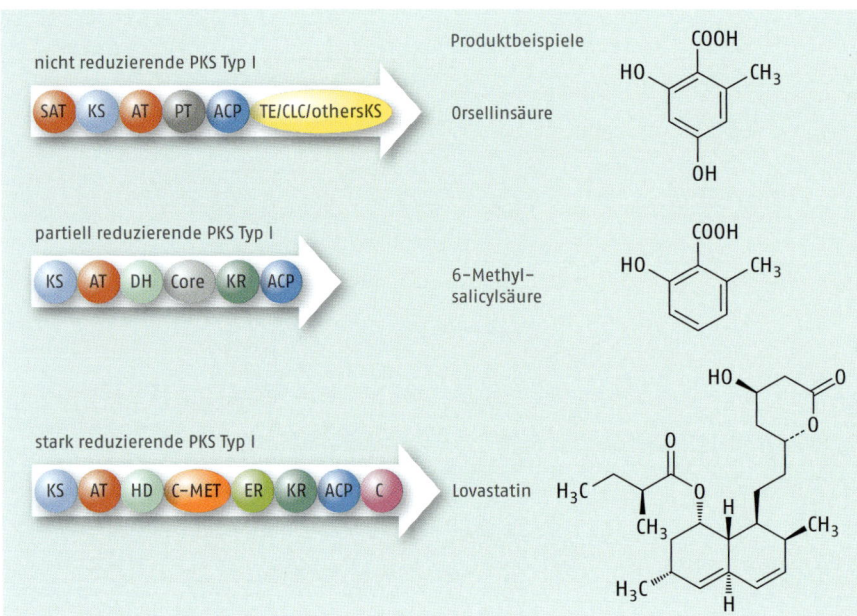

○ **Abb. 4.16** Typischer Aufbau von Typ-I-PKS, die in Pilzen gefunden wurden. **SAT** Startereinheit-Transferase, **KS** β-Ketoacyl-Synthase, **AT** Acyltransferase, **PT** Produkttemplate, **ACP** Acyl-Carrier-Protein, **TE** Thioesterase, **CLC** Claisen-Cyclase, **Core** Coreregion, **KR** Ketoreduktase, **C-Met** C-Methyltransferase, **ER** Enoylreduktase, **HD** Dehydratase

Typ-III-PKS unterscheiden sich von anderen PKS dadurch, dass sie Coenzym A statt einem ACP verwenden. Besonders gut untersucht wurden die Chalkon- und Stilbensynthasen. Es handelt sich um homodimere Proteine, die einen Zimtsäure-CoA-Ester und 3 Moleküle Malonyl-CoA als Substrate verwenden. Flavonoide entstehen dann durch eine Claisen-, Stilbene durch eine Aldol-Kondensation (○ Abb. 4.17).

Aromatische Polyketide sind in der Natur sehr häufig zu finden. In vielen Fällen ist Acetyl-CoA die Startereinheit der Biosynthese (Beispiele: Anthrachinone, Hypericin, Griseofulvin, Mycophenolsäure, Khellin und Visnagin, ○ Abb. 4.18, doch können auch andere Startereinheiten verwendet werden. So ist an der Biosynthese des Hyperforin aus *Hypericum perforatum* eine PKS III beteiligt, die das aus L-Valin stammende Isobutyryl-CoA als Starter verwendet. In der Humulonbiosynthese ist das aus L-Leucin stammende Isovalrey-CoA Startereinheit, in der Aflatoxinbiosynthese und in der Biosynthese der Cannabinoide (z. B. Tetrahydrocannabinol) Hexanoyl-CoA, in der Tetracyclinbiosynthese Malonamyl-CoA (○ Abb. 4.18), in der Doxorubicinbiosynthese Propionyl-CoA (○ Abb. 4.15) und in der Flavonoid- und Stilbenbiosynthese ein Zimtsäure-CoA-Ester (○ Abb. 4.17). Flavonoide kommen fast überall vor. Sie sind außerdem Biosynthesevorstufen der Flavonolignane (z. B. Silybin) und der Isoflavonoide (z. B. Daidzein und Genistein, ○ Abb. 4.17). Ein pharmazeutisch interessantes Stilbenderivat ist das Combretastatin A-4, ein Naturstoff mit zytostatischer Aktivität.

In ◻ Tab. 4.3 sind pharmazeutisch interessante Naturstoffe aufgeführt, die zu den aromatischen Polyketiden gehören und mittels Polyketidsynthase gebildet werden.

## 4.2 Shikimatstoffwechselweg

Der Shikimatstoffwechsel verbindet den Kohlenhydratstoffwechsel mit der Biosynthese der aromatischen Aminosäuren Phenylalanin, Tyrosin und Tryptophan, der Biosynthese aromatischer Komponenten von Naturstoffen und der Biosynthese zahlreicher pflanzlicher Naturstoffe.

### 4.2.1 Von Phosphoenolpyruvat und Erythrose-4-phosphat zu Chorismat

Der Shikimatstoffwechsel beginnt mit der Kondensation von Phosphoenolpyruvat (PEP) und Erythrose-4-phosphat (E4P) zu 3-Dehydroxy-D-arabino-heptulosonsäure-7-phosphat (DAHP), das dann über 3-Dehydrochinasäure (DHQ), 3-Dehydroshikimisäure (DHS), Shikimisäure, Shikimisäure-3-phosphat (S3P) und 5-Enolpyruvyl-3-shikimisäure-3-phosphat (EPSP) zu Chorismat umgesetzt wird (○ Abb. 4.19). Die Kondensation von PEP und E4P wird durch 3-Dehydroxy-D-arabino-heptulosonsäure-7-phosphat-Synthasen (DAHP-Synthasen) katalysiert. In einigen Organismen existieren Isoformen dieses Enzyms. Es konnte gezeigt werden, dass jede dieser Formen durch eine der drei aromatischen Aminosäuren Phenylalanin, Tyrosin und Tryptophan inhibierbar ist. Die 3-Dehydrochinasäuresynthase katalysiert die Umwandlung von DAHP zu DHQ. Diese Reaktion beinhaltet eine Oxidation, eine β-Eliminierung des Phosphats, eine Reduktion, eine Ringöffnung und eine intramolekulare Aldolkondensation. Die Reaktion ist NAD⁺-abhängig. Die Eliminierung von Wasser aus DHQ zu DHS wird durch 3-Dehydrochinasäure-Dehydratasen katalysiert. Es wird unterschieden in Typ-I- und Typ-II-3-Dehydrochina-

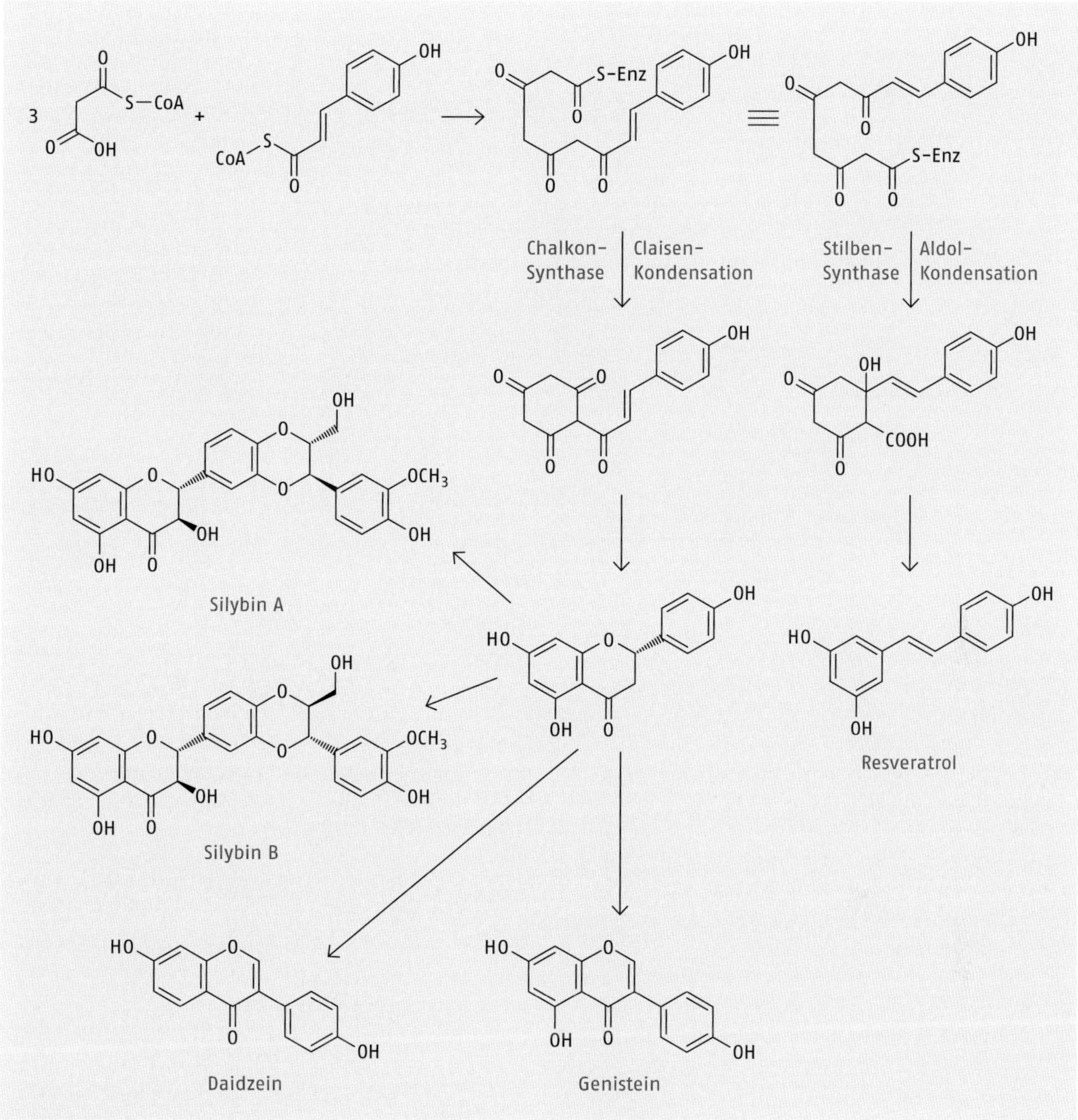

**o Abb. 4.17** Biosynthese von Flavonoiden und Stilbenderivaten mit PKS III

säure-Dehydratasen. Die 3-Dehydrochinasäure-Dehydratasen des Typs I katalysieren eine *syn*-Eliminierung, die 3-Dehydrochinasäure-Dehydratasen des Typs II eine *anti*-Eliminierung. Die Shikimat-Dehydrogenasen katalysieren die Bildung von Shikimat aus DHS. Die Reaktion ist NADPH-abhängig. In Pflanzen wird die Umwandlung von DHQ zu Shikimisäure meist durch ein bifunktionales Enzym katalysiert. Die Phosphorylierung der Shikimisäure wird durch Shikimat-Kinasen katalysiert und die vorletzte Reaktion der Chorismatbiosynthese durch eine 5-Enoylpyruvyl-3-shikimisäure-3-phosphat-Synthase. Dabei handelt es sich um eine Kondensation von Phosphoenolpyruvat und S3P unter Abspaltung von Pyrophosphat zu 5-Enolpyruvyl-3-

shikimisäure-3-phosphat (EPSP). In Pilzen wird die Umsetzung von DAHP zu EPSP durch ein multifunktionelles Enzym katalysiert (AROM-Komplex). Die Bildung der zweiten Doppelbindung des Chorismats wird im letzten Biosyntheseschritt durch eine Chorismat-Synthase katalysiert. Es handelt sich um eine *trans*-1,4-Eliminierung von Phosphat des EPSP. Die Reaktion ist $FMNH_2$-abhängig.

### 4.2.2 Chinasäurestoffwechsel

Der Abbau von aromatischen und nichtaromatischen Verbindungen hat nicht nur für Mikroorganismen eine große Bedeutung. Intensiv erforscht wurde beispielsweise die Verwertung von Chinasäure. Chinasäure

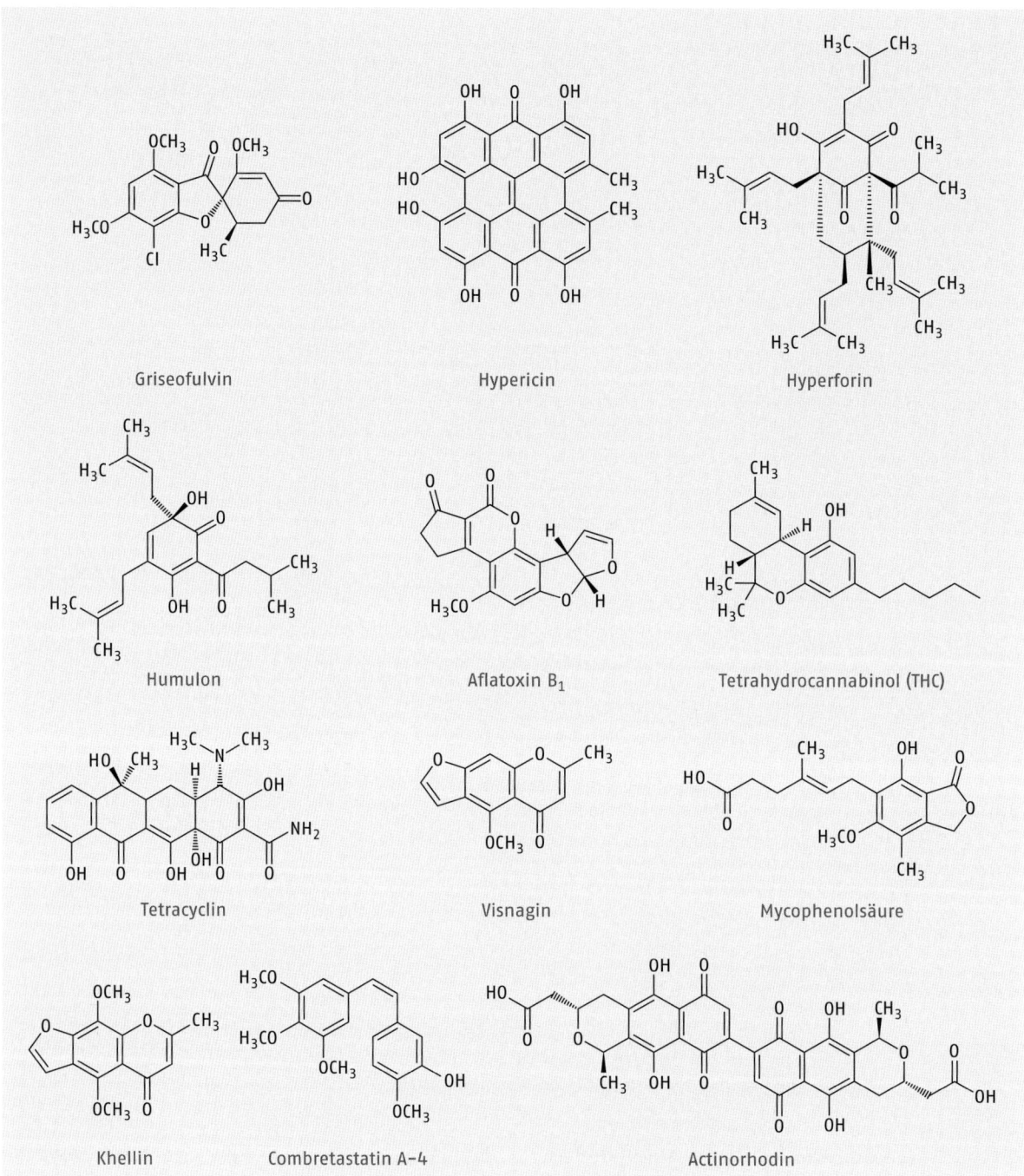

**Abb. 4.18** Strukturen einiger pharmazeutisch relevanter aromatischer Polyketide

kann entweder durch Kondensation mit z.B. Kaffee-säure als Komponente eines neuen Naturstoffs verwer-tet werden oder es kann zu DHQ und DHS abgebaut und anschließend zu Protocatechusäure umgesetzt wer-den. Enzyme dieser Reaktion sind eine Chinasäure-De-hydrogenase, eine DHQ-Dehydratase und eine DHS-Dehydratase.

### 4.2.3 Chorismat als Ausgangsverbindung vieler Naturstoffe

Chorismat ist Ausgangsverbindung zahlreicher Natur-stoffe (o Abb. 4.20). Durch Elimination von Pyruvat entsteht $p$-Hydroxybenzoesäure, durch Aminierung an C4 entsteht 4-Amino-4-desoxychorismat, und durch Aminierung an C2 des Isochorismats entsteht 2-Ami-no-2-desoxyisochorismat. $p$-Hydroxybenzoesäure ist essenziell für die Ubichinonbiosynthese. 4-Amino-4-desoxychorismat ist die Ausgangsverbindung von

◻ **Tab.4.3** Pharmazeutisch relevante aromatische Polyketide

| Stoffname und Produzent | Pharmazeutische Bedeutung | Target | An der Biosynthese beteiligte PKS |
|---|---|---|---|
| Aflatoxin aus *Aspergillus flavus* | Toxin | DNA (als Epoxid) | PKS I |
| Anthrachinone wie Emodin, Chrysophanol, Physcion und Rhein bzw. deren Glykoside (Sennoside A–D, Glucofrangulin A und B, Cascarosid A und B, Aloin A und B) aus verschiedenen Pflanzen (z. B. *Rheum palmatum, Cassia senna, Cassia angustifolia, Rhamnus frangula, Rhamnus purshiana, Aloe barbadensis* und *Aloe ferox*) | Laxans | – | PKS III (in einzelnen Fällen nachgewiesen) |
| Cannabinoide aus *Cannabis sativa* | Als etablierte Indikationen gelten chronische – insbesondere neuropathische – Schmerzen, Spastik bei multipler Sklerose, Appetitlosigkeit, Übelkeit und Erbrechen. | Cannabinoidrezeptoren | PKS III (wahrscheinlich) |
| Combretastatin A-4 aus *Combretum caffrum* | Potentielles Zytostatikum | β-Untereinheit von Tubulin | PKS III (wahrscheinlich) |
| Crofelemer aus *Croton lechleri* | Proanthocyanidin-Oligomere zur Behandlung von Diarrhöen bei Patienten mit HIV-Infektion | CFTR-Kanal (*cystic fibrosis transmembrane conductance regulator*), CaC-Kanal (calciumaktivierter Chloridkanal) im Gastrointestinaltrakt | PKS III (wahrscheinlich) |
| Daunorubicin und Doxorubicin aus *Streptomyces peucetius* | Zytostatika | DNA | PKS II |
| Flavonoide | Ubiquitär vorkommende Pflanzeninhaltsstoffe mit unterschiedlichen Wirkungen | Nicht selektive Bindung an DNA und etwa 30 verschiedene Enzyme | PKS III |
| Griseofulvin aus *Penicillium griseofulvum* | Antimykotikum | Mikrotubuli | PKS I |
| Humulon aus *Humulus lupulus* | Bitterstoff | – | PKS III (wahrscheinlich) |
| Hypericin/Hyperforin aus *Hypericum perforatum* | Antidepressivum | – | PKS III |
| Pyrano- und Furanocumarine wie Khellin und Visnadin aus *Ammi visnaga* | Herzwirksame Verbindungen, Leitstruktur der Cromoglicinsäure | – | PKS III (wahrscheinlich) |
| Mithramycin aus *Streptomyces argillaceus* | Zytostatikum | DNA | PKS II |
| Mycophenolsäure aus *Penicillium brevicompactum* | Immunsuppressivum | Inosinmonophosphat-Dehydrogenase | PKS I |
| Phyto-Estrogene wie die Isoflavonoide Daidzein und Genistein aus *Glycine max* | Nahrungsmittel mit geringen estrogenen Eigenschaften | Nicht selektive Bindung an zahlreiche Targets wie das endoplasmatische Retikulum, Tyrosinkinasen, und pro- und anti-apoptotische Faktoren | PKS III |

4

◘ **Tab. 4.3** Pharmazeutisch relevante aromatische Polyketide (Fortsetzung)

| Stoffname und Produzent | Pharmazeutische Bedeutung | Target | An der Biosynthese beteiligte PKS |
|---|---|---|---|
| Silybin und andere Flavonolignane aus *Silybum marianum* | Leberschutztherapeutikum als Stoffgemisch aus Silybin A und B | – | PKS III |
| Resveratrol aus *Vitis vinifera* und anderen Pflanzen | Phytoalexin mit antioxidativen Eigenschaften | – | PKS III |
| Tetracycline aus *Streptomyces rimosus* | Antibiotikum | Ribosom (30S rRNA) | PKS II |

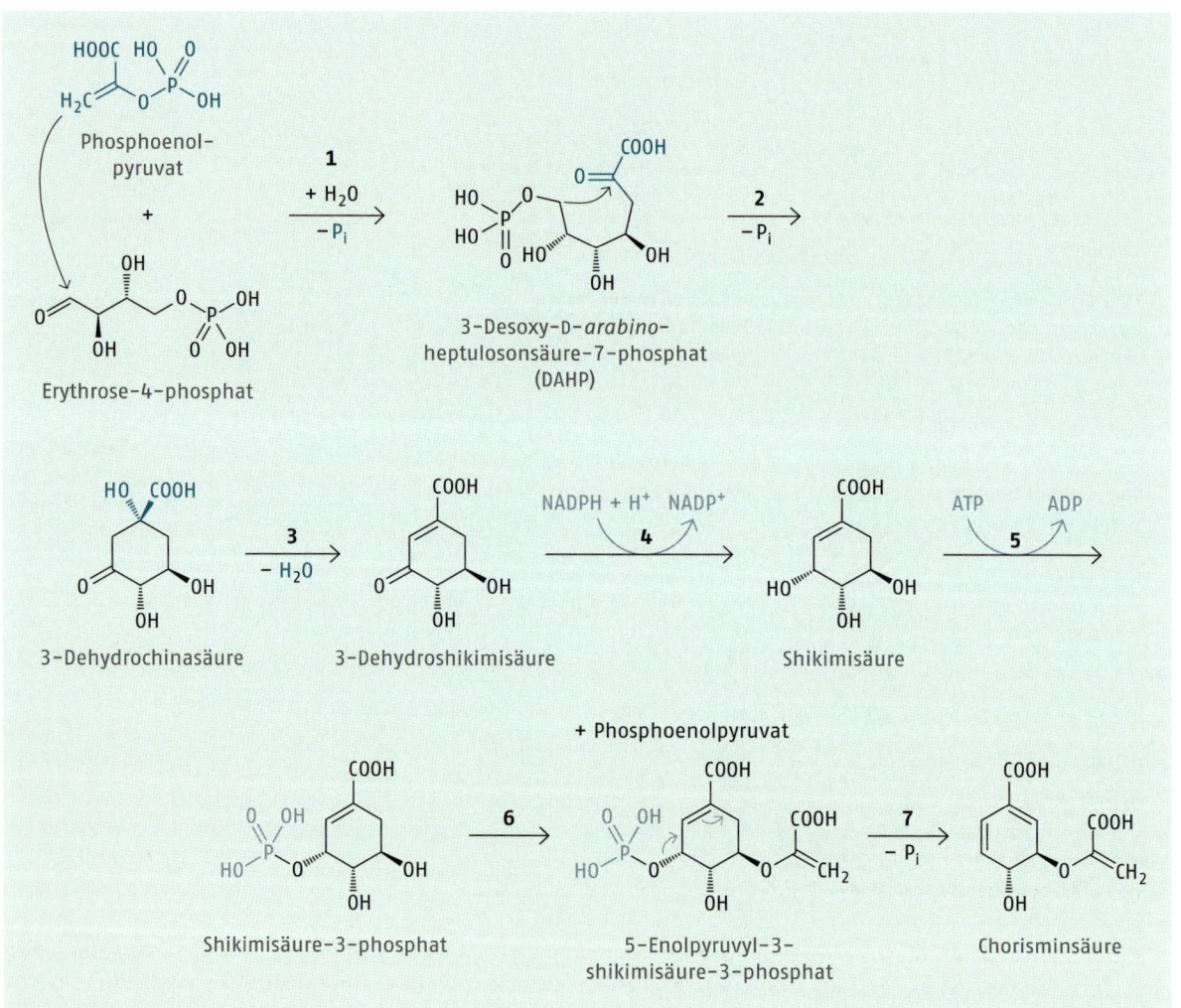

**○ Abb. 4.19** Biosynthese von Chorismat aus Phosphoenolpyruvat und Erythrose-4-phosphat. 1 DAHP-Synthase, 2 3-Dehydrochinasäure-Synthase, 3 Dehydrochinasäure-Dehydratase, 4 Shikimat-Dehydrogenase, 5 Shikimat-Kinase, 6 5-Enolpyruvyl-3-shikimisäure-3-phosphat-Synthase, 7 Chorismat-Synthase

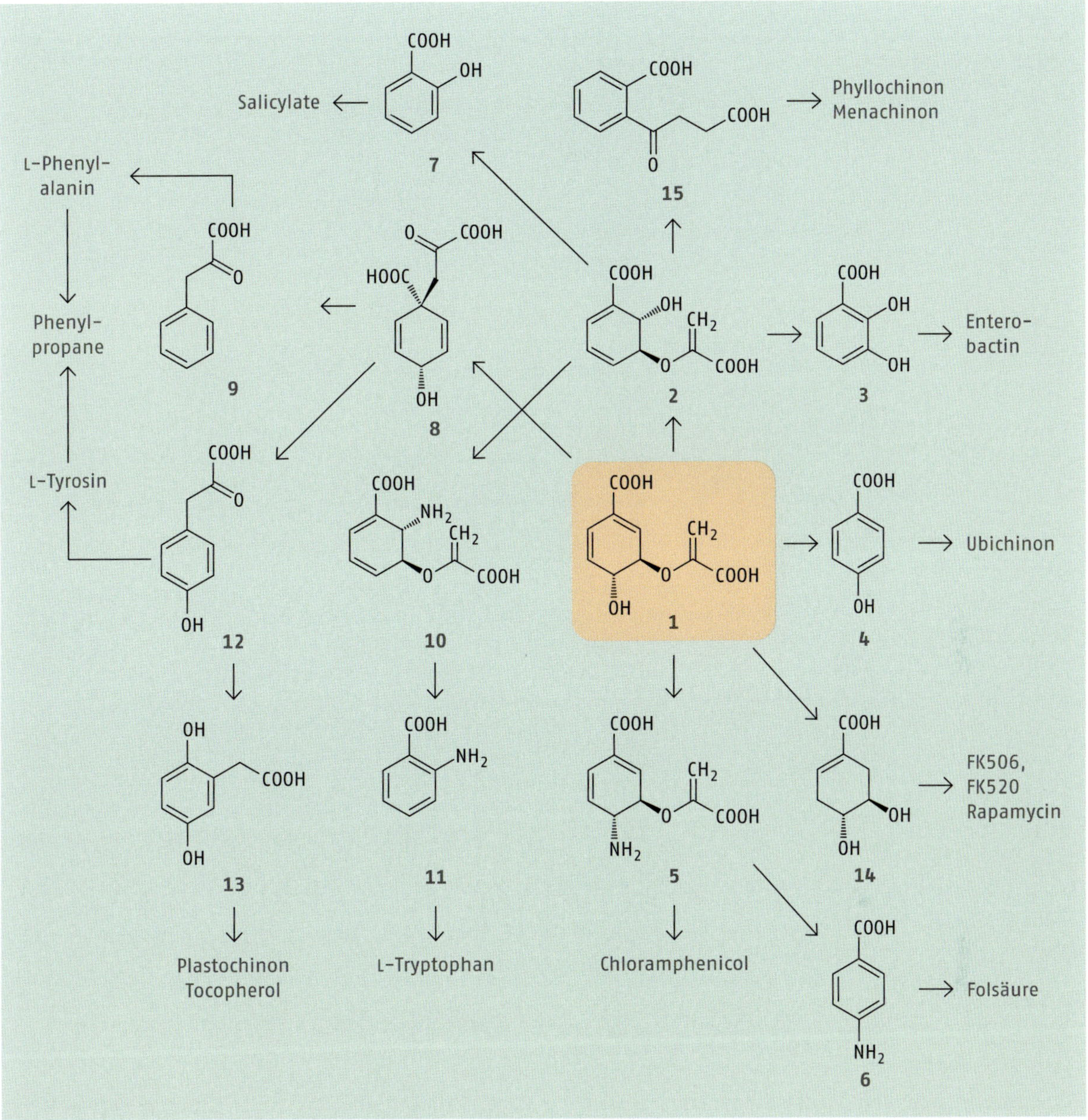

○ **Abb. 4.20** Chorismat, Intermediat zahlreicher Naturstoffe. **1** Chorismat, **2** Isochorismat, **3** 2,3-Dihydroxybenzoesäure, **4** p-Hydroxybenzoesäure, **5** 4-Amino-4-desoxyisochorismat, **6** p-Aminobenzoesäure, **7** Salicylsäure, **8** Prephensäure, **9** Phenylpyruvat, **10** 2-Amino-2-desoxychorismat, **11** Anthranilsäure, **12** Hydroxyphenylpyruvat, **13** Homogentisinsäure, **14** Dihydroxycylohexadiencarbonsäure, **15** o-Succinylbenzoesäure

p-Aminobenzoesäure, die zu Folsäure umgesetzt werden kann. Ebenso ist es Vorstufe des Chloramphenicols. 2-Amino-2-desoxyisochorismat ist Vorstufe der Anthranilsäure, die zu L-Tryptophan umgesetzt wird. Auch die Aminosäuren Phenylalanin und Tyrosin leiten sich von Chorismat ab. Chorismat wird dabei zunächst zu Prephensäure und anschließend zu Phenylpyruvat (Phenylalanin) bzw. Hydroxyphenylpyruvat (Tyrosin) umgesetzt. Aus Chorismat entsteht katalysiert durch eine Isochorismatsynthase auch Isochorismat. Isochorismat ist Ausgangsverbindung der Salicylate (z. B. Salicin), von 2,3-Dihydroxybenzoesäure, die

u. a. zum Enterobactin umgesetzt wird, und von o-Succinylbenzoesäure, Intermediat der Phyllochinon- und Menachinonbiosynthese. Außerdem leiten sich einige Naturstoffe (z. B. einige Anthrachinone) von Isochorismat ab. Aus Chorismat entsteht außerdem (4R,5R)-4,5-Dihydroxycyclohexa-1,5-diencarbonsäure, das an der Biosynthese der Naturstoffe FK520, FK506 und Rapamycin beteiligt ist. Auch einige terpenoide Chinone (Ubichinone, Plastochinone, Tocopherole, Phyllochinone, Menachinone) leiten sich vom Shikimatstoffwechsel ab. Ubichinone werden dabei über p-Hydroxybenzoesäure, Plastochinone und Tocopherole über

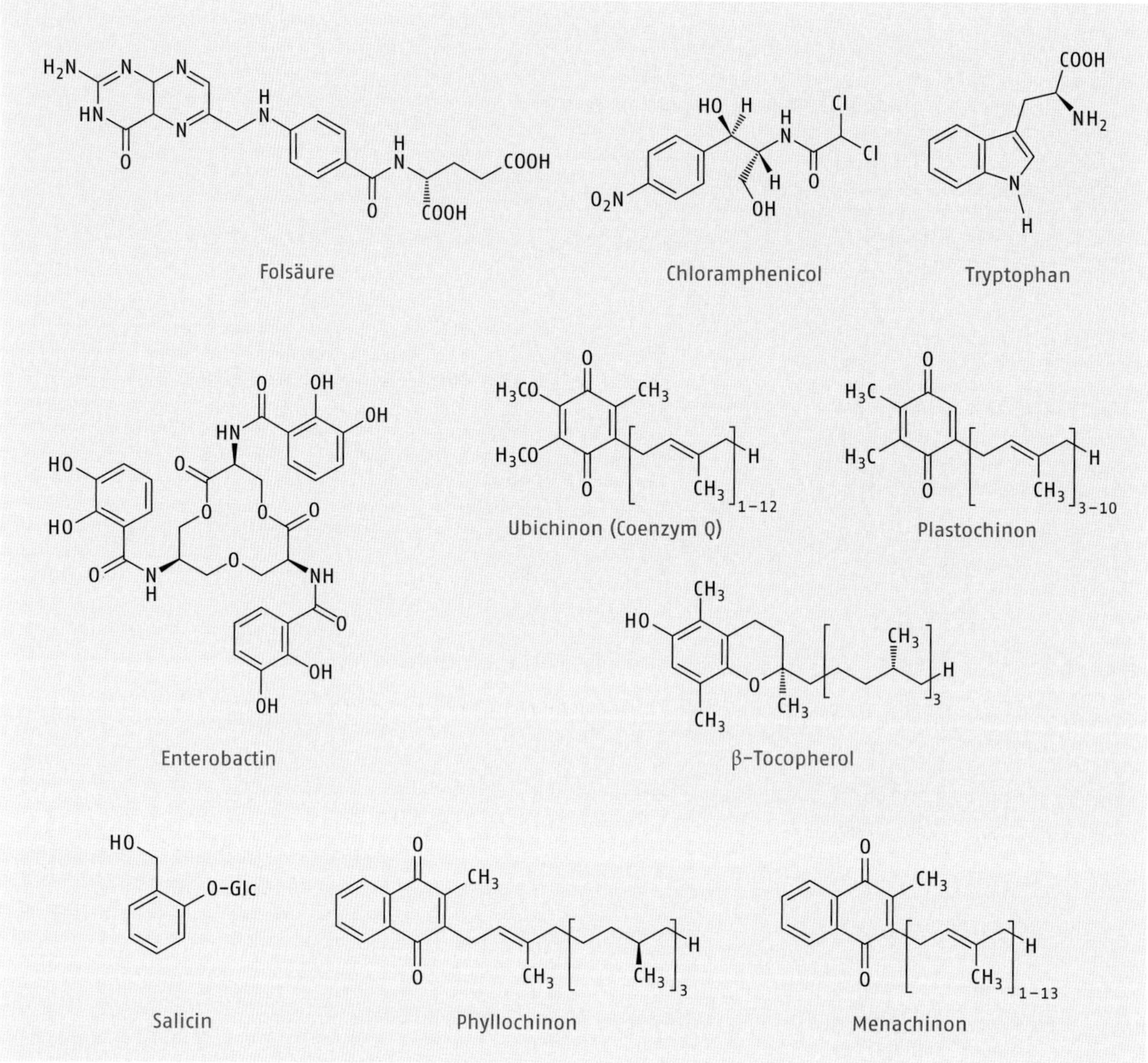

**Abb. 4.21** Pharmazeutisch relevante Naturstoffe des Shikimatstoffwechsels

Homogentisinsäure und Phyllochinone und Menachinone über Isochorisminsäure (s. o.) gebildet (○ Abb. 4.20, ○ Abb. 4.21).

Aus den aromatischen Aminosäuren Phenylalanin und Tyrosin leiten sich neben einigen Alkaloiden die Phenylpropane ab (○ Abb. 4.22). Phenylalanin und Tyrosin werden zu Zimtsäure bzw. Cumarsäure umgesetzt, die dann enzymatisch weiter modifiziert werden können, es entstehen Phenylpropane wie Kaffeesäure und Ferulasäure und veresterte Phenylpropane wie Chlorogensäure und Rosmarinsäure. Aus Phenylpropanen entstehen neben Lignanen (z. B. Podophyllotoxin und 4′-Demethylepipodophyllotoxin als Ausgangsverbindung des Etoposids und Teniposids) und Lignin auch flüchtige Phenylpropene (z. B. Anethol, Eugenol), Benzoesäurederivate, Cumarine (z. B. Dicumarol als Leitstruktur für Warfarin oder Methoxsalen) und aromatische Polyketide (Flavonoide, Stilbene, Flavonolig-

nane, Isoflavonoide). Auch das Chromenderivat Rohitukin, das Leitstruktur für den Kinase-Inhibitor Flavopiridol war, könnte sich aus L-Tyrosin ableiten. Das gilt ebenso für das in der Seescheide *Ecteinascidia turbinata* gefundene Ecteinascidin, das als Zytostatikum eingesetzt wird. Phenylalanin und Tyrosin sind ferner Ausgangsverbindungen von L-Dopa, das einerseits zu den Catecholaminen und andererseits zu den Melaninen umgesetzt wird.

DHS kann auch zu Protocatechusäure umgesetzt werden oder über Gallussäure zu den Gallotanninen. Auch zwei Strukturelemente des Novobiocins leiten sich aus dem Shikimatstoffwechsel ab. Während der Cumarinring aus L-Tyrosin gebildet wird, entsteht die Benzoesäurekomponente aus Prephenat (○ Abb. 4.23). Erwähnenswert ist, dass Shikimisäure industriell in einer neunstufigen Synthese zu Oseltamivir (Tamiflu®) umgesetzt wird, das in der Grippetherapie Verwendung findet.

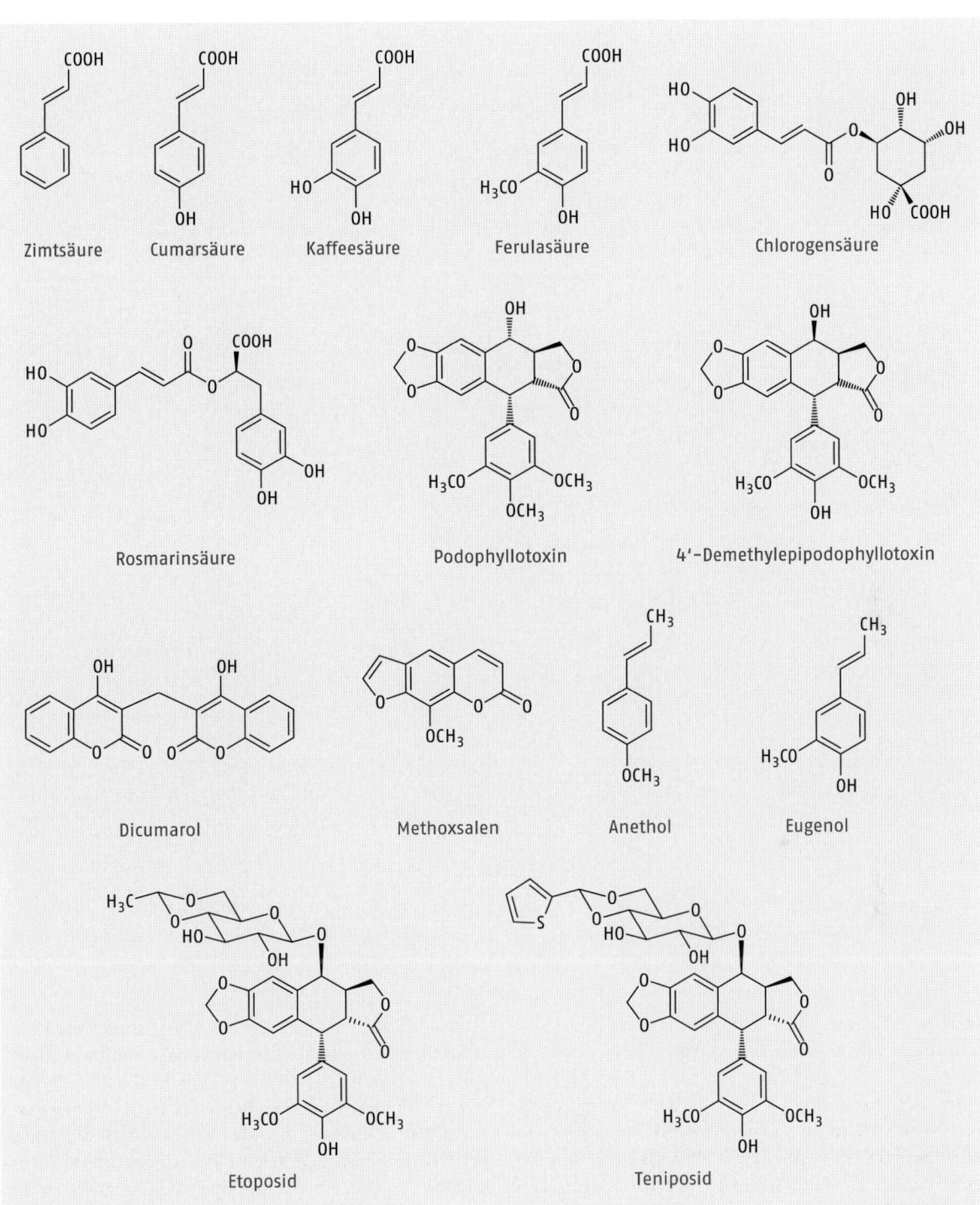

**Abb. 4.22** Pharmazeutisch relevante Naturstoffe des Shikimatstoffwechsels, die sich aus Phenylpropanen ableiten

Ansamycin-Antibiotika benötigen 3-Amino-5-hydroxybenzoesäure (AHBA) als Startermolekül für eine PKS I. AHBA wird aus Erythrose-4-phosphat und PEP über Amino-DAHP in Analogie zum Skikimatstoffwechsel gebildet (○ Abb. 4.24).

Die aufgeführten Beispiele haben gezeigt, wie durch den Shikimatstoffwechsel Vielfalt erzeugt werden kann. Während bei dem Acetatstoffwechsel einfache Substrate auf unterschiedliche Art und Weise miteinander verknüpft werden, wird beim Shikimatstoffwechsel die Vielfalt dadurch erzeugt, dass zahlreiche Intermediate als Vorstufen für die Naturstoffbiosynthese herangezogen werden können.

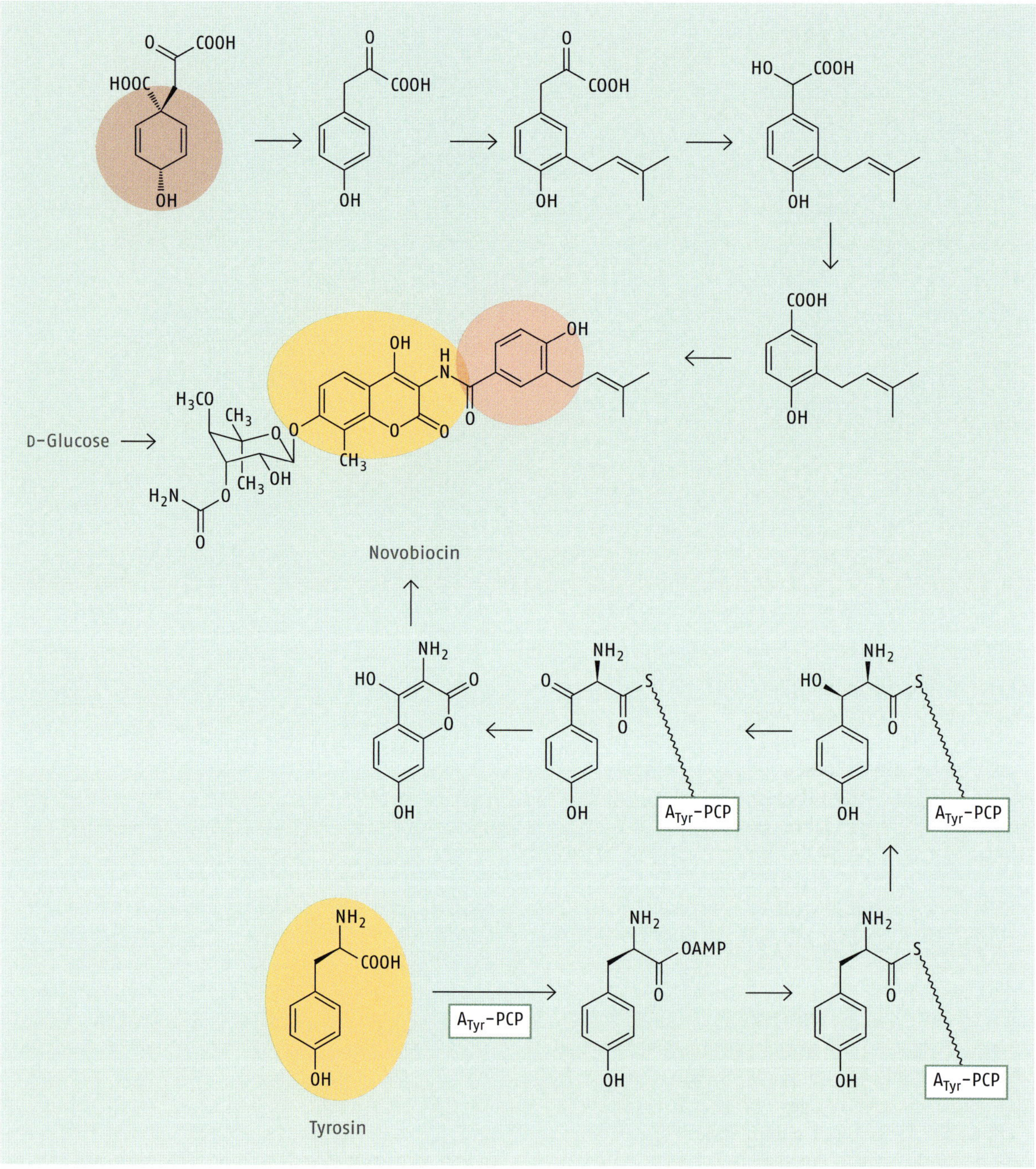

**Abb. 4.23** Novobiocinbiosynthese in *Streptomyces niveus*. Strukturelemente des Novobiocins und deren Biosynthese-vorstufen sind farbig markiert. Tyrosin wird nach Adenylierung an des Peptidyl-Carrier-Protein (PCP) gebunden und am PCP weiter modifiziert.

### 4.2.4 Biogene Arzneistoffe des Shikimatstoffwechsels

In □ Tab. 4.4 sind wichtige biogene Stoffe des Shikimat-stoffwechsels aufgeführt. Erwähnenswert ist an dieser Stelle das Glyphosat, das die 5-Enolpyruvyl-3-shikimi-säure-3-phosphat-Synthase hemmt und in der Land-wirtschaft zur Unkrautbekämpfung eingesetzt wird.

### 4.3 Isoprenstoffwechselweg

Als terpenoide Verbindungen werden Naturstoffe be-zeichnet, die aus C5-Einheiten aufgebaut sind. Zentrale Moleküle der Biosynthese terpenoider Verbindungen sind Dimethylallylpyrophosphat (DMAPP) und Iso-pentenylpyrophosphat (IPP). Es existieren zwei Biosyn-thesewege zu DMAPP und IPP, die als Mevalonat (MVA)-Biosyntheseweg (Acetat-Mevalonat-Weg) und

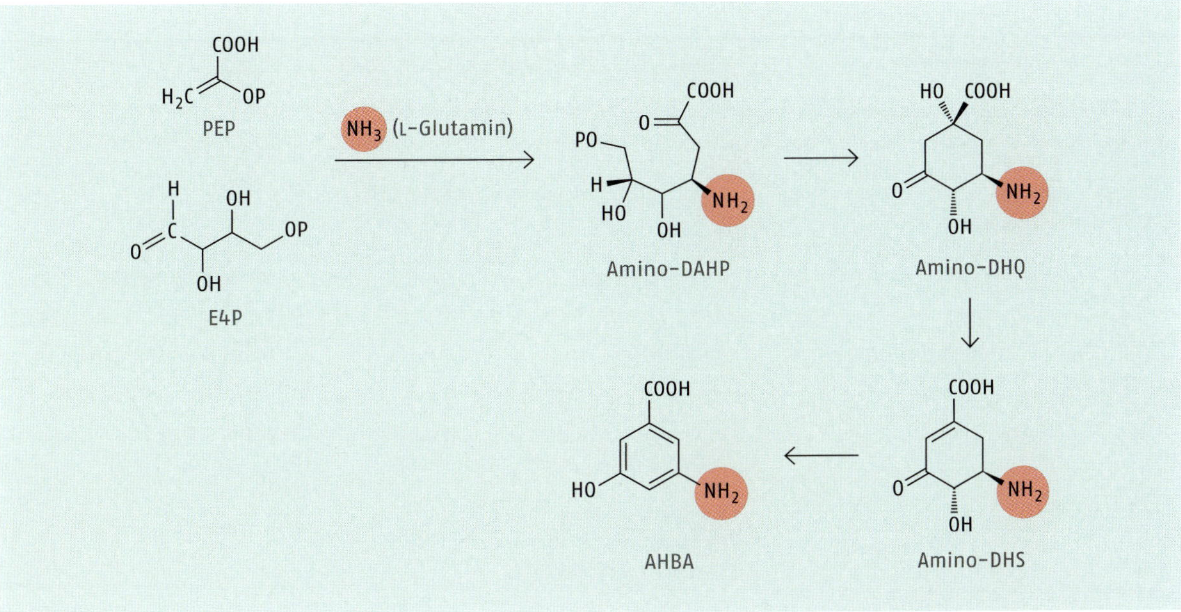

○ **Abb. 4.24** AHBA-Biosynthese in *Amycolatopsis mediterranei*. **PEP** Phosphoenolpyruvat, **E4P** Erythrose-4-phosphat, **Amino-DAHP** 4-Desoxy-4-amino-3-dehydroxy-D-arabino-heptulosonsäure-7-phosphat, **Amino-DHQ** 5-Desoxy-5-amino-dehydrochinasäure, **DHS** 5-Desoxy-5-amino-dehydroshikimisäure, **AHBA** 3-Amino-5-hydroxybenzoesäure

als Methylerythritolphosphat (MEP)-Biosyntheseweg (Mevalonat-unabhängiger-Weg, 1-Desoxy-D-xylulose-5-phosphat-Weg, Romerweg) bezeichnet werden.

Der MVA-Biosyntheseweg war viele Jahre lang der einzig bekannte Biosyntheseweg zu IPP und DMAPP. Erst Ende der 1990er-Jahre wurde der MEP-Biosyntheseweg gefunden. Der MVA-Biosyntheseweg kommt vor allem in Eukaryoten, Archebakterien und im Zytosol von Pflanzen und der MEP-Biosyntheseweg in Eubakterien, Grünalgen und in Chloroplasten von Pflanzen vor.

### 4.3.1 MVA-Biosyntheseweg

Zwei Moleküle Acetyl-CoA werden im ersten Schritt der Biosynthese katalysiert durch eine Acetyl-CoA-Thiolase zu Acetoacetyl-CoA umgesetzt (○ Abb. 4.25). Acetoacetyl-CoA wird dann mit einem weiteren Molekül Acetyl-CoA umgesetzt, es entsteht 3-Hydroxy-3-methylglutaryl-CoA (HMG-CoA). Katalysiert wird die Reaktion durch eine HMG-CoA-Synthase. Nach Ketoreduktion folgt eine reduktive Abspaltung des Thioesters, katalysiert durch die HMG-CoA-Reduktase, es entsteht Mevalonat. Mevalonat wird dann mittels Mevalonatkinase zu Mevalonsäure-5-phosphat und anschließend durch eine weitere Kinase (Mevalonat-5-phosphat-Kinase) zu Mevalonatdiphosphat umgesetzt. In einer ATP-abhängigen Reaktion katalysiert durch eine Mevalonatdiphosphat-Decarboxylase entsteht Isopentenylpyrophosphat (IPP), das mittels Isomerase zu Dimethylallylpyrophosphat (DMAPP) umgesetzt wird (○ Abb. 4.25).

> ■ **MERKE** HMG-CoA-Reduktasen sind ein wichtiges Target von Arzneimitteln (z. B. Lovastatin).

### 4.3.2 MEP-Biosyntheseweg

Pyruvat und D-Glycerinaldehyd-3-phosphat sind Ausgangsverbindungen des MEP-Biosynthesewegs. Beide Substanzen werden durch eine 1-Desoxy-D-xylulose-5-phosphat-Synthase zu 1-Desoxy-D-xylulose-5-phosphat (DXP) umgesetzt. Dabei wird Pyruvat in einer Thiaminpyrophosphat (TPP)-abhängigen Reaktion decarboxyliert und als TPP-Pyruvat-Enamin mit D-Glycerinaldehyd verknüpft. Aus DXP entsteht dann in einer NADPH-abhängigen Reaktion 2-C-Methyl-D-erythritol-4-phosphat (MEP). Unter Verwendung von CTP und ATP entsteht 2-Phospho-4-(CDP)-2-C-methyl-D-erythritol, das dann über 2-C-Methyl-D-erythritol-2,4-cyclodiphosphat und 4-Hydroxy-3-methylbut-2-enyl-diphosphat zu IPP (Hauptprodukt) und DMAPP umgesetzt wird (○ Abb. 4.26).

Wie beim MVA-Biosyntheseweg können IPP und DMAPP mittels IPP-Isomerase in einander überführt werden.

DMAPP und IPP sind zentrale Intermediate des Terpenstoffwechsels. Direkt aus ihnen hervor gehen die Hemiterpene (C5). Über Kondensationsreaktionen, bei denen DMAPP als alkylierendes Substrat und IPP als nukleophiles Substrat reagiert, entstehen Monoterpene (C10), Sesquiterpene (C15), Diterpene (C20), Sesterterpene (C25), Triterpene (C30), Tetraterpene (C40) und polymere Terpene (○ Abb. 4.27b).

◻ **Tab. 4.4** Pharmazeutisch relevante Naturstoffe des Shikimatstoffwechsels

| Stoffname und Produzent | Pharmazeutische Bedeutung | Target |
|---|---|---|
| Anethol (Phenylpropan) aus dem äth. Öl von *Pimpinella anisum* und *Foeniculum vulgare* | Anwendung in der Aromatherapie, Geruchs- und Geschmacksstoff | – |
| Aromatische Aminosäuren L-Phenylalanin, L-Tyrosin, L-Tryptophan | Essenzielle und semiessenzielle Aminosäuren | – |
| Catecholamine wie Adrenalin, Noradrenalin und Dopamin | Neurotransmitter | Adrenozeptoren und Dopaminrezeptor |
| Chloramphenicol aus *Streptomyces venezuelae* | Antibiotikum | Ribosom (50S-Untereinheit) |
| Dicumarol (Cumarinderivat) | Leitstruktur für die Entwicklung von Antikoagulanzien (Vitamin-K-Antagonisten) | Vitamin-K-Epoxid-Reduktase |
| Enterobactin | Siderophor (eisenbindender niedermolekularer Stoff), der vor allem in gramnegativen Bakterien vorkommt | – |
| Flavonoide wie Quercetin, Kaempferol | Nahrungsbestandteile mit antioxidativer Wirkung | – |
| Isoflavonoide wie Daidzein und Genistein aus *Glycine max* | Nahrungsmittelbestandteil mit schwachen estrogenen Eigenschaften | – |
| Kavalactone (Kavain, Methysticin) | Anxiolytisch wirksame Inhaltsstoffe, die wegen lebensschädigender Wirkungen nicht mehr eingesetzt werden. | – |
| Lignin | Biopolymer, das in die pflanzliche Zellwand eingelagert wird und deren Verholzung bewirkt. | – |
| Melanin | Hautpigment | – |
| Novobiocin | Antibiotikum aus *Streptomyces spheroides/niveus* | Gyrase |
| Phlorizin aus *Malus*-Arten | Leitstruktur für SGLT2-Inhibitoren (z. B. Dapagliflozin) | Glucosetransporter SGLT1 und SGLT2 |
| Podophyllotoxin, Phenylpropan (Lignan) aus *Podophyllum hexandrum* und *Podophyllum peltatum* | Leitstruktur für die Zytostatika Etoposid, Etophos und Teniposid | Tubulin |
| Methoxsalen (Furanocumarin) | Verwendung in der PUVA-Therapie | – |
| Resveratrol (Stilbenderivat) | Antioxidative Wirkung | – |
| Rohitukin (Chromen) aus *Amoora rohituka*, *Dysoxylum binectariferum* und *Schumanniophyton problematicum* | Leitstruktur für die Entwicklung von Flavopiridol | Cyclin-abhängige Kinasen |
| Rutin (Flavonoid) | Antioxidative, venenprotektive Wirkung | – |
| Salicin | Leitstruktur für Acetylsalicylsäure | – |
| Silybin und andere Flavonolignane | Leberschutztherapeutikum, Stoffgemisch aus Flavolignamen Silybin A und B aus *Silybium marianum* | – |

□ **Tab. 4.4** Pharmazeutisch relevante Naturstoffe des Shikimatstoffwechsels (Fortsetzung)

| Stoffname und Produzent | Pharmazeutische Bedeutung | Target |
|---|---|---|
| Tetrahydrofolsäure | Cofaktor mit zentraler Bedeutung im C1-Stoffwechsel | – |
| Tocopherole (Vitamin E) | Vitamin mit antioxidativen Eigenschaften | – |
| Ubichinone | Ubichinone sind als Bestandteile der Atmungskette Elektronen- und Protonenüberträger, als Coenzym Q sind Ubichinone Bestandteile von Nahrungsergänzungsmitteln. | – |

– Keine Angabe

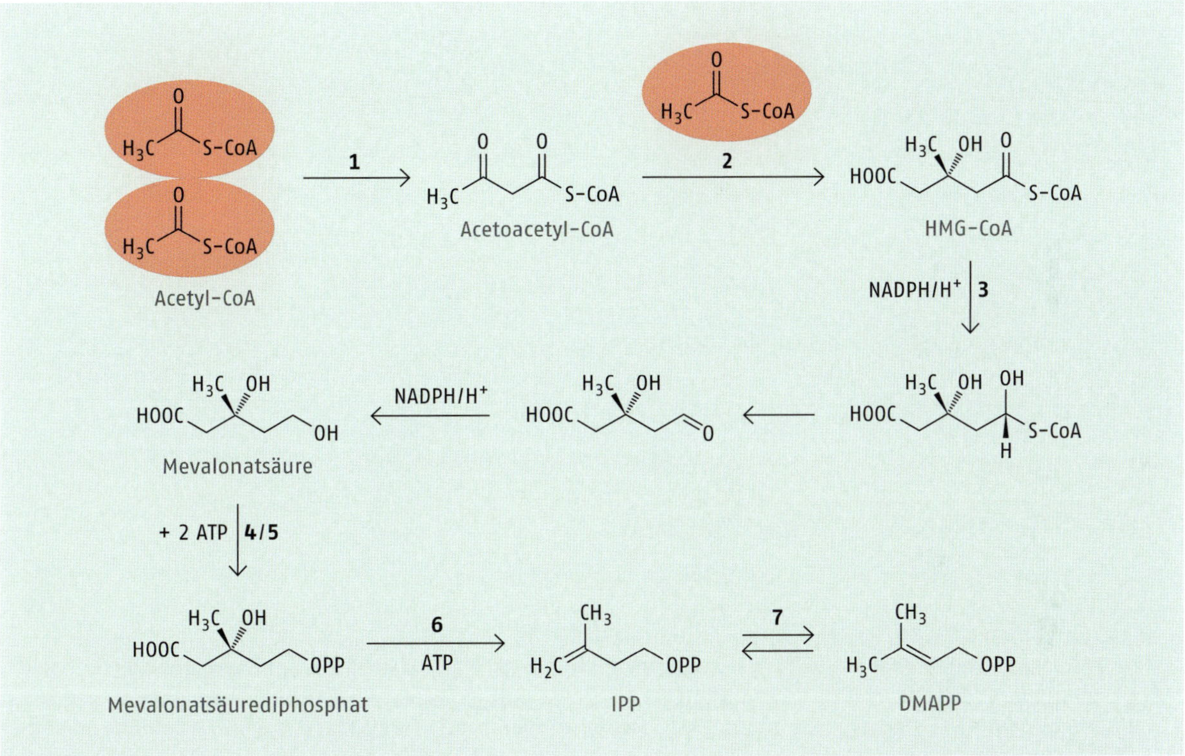

**○ Abb. 4.25** Der MVA-Biosyntheseweg. **HMG-CoA** 3-Hydroxy-3-methylglutaryl-CoA, **IPP** Isopentenylpyrophosphat, **DMAPP** Dimethylallylpyrophosphat. 1 Acetyl-CoA-Thiolase, 2 HMG-CoA-Synthase, 3 HMG-CoA-Reduktase, 4 Mevalonatkinase, 5 Mevalonat-5-phosphat-Kinase, 6 Mevalonatdiphosphat-Decarboxylase, 7 Isomerase. Acetyl-CoA als Ausgangsverbindung des MVA-Biosynthesewegs ist farbig markiert.

Die Isopentylen-Basiseinheiten können entweder Kopf-Schwanz- oder Kopf-Kopf-verknüpft sein. Dieses Kriterium des Aufbaues des Kohlenstoffskelettes der Isoprenoide wurde von O. Wallach (1887) und L. Ruzicka (1922) als **biogenetische Isoprenregel** formuliert.

In der Natur treten hauptsächlich Terpene mit 1-4-verknüpften Isopreneinheiten auf (reguläre Terpene, ○ Abb. 4.27a). Die selteneren Verbindungen mit 1-1- oder 4-4-verknüpften Isopreneinheiten werden auch als irreguläre Terpene bezeichnet.

Grundlage der Vielfalt der Terpene sind Umlagerungen, die während der Biosynthese stattfinden können, sodass neue C-C-Bindungen geknüpft werden. Diese Umlagerungen werden auch als Wagner-Meerwein-Umlagerung bezeichnet (○ Abb. 3.3).

### 4.3.3 Biogene Arzneistoffe des Isoprenstoffwechsels

**Hemiterpene**

Hemiterpene sind Terpene, die aus einer Isopreneinheit aufgebaut sind. Es ist nur eine geringe Anzahl an Hemiterpenen bekannt. Das von vielen Bäumen gebildete Isopren ist wohl das bekannteste Hemiterpen, es soll vor Oxidation durch bodennahes Ozon schützen. Besonders viel Isopren wird von der Pflanze *Dictamnus albus* produziert. An heißen Tagen kann sich das Isopren-haltige ätherische Öl der Pflanze sogar entzünden, ohne dass die Pflanze dabei zerstört wird.

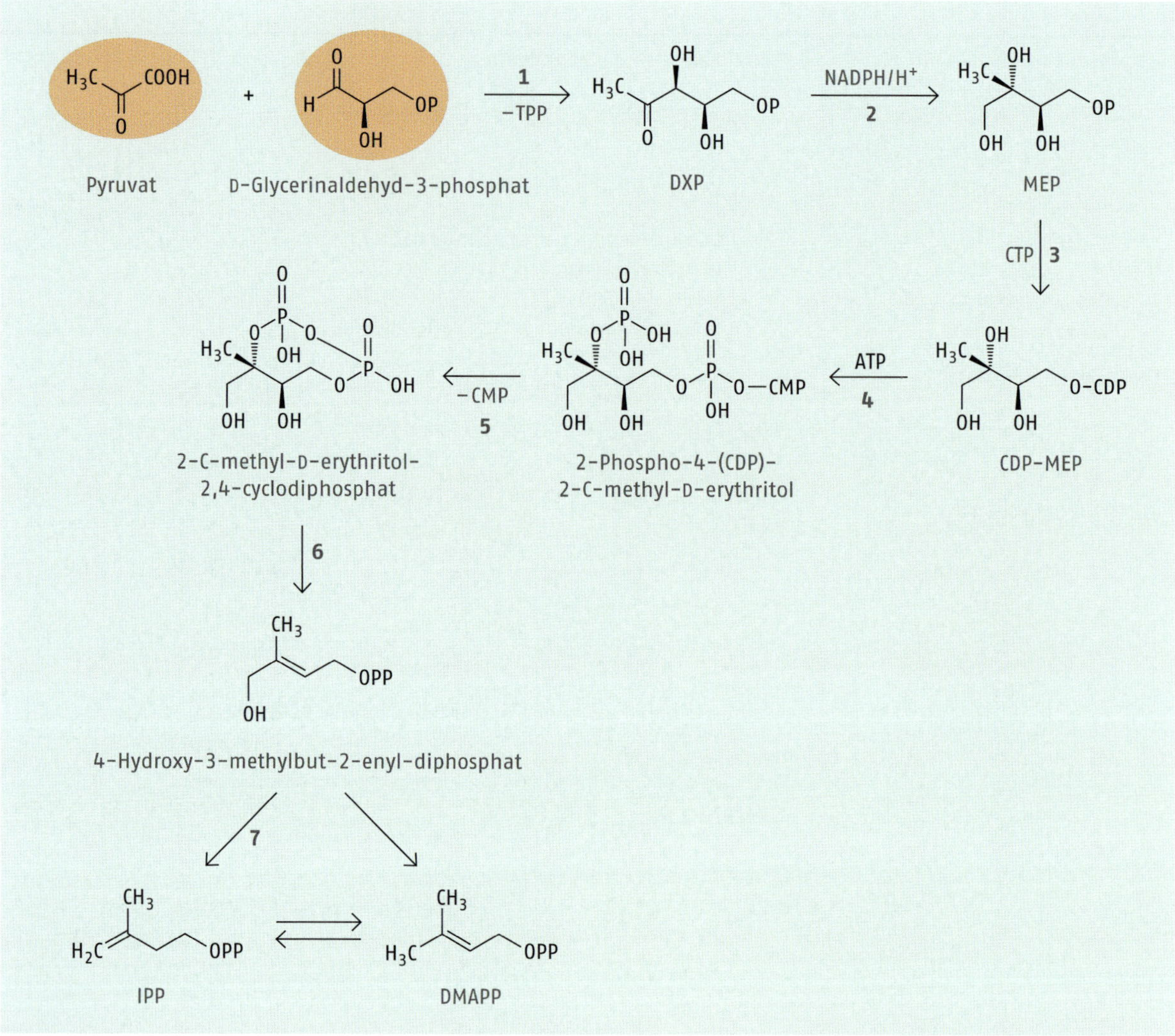

**Abb. 4.26** Der MEP-Biosyntheseweg. **ATP** Adenosintriphosphat, **TPP** Thiaminpyrophosphat, **CTP** Cytidintriphosphat, **CMP** Cytidinmonophosphat, **DXP** 1-Desoxy-D-xylulose-5-phosphat, **MEP** 2-C-Methyl-D-erythritol-4-phosphat, **CDP-MEP** 4-Diphosphocytidyl-2-C-methyl-D-erythritol, **IPP** Isopentenylpyrophosphat, **DMAPP** Dimethylallypyrophosphat. **1** 1-Desoxy-D-xylulose-5-phosphat-Synthase, **2** 2-C-Methyl-D-erythritol-4-phosphat-Synthase, **3** 4-Diphosphocytidyl-2-C-methyl-D-erythritol-Synthase, **4** 4-Diphosphocytidyl-2-C-methyl-D-erythritol-Kinase, **5** 2-C-Methyl-D-erythritol-2,4-cyclodiphosphat-Synthase, **6** 4-Hydroxy-3-methylbut-2-enyl-diphosphat-Synthase, **7** 4-Hydroxy-3-methylbut-2-enyl-diphosphat-Reduktase

## Monoterpene

Monoterpene sind Terpene, die aus zwei Isopreneinheiten aufgebaut sind. Ausgehend von IPP und DMAPP entsteht Geranyldiphosphat (GPP) als erstes Intermediat mit 10 C-Atomen. Chemisch gesehen handelt es sich um eine elektrophile Addition eines Kations, das aus dem DMAPP entsteht, an die Doppelbindung des IPP. Die nach Abspaltung eines H$^+$ neu entstehende Doppelbindung ist in GPP *trans*-konfiguriert. GPP kann jedoch auch in Neryldiphosphat (NPP) umgewandelt werden, hier ist die Doppelbindung *cis*-konfiguriert. Die Vielfalt der Monoterpene lässt sich auf eine große Anzahl an Cyclasen zurückführen, es können monozyklische (z. B. Limonen, Menthol, Thymol) und

bizyklische Verbindungen (z. B. Fenchon, Borneol, Campher, Thujon) entstehen. Grundlage dieser Reaktionen ist die Bildung von mesomeriestabilisierten Carbokationen und die Möglichkeit, dass Wagner-Meerwein-Umlagerungen entstehen können. IPP und DMAPP können auch auf eine andere Art miteinander reagieren, ohne dass GPP entsteht. Es entstehen irreguläre Monoterpene. Beispiele sind die Pyrethrine (z. B. Pyrethrin I) aus *Chrysanthemum cinerariaefolium* und die in Pflanzen als Signalmolekül wirkende Jasmonsäure. Ebenfalls zu den Monoterpenen gehören die Iridoide. Über eine Reihe von Oxidationsreaktionen entsteht aus GPP Iridodial, das zu Loganin (bei den Iridoiden) und Secologanin (bei den Secoiridoiden) umgesetzt werden kann. Pharmazeutisch

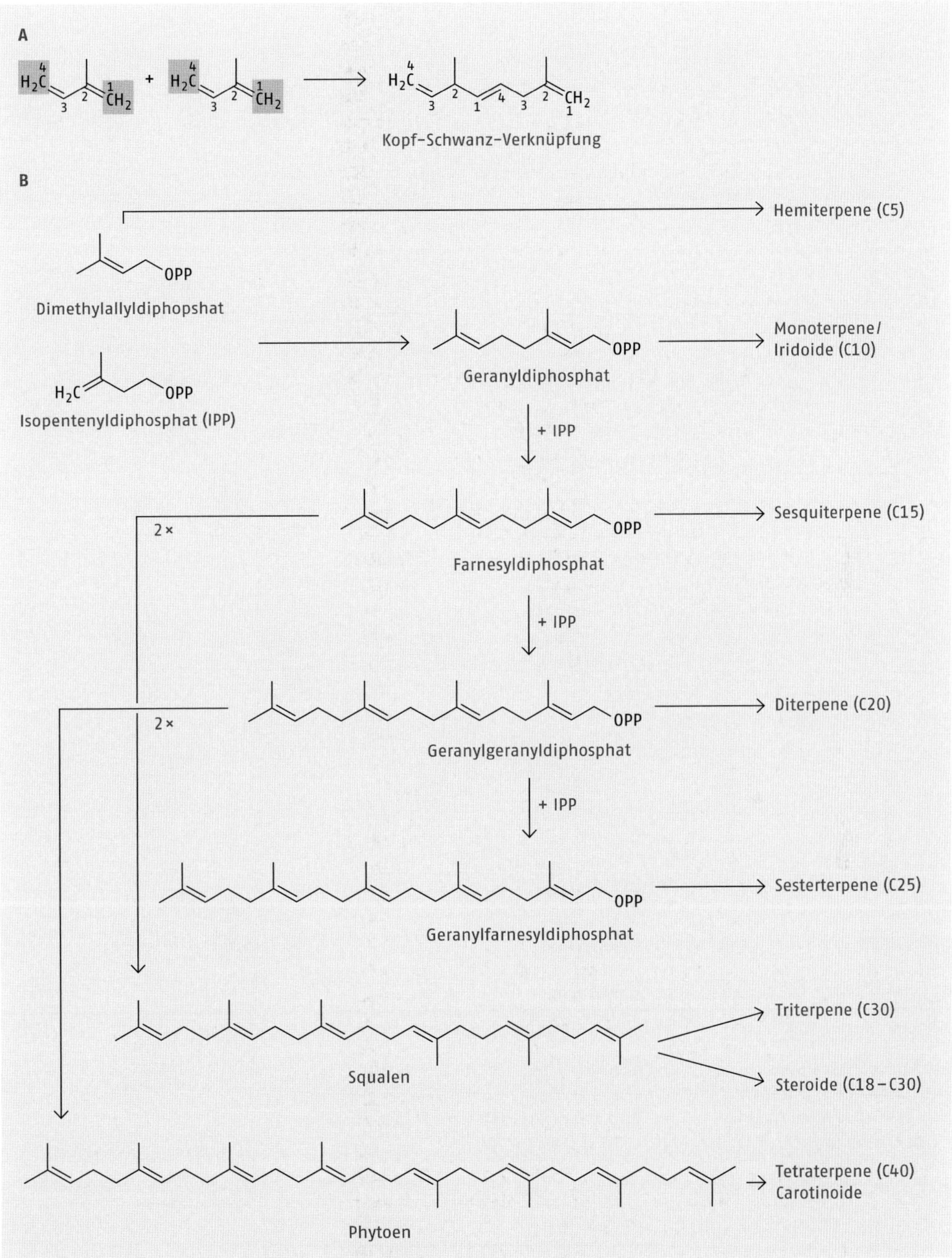

**A**

Kopf–Schwanz–Verknüpfung

**B**

Dimethylallyldiphophshat

Isopentenyldiphosphat (IPP)

Geranyldiphosphat

Farnesyldiphosphat

Geranylgeranyldiphosphat

Geranylfarnesyldiphosphat

Squalen

Phytoen

→ Hemiterpene (C5)

→ Monoterpene/Iridoide (C10)

+ IPP

→ Sesquiterpene (C15)

2×

+ IPP

→ Diterpene (C20)

2×

+ IPP

→ Sesterterpene (C25)

→ Triterpene (C30)

→ Steroide (C18–C30)

→ Tetraterpene (C40) Carotinoide

○ **Abb. 4.27** A 1-4-Verknüpfung von Isopreneinheiten, B Biosynthese von Hemiterpenen (C5), Monoterpenen (C10), Sesquiterpenen (C15), Diterpenen (C20), Sesterterpenen (C25), Triterpenen (C30), und Tetraterpenen (C40)

relevant sind z. B. das Harpagosid, die Valepotriate (z. B. Valtrat) und viele Alkaloide, die u. a. aus Secologanin hervorgehen. In ○ Abb. 4.28 sind Strukturen einiger Monoterpene abgebildet, in □ Tab. 4.5 sind pharmazeutisch relevante Monoterpene aufgeführt.

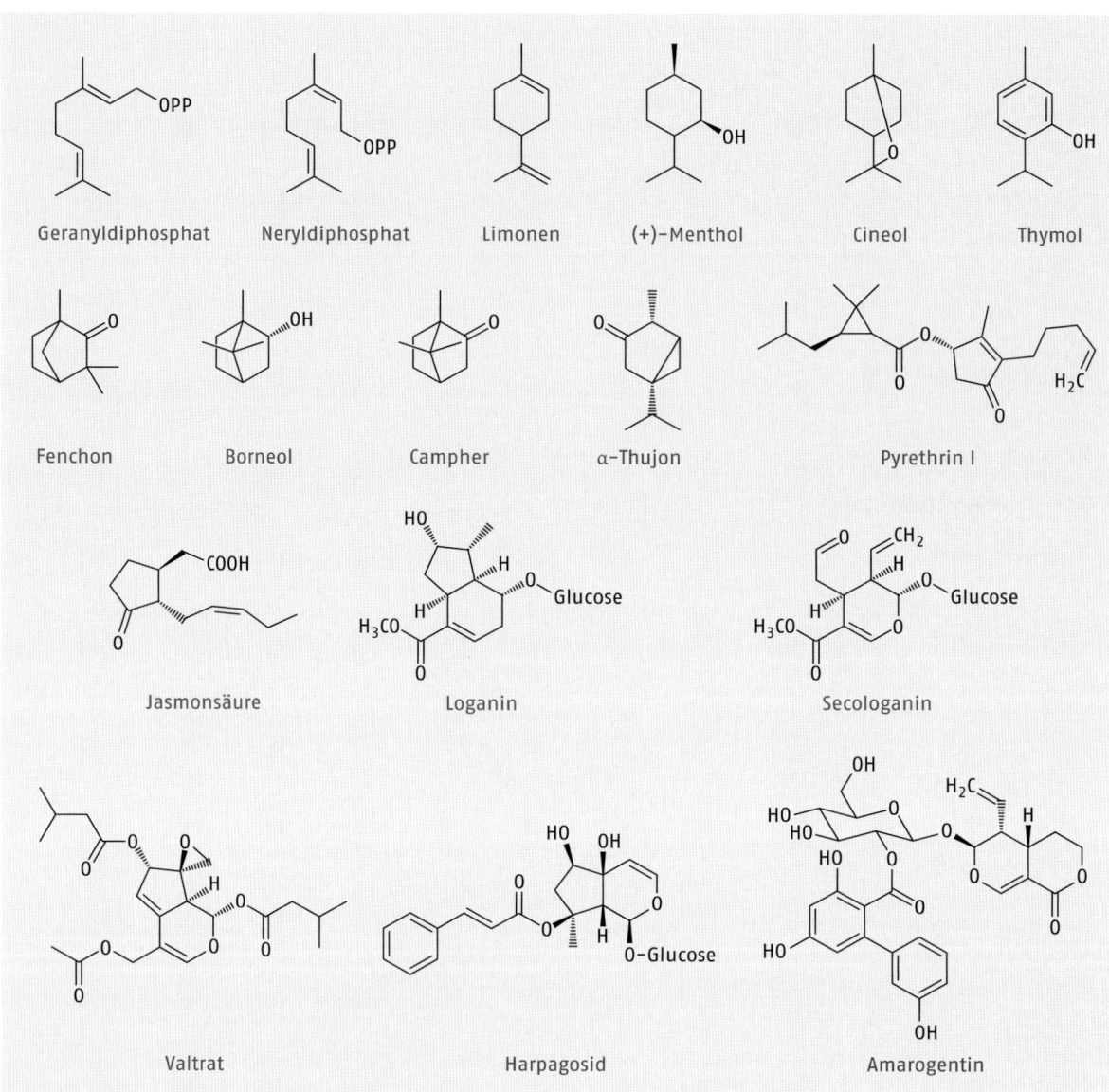

○ **Abb. 4.28** Strukturen einiger Monoterpene

□ **Tab. 4.5** Pharmazeutisch relevante Monoterpene

| Stoffe und Produzent | Pharmazeutische Bedeutung | Target |
|---|---|---|
| Ätherische Ölkomponenten wie Borneol, Cineol, Fenchon, Limonen oder Thymol aus verschiedenen Pflanzen | Ätherische Öle werden z. B. zur Schleimlösung, gegen Blähungen, bei Krämpfen im Magen–Darm-Bereich, bei Entzündungen im Mund- und Rachenraum eingesetzt. | Kälterezeptoren |
| Amarogentin aus *Gentiana lutea* | Bitterstoff | Bittergeschmacksrezeptoren (u. a. an TAS2R50) |
| Campher | Einsatz bei Muskelzerrungen und Erkältungen, in hohen Dosen wirkt Campher toxisch. | – |
| Harpagosid aus *Harpagophytum procumbens* | Einsatz bei degenerativen Erkrankungen des Bewegungsapparats, Schmerzen in der Lendenwirbelsäule und bei Verdauungsbeschwerden und Appetitlosigkeit | – |
| Jasmonsäure | Signalmolekül in Pflanzen | – |

◻ **Tab. 4.5** Pharmazeutisch relevante Monoterpene (Fortsetzung)

| Stoffe und Produzent | Pharmazeutische Bedeutung | Target |
|---|---|---|
| Menthol | Behandlung von Erkältungen und Sportverletzungen | Kälterezeptor TRPM8 |
| Pyrethrine (z. B. Pyrethrin I) aus *Chrysanthemum cinerariifolium* | Einsatz im Pflanzenschutz, pharmazeutischer Einsatz vor allem gegen Läuse und Krätzemilben | Spannungsabhängige Natrium-kanäle in den Axon-Membranen |
| Secologanin | Secoiridoid, zentrales Intermediat der Biosynthese zahlreicher Alkaloide | – |
| Valepotriate (z. B. Valtrat) aus *Valeriana officinalis* | In-vitro alkylierende, zytotoxische und mutagene Eigenschaften | – |

◻ **Tab. 4.6** Pharmazeutisch relevante Sesquiterpene

| Stoffname und Produzent | Pharmazeutische Bedeutung | Target |
|---|---|---|
| Artemisinin aus *Artemisia annua* | Mittel zur Behandlung der Malaria | In Gegenwart von Eisenionen ist das Peroxid des Artemisinins instabil und zerfällt in freie Radikale. Diese wirken auf Parasiten toxisch. |
| α-Bisabolol aus *Matricaria chamomilla* | Geringe entzündungshemmende Eigenschaften | – |
| Chamazulen aus *Matricaria chamomilla* | Geringe bis mittelstarke entzündungshemmende Eigenschaften | – |
| Gossypol aus *Gossypium*-Arten | Nur als (−)-Isomer kontrazeptive Wirkung (führt bei Männern unter Umständen zur Unfruchtbarkeit) | – |
| Helenalin aus *Arnica montana* | Mittelstarke entzündungshemmende Eigenschaften | Transkriptionsfaktor NF−κB |
| Matricin (aus Chamazulen) aus *Matricaria chamomilla* | Mittelstarke entzündungshemmende Eigenschaften | – |
| Parthenolid aus *Tanacetum parthenium* | Zusammen mit anderen Sesquiterpenen krampflösende Wirkung (Migränemittel) | IκB-Kinase |
| Thapsigargin aus *Thapsia garganica* | Potenzielles Zytostatikum, Leitstruktur für Mipsagargin | Calcium−ATPase des sarko-plasmatischen bzw. endo-plasmatischen Retikulums |
| Trichothecene (z. B. Deoxy-nivalenol) aus *Fusarium-*, *Trichoderma-*, *Myrothecium-* und *Trichothecium*-Arten | Toxine, die u. a. zu Lebensmittelvergiftungen führen | Ribosom |

## Sesquiterpene

Über die Verknüpfung von GPP mit einem weiteren IPP-Molekül entsteht Farnesyldiphosphat (FPP). Aus diesem können lineare, mono-, bi- und trizyklische Verbindungen entstehen. Ähnlich wie bei den Monoterpenen kann FPP durch Konfigurationsänderung der nahe der Diphosphatgruppe gelegenen Doppelbindung von *E,E*-FPP in *E,Z*-FPP umgesetzt werden, außerdem kann durch Umlagerung Nerolidyldiphosphat entstehen. All diese Vorläufermoleküle ermöglichen den Cyc-lasen, eine Vielfalt an Naturstoffen zu generieren. Bekannte Sesquiterpene sind Parthenolid aus *Tanacetum parthenium*, α-Bisabolol, Matricin aus *Matricaria chamomilla*, Artemisinin aus *Artemisia annua*, Helenalin aus *Arnica montana*, Gossypol aus *Gossypium*-Arten und Thapsigargin aus *Thapsia garganica* (◘ Abb. 4.29, ◻ Tab. 4.6). Die in *Fusarium-*, *Trichoderma-*, *Myrothecium-* und *Trichothecium*-Arten vorkommenden Trichothecene (z. B. Deoxynivalenol) sind für die Toxizität der Pilze verantwortlich.

Strukturen einiger Sesquiterpene

### Diterpene

Die Reaktion von FPP mit IPP ergibt Geranylgeranyl-diphosphat. Das bekannteste lineare Diterpen ist Phytol, das sowohl in der Seitenkette des Chlorophylls als auch in den Vitaminen $K_1$ und E vorkommt. Pharmazeutisch relevante zyklische Diterpene sind das Paclitaxel aus *Taxus brevifolia* das Baccarin aus *Taxus baccata*, das Steviosid aus *Stevia rebaudiana* und die Ginkgolide aus *Ginkgo biloba*. Außerdem weisen Phorbolester aus *Euphorbium*-Arten, das Salvinorin A aus *Salvia divinorum*, Forskolin aus *Plectranthus barbatus*, Pleuromutilin aus dem Pilz *Clitopilus passeckerianus* und Ingenolmebutat aus *Euphorbia peplus* interessante pharmakologische Eigenschaften auf. Abietinsäure aus verschiedenen Koniferen wird zur Herstellung von Kunstharzpolyester verarbeitet, welche in Druckfarbenharzen Verwendung finden (○ Abb. 4.30, □ Tab. 4.7). Ein sehr giftiges Diterpen ist Ryanodin aus *Ryania speciosa* (○ Abb. 4.30).

### Sesterterpene

Geranylfarnesyldiphosphat (GFPP) ist Ausgangsverbindung der Sesterterpene. Sesterterpene sind vor allem in marinen Organismen und in Pilzen zu finden.

### Triterpene und Steroide

Die Biosynthese der Triterpene und Steroide erfolgt durch Verknüpfung zweier FPP-Moleküle, es entsteht Squalen. Cofaktor der Reaktion ist NADPH. Aus Squalen, das in der Leber von Haien und Ratten, in Hefe und in Samen verschiedener Pflanzen (z. B. *Amaranthus cruentus*) gefunden wurde, entsteht Squalenepoxid, das Vorläufermolekül der Triterpene und Steroide ist.

**Triterpene:** Durch unterschiedliche intramolekulare Reaktionen des Squalenepoxids katalysiert durch Oxidosqualencyclasen entstehen unterschiedliche Reaktionsprodukte. Bei den Triterpenen unterscheidet man u. a. tetrazyklische Triterpene vom Lanostan-Typ,

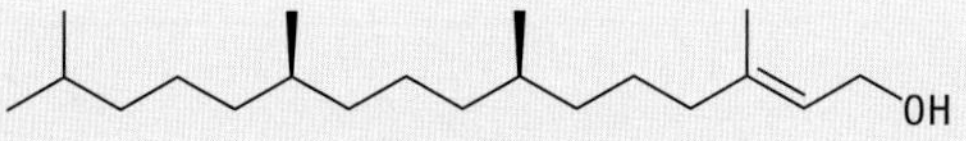

Phytol

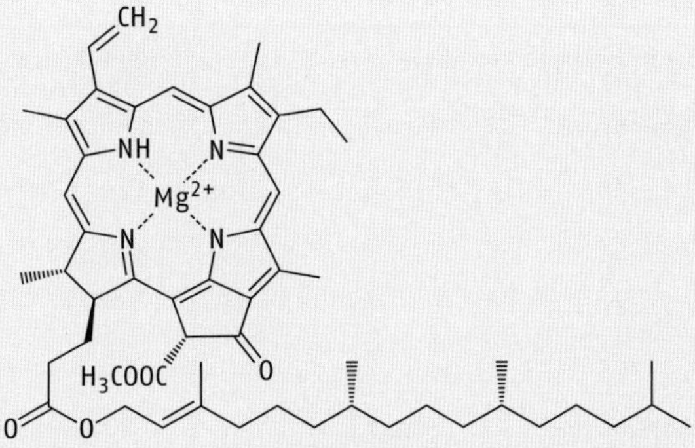

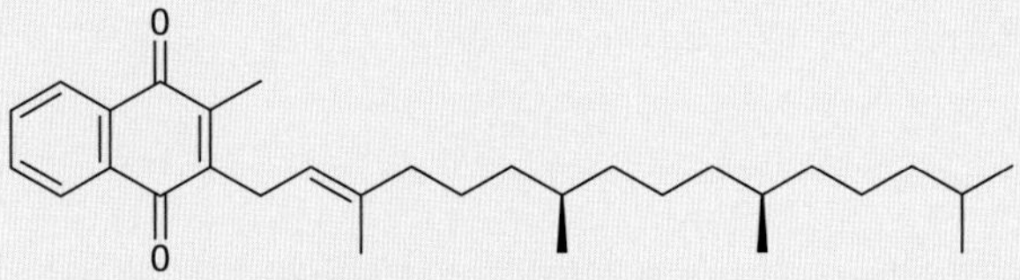

Phyllochinon (Vitamin K$_1$)

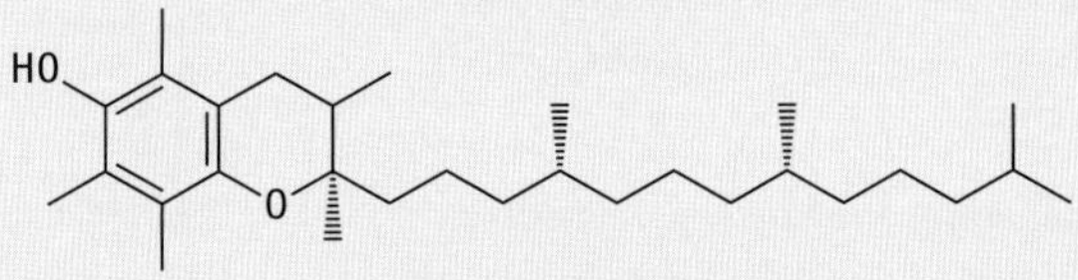

α-Tocopherol (Vitamin E)

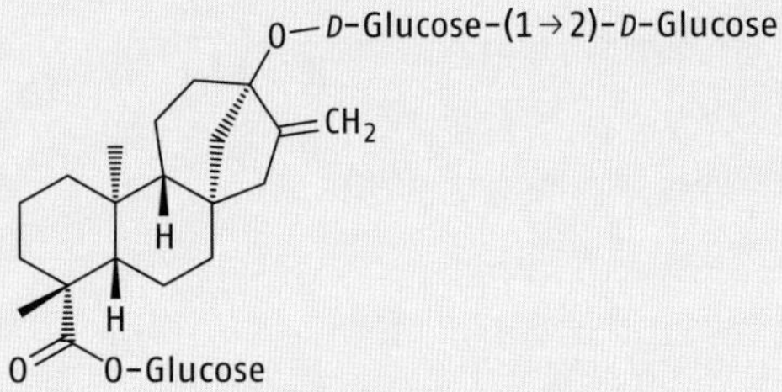

Chlorophyll α

Steviosid

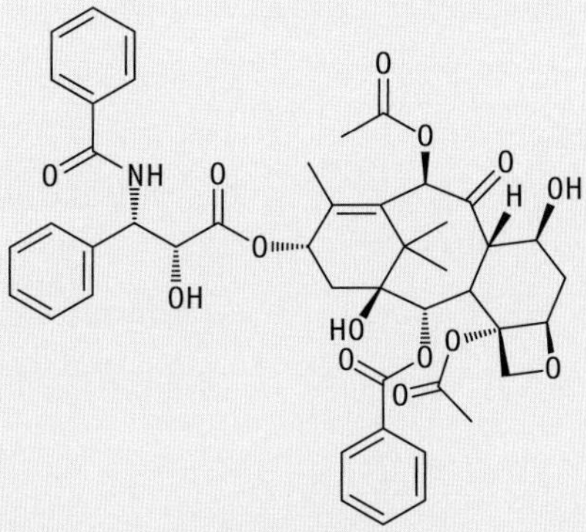

Paclitaxel (Taxol)

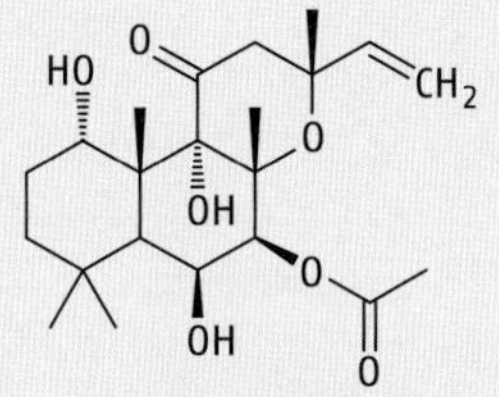

Forskolin

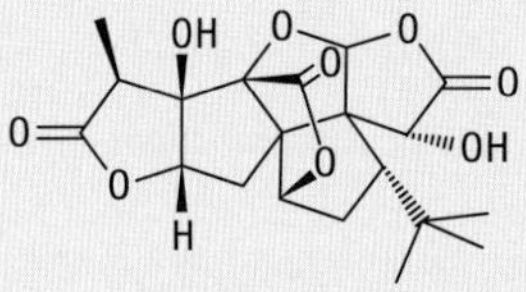

Ginkgolid A

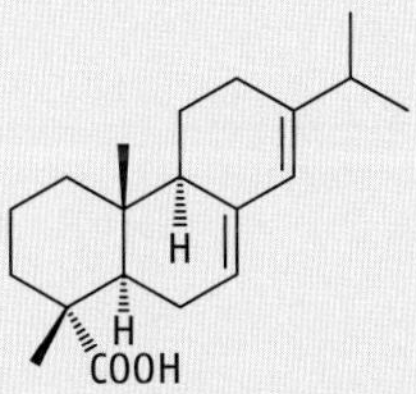

Abietinsäure

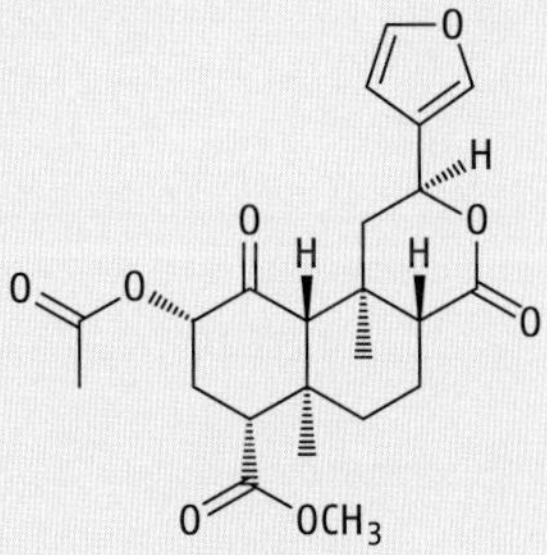

Salvinorin A

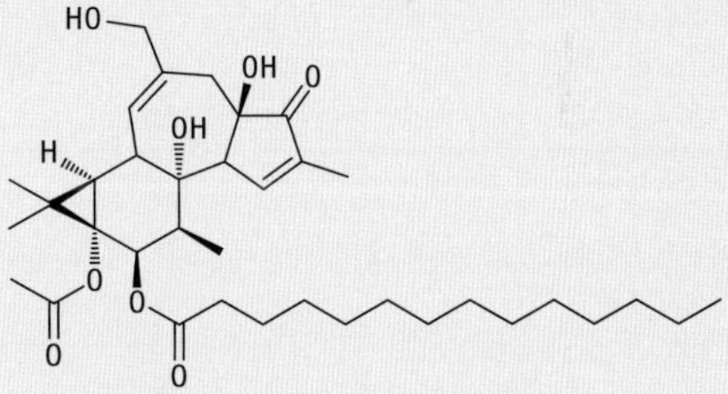

Phorbol-12-myristat-13-acetat

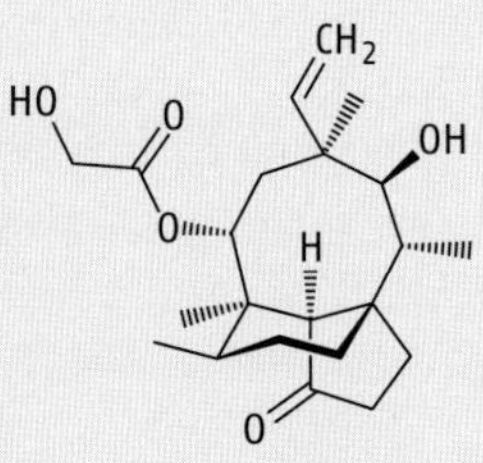

Pleuromutilin

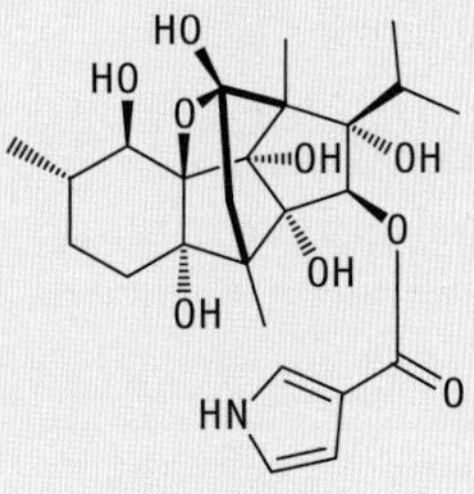

Ryanodin

**4**

○ **Abb. 4.30** Strukturen einiger Diterpene

◻ **Tab. 4.7** Pharmazeutisch relevante Diterpene

| Stoffname und Produzent | Pharmazeutische Bedeutung | Target |
|---|---|---|
| Abietinsäure aus verschiedenen Koniferen | Verarbeitung zu Druckfarbenharzen | – |
| Baccatin | Ausgangsverbindung für die Synthese von Paclitaxel | – |
| Chlorophyll | Ubiquitär vorkommender Farbstoff, essenziell für die Photosynthese | – |
| Forskolin | Experimentelle Nutzung | Adenylylcyclasen |
| Ginkgolide aus *Ginkgo biloba* | Ginkgoblätterextrakt zur Behandlung von beginnenden Gedächtnisleistungsstörungen und unterstützend in der Behandlung von Demenz | – |
| Ingenolmebutat aus *Euphorbia peplus* | Arzneistoff zur topischen Behandlung der aktinischen Keratose | – |
| Paclitaxel aus *Taxus brevifolia* | Zytostatikum (Anwendung bei Gebärmutter-, Brust und Lungenkrebs und Gehirntumoren) | β-Tubulin |
| Phorbolester (z. B. Phorbol-12-myristat-13-acetat) | Experimentelle Nutzung | Proteinkinase C |
| Pleuromutilin aus *Clitopilus passeckerianus* | Antibiotisch wirksame Verbindung, Leitstruktur für Tiamulin (Tierarzneimittel) | Ribosom (50S rRNA) |
| Ryanodin aus *Ryania speciosa* | Insektizid | Ryanodinrezeptoren |
| Salvinorin A aus *Salvia divinorum* | Selektiver Agonist des κ-Opioid-Rezeptors (halluzinogene Wirkung) | κ-Opioid-Rezeptor |
| Steviosid aus *Stevia rebaudiana* | Süßstoff | – |
| Vitamin E (α-, β-, γ- und δ-Tocopherole) | Vitamin | – |
| Vitamin $K_1$ | Vitamin | – |

◻ **Tab. 4.8** Pharmazeutisch relevante Triterpene

| Stoffname und Produzent | Pharmazeutische Bedeutung | Target |
|---|---|---|
| Betulin und Betulinsäure aus *Betula alba* | Antiphlogistische Wirkung | – |
| Boswelliasäuren aus Arten der Gattung *Boswellia* | Antiphlogistische Wirkung | Cathepsin G und Prostaglandin-E-Synthase |
| Ginsenoside (z. B. Ginsenosid Rb1) aus *Panax ginseng* | Leistungsfördernde Wirkung | – |
| Glycyrrhetinsäure aus *Glycyrrhiza glabra* | Das Glykosid der Glycyrrhetinsäure, das zur Herstellung von Lakritz verwendet wird, wird bei Ulcus ventriculi und Gastritis eingesetzt. Unerwünschte Nebenwirkungen wie Bluthochdruck und Wassereinlagerungen beruhen auf seinen mineralocorticoiden Eigenschaften | 11β-Hydroxysteroid-Dehydrogenase 2 |
| Hopanoide | Membranverstärkende Substanzen in Bakterien | – |
| Oleanolsäure (Oleanan-Typ) aus *Olea europea* | Leitstruktur für das Bardoxolon (Zytostatikum, das derzeit erforscht wird) | – |

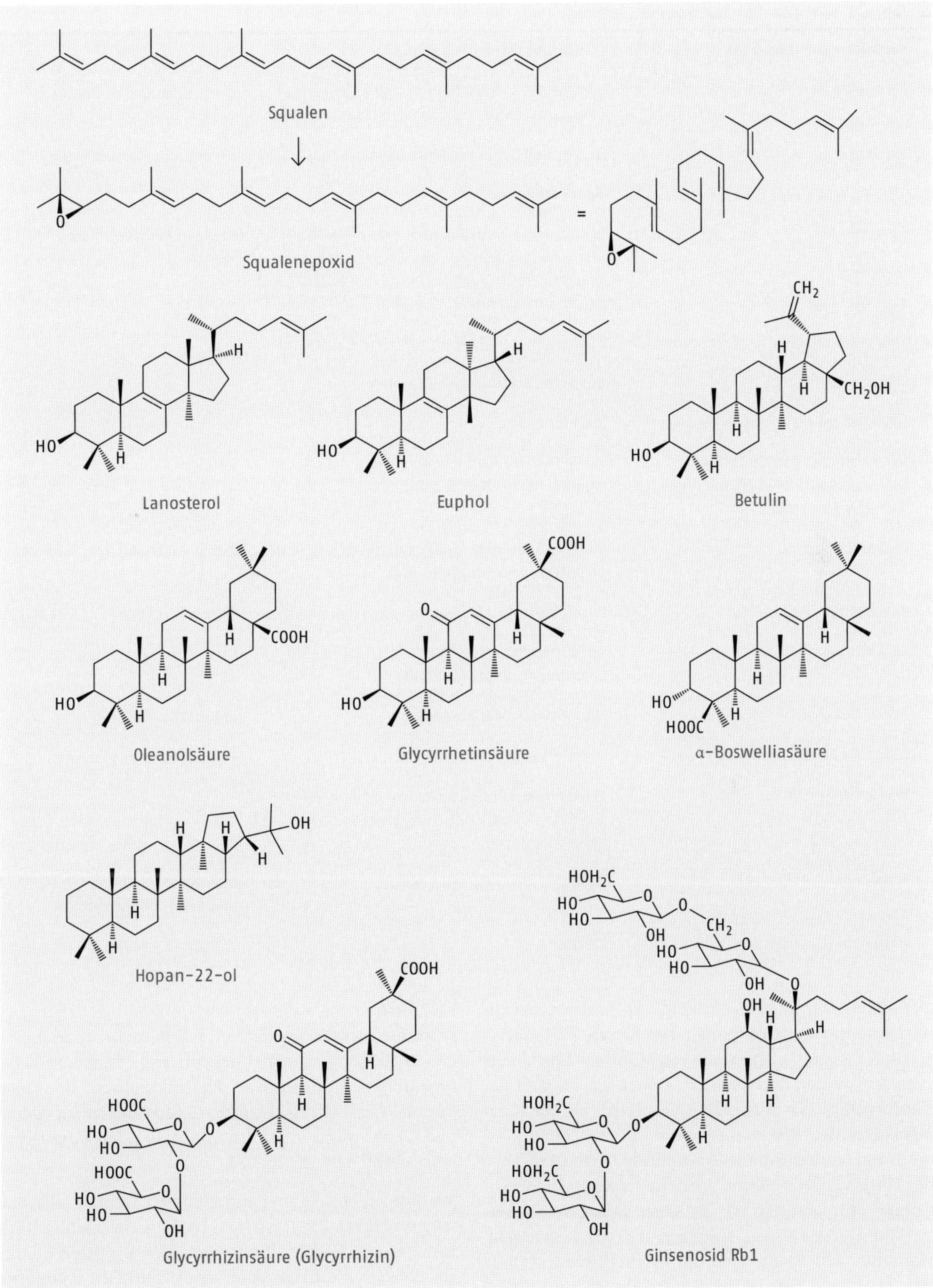

Squalen

↓

Squalenepoxid

=

Lanosterol

Euphol

Betulin

Oleanolsäure

Glycyrrhetinsäure

α-Boswelliasäure

Hopan-22-ol

Glycyrrhizinsäure (Glycyrrhizin)

Ginsenosid Rb1

**Abb. 4.31** Strukturen einiger Triterpene

4

◻ **Tab. 4.9** Pharmazeutisch relevante Steroide

| Stoffname und Produzent | Pharmazeutische Bedeutung | Target |
|---|---|---|
| Aldosteron | Leitstruktur für die Entwicklung von Mineralo-corticoidrezeptor-Antagonisten (Spironolacton) | Mineralocorticoidrezeptor |
| Cholesterol | Bestandteil der Plasmamembran von Tieren | – |
| Cholsäure | Gallensäure | – |
| Cortisol | Glucocorticoid, das die Aktivierung von Stoffwechselvorgängen bewirkt, Einsatz zur Behandlung von Entzündungen und zur Unterdrückung des Immunsystems | Nukleäre Glucocorticoidrezeptoren |
| Dioscin, Diosgenin aus *Dioscorea*-Arten | Ausgangsmaterial für die Synthese von Steroiden | – |
| Ergosterol | Bestandteil der Zellmembran von Pilzen | – |
| Fusidinsäure aus *Fusidium coccineum* | Antibiotikum | Elongationsfaktor EF-G |
| Herzglykoside wie Methyldigoxin, β-Acetyldigoxin, Digoxin und Digitoxin aus *Digitalis*-Arten | Bei tachykardem Vorhofflimmern und als Reservemittel bei Herzinsuffizienz | Natrium-Kalium-ATPase |
| Estradiol, Estron | Weibliche Sexualhormone, Leitstrukturen für die Entwicklung von Kontrazeptiva | Estrogenrezeptoren |
| Phytosterole | Bestandteil der Zellmembran von Pflanzen | – |
| Progesteron | Weibliches Sexualhormon, Leitstruktur für die Entwicklung von Kontrazeptiva | Progesteronrezeptoren |
| Testosteron | Männliches Sexualhormon | Androgenrezeptoren |
| Solasonin aus *Solanum*-Arten | Toxisches Alkaloid | Mitochondrienmembranen |
| Ursodesoxycholsäure | Verwendung zur Auflösung von kleinen Gallensteinen und zur Behandlung einer Reihe von Lebererkrankungen | – |
| Vitamin A | Vitamin | Nukleäre Transkriptionsfaktoren und Retinsäurerezeptoren |
| Vitamin $D_3$ (Cholecalciferol) | Vitamin | Vitamin-D-Rezeptoren |

Dammaran-Typ und Cucurbitan-Typ und pentazyklische Triterpene vom Oleanan-Typ, Ursan-Typ, Cycloartenol-Typ, Lupan-Typ und Protolanostan-Typ. Unterschieden werden können diese Typen u. a. anhand der Konformation der Ringe. Beispielsweise geht die Konformation der Ringe im Lanosterol aus einer Sessel-Wanne-Sessel-Wanne-Anordnung (Lanostan-Typ) des Epoxisqualens hervor, während Euphol, ein Stereoisomer des Lanosterols, aus einer Sessel-Sessel-Sessel-Wanne-Anordnung (Dammaran-Typ) hervorgeht. Bekannte Triterpene sind Glycyrrhetinsäure (Oleanan-Typ) aus *Glycyrrhiza glabra*, Oleanolsäure (Oleanan-Typ) aus *Olea europea*, Boswelliasäure aus Arten der Gattung *Boswellia*, Betulin (Lupan-Typ) aus *Betula alba* und die Hopanoide (z. B. Hopan-22-ol), die u. a. in

Membranen von Bakterien vorkommen. Als Triterpensaponine werden glykosylierte Triterpene bezeichnet, die auch in geringer Konzentration seifenähnliche Eigenschaften aufweisen. Pharmazeutisch relevante Beispiele sind Glycyrrhizinsäure aus *Glycyrrhiza glabra* und Ginsenoside (z. B. Ginsenosid Rb1) aus *Panax ginseng* (◦ Abb. 4.31, ◻ Tab. 4.8).

**Steroide:** Steroide sind modifizierte Terpene, die ein tetrazyklisches Ringsystem aufweisen, das identisch ist zum tetrazyklischen Ringsystem des Lanosterols, die aber dessen Methylgruppen an C4 und C14 nicht aufweisen. Die Biosynthese der Steroide verläuft ausgehend von Lanosterol über Cholesterol zu Pregnenolon, das dann über Testosteron zu den Estrogenen und über Progesteron zu Aldosteron bzw. zu Cortison umgesetzt

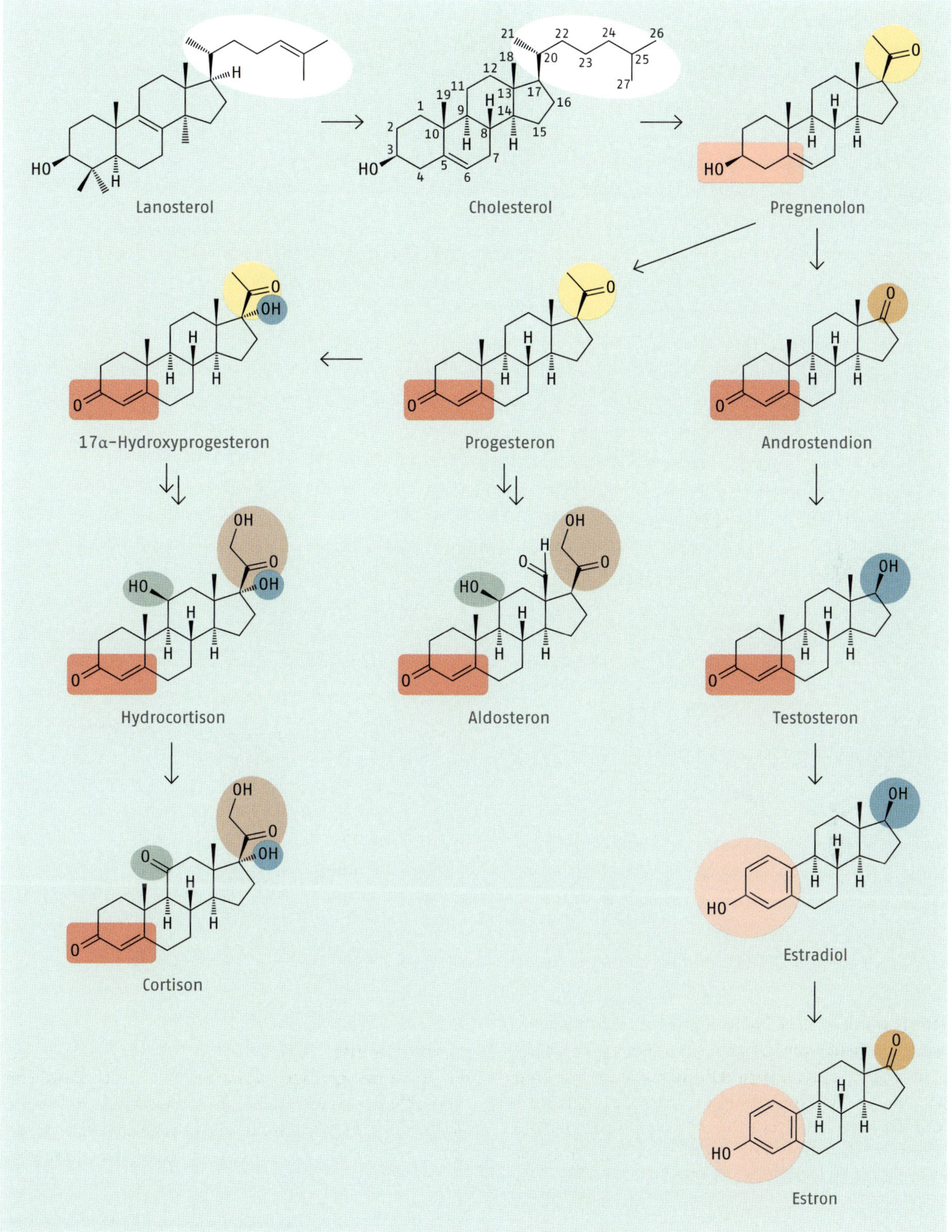

**Abb. 4.32** Biosynthese einiger Steroide

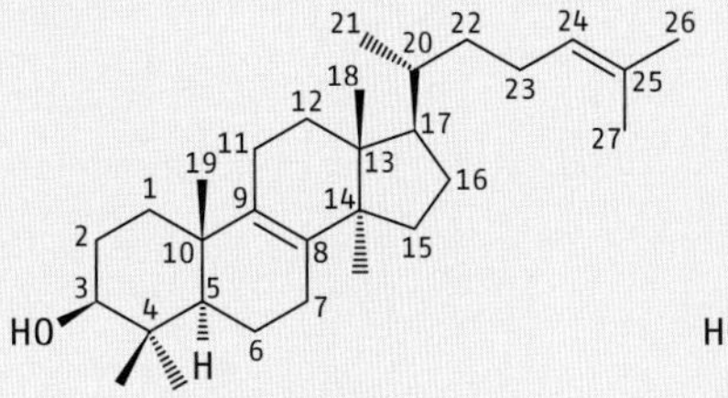

Lanosterol
(ein Lanostan, C30)

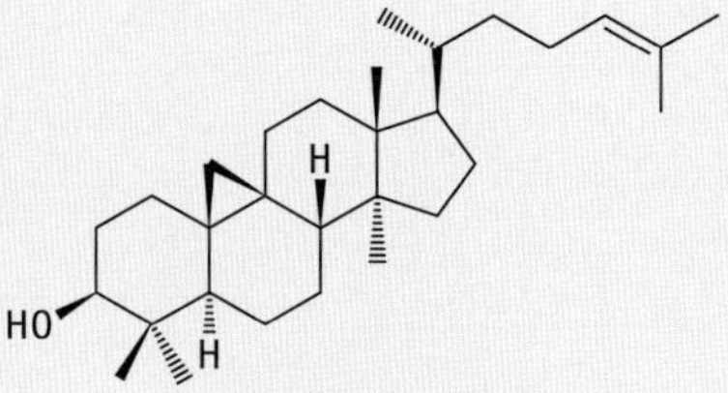

Cycloartenol
(ein Cycloartan, C30)

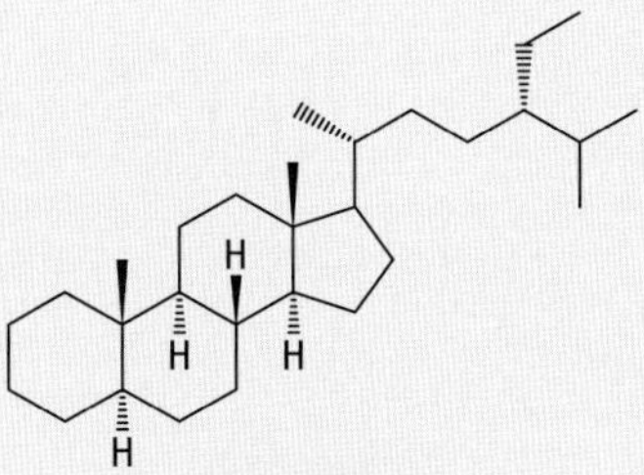

Poriferastan
(ein Poriferastan, C29)

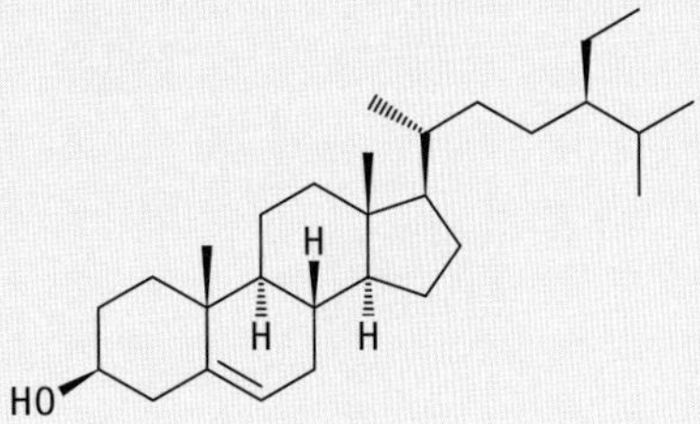

Sitosterol
(ein Stigmastan, C29)

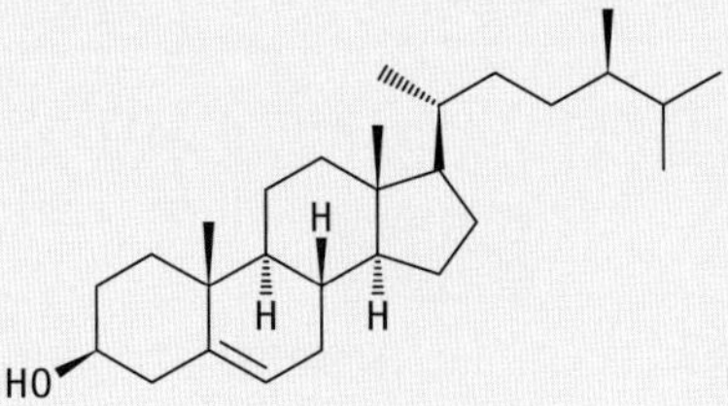

Campesterol
(ein Campestan, C28)

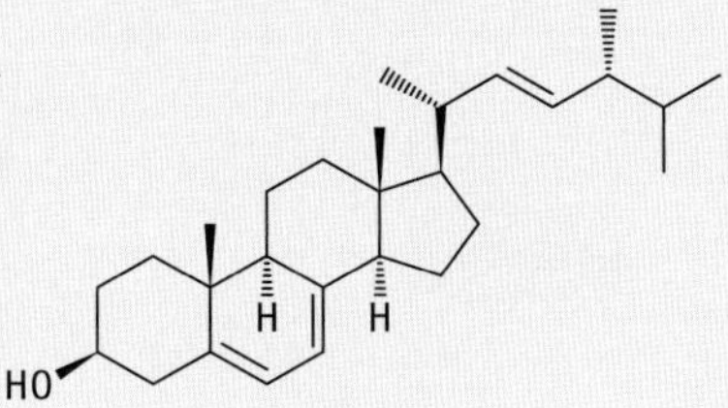

Ergosterol
(ein Ergostan, C28)

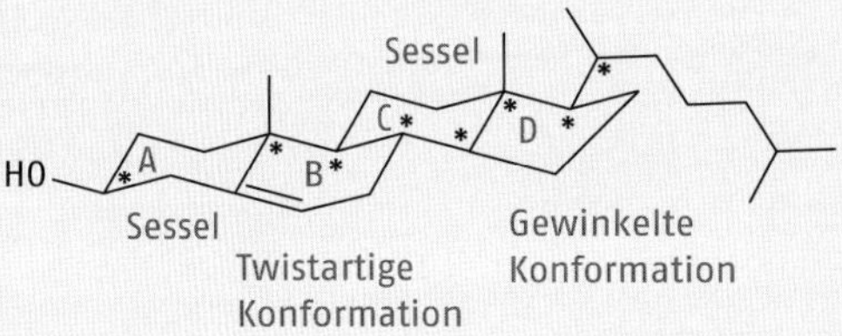

Sessel

Sessel

Twistartige
Konformation

Gewinkelte
Konformation

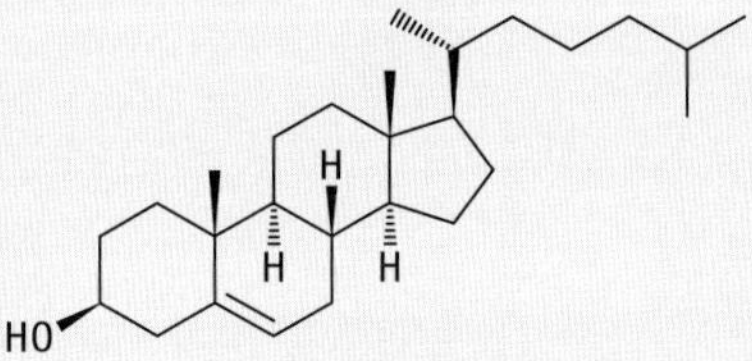

Cholesterol
(ein Cholestan, C27)

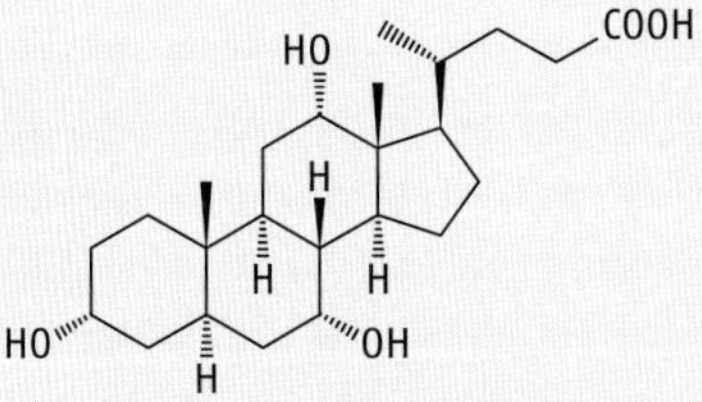

Cholsäure
(ein Cholan, C24)

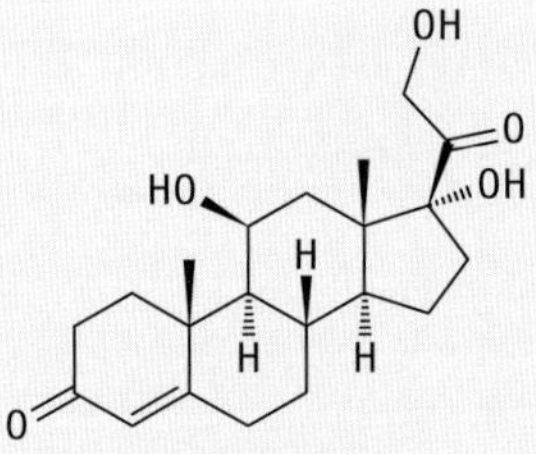

Hydrocortison
(ein Pregnan, C21)

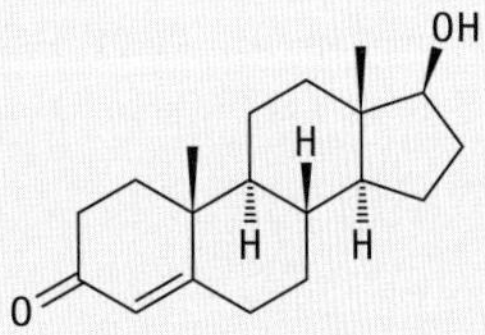

Testosteron
(ein Androstan, C19)

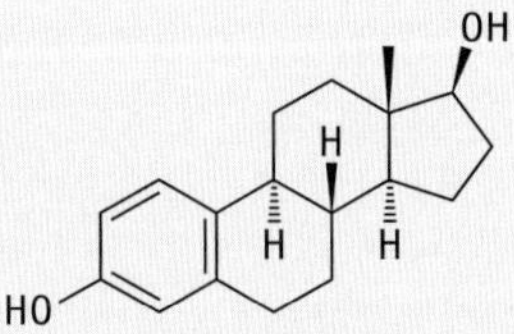

Estradiol
(ein Estran, C18)

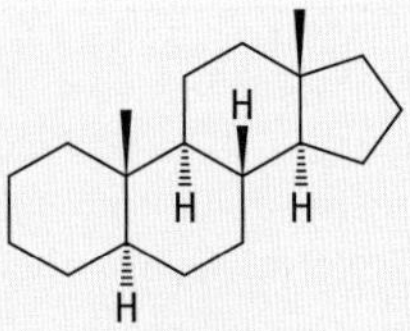

5α-Gonan
(ein Gonan, C17)

**Abb. 4.33** Strukturen einiger pharmazeutisch relevanter Steroide und ihre Einteilung in verschiedene Steroidtypen

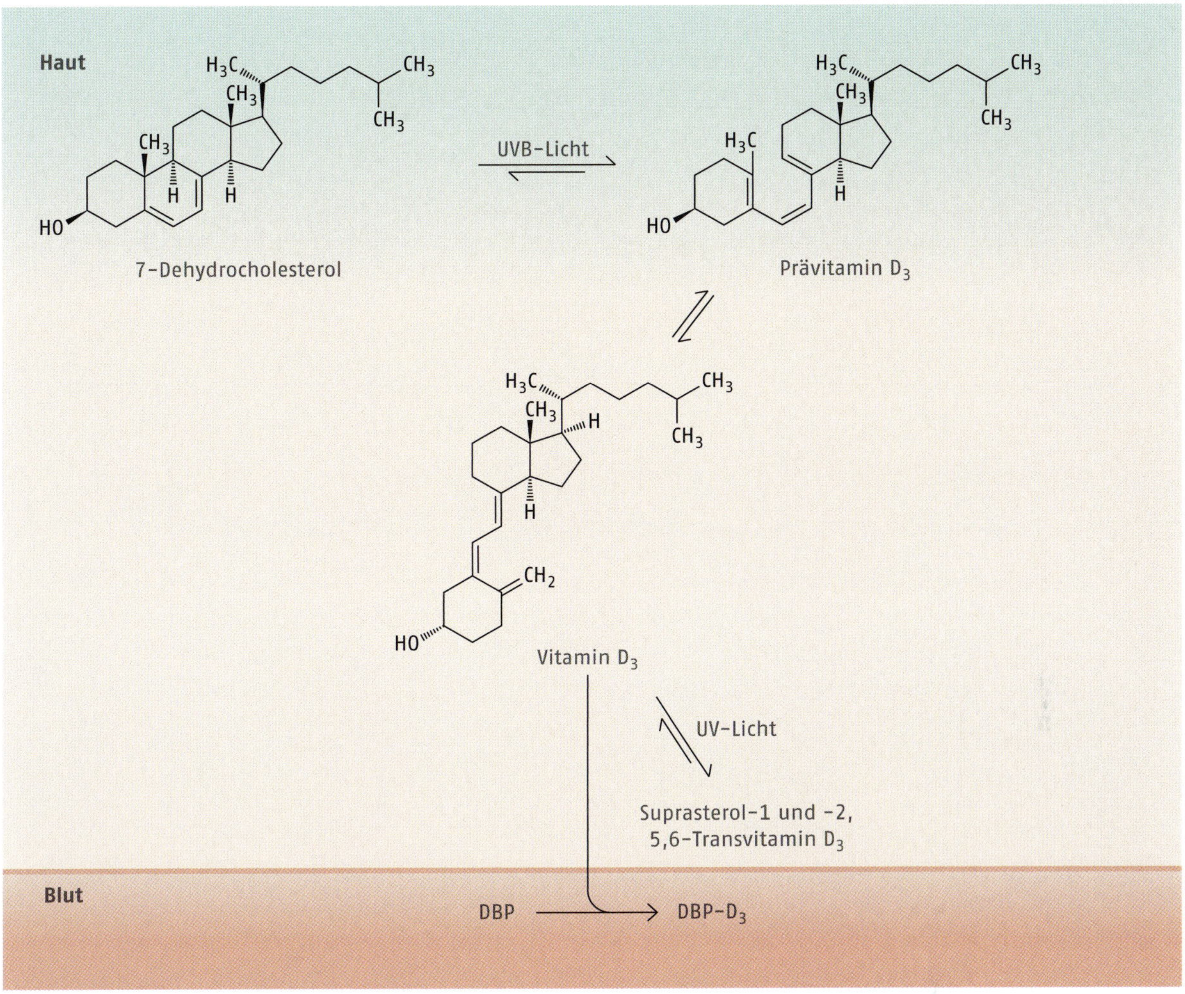

○ **Abb. 4.34** Metabolisierung von 7-Dehydrocholesterol in der Haut, **DBP** Vitamin-D-Bindeprotein

wird (○ Abb. 4.32). Es werden verschiedene Steroidtypen unterschieden (z. B. Steroide vom Lanostan- oder Cholestan-Typ), die sich vor allem anhand der Anzahl der Kohlenstoffatome unterscheiden (○ Abb. 4.33). Aus pharmazeutischer Sicht lassen sich die Steroide in Phytosterole, Cholesterol und Ergosterol, Vitamin $D_3$, Fusidinsäure, Steroidsaponine, herzwirksame Steroidglykoside, Gallensäuren und Hormone unterteilen (□ Tab. 4.9). Die physiologische Aktivität der Steroide hängt sehr stark von den Details ihrer Struktur ab. So ist die Anwesenheit eines Sauerstoffs an C11β wichtig für eine antientzündliche Reaktion, die Anwesenheit einer OH-Gruppe an Position C17β wichtig für eine androgene Aktivität, ein aromatischer A-Ring essenziell für eine estrogene Aktivität. Substanzen mit einer dem Cortison ähnlichen Aktivität weisen immer eine 3-Oxo-5-en-Struktur auf.

**Phytosterole, Cholesterol, und Ergosterol:** Squalenepoxid wird in Pflanzen zu Cycloartenol und in Tieren und Pilzen zum Lanosterol umgesetzt. Beide Triterpene sind Vorläufermoleküle von Steroiden. In Pflanzen entstehen aus Cycloartenol überwiegend Phytosterole (Sitosterol, Campesterol), in Tieren entsteht aus Lanosterol Cholesterol und in Pilzen Ergosterol (○ Abb. 4.33). Cholesterol weist die Grundstruktur vieler Steroide auf. Es besitzt ein tetrazyklisches Grundgerüst. Zwei Ringe (A und C) entsprechen einem Cyclohexanring und liegen in der Sessel-Konformation vor. Der ebenfalls sechsgliedrige B-Ring wird durch die Doppelbindung an der Ausbildung einer Sessel-Konformation gehindert, er nimmt eine twistartige Konformation an. Auch beim D-Ring aus 5 C-Atomen bildet sich eine gewinkelte Konformation aus (○ Abb. 4.33). Phytosterole unterscheiden sich von Cholesterol durch α-substituierte $C_1$- oder $C_2$-Substituenten an C24. Ergosterol weist eine Doppelbindung an C22 auf, außerdem eine Doppelbindung an C7 und eine β-substituierte Methylgruppe an C24. Pharmazeutische Bedeutung hat das Cholesterol als Ausgangsverbindung für synthetisch hergestellte Steroide und natürlich auch als lebenswichtiges Steroid und wichtiger Bestandteil der Plasmamembran. Bedeutsam ist die Hypercholesterinämie als Risikofaktor für viele kardiovaskuläre Erkrankungen. Die Hemmung der Ergoste-

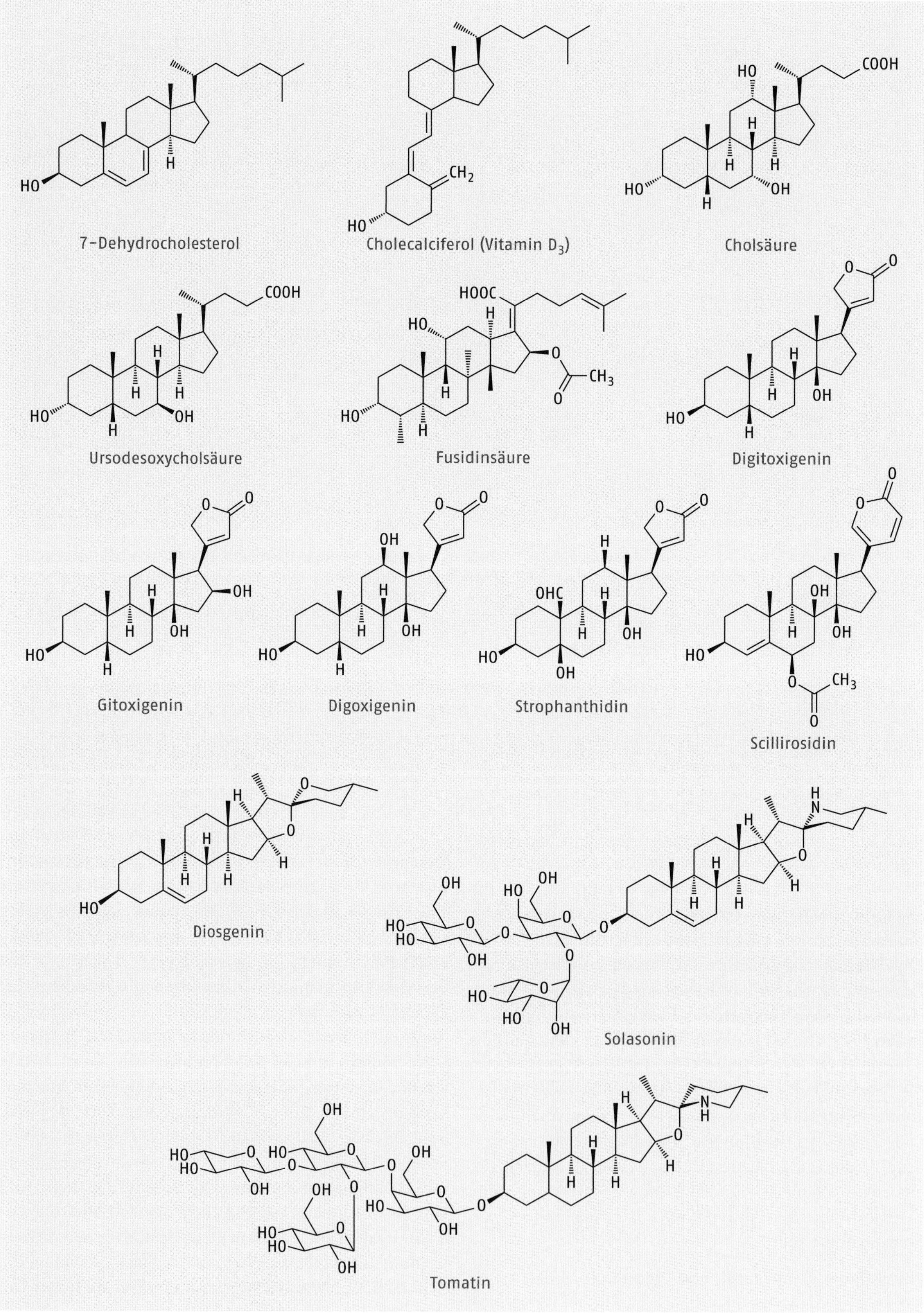

7-Dehydrocholesterol

Cholecalciferol (Vitamin D$_3$)

Cholsäure

Ursodesoxycholsäure

Fusidinsäure

Digitoxigenin

Gitoxigenin

Digoxigenin

Strophanthidin

Scillirosidin

Diosgenin

Solasonin

Tomatin

**Abb. 4.35** Strukturen einiger pharmazeutisch relevanter Steroide

rolbiosynthese spielt in der Therapie von Pilzerkrankungen eine wichtige Rolle und durch die Einnahme von Phytosterolen (z. B. Campesterol, Sitosterol) kann die Cholesterolaufnahme reduziert werden.

**Vitamin D$_3$:** Die Vorstufe des Vitamin D, 7-Dehydrocholesterol, wird vom Körper selbst hergestellt. Seine Konzentration ist in der Haut am höchsten. Dort wird es unter Lichteinfluss (UV-B-Strahlen) zu Prävitamin D$_3$ umgesetzt, das dann u. a. zu Vitamin D$_3$ (Cholecalciferol) chemisch weiterreagiert (o Abb. 4.34). Nach Bindung an Vitamin-D-Bindeproteine gelangt es in die Leber, wo es in die Speicherform 25-Hydroxy-Vitamin D$_3$ umgesetzt wird. Vitamin D$_3$ spielt eine wesentliche Rolle bei der Regulierung des Calciumspiegels im Blut und beim Knochenaufbau.

**Fusidinsäure:** Sie wird wahrscheinlich aus einem Prostosteryl-Kation, einem Intermediat der Lanosterolbiosynthese, gebildet. Fusidinsäure (o Abb. 4.35) besitzt antibiotische Aktivität.

**Herzwirksame Steroidglykoside:** Am bekanntesten sind die Cardenolide und die Bufadienolide. Für die Wirksamkeit der Herzglykoside sind die stereochemische Anordnung der Ringe und einige Substituenten essenziell. Die Ringe A und B bzw. C und D weisen zueinander eine *cis*-Konfiguration auf, an den Positionen 3 und 14 befindet sich eine Hydroxylgruppe und an der Position C17 ein α,β-ungesättigter Lactonring. Die bekanntesten Cardenolid-Aglyka sind das Digitoxigenin, das Digoxigenin, das Gitoxigenin und das Strophanthidin, ein bekanntes Bufadienolid ist das Scillirosidin (o Abb. 4.35). All diese Verbindungen wirken nur dann effektiv am Herzmuskel, wenn sie Zuckerseitenketten enthalten. Als Arzneimittel eingesetzt werden Metyldigoxin, β-Acetyldigoxin, Digoxin und Digitoxin.

**Steroidsaponine:** Steroidsaponine weisen ähnliche Eigenschaften wie Triterpensaponine auf. Dioscin (Aglykon: Diosgenin) aus verschiedenen *Dioscorea*-Arten und die in Pflanzen der Familie Solanaceae vorkommenden Solasonin (Aglykon: Solasodin) und Tomatin (Aglykon: Tomatidin, o Abb. 4.35) gehören zu den bekanntesten Steroidsaponinen. Sie werden über Cholesterol als Intermediat gebildet. Charakteristisch für Steroidsaponine ist, dass sie in Position C22 entweder ein Spiroketal oder ein Hemiketal aufweisen.

**Gallensäuren:** Bekanntester Vertreter der Gallensäuren ist die Cholsäure. Cholsäure liegt häufig als Konjugat mit Glycin oder Taurin vor. Gallensäuren sind wichtige Ausgangsverbindungen der Synthese von anderen Steroiden. Ursodesoxycholsäure wird zur Auflösung von kleinen Gallensteinen und zur Behandlung einer Reihe von Lebererkrankungen verwendet (o Abb. 4.35).

## Tetraterpene und Polyterpene

Zwei Moleküle Geranylgeranyldiphosphat werden für die Biosynthese des Phytoens benötigt. Im Unterschied zur Squalenbiosynthese verwendet die Phytoensynthase kein NADPH, es kommt zum Verlust eines Protons und dadurch zur Entstehung einer Doppelbindung in der Mitte des Moleküls. Diese weist in Pflanzen eine Z-Konfiguration auf, in Bakterien eine E-Konfiguration. Isomerasen und Desaturasen katalysieren dann die Bildung von Lycopin, in dem alle Doppelbindungen eine E-Konfiguration aufweisen. Aus Lycopen leiten sich alle Carotinoide ab. Beispiele sind α-, β- und γ-Carotin (o Abb. 4.36). β-Carotin ist Ausgangsverbindung für die Bildung von Retinal, das zu Retinol (Vitamin A$_1$) und Dehydroretinol (Vitamin A$_2$) umgesetzt wird. Ein bekanntes Gemisch an Polyterpenen ist Kautschuk, das früher zur Autoreifenherstellung verwendet wurde. Kautschuk kommt in verschiedenen Pflanzen, vor allem in *Hevea brasiliensis* vor.

## 4.4 Aminosäuren als Ausgangsmaterial für Biosynthesewege

### 4.4.1 Biosynthesewege der Alkaloide

Alkaloide sind niedermolekulare Substanzen, die ein oder mehrere N-Atome enthalten. Alkaloide werden zum größten Teil von Pflanzen gebildet, doch sind auch Alkaloide aus Mikroorganismen und Tieren bekannt. Schätzungsweise sind bis heute etwa 30 000 Alkaloide beschrieben worden. Die meisten Alkaloide leiten sich von Intermediaten des Shikimatstoffwechsels (Anthranilsäure, Tyrosin und Tryptophan), von L-Ornithin/L-Arginin, L-Lysin, und L-Histidin ab. Sie können aber auch Bestandteile anderer Biosynthesewege enthalten. Als Pseudoalkaloide werden Substanzen bezeichnet, die ihren Stickstoff über eine Transaminierungsreaktion erhalten. In □ Tab. 4.10 sind wichtige Eigenschaften pharmazeutisch bedeutender Alkaloide aufgeführt.

### Aus L-Tyrosin aufgebaute Alkaloide

Tyrosin ist Startermolekül für eine Reihe von sehr bekannten Alkaloiden, zu denen u. a. auch das Morphin gehört. Die meisten sich aus Tyrosin ableitenden Alkaloide lassen sich in Phenylethylamine, einfache Tetrahydroisochinoline, modifizierte Benzyltetrahydroisochinoline, Phenylethylisochinoline, terpenoide Tetrahydroisochinoline und in Amaryllidaceaealkaloide unterteilen.

Phenylethylamine entstehen aus Tyrosin durch Decarboxylierung. Zu den bekanntesten Phenylethylaminalkaloiden gehören Dopamin, Noradrenalin, Adrenalin und Mescalin (o Abb. 4.37). Die als Catechol-

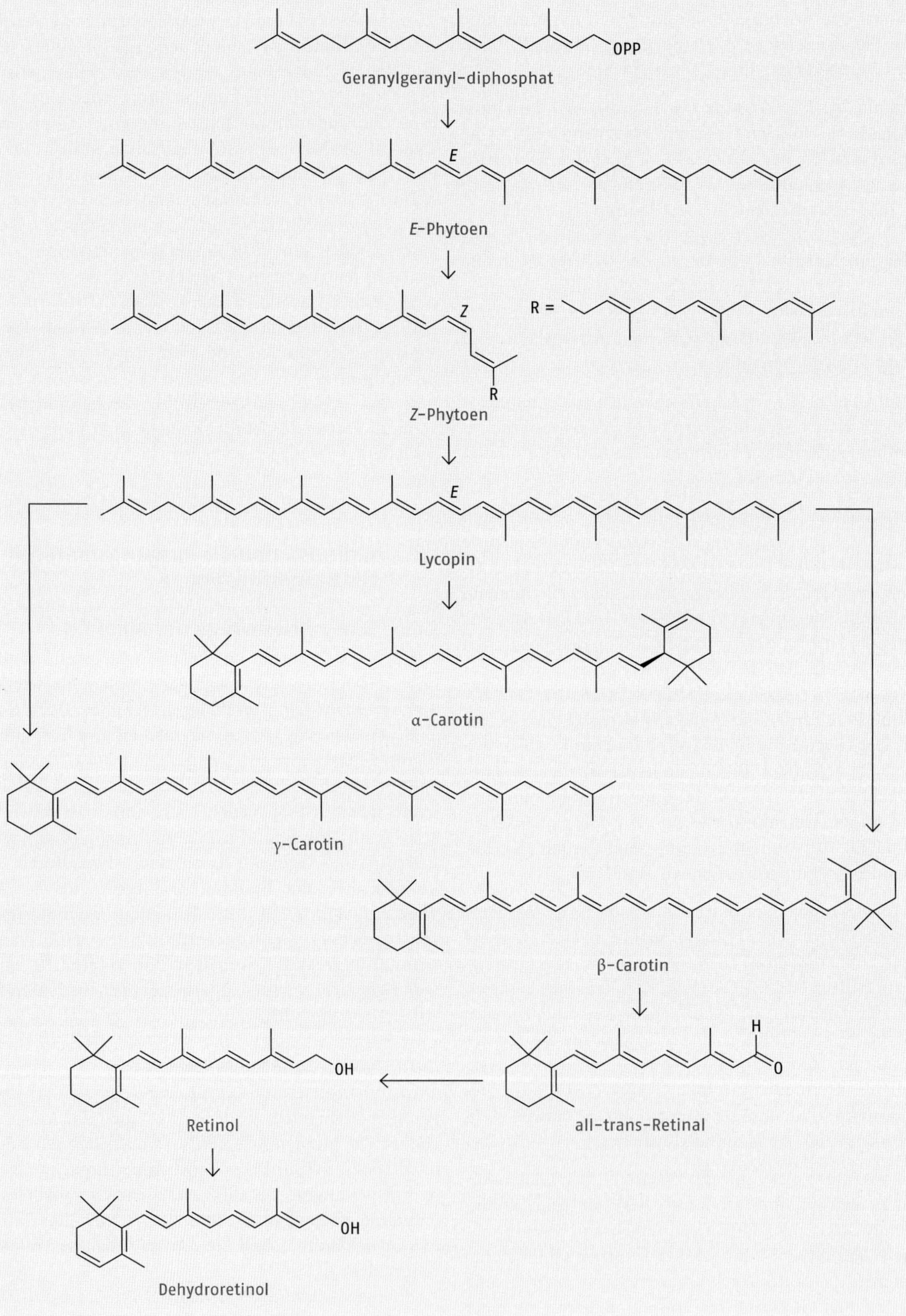
OPP
Geranylgeranyl-diphosphat
E
E-Phytoen
Z
R =
R
Z-Phytoen
E
Lycopin
α-Carotin
γ-Carotin
β-Carotin
H
O
OH
Retinol
all-trans-Retinal
OH
Dehydroretinol

**Abb. 4.36** Biosynthese der Carotinoide und der Vitamine $A_1$ und $A_2$

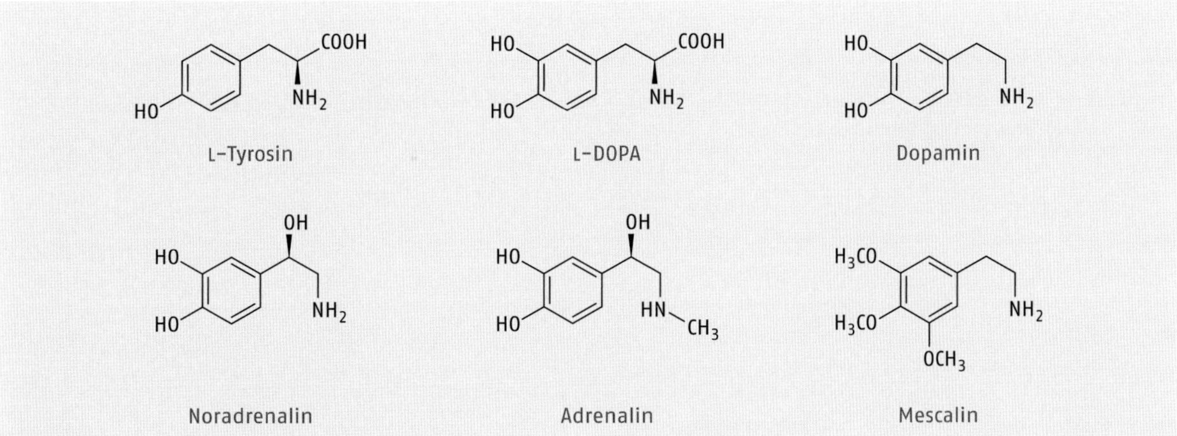

○ **Abb. 4.37** Strukturen einiger Phenylethylamine

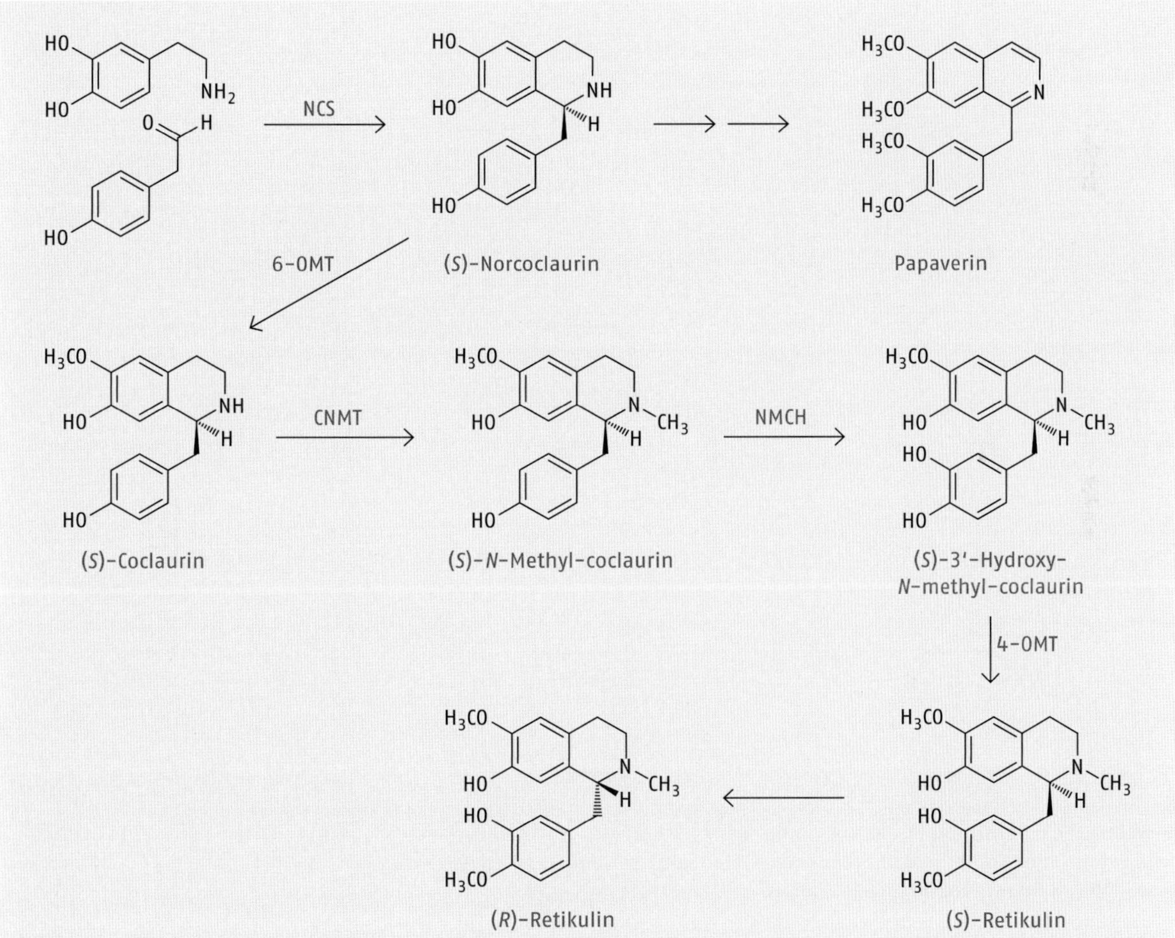

○ **Abb. 4.38** Biosynthese der einfachen Tetrahydroisochinolinalkaloide Papaverin und Retikulin. **NCS** Norcoclaurin-Synthase, **6-OMT** Norcoclaurin-6-*O*-Methyltransferase, **CNMT** Coclaurin-*N*-Methyltransferase, **NMVH** *N*-Methylcoclaurin-3´-Hydroxylase, **4-OMT** 3´-Hydroxy-*N*-methylcoclaurin-4´-*O*-Methyltransferase

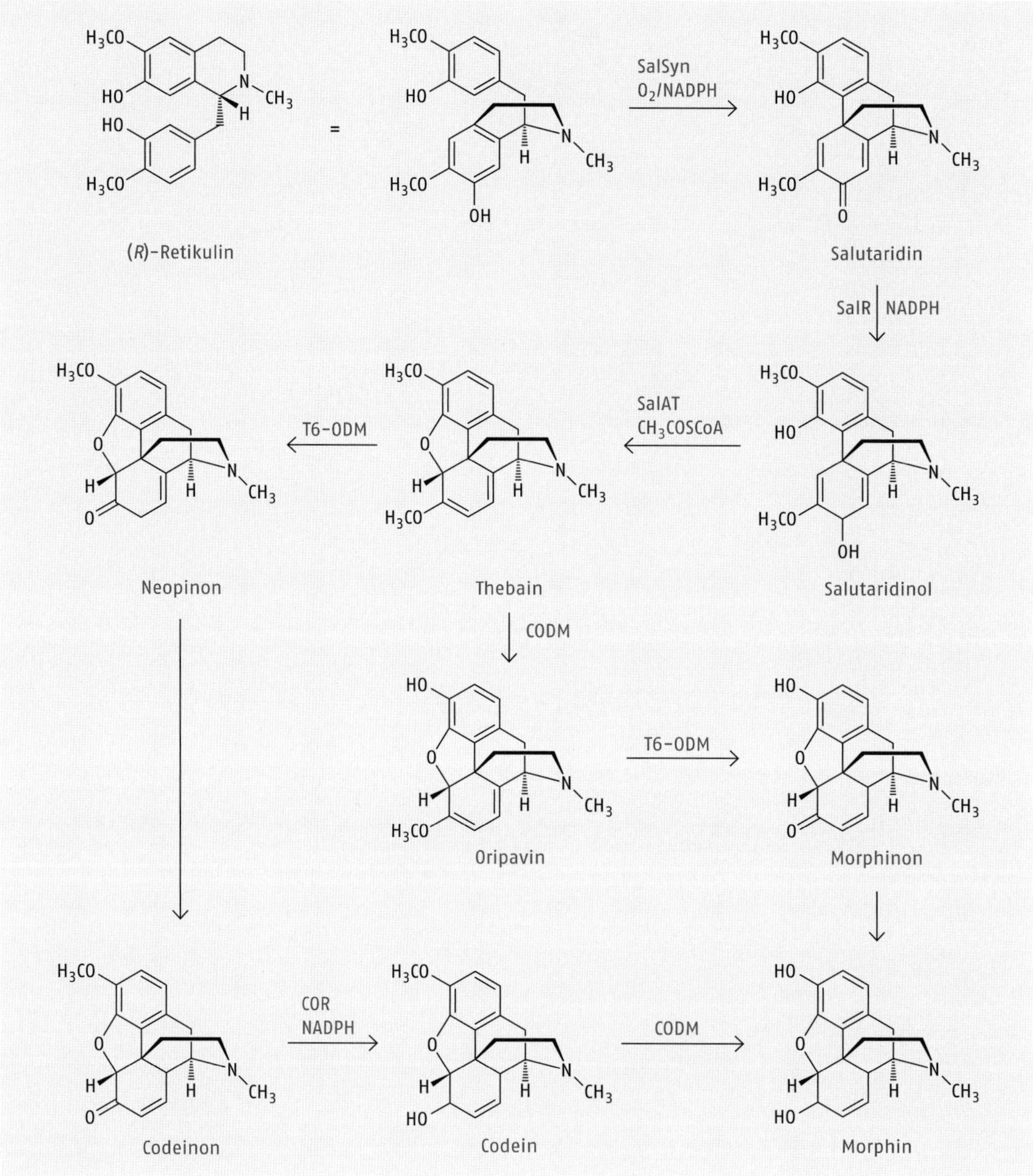

**Abb. 4.39** Biosynthese des modifizierten Benzyltetrahydroisochinolinalkaloids Morphin. **SalSyn** Salutaridinsynthase, **SalR** Salutaridin-NADPH 7-Oxidoreduktase, **SalAT** Salutaridinol-7-O-Acetyltransferase, **T6-ODM** Thebain 6-O-Demethylase, **COR** Codeinonreduktase, **CODM** Codein-O-Demethylase

amine bezeichneten Dopamin, Noradrenalin und Adrenalin sind Neurotransmitter. Alle drei Substanzen wurden intensiv erforscht, was zu einer Reihe von Arzneimitteln wie L-DOPA (Mittel zur Behandlung von Parkinson) und zahlreicher Betablocker führte. Mescalin war als Halluzinogen in der Drogenszene der 1960er Jahre weit verbreitet.

Einfache Tetrahydroisochinoline entstehen durch Kondensation von Dopamin mit einem Aldehyd. Während Salsolinol durch Kondensation mit Acetaldehyd entsteht, werden die Benzyltetrahydroisochinoline durch Kondensation mit 4-Hydroxyphenylacetaldehyd gebildet. Dabei entsteht in einer Mannich ähnlichen Reaktion (S)-Norcoclaurin, welches z. B. zu dem zu den einfachen Tetrahydroisochinolinen gehörenden Papaverin oder zu (R)-Retikulin umgesetzt werden kann. Papaverin, das z. B. von *Papaver somniferum* gebildet wird, wird in der Herzchirurgie zur Verhinderung von

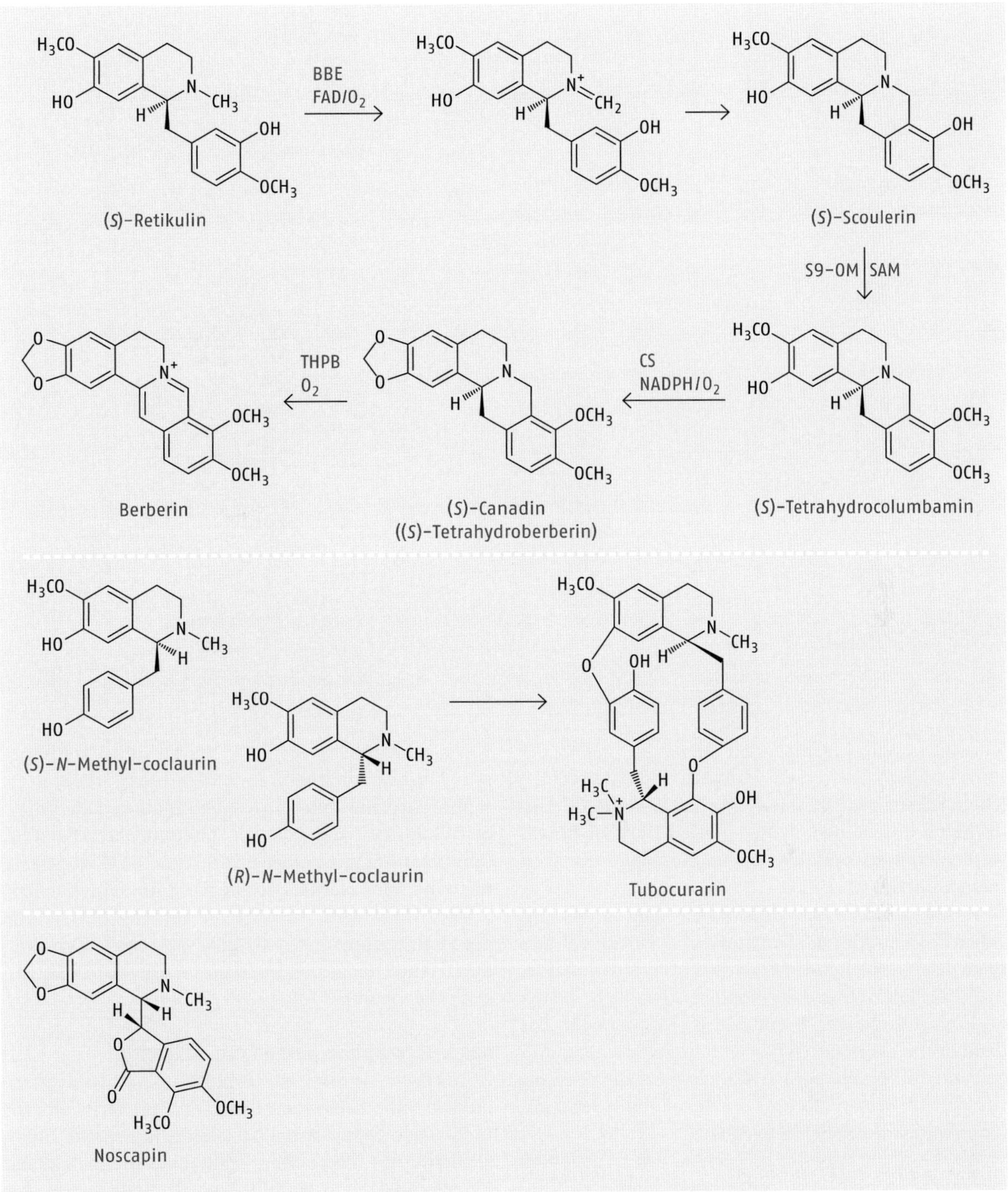

**○ Abb. 4.40** Biosynthese der modifizierten Benzyltetrahydroisochinolinalkaloide Berberin und Tubocurarin sowie Struktur des Noscapins. **BBE** Berberinbrückenenzym, **S9-OM** Scoulerin-9-O-Methyltransferase, **CS** (S)-Canadin-Synthase, **THPB** (S)-Tetrahydroprotoberberin-Oxidase)

Blutgefäßspasmen verwendet. Retikulin ist ein Intermediat der Biosynthese von Morphin (○ Abb. 4.38).

Modifizierte Benzyltetrahydroisochinoline entstehen häufig durch oxidative Phenolkopplung. Substrate dieser Kopplungsreaktionen können (S)-Norcoclaurinderivate (methylierte und hydroxylierte Derivate), (S)-Retikulin und (R)-Retikulin sein. Aus (R)-Retikulin entstehen durch intramolekulare Kopplung Morphin,

aus (S)-Retikulin das Berberin und aus (S)-N-Coclaurin und (R)-N-Methyl-Coclaurin das Tubocurarin (○ Abb. 4.39, ○ Abb. 4.40).

Tubocurarin, das z. B. von *Chondrodendron tomentosum* gebildet wird, wird traditionell als Pfeilgift verwendet. Es wird auch als Muskelrelaxans eingesetzt, wobei Substanzen wie Atracurium, Cisatracurium oder Mivacurium, die ausgehend von Tubocurarin entwickelt

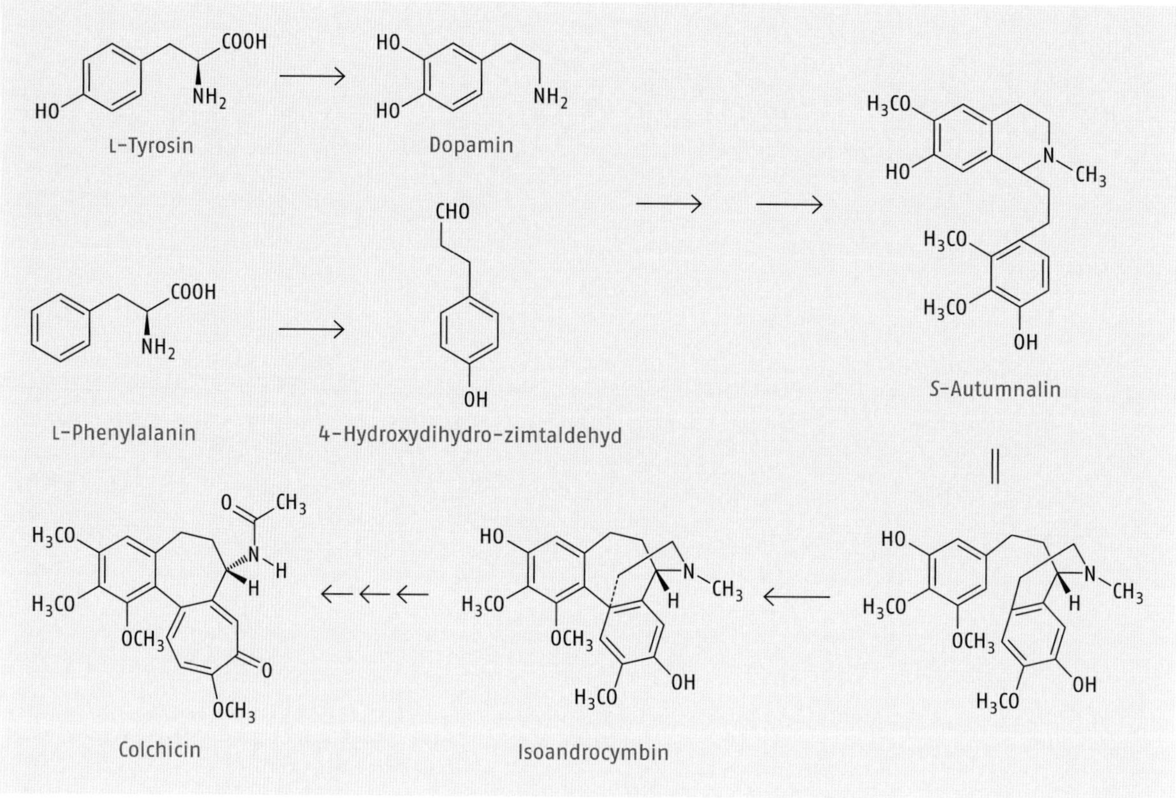

**○ Abb. 4.41** Biosynthese des Phenylethylisochinolinalkaloids Colchicin

wurden, bessere Eigenschaften aufweisen und in der Praxis vorgezogen werden. Morphin und daraus abgeleitete Substanzen (Beispiele: Tramadol, Pethidin, Tilidin) sind bedeutende Schmerzmittel. Darüber hinaus werden Opiumalkaloide (Codein, Noscapin) als Antitussiva eingesetzt.

Das bekannteste Phenylethylisochinolin ist das Colchicin. Es entsteht aus Dopamin und einem sich aus Phenylalanin ableitenden 4-Hydroxydihydro-zimtaldehyd-Molekül. Während der Kondensation bleibt die C$_6$-C$_3$-Einheit komplett, es entsteht (S)-Autumnalin, das dann in einer komplexen Biosynthese zu Colchicin umgesetzt wird (○ Abb. 4.41). Colchicin wird zur Therapie des akuten Gichtanfalls und zur Behandlung des familiären Mittelmeerfiebers eingesetzt.

Emetin und Cephaelin gehören zu den terpenoiden Tetrahydroisochinolinen. Ausgangsverbindung dieser Alkaloide sind Dopamin und Secologanin, die zu N-Deacetylisoipecosid kondensieren. Nach Abspaltung des Zuckers, mehreren Reduktions- und Umlagerungsreaktionen, Anlagerung eines weiteren Dopamin-Moleküls und weiteren Modifikationsreaktionen entstehen beide Verbindungen (○ Abb. 4.42). Emetin und Cephaelin wirken beide emetisch. Emetin wird bei Amöbenruhr, hervorgerufen durch *Entamoeba histolytica*, eingesetzt.

Zu den Amaryllidaceenalkaloiden gehört das Galantamin, ein Acetylcholinesteraseinhibitor, der bei Alzheimer-Erkrankungen eingesetzt wird. Die Biosynthese

von Galantamin (○ Abb. 4.42) startet mit der Aminosäure Tyrosin, die zu Tyramin decarboxyliert wird. Tyramin wird mit einer C$_6$-C$_1$-Verbindung, Dihydroxybenzolaldehyd, die von der Zimtsäure abgeleitet ist (Shikimat-Weg), zu einer Schiff'schen Base umgesetzt, die dann zum Norbelladin hydriert und anschließend O-methyliert wird. Es folgt die Bildung des 7-Rings durch eine Kupplungsreaktion. Nach einer Epoxidbildung, einer Reduktion und einer N-Methylierung entsteht Galantamin.

### Aus L-Tryptophan aufgebaute Alkaloide

Ähnlich wie Tyrosin ist Tryptophan Ausgangsverbindung für eine Reihe von Alkaloiden, die sich in einfache Indolalkaloide, β-Carbolinalkaloide, terpenoide Indolalkaloide mit Tryptamin-Struktur, Chinolinalkaloide, Pyrroloindolalkaloide und Ergotalkaloide unterteilen lassen.

Zu den einfachen Indolalkaloiden gehören Tryptamin, Serotonin (Neurotransmitter), Psilocybin (Rauschdroge) und Melatonin (Hormon, ○ Abb. 4.43). All diese Verbindungen werden aus Tryptophan durch Decarboxylierung gebildet. Je nach Naturstoff schließt die Biosynthese Methylierungsreaktionen, Oxygenierungen und Acetylierungen ein.

Über eine Mannich/Pictet-Spengler-ähnliche Reaktion entstehen β-Carbolinalkaloide, z. B. die Harmine (○ Abb. 4.44). Harmine spielen für die Zubereitung des

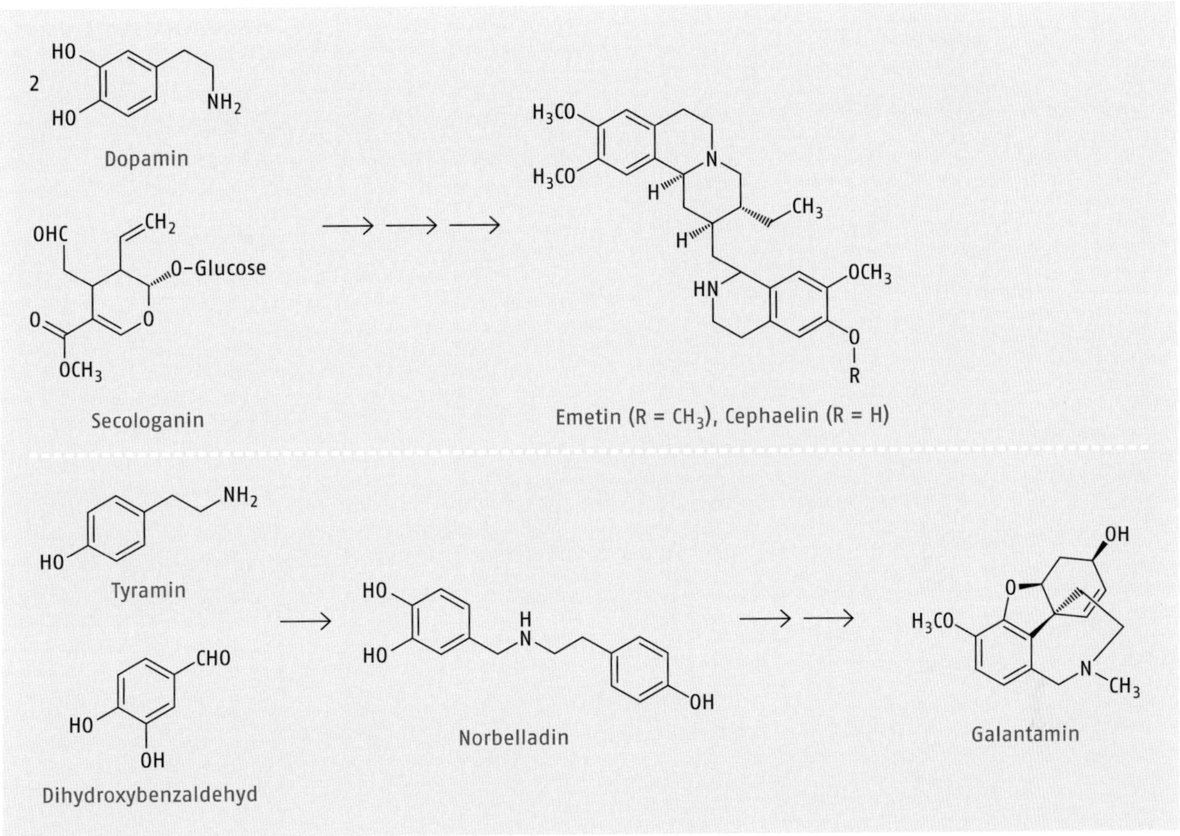

Dopamin

Secologanin

Emetin (R = CH$_3$), Cephaelin (R = H)

Tyramin

Dihydroxybenzaldehyd

Norbelladin

Galantamin

○ **Abb. 4.42** Biosynthese der terpenoiden Tetrahydroisochinoline Emetin und Cephaelin und des Amaryllidaceenalkaloids Galantamin

traditionellen südamerikanischen Entheogens (spirituell nutzbare Substanz) Ayahuasca eine entscheidende Rolle. Da Harmine als MAO-Hemmer wirken, verlangsamen sie den Abbau der halluzinogen wirkenden Substanz *N,N*-Dimethyltryptamin.

Der Gruppe der terpenoiden Indolalkaloide mit Tryptamin-Struktur lassen sich eine recht große Anzahl an Alkaloiden (z. B. Ajmalicin, Catharanthin, Reserpin, Vinblastin, Vincristin, Strychnin, ○ Abb. 4.45) zuordnen. Die Verknüpfung von Tryptamin mit dem aus dem Terpenstoffwechsel stammenden Secologanin ist der zentrale Biosyntheseschritt dieser Alkaloide. In einer Mannich-ähnlichen Reaktion entsteht Strictosidin, das Ausgangsverbindung für alle terpenoiden Indolalkaloide mit Tryptamin-Struktur ist. Während Ajmalicin und Reserpin aus *Rauvolfia serpentina* früher bei Arrhythmie bzw. bei Bluthochdruck eingesetzt wurden, weist Catharanthin aus *Catharanthus roseus* eine blutzuckersenkende Wirkung auf, wobei Catharanthin in der Therapie nicht eingesetzt wird. Vincristin und Vinblastin, ebenfalls aus *Catharanthus roseus* (oder teilsynthetische Derivate wie Vindesin und Vinorelbin), werden als Zytostatika verwendet und Strychnin aus *Strychnos nux-vomica* ist eine sehr giftige Substanz.

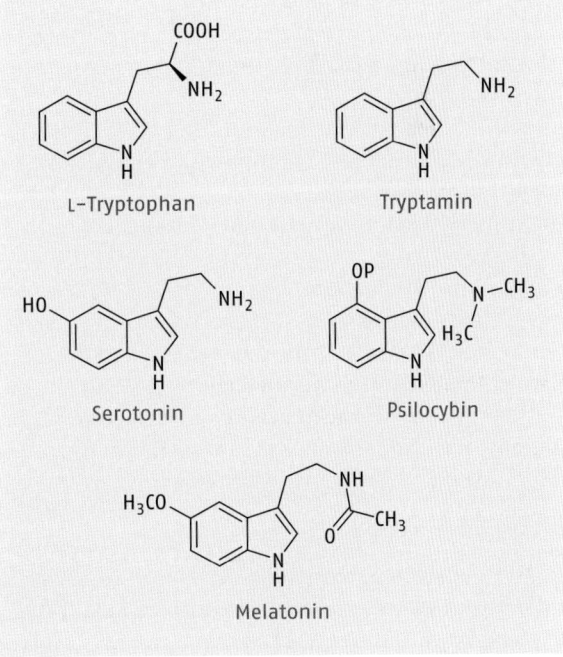

L-Tryptophan

Tryptamin

Serotonin

Psilocybin

Melatonin

○ **Abb. 4.43** Strukturen einiger einfacher Indolalkaloide, P Phosphat

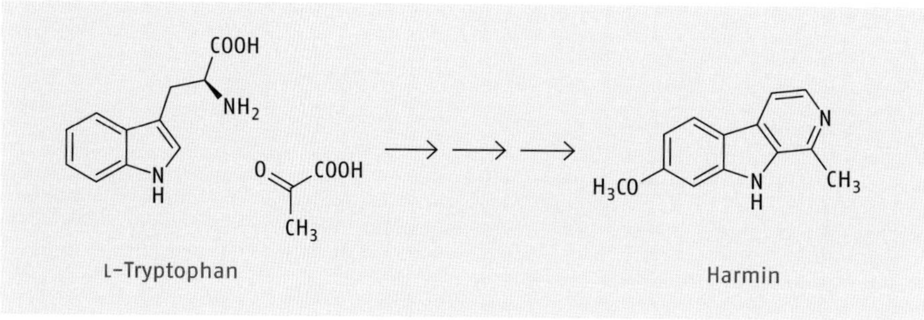

○ **Abb. 4.44** Struktur des β-Carbolinalkaloids Harmin

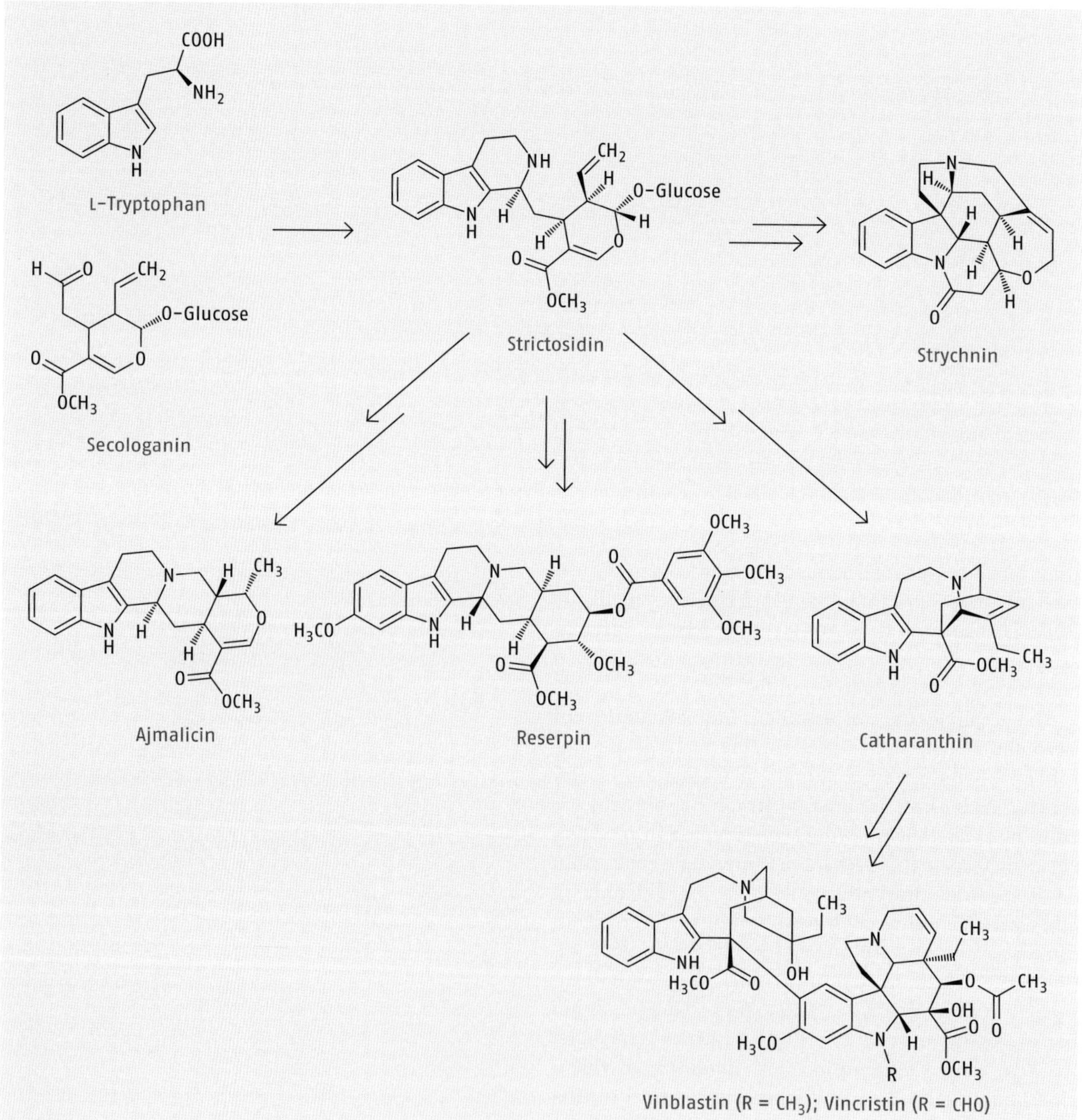

○ **Abb. 4.45** Strukturen einiger terpenoider Indolalkaloide mit Tryptamin-Struktur

Die Chinolinalkaloide gehören zu den terpenoiden Indolalkaloiden. Die Biosynthese dieser Alkaloide verläuft ebenfalls über Strictosidin, doch kommt es dann zu einer Aufspaltung der C-N-Bindung des In-

dols, sodass der Chinolinring entstehen kann. Bekannteste Vertreter dieser Alkaloide sind Chinin (Antimalariamittel) und Chinidin (Antiarrhythmikum) aus *Cinchona succirubra* und Camptothecin

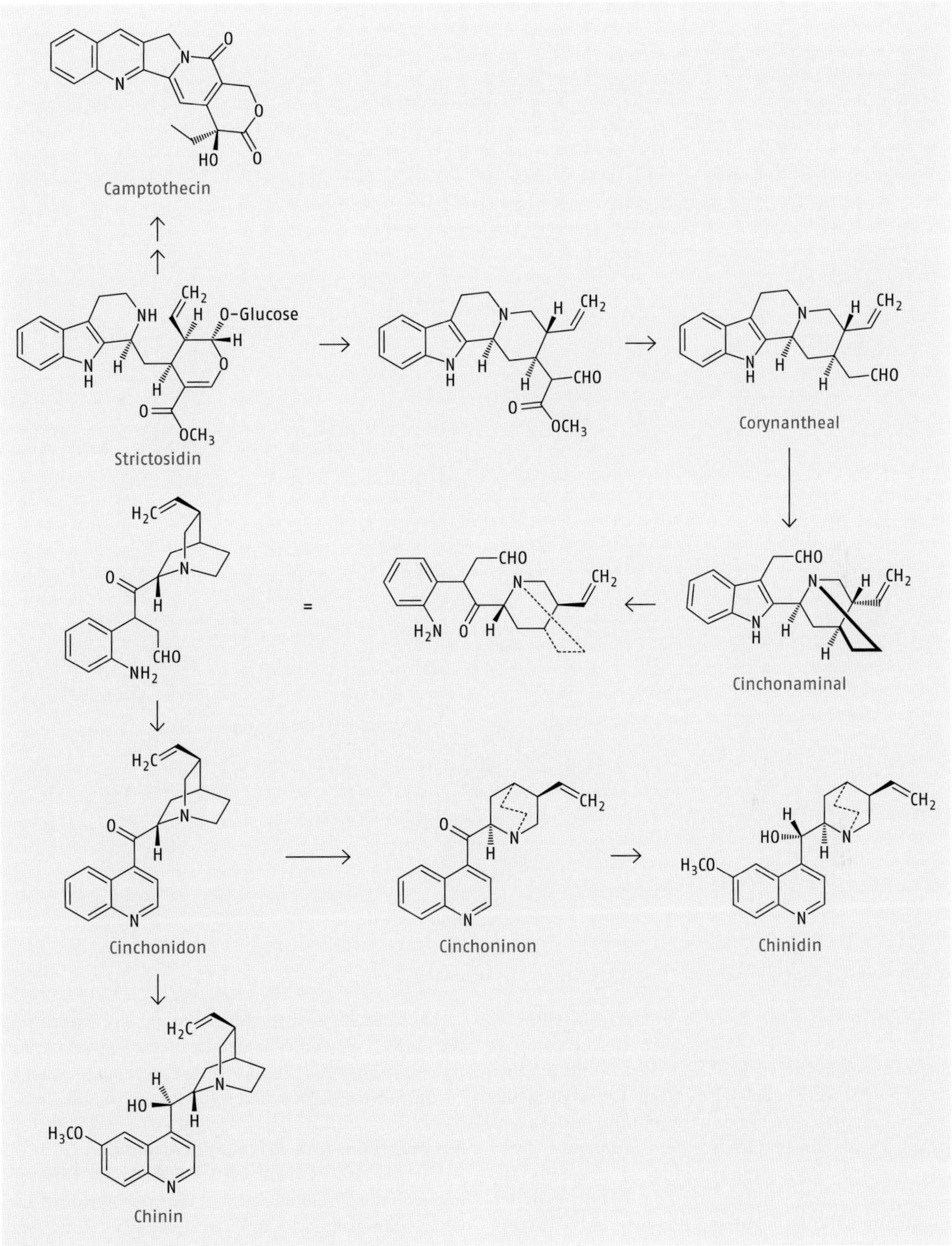

**Abb. 4.46** Biosynthese einiger Chinolinalkaloide

(Leitstruktur einiger Zytostatika) aus *Camptotheca acuminata* (○ Abb. 4.46).

Physostigmin (○ Abb. 4.47), ein Acetylcholinesterasehemmstoff, ist der bekannteste Vertreter der Pyrroloindolalkaloide. Eingeleitet wird die Biosynthese dieser Verbindung durch C3-Methylierung des Tryptamins und anschließender Ausbildung der Pyrroloindolstruktur.

Ausgangsreaktion der Biosynthese der Ergotalkaloide ist die Verknüpfung von L-Tryptophan mit

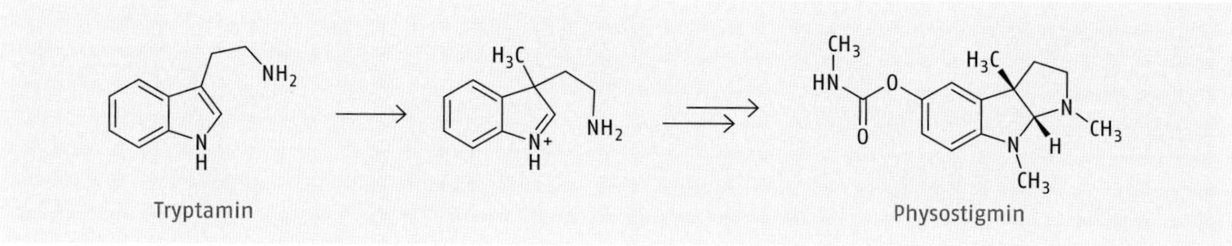

**Abb. 4.47** Biosynthese des Physostigmins

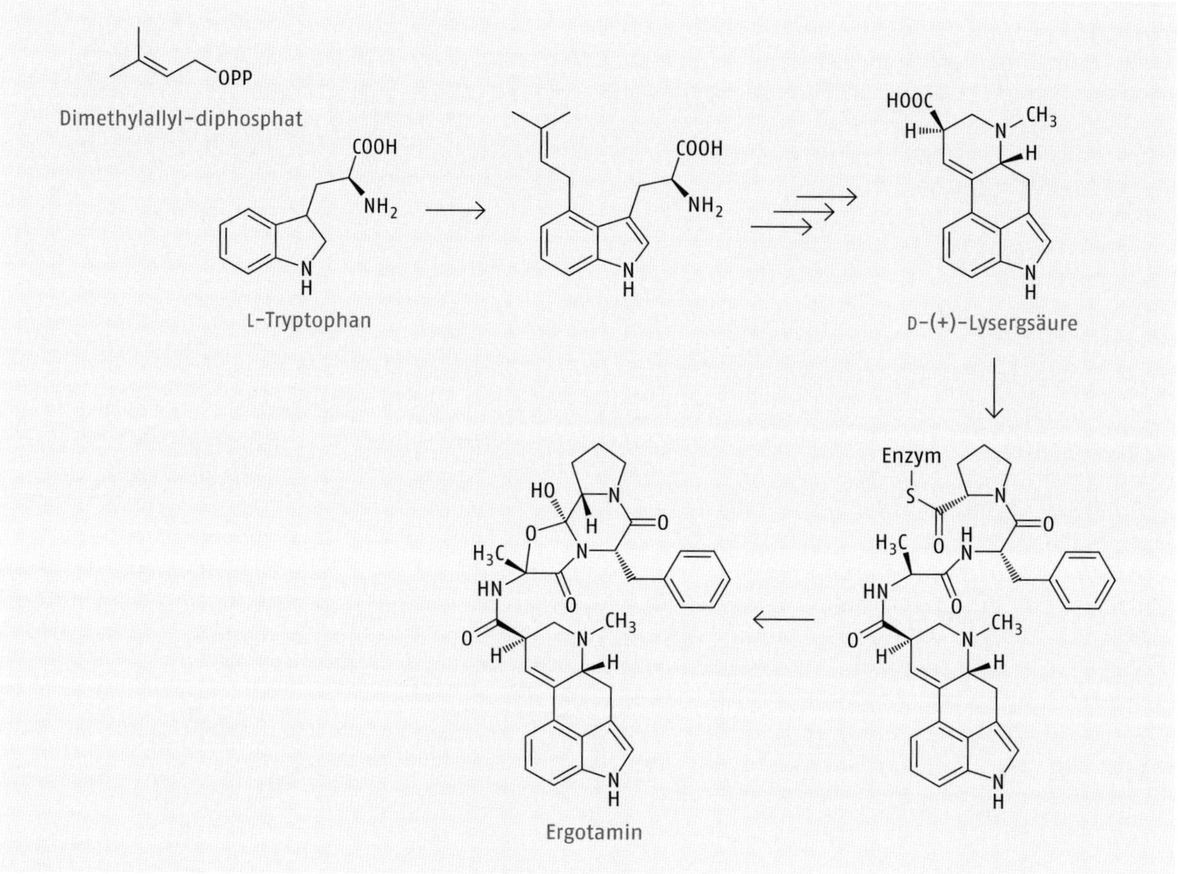

**Abb. 4.48** Struktur und Biosynthese des Ergotalkaloids Ergotamin

DMAPP (○ Abb. 4.48). Nach mehreren Biosyntheseschritten entsteht D-(+)-Lysergsäure, welche dann als Startermolekül einer nichtribosomalen Peptid-Synthetase (NRPS) verwendet wird. Nach Freisetzung des NRPS-Produkts wird dieses weiter modifiziert, es entstehen Ergotamin und andere dem Ergotamin ähnliche Verbindungen. Ergometrin wird ebenfalls aus Lysergsäure durch Anlagerung von Alanin gebildet. Ergotamin wirkt als α-Adrenorezeptor- und 5-HT-Rezeptor-Agonist. Es wird als Reservemittel bei Migräneerkrankungen eingesetzt und ist Leitstruktur für Verbindungen wie dem bei Parkinson eingesetzten Bromocriptin. Ergometrin kann in der Geburtshilfe aufgrund seiner Gebärmutter kontrahierenden Wirkung eingesetzt werden.

Ebenfalls aus L-Tryptophan stammt der Pyridinring des NAD⁺. L-Tryptophan wird über den Tryptophan-Kynurenin-Abbau zur Chinolinsäure abgebaut, das dann zu Nicotinsäure decarboxyliert werden kann (○ Abb. 4.49).

**Aus Anthranilsäure aufgebaute Alkaloide**
Anthranilsäure ist Ausgangsverbindung der Chinazolinalkaloide, Chinolinalkaloide und der Acridine. Das Chinazolinalkaloid Peganin wird in *Peganum harmala* durch Kondensation von Anthraniloyl-CoA und L-Ornithin gebildet. Es weist bronchodilatorische Aktivität auf und war Leitstruktur bei der Entwicklung des Bromhexins (○ Abb. 4.50).
Anthraniloyl-CoA und Malonyl-CoA sind Ausgangsverbindungen für die Bildung der Chinoline und der Acridine. Dabei wird bei der Acridinbiosynthese in

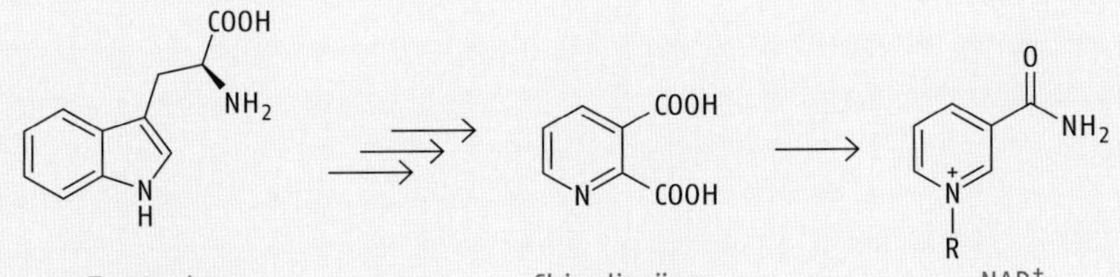

**○ Abb.4.49** Biosynthese des Pyridinrings des NAD$^+$

einer Chalkonsynthase ähnlichen Reaktion *N*-Methyl-anthraniloyl-CoA unter Verwendung von drei Malonyl-CoA-Einheiten umgesetzt, während bei der Chinolinbiosynthese nur ein Molekül Malonyl-CoA verwendet wird, (○ Abb. 4.50).

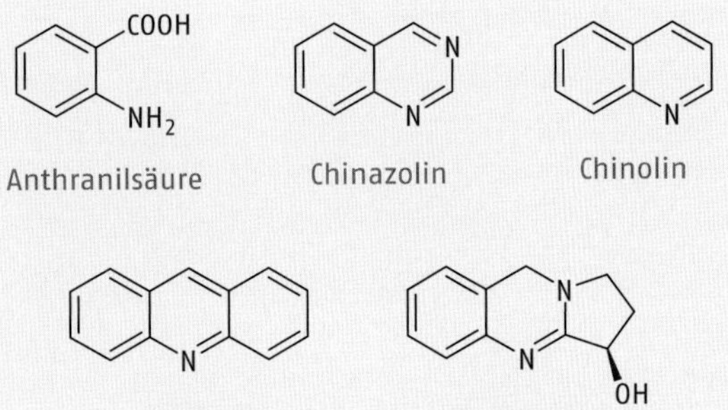

**Aus L-Ornithin bzw. L-Arginin aufgebaute Alkaloide**

L-Ornithin ist eine nichtproteinogene Aminosäure, die in Tieren aus L-Arginin und in Pflanzen aus L-Glutaminsäure gebildet wird. Aus L-Ornithin leitet sich eine recht große Anzahl an Alkaloiden ab, die in Polyamine, Pyrrolidine, Tropanalkaloide und Pyrrolizidine unterteilt werden können (○ Abb. 4.51).

Die universell vorkommenden Polyamine entstehen durch Decarboxylierung von L-Ornithin, das zu Putrescin umgesetzt wird. Putrescin kann auch aus L-Arginin gebildet werden ohne dass Ornithin als Intermediat gebildet wird. Aus Putrescin entstehen durch SAM-abhängige *N*-Alkylierungen Spermidin und Spermin. Für Spermidin wurde kürzlich eine Anti-Aging-Wirkung nachgewiesen und es wird beschrieben, dass das altersbedingte Absinken der Gedächtnisleistung durch Gabe von Spermidin rückgängig gemacht werden kann. Ein einfaches Pyrrolidin ist z. B. Hygrin, das aus Putrescin bzw. dem *N*-Methyl-$\Delta^1$-pyrrolinium-Kation und 2 Molekülen Acetyl-CoA-Einheiten gebildet wird.

Tropanalkaloide entstehen ebenfalls aus dem *N*-$\Delta^1$-pyrrolinium-Kation und Acetyl-CoA. Eine intramolekulare Mannichreaktion ist für die Bildung der Tropan-Grundstruktur verantwortlich, die in allen Tropanalkaloiden vorkommt. Cocain und (*S*)-Hyoscyamin werden dann durch Verknüpfung eines Tropanderivats mit Benzoyl-CoA bzw. Phenyl-Lactyl-CoA gebildet. Das in Solanaceen vorkommende (*S*)-Hyoscyamin (das Racemat wird Atropin genannt) konkurriert als Antagonist an den muscarinischen Rezeptoren des Parasympathikus mit dem Neurotransmitter Acetylcholin. Cocain hemmt den Transport und somit die Wiederaufnahme von Neurotransmittern in die präsynaptische Zelle, was eine Erhöhung des Sympathikustonus zur Folge hat. Betroffen sind vor allem die Neurotransmitter Serotonin, Dopamin und Noradrenalin. Cocain ist eine weit verbreitete Rauschdroge, aber auch Leitstruktur für einige Lokalanästhetika.

**○ Abb.4.50** Strukturen einiger sich aus Anthranilsäure ableitenden Grundstrukturen und Naturstoffe

Desgleichen werden Pyrrolizidinalkaloide über Putrescin gebildet (○ Abb. 4.51) und in der Biosynthese dieser Alkaloide spielt eine intramolekulare Mannich-Reaktion eine große Rolle. Viele bekannte Pyrrolizidinalkaloide (z. B. Senecionin) sind hepatotoxisch.

Eine weitere Substanz, die sich aus L-Arginin ableitet, ist Galegin. Es wurde aus *Galega officinalis* isoliert und ist Leitsubstanz des Metformins (○ Abb. 4.51).

**Aus L-Lysin aufgebaute Alkaloide**

Das im Vergleich zum L-Ornithin um eine $CH_2$-Einheit verlängerte L-Lysin wird in einer ähnlichen Weise wie das L-Ornithin biosynthetisch verwendet. Statt $C_4N$-Moleküle entstehen $C_5N$-Moleküle, die als Piperidinalkaloide (z. B. Himbacin), Chinolizidinalkaloide (z. B. Spartein) und Indolizidinalkaloide (z. B. Swainsonin) bezeichnet werden (○ Abb. 4.52).

Piperidinalkaloide wie die anthelminthisch wirksamen Pelletierin und Pseudopelletierin und das nicotinähnliche Lobelin werden aus L-Lysin über Cadaverin und $\Delta^1$-Piperidein gebildet (○ Abb. 4.52). Die Chinolizidinalkaloide Spartein (giftiger Naturstoff mit antiarrhythmischer Wirkung) und Lupanin werden aus 2 Molekülen L-Lysin gebildet, wobei auch hier die Biosynthese über Cadaverin verläuft (○ Abb. 4.52). Das Indolizidinalkaloid Swainsonin entsteht aus L-Lysin über L-Pipecolinsäure. Swainsonin ist ein Inhibitor von Glykosidasen (○ Abb. 4.52).

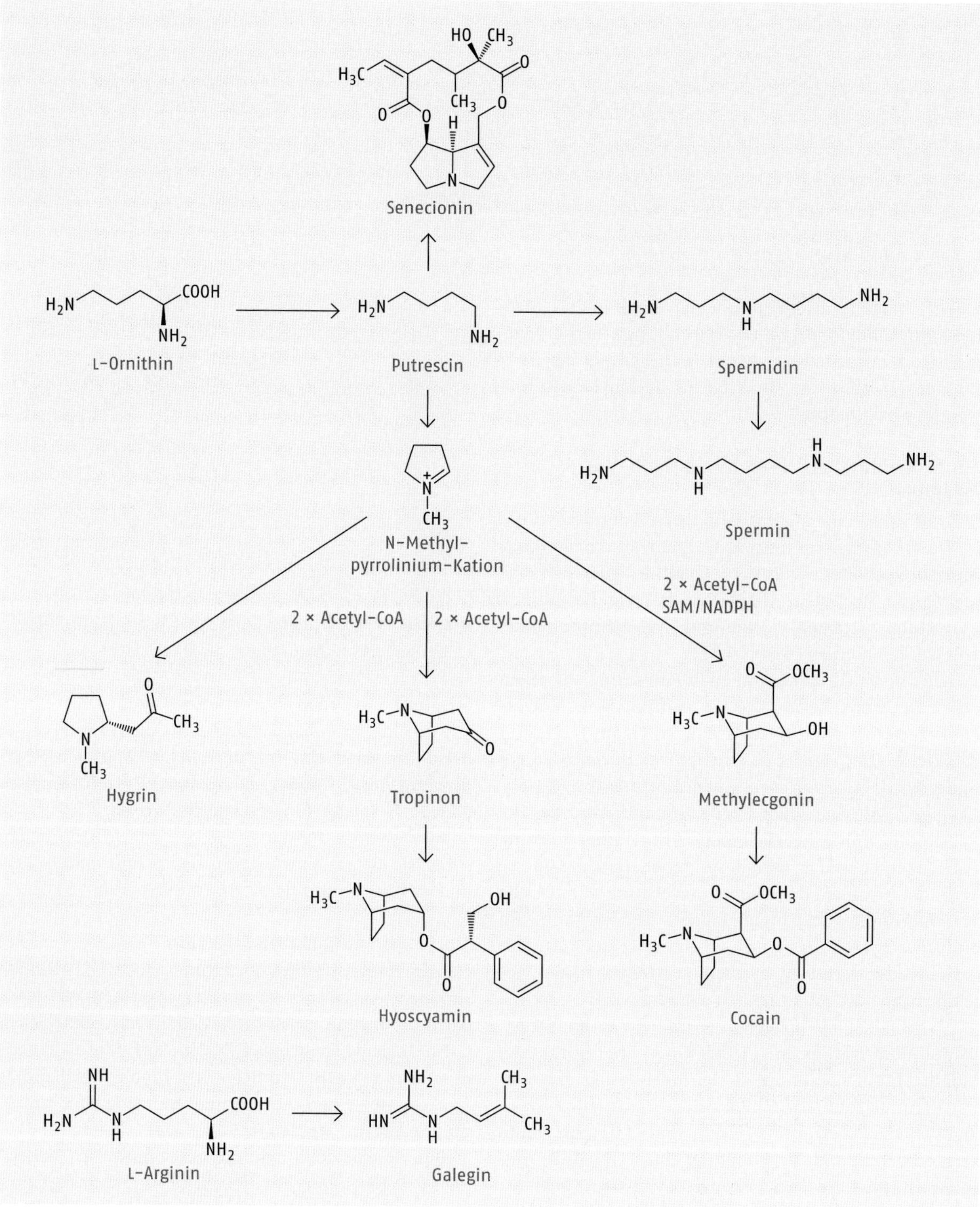

○ **Abb. 4.51** Strukturen einiger sich aus L-Ornithin bzw. L-Arginin ableitenden Naturstoffe

## Aus Nicotinsäure aufgebaute Alkaloide

Während die Nicotinsäurekomponenten von NAD⁺ und NADP⁺ aus L-Tryptophan über 3-Hydroxyanthranilsäure gebildet werden, wird Nicotinsäure z. B. *Nicotiana tabacum* aus L-Aspartat und Dihydroxyacetonphosphat gebildet. Nicotinsäure reagiert dann nach Umsetzung zu 1,2-Dihydropyridin mit einem *N*-Methyl-$\Delta^1$-pyrrolinium-Kation (aus L-Ornithin), es

entsteht Nicotin. Anabasin entsteht in analoger Weise, wobei statt dem *N*-Methyl-$\Delta^1$-pyrrolinium-Kation das $\Delta^1$-Piperidinium-Kation (aus L-Lysin) verwendet wird (○ Abb. 4.53). Nicotin wird in der Raucherentwöhnungstherapie in Form von Pflastern, Sprays oder Kaugummis verwendet.

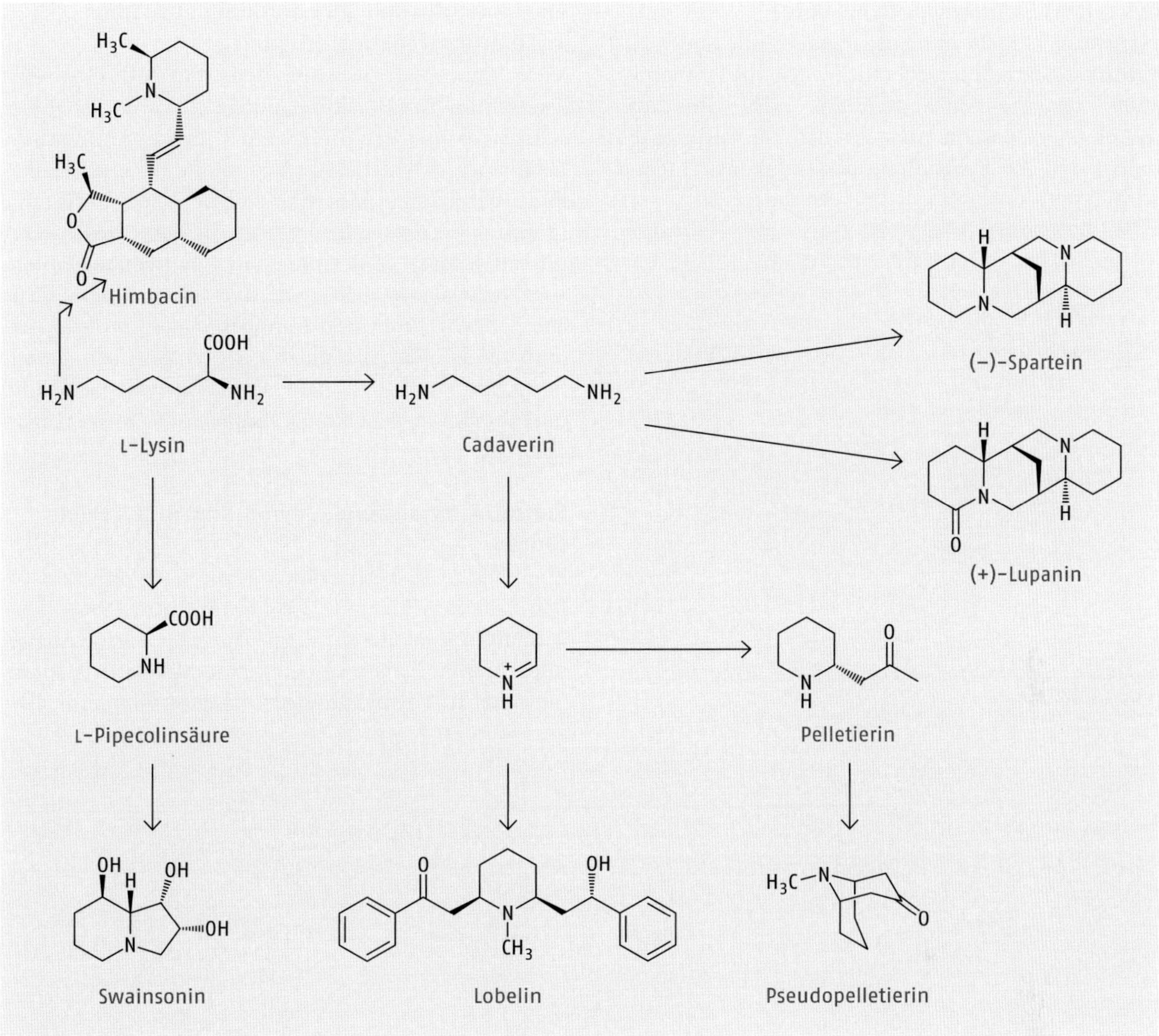

○ **Abb. 4.52** Strukturen einiger sich aus L–Lysin ableitenden Naturstoffe

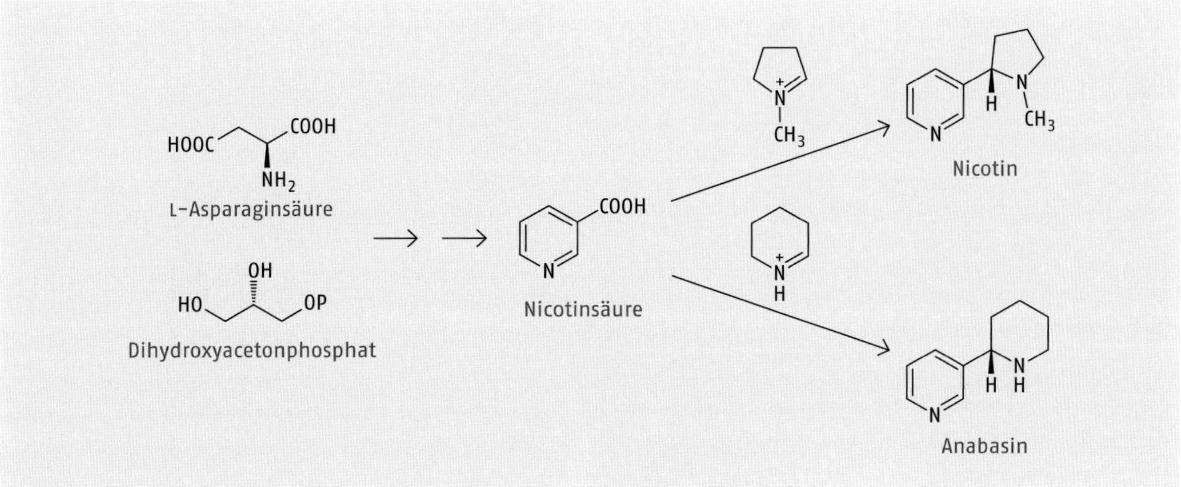

○ **Abb. 4.53** Strukturen einiger sich aus Nicotinsäure ableitenden Naturstoffe

## Aus L-Histidin aufgebaute Alkaloide

L-Histidin ist nicht nur Ausgangsverbindung des Histamins, sondern wahrscheinlich auch Biosynthesevorstufe einiger Alkaloide, z. B. des Pilocarpins (○ Abb. 4.54), das im Auge an den Muscarinrezeptor bindet und zur Behandlung des Glaukoms eingesetzt wird.

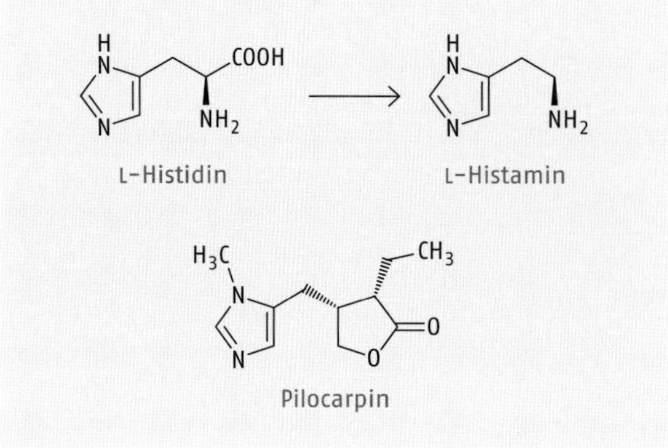

○ **Abb. 4.54** Strukturen von L-Histidin, L-Histamin und Pilocarpin

## Alkaloide, die den Stickstoff über eine Transaminierungsreaktion erhalten

Viele Naturstoffe erhalten den Stickstoff über eine Transaminierungsreaktion und nicht, wie bisher beschrieben, über den Einbau einer ganzen Aminosäure. Häufig wurden derartige Naturstoffe als Pseudoalkaloide bezeichnet. Innerhalb dieser Naturstoffgruppe (○ Abb. 4.55) unterscheidet man Alkaloide des Polyketidstoffwechsels (z. B. Coniin aus *Conium maculatum*), von Phenylalanin abgeleitete Alkaloide (z. B. Ephedrine aus *Ephedra*-Arten und Capsaicine aus *Capsicum*-Arten), terpenoide Alkaloide (z. B. Aconitin aus *Aconitum*-Arten) und steroidale Alkaloide (z. B. Solasodin und Tomatidin, ○ Abb. 4.34, aus *Solanum*- bzw. *Lycopersicum*-Arten).

## Purine, Purinalkaloide, Pyrimidine und Nukleinsäuren

Ebenfalls zu den Alkaloiden gehören die Purine Coffein, Theophyllin und Theobromin. Ihre Biosynthese verläuft in Analogie zur Biosynthese der Purine Adenin und Guanin. Dabei werden kleine Moleküle (Asparaginsäure, 10-Formyltetrahydrofolsäure, Glutamin, Gly-

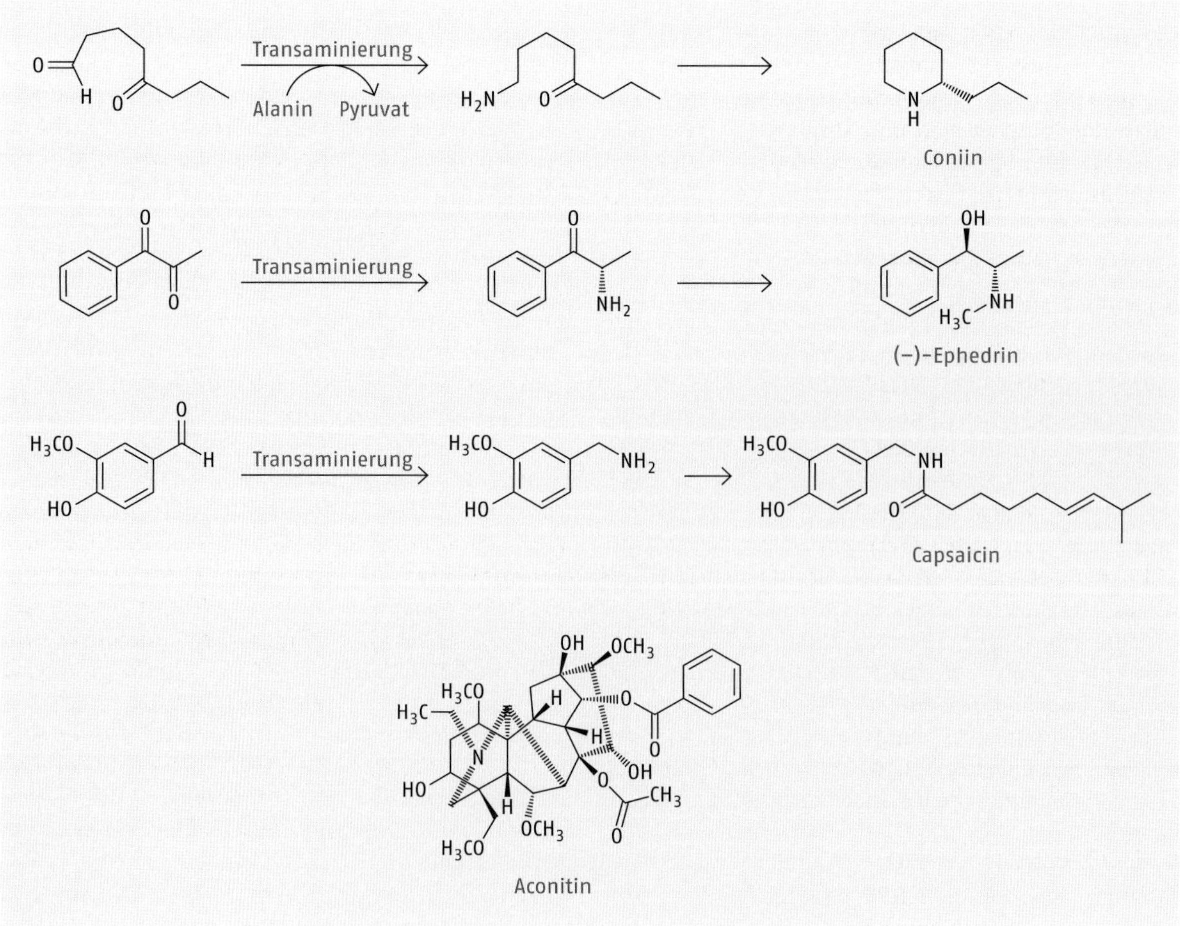

○ **Abb. 4.55** Strukturen einiger Alkaloide, die den Stickstoff über eine Transaminierungsreaktion erhalten

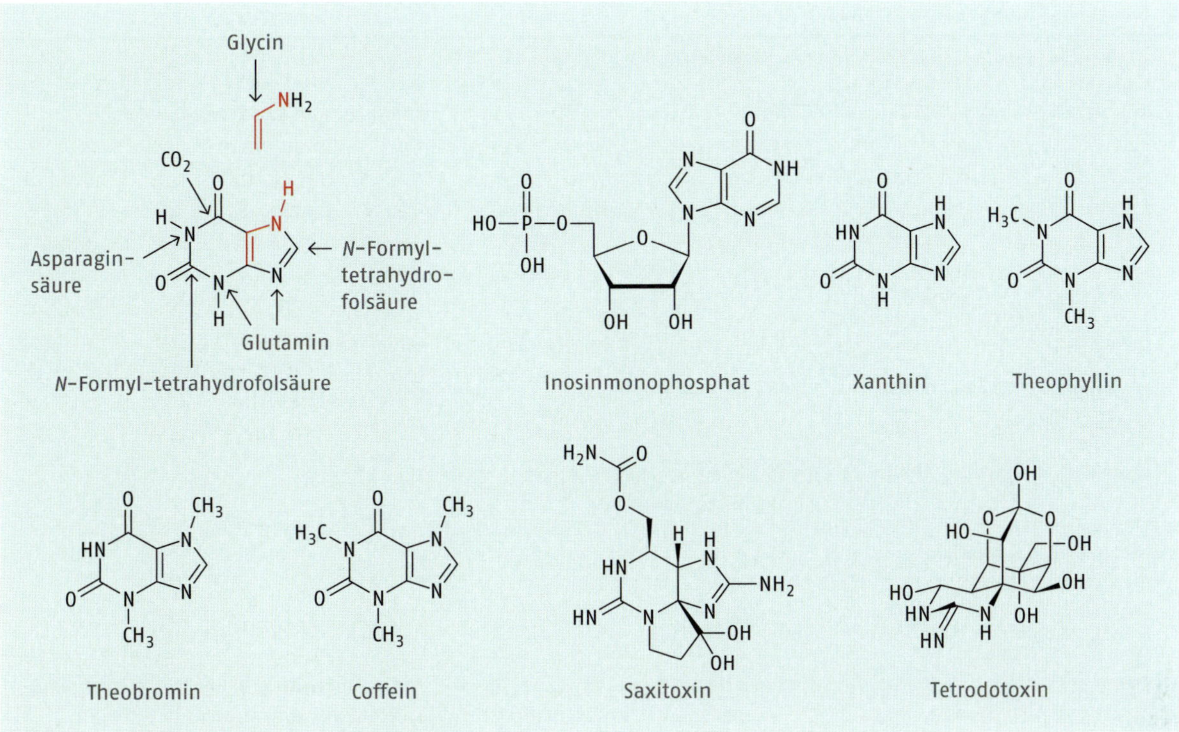

**Abb. 4.56** Strukturen einiger Purinalkaloide

cin und $CO_2$) des Primärstoffwechsels verwendet, um das Puringrundgerüst aufzubauen. Die Biosynthese der Purine verläuft über Inosinmonophosphat. Nach Hydrolyse des Phosphatesters und Abspaltung der D-Ribose entsteht Xanthin, das dann durch Methylierung zu den Purinen umgesetzt wird (• Abb. 4.56). Ähnlich wie die Purine werden die Pyrimidine Cytosin, Uracil und Thymin ebenfalls aus kleinen Molekülen (Asparaginsäure, Glutamin und $CO_2$) aufgebaut.

Die Toxine Saxitoxin und Tetrodotoxin sind formal ebenfalls Purinalkaloide. In beiden Fällen ist die Biosynthese noch nicht im Detail geklärt.

Purine und Pyrimidine sind Leitstrukturen für eine Reihe von Arzneistoffen. Neben den als Zytostatika eingesetzten 6-Mercaptopurin, 6-Thioguanin, Pentostatin, Azathioprin, Fludarabin, Cladribin bzw. 5-Fluoruracil, Azacitidin, Capecitabin, Cytarabin, Decitabin, Doxifluridin und Gemcitabin ist das Roscovitin zu nennen, ein Kinaseinhibitor, der derzeit klinisch getestet wird.

Zur Herstellung von DNA-Molekülen bzw. mRNA-Molekülen werden Nukleosidtriphosphate benötigt, die dann während der Replikation bzw. der Transkription zu DNA und mRNA miteinander verknüpft werden. In ◻ Tab. 4.10 sind wichtige Eigenschaften pharmazeutisch bedeutender Alkaloide aufgeführt.

### 4.4.2 Biosynthese durch NRPS

Ähnlich wie PKS I sind NRPS modular aufgebaut. Jedes Modul enthält verschiedene katalytische Zentren (Domänen), die notwendig sind, um eine Aminosäure selektiv zu erkennen, zu aktivieren und als Thioester-Intermediat kovalent zu binden. Die für diese Vorgänge verantwortlichen Domänen werden Adenylierungsdomäne (A-Domäne), Peptidyl-Carrier-Protein (PCP) und Kondensationsdomäne (C-Domäne) genannt. Außerdem können Bereiche der NRPS-Gene für modifizierende Domänen codieren, die Epimerisierungen, Heterozyklisierungen, Oxidationen, N-Methylierungen und N-Formylierungen katalysieren können. Die Terminationsdomäne (TE-Domäne) ist für die Freisetzung des Produkts von der NRPS und evtl. für Zyklisierungsreaktionen verantwortlich (• Abb. 4.57). Die Erkennung und Aktivierung von Aminosäuren erfolgt mittels A-Domäne. Untersuchungen an verschiedenen A-Domänen haben gezeigt, dass in vielen Fällen die Erkennung der einzubauenden Aminosäuren über 10 Aminosäurereste erfolgt, die auch als Spezifitätscode bezeichnet werden. Anhand der DNA-Sequenz einer A-Domäne kann somit in einigen Fällen eine Vorhersage über die verwendete Aminosäure getroffen werden. Eine Aminosäure wird von der A-Domäne unter ATP-Verbrauch als Aminoacyladenylat gebunden und an die PCP-Domäne weitergeleitet. Hier wird sie an einen Pantetheinarm als Aminoacylthioester gebunden. Die C-Domäne katalysiert die Ausbildung einer Amidbindung zwischen zwei Aminosäuren, die an benachbarten PCP-Domänen gebunden sind (• Abb. 4.57). NRPSs können auch eine Vielzahl anderer Substrate, wie D-Aminosäuren, N-methylierte oder hydroxylierte Aminosäuren, Arylderivate, Fettsäuren und Benzoesäurederivate in das Peptid einbauen.

☐ **Tab. 4.10** Pharmazeutisch relevante Alkaloide

| Stoffmenge und Produzent | Pharmazeutische Bedeutung | Target |
|---|---|---|
| Aconitin aus *Aconitum*-Arten | Giftstoff | Spannungsabhängiger Natriumkanal |
| Adrenalin | Neurotransmitter | G-Protein-gekoppelte Adrenorezeptoren |
| Ajmalin aus *Rauvolfia serpentina* | Historisch: Mittel zur Behandlung von Arrhythmien | Spannungsabhängige Natriumkanäle |
| Anabasin aus *Nicotiana glauca* | Toxische Verbindung | Nicotinischer Acetylcholinrezeptor |
| Berberin | Farbstoff, antineoplastische Wirkung | Telomerasen |
| Camptothecin aus *Camptotheca acuminata* | Leitstruktur einiger Zytostatika | Topoisomerase I |
| Capsaicin aus *Capsicum*-Arten | Einsatz in der Schmerztherapie bei Muskelverspannungen | TRPV 1 |
| Cephaelin aus *Carapichea ipecacuanha* | Emetikum | – |
| Chinidin aus *Cinchona succirubra* | Antiarrhythmikum | Kalium Kanäle (HERG-Kanäle) |
| Chinin aus *Cinchona succirubra* | Antimalariamittel | Ferriprotophyrin IX in den Vakuolen der Blut-schizonten |
| Cocain aus *Erythroxylum coca* | Stimulans, Leitstruktur für die Entwicklung von Lokalanästhetika | Neuronale Transporter für Serotonin, Dopamin und Noradrenalin, spannungsabhängige Natriumkanäle |
| Codein aus *Papaver somniferum* | Antitussivum | Opioidrezeptoren |
| Coffein aus *Coffea arabica* | Stimulans | Adenosinrezeptoren |
| Colchicin aus *Colchicum autumnale* | Mittel zur Behandlung eines akuten Gichtanfalls | Tubulin |
| Coniin aus *Conium maculatum* | Neurotoxin | Motorische Nervenenden |
| Dopamin | Neurotransmitter | Dopaminrezeptoren |
| Emetin aus *Carapichea ipecacuanha* | Emetikum, Einsatz bei Amöbenruhr | – |
| Ephedrin aus verschiedenen *Ephedra*-Arten | Sympathomimetikum (weltweit Einsatz bei Hypotonie, chronische Bronchitis und zum Abschwellen der Schleimhäute) | Adrenerge Rezeptoren |
| Ergometrin aus *Claviceps purpurea* | Einsatz in der Geburtshilfe | α-adrenerge Rezeptoren, 5-HT-Rezeptoren |
| Ergotamin aus *Claviceps purpurea* | Migränemittel, Leitstruktur für die Entwicklung des Bromokriptin | α-adrenerge Rezeptoren, 5-HT-Rezeptoren |
| Galantamin aus *Galanthus nivalis* | Analgetikum, Einsatz bei Alzheimer | Nicotinerge Acetylcholinrezeptoren, Acetylcholinesterase |
| Galegin aus *Galega officinalis* | Leitstruktur für das Metformin (Antidiabetikum) | NADH-Dehydrogenase |
| Harmin aus *Peganum harmala* | Reversibler MAO-Hemmer (Antidepressivum) | Monoaminoxidasen |
| Himbacin aus *Galbulimima*-Arten | Leitstruktur für das Vorapaxar (Hemmstoff der Blutgerinnung) | Muscarin-Rezeptor |

□ **Tab. 4.10** Pharmazeutisch relevante Alkaloide (Fortsetzung)

| Stoffmenge und Produzent | Pharmazeutische Bedeutung | Target |
|---|---|---|
| (S)-Hyoscyamin (Racemat aus (S)-Hyoscyamin und (R)-Hyoscyamin = Atropin) aus z. B. *Atropa belladonna* | Parasympatholytikum | Muscarinerge ACh-Rezeptoren des Parasympathikus |
| Lobelin | Einsatz in der Raucherentwöhnung (obsolet) | Nicotinrezeptoren |
| Lupanin aus *Lobelia inflata* | Giftige Substanz | – |
| Melatonin | Hormon, das den Tag-Nacht-Rhythmus des Menschen steuert | $MT_1$- und $MT_2$-Rezeptoren im Hypothalamus |
| Mescalin *aus Lophophora williamsii* | Halluzinogen | Serotonin-Rezeptor $5\text{-}HT_{2A}$ |
| Morphin aus *Papaver somniferum* | Stark wirkendes Opioid | $\mu_1$- und $\mu_2$-Rezeptoren |
| Nicotin aus *Nicotiana tabacum* | Einsatz zur Raucherentwöhnungstherapie | Nicotinische Acetylcholinrezeptoren |
| Noradrenalin | Neurotransmitter | Adrenorezeptoren |
| Noscapin aus *Papaver somniferum* | Antitussivum | – |
| Papaverin aus *Papaver somniferum* | Spasmolytikum (Einsatz in der Herzchirurgie zur Verhinderung von Gefäßspasmen) | cAMP-Phosphodiesterase |
| Peganin aus *Peganum harmala* | Leitstruktur für Bromhexin (bronchodilatorisch wirksame Verbindung) | – |
| Pelletierin und Pseudopelletierin aus *Punica granatum* | Naturstoffe mit anthelminthischen Eigenschaften | – |
| Physostigmin aus *Physostigma venenosum* | Antidot bei Vergiftungen mit parasympatholytisch wirkenden Substanzen | Acetylcholinesterase |
| Pilocarpin aus *Pilocarpus* Arten | Parasympathomimetikum, Einsatz als Miotikum in der Augenheilkunde | Muscarinische Acetylcholinrezeptoren |
| Psilocybin aus *Psilocybe mexicana* | Halluzinogen | 5-HT-Rezeptoren |
| Reserpin aus *Rauvolfia serpentina* | Antihypertonikum (obsolet) | – |
| Salsalinol aus *Theobroma cacao* | Neurotoxin (ein Zusammenhang mit der Parkinson-Krankheit wird diskutiert) | – |
| Senecionin aus *Senecio jacobaea* | Hepatotoxische Wirkung | Proteine/Nukleinsäure (Alkylans) |
| Serotonin | Neurotransmitter | 5-HT-Rezeptoren |
| Spartein aus *Cytisus scoparius* | Giftige Substanz mit antiarrhythmischer Wirkung (obsolet) | Natriumkanäle |
| Spermidin (in allen lebenden Organismen vorkommend) | Vermutlich Anti-Aging-Wirkung | – |
| Spermin (im Sperma vorkommend) | Stabilisierende Wirkung auf Spermien | – |
| Strychnin aus *Strychnos nux-vomica* | Nervengift | Glycinrezeptor (Chloridkanal) |

4

◻ **Tab. 4.10** Pharmazeutisch relevante Alkaloide (Fortsetzung)

| Stoffmenge und Produzent | Pharmazeutische Bedeutung | Target |
|---|---|---|
| Swainsonin aus Swainsonia-Arten | Substanz mit zytostatischer Aktivität | α-Mannosidase im Lysosom und α-Mannosidase II im Golgi-Apparat |
| Tetrodotoxin aus verschiedenen Tieren | Nervengift | Natriumkanäle, die in Neuronen vorkommen |
| Theophyllin aus *Theobroma cacao* | Einsatz bei Asthma | Phosphodiesterasen und $A_1$- und $A_2$-Adenosinrezeptoren |
| Tubocurarin aus *Chondrodendron tomentosum* | Nervengift (Anwendung als Pfeilgift) | Nicotinische Acetylcholinrezeptoren |
| Vinblastin aus *Catharanthus roseus* | Zytostatikum | Tubulin |
| Vincristin aus *Catharanthus roseus* | Zytostatikum | Tubulin |

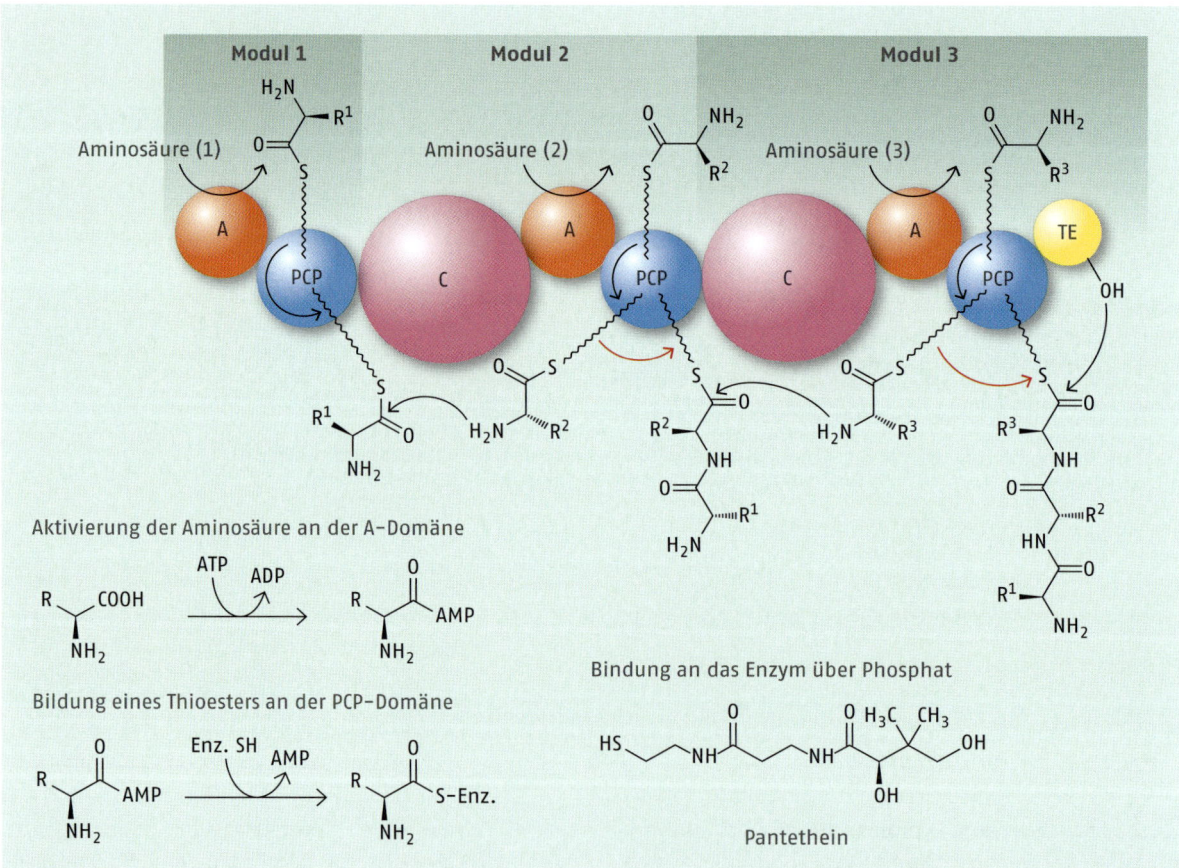

○ **Abb. 4.57** Essenzielle Schritte der Biosynthese von NRPS-Derivaten. Jedes Modul enthält verschiedene katalytische Zentren (Domänen), die notwendig sind, um eine Aminosäure selektiv zu erkennen, zu aktivieren und als Thioester-Intermediat kovalent zu binden. Die für diese Vorgänge verantwortlichen Domänen werden Adenylierungsdomäne (A-Domäne), Peptidyl-Carrier-Protein (PCP) und Kondensationsdomäne (C-Domäne) genannt. Die Aktivierung der Aminosäuren erfolgt mittels ATP an der A-Domäne, die Bindung der Aminosäuren an das Enzym erfolgt über Thioesterbindungen an den Panthethein-Arm der PCP-Domänen.

Es existieren zahlreiche Domänen, die Veränderungen an den Aminosäuren durchführen. Epimerisierungen (Umwandlung einer an eine PCP gebundene L-Aminosäure in eine D-Aminosäure) durch E-Domänen, Methylierungen durch MT-Domänen und Oxidationen, Reduktionen und Zyklisierungen durch häufig recht

OHC—X—L-Gly—L-Ala—D-Leu—L-Ala—D-Val—L-Val—D-Val—L-Trp—D-Leu—Y—D-Leu—L-Trp—D-Leu—L-Trp—NH(CH₂)₂OH
　　　1　2　　3　　4　　5　　6　　7　　8　　9　　10　11　12　13　14　15　16

Gramicidin A: X = L-Val/L-Ile, Y = L-Trp
Gramicidin B: X = L-Val/L-Ile, Y = L-Phe
Gramicidin C: X = L-Val/L-Ile, Y = L-Tyr

D-Phe—L-Pro—L-Val—L-Orn—L-Leu      D-Phe — L-Pro — X — Y — L-Asn
↑                          ↓          ↑                       ↓
L-Leu—L-Orn—L-Val—L-Pro—D-Phe      L-Leu—L-Orn—L-Val—L-Tyr—D-Gln

Gramicidin S                        Tyrocidin A: X = L-Phe, Y= D-Phe
                                    Tyrocidin B: X = L-Tyr, Y= D-Phe
                                    Tyrocidin C: X = L-Tyr, Y= L-Tyr

                  L-Dab—Y—L-Leu
X—L-Dab—L-Thr—L-Dab—L-Dab          L-Dab
                  L-Thr—L-Dab

Polymyxin B₁: X = 6-Methyloctanolsäure,  Y = D-Phe
Polymyxin B₂: X = 6-Methylheptanolsäure, Y = D-Phe
Polymyxin E₁: X = 6-Methyloctanolsäure,  Y = D-Leu
Polymyxin E₂: X = 6-Methylheptanolsäure, Y = D-Leu

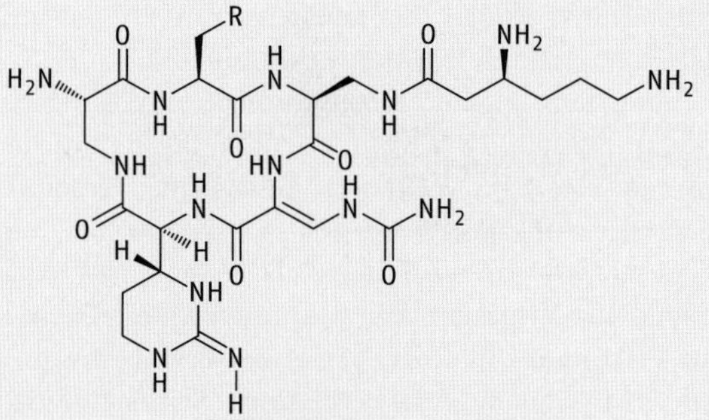

Capreomycin 1A: R = OH
Capreomycin 1B: R = H

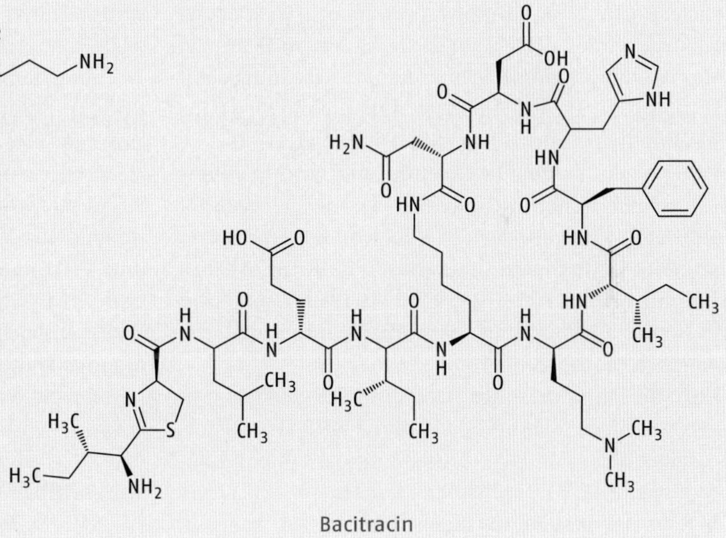

Bacitracin

**Abb. 4.58** Strukturen der NRPS-Derivate Bacitracin A, Capreomycin, der Gramicidine, der Polymyxine und der Tyrocidine

spezifische Domänen können von NRPS-Systemen durchgeführt werden. Damit die PCP-Domäne funktionell aktiv sein kann, muss sie vorher durch eine 4′-Phosphopantheteintransferase von der *apo-* in die *holo*-Form konvertiert werden. Dies geschieht durch die Übertragung eines 4-Phosphopantheteinrestes (○ Abb. 4.57) des Coenzym A auf einen konservierten Serinrest des PCPs (▸ Kap. 4.4.1).

Pharmazeutisch relevante Naturstoffe, deren Biosynthese von NRPS katalysiert wird, sind Bacitracin A, Capreomycin, Ciclosporin A, Daptomycin, die Grami-

cidine, Polymyxine, Tyrocidine und Vancomycine. Auch die Grundstruktur der Penicilline, Cephalosporine und anderer Betalactam-Antibiotika wird mittels NRPS hergestellt. Fast alle genannten Naturstoffe bzw. Naturstoffgruppen weisen antibiotische Eigenschaften auf, das Ciclosporin A ist ein Immunsuppressivum.

Die Gramicidine A bis C (man unterscheidet Val-Gramicidin A und Ile-Gramicidin A, Val-Gramicidin B und Ile-Gramicidin B sowie Val-Gramicidin C und Ile-Gramicidin C) sind lineare, aus 16 Aminosäuren aufgebaute Peptide, die von *Bacillus brevis* gebildet werden. Sie unterscheiden sich vom zyklischen Gramicidin S, das aus 10 Aminosäuren aufgebaut ist und von einem anderen *Bacillus-brevis*-Stamm gebildet wird. Alle Gramicidine bestehen aus D- und L-Aminosäuren, außerdem weisen die Gramicidine A-C modifizierte Aminosäuren auf (○ Abb. 4.58).

Bacitracin A aus *Bacillus licheniformis*, ist ein zyklisches Peptid bestehend aus 12 Aminosäuren. Ein in Bacitracin A vorliegender Thiazolring entsteht durch eine intramolekulare Zyklisierungsreaktion zwischen zwei benachbarten Aminosäuren. Auch Capreomycin und die Polymyxine (Polymyxin $B_1$, Polymyxin $B_2$, Polymyxin $E_1$, Polymyxin $E_2$) weisen z. T. ungewöhnliche Strukturelemente auf, deren Biosynthese z. T. noch nicht bekannt ist. Die Tyrocidine A-E werden ebenfalls von *Bacillus brevis* gebildet (○ Abb. 4.58).

Die Daptomycine gehören zu den Lipopeptid-Antibiotika (○ Abb. 4.59). Ein Fettsäure-Acylester-Molekül dient als Startermolekül, anschließend werden 13 Aminosäuren während der Biosynthese eingebaut. Nach Zyklisierung entsteht eine Decapeptidlacton. Alle ungewöhnlichen Aminosäuren des Daptomycins werden vor dem Einbau durch die NRPS hergestellt. Daptomycine werden bei Infektionen mit problematischen Krankenhauskeimen eingesetzt.

Ciclosporin A, ein Immunsuppressivum, wird ebenfalls durch eine NRPS hergestellt. Startermolekül ist D-Ala, das durch eine Racemase aus L-Ala hergestellt wird (○ Abb. 4.59). Auffallend ist, dass die meisten Module N-Methyltransferasedomänen aufweisen.

Vancomycin ist ein Glykopeptid und wird ebenfalls bei problematischen Krankenhauskeimen eingesetzt (○ Abb. 4.59). Die Vancomycin-NRPS bildet ein lineares Polypeptid, in dem zwei ungewöhnliche Aminosäuren vorkommen. Cytochrom-P450-abhängige Enzyme sind dann für die Verknüpfung der aromatischen Ringe verantwortlich (○ Abb. 4.59).

Auch die Biosynthese der Penicilline und Cephalosporine startet mit der Synthese eines durch NRPS katalysierten Tripeptids, das als Amino-adipoyl-cysteinyl-valin-Synthase (ACV) bezeichnet wird (○ Abb. 4.60). Die ACV-Synthase besteht aus einem Lademodul, das L-α-Aminoadipinsäure bindet, zwei weiteren Modulen, die L-Cystein und L-Valin binden und einem Freisetzungsmodul. Während der Biosynthese wird L-Valin zu D-Valin epimerisiert. Ein Enzym katalysiert in der Folge die Biosynthese von Isopenicillin N, das dann ebenfalls enzymatisch zu Benzylpenicillin umgesetzt werden kann. Für die Ringerweiterung, die bei der Biosynthese der Cephalosporine notwendig ist, ist eine 2-Oxoglutarat abhängige Oxygenase verantwortlich. Es entsteht Deacetylcephalosporin C, welches dann zu anderen Derivaten wie Cephalosporin C umgesetzt werden kann.

Auch die Monobactame wie Nocardicin A werden mittels NRPS gebildet, Ausgangsmaterialien sind L-Serin und zwei Moleküle L-4-Hydroxyphenylglycin

(○ Abb. 4.61). Andere Betalactame werden z. T. nicht mittels NRPS gebildet. So wird der Betalactamase-Inhibitor Clavulansäure aus Glycerinaldehyd-3-phosphat und L-Arginin gebildet und die Carbapeneme (z. B. Thienamycin) aus L-Prolin und Malonyl-CoA (○ Abb. 4.61). Pharmazeutisch relevante NRPS-Derivate sind in ☐ Tab. 4.11 aufgeführt.

### 4.4.3    Biosynthese durch NRPS–PKS-Systeme

Die Biosynthese zahlreicher Naturstoffe basiert darauf, dass PKS und NRPS zusammen die Biosynthese katalysieren. In den Biosynthesen der Naturstoffe Ascomycin, Tacrolimus, Rapamycin, Epothilon und Rifamycin sind NRPS für die Biosynthese bzw. den Einbau einer Komponente verantwortlich, der Großteil der Biosynthese wird durch PKS katalysiert (▸ Kap. 4.4.1). Andere pharmazeutisch relevante Naturstoffe, die mittels NRPS-PKS-Systemen hergestellt werden, sind Bleomycin und die Streptogramine (○ Abb. 4.62).

Bleomycin beschreibt ein Stoffgemisch mit den Hauptkomponenten Bleomycin $A_2$ und Bleomycin $B_2$. Bleomycin wird als Zytostatikum eingesetzt. Das Biosynthese-Gencluster codiert für neun NRPS-Module und ein PKS-Modul. Auffallend ist, dass die einzelnen Aminosäuren in den Bleomycinen zum Teil auf ungewöhnliche Art miteinander verknüpft sind.

Unter dem Begriff Streptogramine wird ein Naturstoffgemisch aus zwei Komponenten, die synergistisch eine antibiotische Wirkung aufweisen, verstanden. Streptogramin (bestehend aus Streptogramin A und Streptogramin B) wird auch als Virginiamycin (bestehend aus Virginiamycin M1 und Virginiamycin S1) und Pristinamycin (bestehend aus Pristinamycin A1 und Pristinamycin A2) bezeichnet. Semisynthetische Weiterentwicklungen sind die in Synercid® vorkommenden Dalfopristin und Quinupristin (○ Abb. 4.62).

Sehr gut untersucht ist die Biosynthese von Streptogramin A und Streptogramin B in *Streptomyces virginiae*. Streptogramin A ist ein PKS-Derivat, welches aber auch NRPS-Komponenten enthält. Streptogramin B ist ein NRPS-Derivat. Das Streptogramin-A-Biosynthese-Gencluster besteht aus acht *trans*-AT-PKS-Modulen und zwei NRPS-Modulen, das Streptogramin B-Cluster aus 7 NRPS-Modulen.

In ☐ Tab. 4.12 sind Eigenschaften der Bleomycine und Streptogramine zusammengefasst.

### 4.4.4    Biosynthese am Ribosom

Im Rahmen der Translation werden nahezu alle Proteine in allen Organismen am Ribosom gebildet. Mit Aminosäuren beladene t-RNA binden über ihr Anticodon am Ribosom an die mRNA, die Aminosäuren werden freigesetzt und über Peptidbindungen miteinander verknüpft. Darüber hinaus werden auch einige niedermolekulare Naturstoffe am Ribosom gebildet.

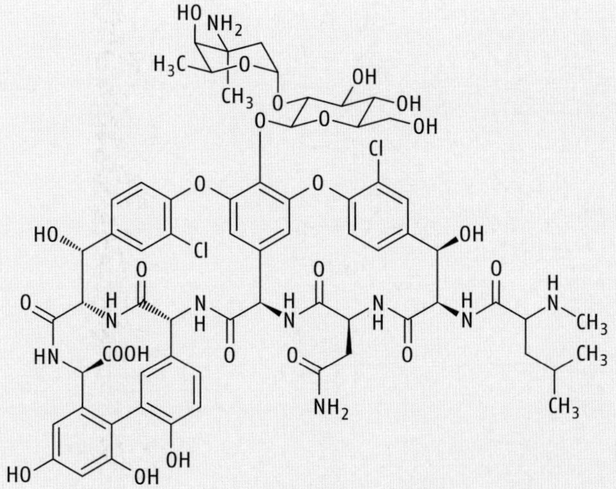

Vancomycin

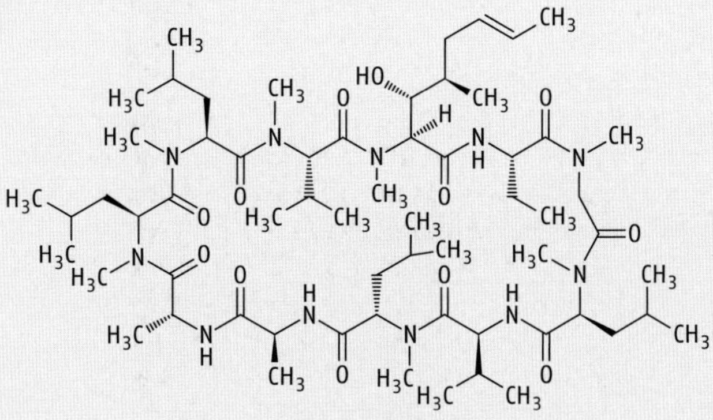

Ciclosporin

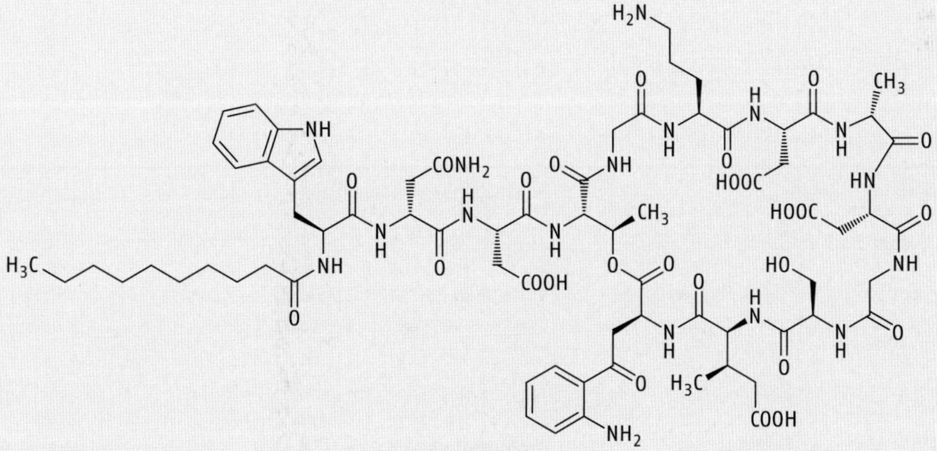

Daptomycin

**Abb. 4.59** Strukturen einiger NRPS-Derivate

## Proteine

Die meisten pharmazeutisch relevanten Proteine werden am Ribosom gebildet und anschließend posttranslational verändert. Eine große Rolle spielen Proteine, die endogen im Körper vorkommen und die dann als Arzneistoffe eingesetzt werden, wenn entweder ein Proteinmangel vorliegt (z. B. Insulingabe bei Diabetes) oder wenn über die Funktion des Proteins ein bestimmter Effekt erzielt werden kann (z. B. Alfa-Interferongabe bei chronischer Hepatitis). Von fast allen endogenen

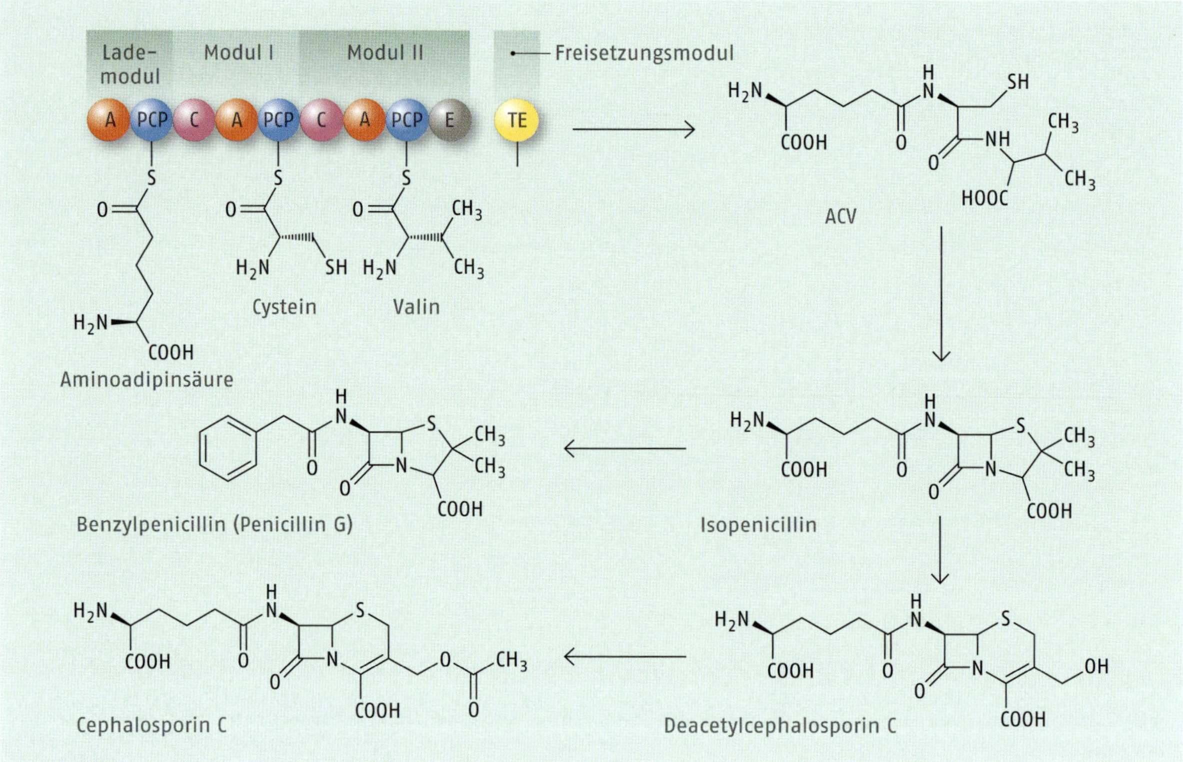

**Abb. 4.60** Biosynthese von Penicillinen und Cephalosporinen

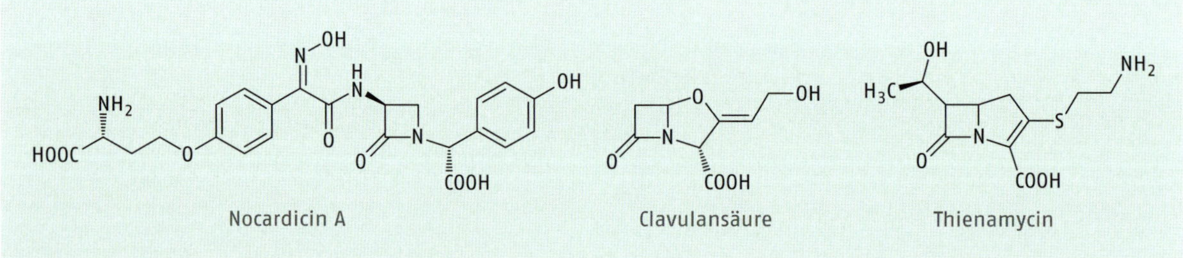

**Abb. 4.61** Strukturen von Nocardicin A (Monobactam), Clavulansäure (Oxapenam) und Thienamycin (Carbapenem)

**Tab. 4.11** Pharmazeutisch relevante NRPS-Derivate

| Stoffname und Produzent | Pharmazeutische Bedeutung | Target bzw. Wirkmechanismus |
|---|---|---|
| Bacitracin A aus *Bacillus licheniformis* | Antibiotikum | Undecaprenyldiphosphat |
| Capreomycin aus *Streptomyces capreolus* | Antibiotikum (bei Tuberkulose) | Ribosom (50S- und 30S-rRNA) |
| Cephalosporin C aus *Acremonium chrysogenum* | Antibiotikum | Transpeptidasen |
| Chondramid aus *Chondromyces crocatus* | Potenzielles Zytostatikum | Aktin |
| Ciclosporin A aus *Tolypocladium inflatum* | Immunsuppressivum | Prolyl-*cis*-*trans*-Isomerase Cyclophilin A und Phosphatase Calcineurin |
| Clavulansäure aus *Streptomyces clavuligerus* | Antibiotikum | Betalactamase |
| Daptomycin aus *Streptomyces roseosporus* | Antibiotikum | Membran |
| Echinocandine (Aculeacin A aus *Aspergillus aculeatus*, Echinocandin B aus *Aspergillus rugulovalvus*, Pneumocandin B aus *Zalerion arboricola*, Enfumafungin aus einem Hormonema-ähnlichen Pilz und Papulacandin aus *Papularia sphaerosperma*) | Antimykotikum | 1,3-β-D-Glucan-Synthetase-Komplex in Pilzen |

□ **Tab. 4.11** Pharmazeutisch relevante NRPS-Derivate (Fortsetzung)

| Stoffname und Produzent | Pharmazeutische Bedeutung | Target bzw. Wirkmechanismus |
| --- | --- | --- |
| Gramicidine aus *Bacillus brevis* | Antibiotikum | Membran |
| Griselimycin | Antibiotikum | DNA-Polymerase |
| Nocardicin A aus *Nocardia uniformis* ssp. *tsuyamenensis* | Naturstoff mit antibiotischer Wirkung | Transpeptidasen |
| Penicillin G aus *Penicillium notatum* | Antibiotikum | Transpeptidasen |
| Polymyxin und Colistin aus *Bacillus polymyxa* | Antibiotikum | Zellwand |
| Thienamycin aus *Streptomyces cattleya* | Antibiotikum | Transpeptidasen |
| Tyrothricin (Mischung aus Gramicidin und Tyrocidin) aus *Bacillus brevis* | Antibiotikum | Zellwand |
| Vancomycine aus *Amycolatopsis orientalis* | Antibiotikum | Murein |

□ **Tab. 4.12** Pharmazeutisch relevante NRPS-PKS-Derivate

| Stoffname und Produzent | Pharmazeutische Bedeutung | Target bzw. Wirkmechanismus |
| --- | --- | --- |
| Bleomycine $A_2$ und $B_2$ aus *Streptomyces verticillus* | Zytostatikum | DNA (nach Komplexbildung mit zweiwertigen Metallkationen) |
| Streptogramine Streptogramin A und B aus *Streptomyces virginiae* | Antibiotikum | Ribosom |

□ **Tab. 4.13** Pharmazeutisch relevante endogene Proteine

| Gruppe | Protein | Pharmazeutische Bedeutung |
| --- | --- | --- |
| Aminosäuren abbauende Enzyme | Asparaginase | Einsatz bei schnell wachsenden Tumoren |
| Antithrombin-III-Analoga | Antithrombin alfa | Einsatz bei Antithrombinmangel |
| Blutgerinnungsfaktoren | Faktor VIIa (Eptacog alfa) | Einsatz bei Faktor-VII-Mangel |
|  | Faktor VIII (Octocog alfa, Moroctocog alfa) | Einsatz bei Faktor-VIII-Mangel |
|  | Faktor IX (Nonacog alfa) | Einsatz bei Faktor-IX-Mangel |
| BMP-2 und BMP-7-Analoga | BMP-2 (Dibotermin alfa) | Stimulation des Knochenwachstums |
|  | BMP-7 (Eptotermin alfa) | Stimulation des Knochenwachstums |
| DNAse und Urat-Oxidase | DNAse (Dornase alfa) | Einsatz bei Mukoviszidose |
|  | Urat-Oxidase (Rasburicase, Pegloticase) | Behandlung des Tumorlyse-Syndroms |
| Enzyme, die bei lysosomalen Speicherkrankheiten eingesetzt werden | β-Glucocerebrosidase (Imiglucerase) | Behandlung von Morbus Gaucher |
|  | α-Galactosidase A (Agalsidase α und β) | Behandlung von Morbus Fabry |
|  | α-L-Iduronidase (Laronidase, Idursulfase) | Behandlung von Morbus Scheie und Morbus Hunter |
|  | N-Acetylgalactosamin-4-Sulfatase (Galsulfase) | Behandlung des Maroteaux-Lamy-Syndroms |
|  | α-Glucosidase (Aglucosidase alfa) | Behandlung von Morbus Pompe |

◻ **Tab. 4.13** Pharmazeutisch relevante endogene Proteine (Fortsetzung)

| Gruppe | Protein | Pharmazeutische Bedeutung |
|---|---|---|
| Erythropoetin-Analoga | Epoetin alfa, beta, zeta und theta, Darbepoetin alfa, Methoxy-Polyethylen-glykol-Epoetin beta | Behandlung von Anämien, Dopingmittel im Sport |
| Fibrinolytika | uPA (Urokinase) | Auflösung von Fibringerinnseln |
| | tPA (Alteplase, Reteplase, Tenecteplase) | |
| Glucagon | Glucagon | Behandlung hypoglykämischer Reaktionen |
| GLP-1 ähnliche Peptide | GLP-1 (Exenatid, Liraglutid) | Behandlung von Diabetes mellitus |
| gp41-Antagonisten | Enfuvirtid | Behandlung HIV-1-infizierter Patienten |
| Granulozyten-Kolonie-stimulie-rende Faktoren (G-CSF) | G-CSF (Filgrastim, Pegfilgrastim, Lenograstim) | Behandlung der Neutropenie |
| Fertilitätssteigernde Hormone | FSH (r-Follitropin beta, r-Follitropin alfa, Corifollitropin alfa) | Behandlung der Unfruchtbarkeit |
| | LH (Lutropin alfa) | |
| | hCG (r-Choriongonadotropin) | |
| Insuline und Analoga | Humaninsulin, Insulin lispro, aspart, glulisin, glargin und detemir | Behandlung des Diabetes mellitus |
| Interleukin-1-Rezeptor-Antago-nisten | Interleukin-1-Rezeptor-Antagonisten (Anakinra) | Behandlung der rheumatoiden Arthritis |
| KGF-Analoga | KGF-Analogon (Palifermin) | Behandlung der Mukositis |
| Parathormon-Analoga | Parathromon (Teriparatid, Parathyroid-hormon) | Behandlung der Osteoporose |
| PDGF-Analoga | PDGF-Analoga (Becaplermin) | Wundbehandlung |
| Thrombopoetin | Thrombopoetin-Rezeptor-Agonist (Romi-plostim) | Behandlung von Morbus Werlhof |
| Thyreotropin | Thyreotropin (Thyreotropin alfa) | Begleittherapie bei der Behandlung mit radioaktiv markiertem Iod |
| Wachstumshormone | Somatotropin | Behandlung von Wachstumsstörungen |
| | IGF-1 (Mecasermin) | Behandlung von Wachstumsstörungen, die auf IGF-1-Mangel zurückzuführen sind |
| Wachstumshormonantagonist | Wachstumshormonantagonist (Pegvisomant) | Behandlung der Akromegalie |
| Zytokine | Alfa-Interferone (Interferon alfa-2a, Interferon alfa-2b) | Behandlung der chronischen Hepatitis |
| | Beta-Interferone (Interferon beta-1a, Interferon beta-1b) | Behandlung der multiplen Sklerose |
| | Gamma-Interferone (Interferon gamma-1b) | Infektionsverhinderung bei Patienten mit chronischer Granulomatose und maligner Osteoporose |
| | Interleukin-2 (Aldesleukin) | Behandlung metastasierender Nierentumore |
| | TNF-alfa (Tasonermin) | Behandlung von Weichteilsarkomen |

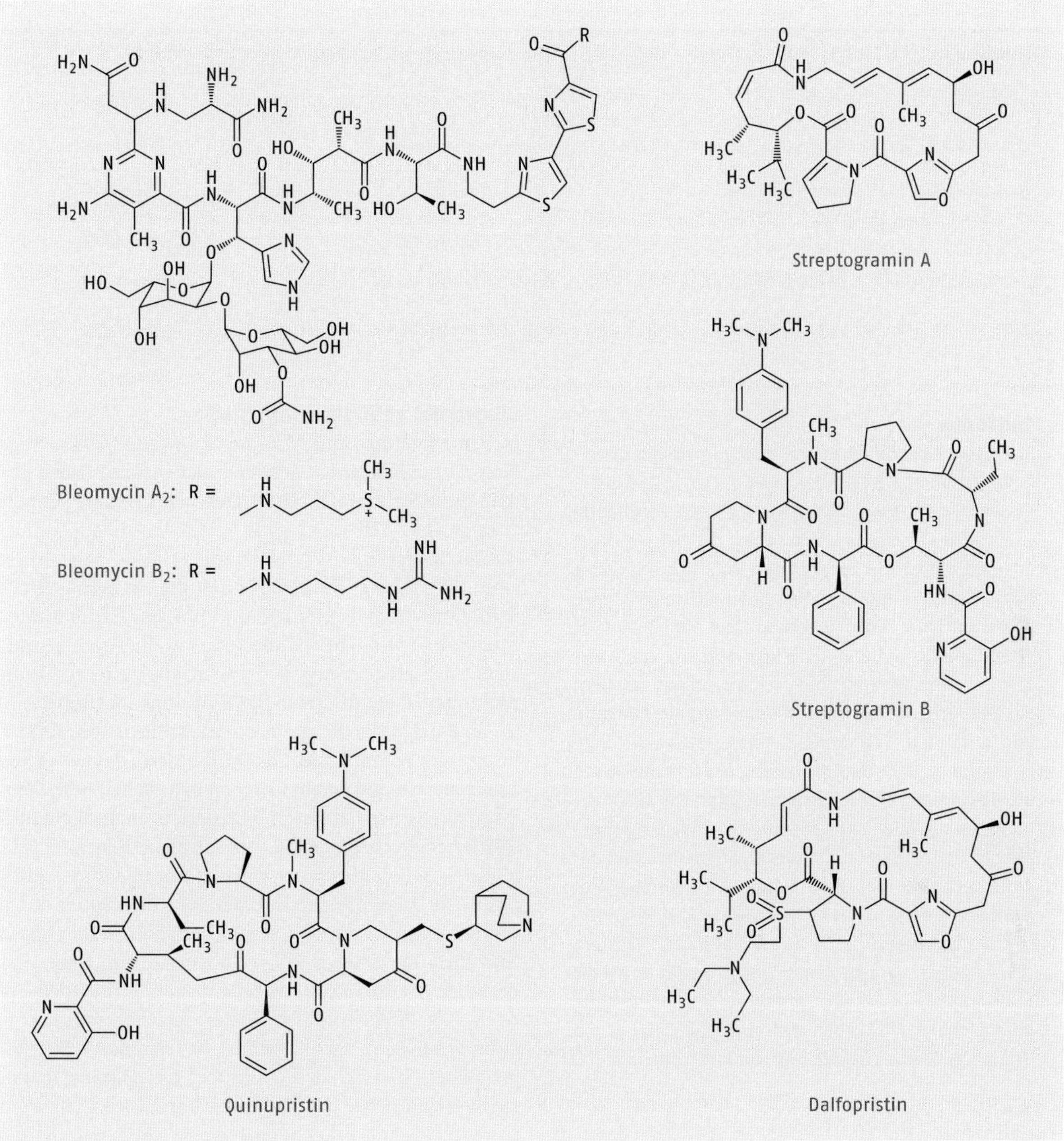

**o Abb. 4.62** Strukturen der Bleomycine A$_2$ und B$_2$, der Streptogramine Streptogramin A und B und der in Synercid® enthaltenen Verbindungen Dalfopristin und Quinupristin

Proteinen sind die Targets, die meist nach den an sie bindenden Proteinen benannt sind (z. B. Insulinrezeptor), bekannt.

Endogene Proteine, die heutzutage meist biotechnologisch hergestellt werden, können auch als Sequenzvarianten eingesetzt werden. So wurden Insulinderivate hergestellt, die Mutationen in bestimmten Bereichen und dadurch eine veränderte Pharmakokinetik aufweisen.

In der Humantherapie eingesetzte Proteine können aber auch aus anderen Organismen stammen. Ein Beispiel ist die Streptokinase, die von Streptokokken gebildet und zur Auflösung von Blutgerinnseln eingesetzt wird.

Andere pharmazeutisch relevante Proteine können toxisch sein (z. B. Gifte aus Schlangen), eine krankheitserregende Wirkung aufweisen (z. B. Endotoxine) oder sie werden zur Herstellung von Impfstoffen (z. B. Hämagglutinin und Neuraminidase als Komponenten des Grippeimpfstoffs) eingesetzt.

In ▫ Tab. 4.13 sind endogene Proteine aufgeführt, die als Humantherapeutika eingesetzt werden.

In ▫ Tab. 4.14 werden exemplarisch nichtendogene Proteine aufgeführt, die eine pharmazeutische Bedeutung als Therapeutikum aufweisen.

◻ **Tab. 4.14** Pharmazeutisch relevante nicht endogene Proteine, die rekombinant hergestellt werden

| Bezeichnung (Herkunft) | Pharmazeutische Bedeutung | Target |
|---|---|---|
| Streptokinase (Streptokokken) | Zur Auflösung von Fibringerinnseln | Plasminogen |
| Hämagglutinin und Neuraminidase (Influenzavirus A) | Impfstoffbestandteil | Lymphozyten |
| Hepatitis-B-Oberflächenprotein HBsAg | Impfstoffbestandteil | Lymphozyten |
| Cholera-B-Toxin | Impfstoffbestandteil | Lymphozyten |
| L1-Proteine des Humanen Papillomavirus | Impfstoffbestandteil | Lymphozyten |
| Protein D von *Haemophilus influenzae* | Impfstoffbestandteil | Lymphozyten |

## Antikörper

Die ersten bekannten Beobachtungen zur Immunologie stammen aus dem Jahr 430 v. Chr. In Aufzeichnungen ist zu lesen, dass Menschen die Versorgung von Kranken übernehmen konnten, die bereits selbst erkrankt waren und überlebt hatten. 300 Jahre später fanden erste Impfungen statt, zunächst in China, später auch in Teilen Europas. Erste Hinweise zum Vorkommen von Antikörpern stammen aus dem Jahr 1890. E. von Behring und S. Kitasato publizierten, dass sich im Blut Substanzen befinden, die Infektionen verhindern können. Es folgten weitere wichtige Erkenntnisse, z. B. die Entdeckung des Komplements, die Entdeckung der Blutgruppen oder die Beschreibung der Allergie. Um 1960 begann dann das Zeitalter der modernen Immunologie. Auf dem Gebiet der Antikörper sind hier die Arbeiten von Rodney Porter zu nennen, der zum ersten Mal die Struktur von Antikörpern beschreibt. 1975 beschreiben César Milstein (1927–2002), Georges Köhler (1946–1995) und Niels Jerne (1911–1994) ein Verfahren zur Herstellung monoklonaler Antikörper, das auch noch heute die Grundlage für die Entwicklung von Antikörpern ist.

Antikörper (AK) sind Proteine und werden am Ribosom hergestellt. Die Entstehung der Vielfalt an Antikörpern ist das Resultat aus verschiedenen Ereignissen. Die leichten und die schweren Ketten eines Antikörpers entstehen aus der Kombination von variablen DNA-Regionen, DNA-Joining-Regionen und konstanten DNA-Regionen durch somatische Rekombination, worauf sich Mutationsvorgänge anschließen können. Aus den miteinander verknüpften und mutierten DNA-Fragmenten entstehen dann durch Transkription, Spleißen der mRNA und Translation die schweren und leichten Ketten, die nach posttranslationaler Modifikation zum AK zusammengebaut werden. In der Pharmazie werden Antikörper, Fusionsproteine und Fragmente von Antikörpern eingesetzt (◻ Tab. 4.15).

### Ribosomal gebildete Naturstoffe

Neben Proteinen und Antikörpern werden auch einige Naturstoffe ribosomal gebildet. Der Struktur nach ähneln diese Naturstoffe NRPS-Derivaten, da sie ebenfalls zum größten Teil aus einer geringen Anzahl an Aminosäuren aufgebaut sind, die häufig zyklisch angeordnet sind. Ribosomal gebildete Naturstoffe werden auch als RiPPs (ribosomal gebildete und posttranslational modifizierte Peptide) bezeichnet, da zwar die Peptidgrundstruktur am Ribosom gebildet wird, alle weiteren Modifikationen aber außerhalb des Ribosoms stattfinden.

Grundlage der Biosynthese der RiPPs ist die Entstehung eines Precursorpeptids am Ribosom, das aus einem Leaderpeptid und einem Corepeptid besteht. Dieses Peptid wird posttranslational modifiziert, es entsteht ein modifiziertes Precursorpeptid. Anschließend folgt eine Proteolyse des Peptids und es entsteht das eigentliche RiPP. Das Leaderpeptid ist für die Erkennung des Peptids durch modifizierende Enzyme und für Transportmechanismen essenziell. In wenigen Fällen findet sich statt einer Leadersequenz eine Follower-Sequenz im C-terminalen Bereich. Von Eukaryoten gebildete Precursorpeptide enthalten häufig ein Signalpeptid im N-Terminus. Dieses Signalpeptid bewirkt den Transport des Peptids in das richtige Kompartiment. Außerdem kann C-terminal vom Corepeptid eine Erkennungssequenz vorliegen, die die Proteolyse und Zyklisierungsvorgänge beeinflussen kann. RiPPs kommen in Insekten (Ceprocine), Amphibien (Megainine), Säugetieren (Defensine und Protegrine) und Bakterien (Lactocine, Microcine, Lantibiotika und Thiopeptid-Antibiotika) vor.

Pharmazeutisch relevant sind u. a. die Lantibiotika (z. B. Nisin A, Lebensmittelzusatzstoff) und die Thiopeptid-Antibiotika (z. B. Thiostrepton, in manchen Ländern als Tierarzneimittel zugelassen). Auch das vom weißen Knollenblätterpilz gebildete Phalloidin wird ribosomal gebildet (◻ Tab. 4.16). In ◉ Abb. 4.63 ist die Biosynthese von Nisin dargestellt.

□ **Tab. 4.15** Pharmazeutisch relevante, in Deutschland zugelassene Antikörper bzw. Fusionsproteine (Beispiele)

| Gruppe | Wirkstoff | Pharmazeutische Bedeutung |
|---|---|---|
| BLys (B-Lymphozyten stimulierendes Protein) bindende Antikörper | Belimumab | Behandlung des systemischen Lupus erythematodes |
| C5 (Komplementfaktor 5) bindende Antikörper | Eculizumab | Behandlung von Patienten mit paroxysmaler nächtlicher Hämoglobinurie (PNH) |
| CD20 bindende Antikörper | Rituximab | Behandlung von Non-Hodgkin-Lymphomen, zur Behandlung der chronischen lymphatischen Leukämie und zur Behandlung von Rheuma |
| | Ibritumomab | Behandlung von Non-Hodgkin-Lymphomen |
| | Ofatumumab | Behandlung einer chronisch lymphatischen Leukämie |
| | Obinutuzumab | Behandlung einer chronisch lymphatischen Leukämie |
| CD25 bindende Antikörper | Basiliximab | Immunsuppression bei Organtransplantationen |
| CD30 bindende Antikörper | Brentuximab | Behandlung eines Hodgkin-Lymphoms und zur Behandlung eines systemischen anaplastischen großzelligen Lymphoms |
| CD52 bindende Antikörper | Alemtuzumab | Behandlung der multiplen Sklerose |
| CD80/CD86 bindende Antikörper | Abatacept (Fusionsprotein) | Behandlung der rheumatoiden Arthritis |
| CTLA-4 (*cytotoxic T-lymphocyte-associated protein*) bindende Antikörper | Ipilimumab | Behandlung von Melanomen |
| EGFR (*epidermal growth factor receptor*) bindende Antikörper | Cetuximab | Behandlung von Kolonrektalkarzinomen, die EGFR exprimieren |
| | Panitumumab | Behandlung von Kolonrektalkarzinomen, die EGFR exprimieren |
| F-Protein des RS-Virus bindende Antikörper | Palivizumab | Behandlung von schweren Infektionen durch RS-Viren |
| GPIIb/IIIa (Glykoprotein-IIb/IIIa) bindende Antikörper | Abciximab | Vermeidung ischämischer kardialer Komplikationen bei Patienten, die sich einer Koronarintervention unterziehen; bei Patienten mit instabiler Angina pectoris zur Herabsetzung des Risikos eines Herzinfarkts |
| HER2 (*human epidermal growth factor receptor 2*) bindende Antikörper | Pertuzumab | Therapie von metastasierendem, HER2 überexprimierendem Brustkrebs |
| | Trastuzumab | Therapie von metastasierendem, HER2 überexprimierendem Brustkrebs |
| IgE (Immunglobulin E) bindende Antikörper | Omalizumab | Behandlung von schwerem Asthma |
| IgG2 (Immunglobulin G2) anti-RANKL (*receptor activator of nuclear factor kappa B ligand*) bindende Antikörper | Denosumab | Behandlung der Osteoporose |
| Integrin bindende Antikörper | Vedolizumab | Therapie der Colitis ulcerosa und des Morbus Crohn |
| | Natalizumab | Behandlung der multiplen Sklerose |
| Interleukin-5 bindende Antikörper | Mepolizumab | Behandlung von schwerem Asthma und von COPD |
| Interleukin-12 und Interleukin-23 bindende Antikörper | Ustekinumab | Therapie von Psoriasis |

4

◻ **Tab. 4.15** Pharmazeutisch relevante, in Deutschland zugelassene Antikörper bzw. Fusionsproteine (Beispiele) (Fortsetzung)

| Gruppe | Wirkstoff | Pharmazeutische Bedeutung |
|---|---|---|
| Interleukin-17 bindende Antikörper | Ixekizumab | Therapie von Psoriasis |
| | Secukinumab | Therapie von Psoriasis |
| Interleukin-1β bindende Antikörper | Canakinumab | Behandlung des Cryopyrin-assoziierten periodischen Fiebersyndroms |
| | Rilonacept (Fusionsprotein) | Behandlung des Cryopyrin-assoziierten periodischen Fiebersyndroms |
| Interleukin-6-Rezeptoren bindende Antikörper | Tocilizumab | Behandlung von Rheuma |
| | Siltuximab | Behandlung der multizentrischen Castleman-Krankheit |
| PCSK9 (*proprotein convertase subtilisin/kexin type 9*) bindende Antikörper | Alirocumab | Behandlung der Hypercholesterolämie |
| | Evolocumab | Behandlung der Hypercholesterolämie |
| PD-1 (*programmed cell death protein*) bindende Antikörper | Nivolumab | Behandlung maligner Melanome und bei nichtkleinzelligem Bronchialkarzinom |
| | Pembrolizumab | Behandlung maligner Melanome und des Mesothelioms |
| TNF-α (Tumornekrosefaktor α) bindende Antikörper | Certolizumab pegol | Behandlung der rheumatoiden Arthritis |
| | Etanercept (Fusionsprotein mit $F_C$-Untereinheit von IgG1) | Behandlung der rheumatoiden Arthritis, der polyartikulären juvenilen Arthritis, der Psoriasis-Arthritis, des Morbus Bechterew und der Plaque-Psoriasis |
| | Golimumab | Behandlung der rheumatoiden Arthritis, von Morbus Crohn, von Colitis ulcerosa, der Psoriasis-Arthritis, der ankylosierenden Spondylitis und von Psoriasis |
| | Adalimumab | Behandlung der rheumatoiden Arthritis, von Morbus Crohn, der Psoriasis-Arthritis, der ankylosierenden Spondylitis, der polyartikulären juvenilen idiopathischen Arthritis und Psoriasis |
| | Infliximab | Behandlung der rheumatoiden Arthritis, von Morbus Crohn, der Psoriasis-Arthritis, der ankylosierenden Spondylitis, der polyartikulären juvenilen idiopathischen Arthritis und Psoriasis |
| T-Lymphozyten bindende Antikörper | Anti-Human-T-Lymphozyten-Globulin | Immunsuppression bei Organtransplantationen |
| VEGFA bindende Antikörper | Bevacizumab | Behandlung verschiedener Tumore (besonders bei Darmkrebs) und zur Behandlung der feuchten Makuladegeneration |
| | Ranibizumab | Behandlung der feuchten Makuladegeneration |
| VEGFR2 (*vascular endothelial growth factor receptor*) bindende Antikörper | Ramucirumab | Behandlung von metastasierendem Magenkrebs |

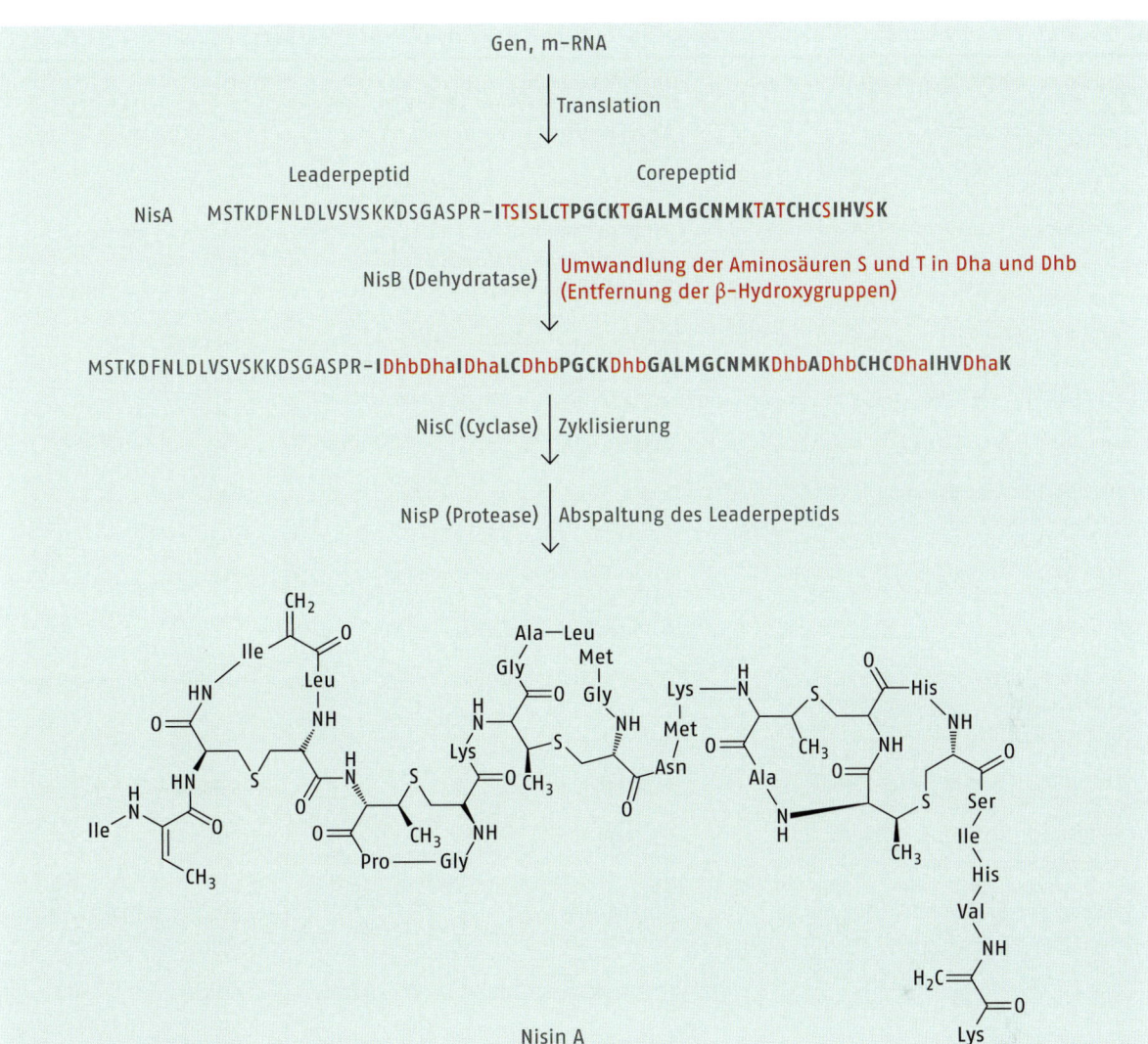

Gen, m-RNA

Translation

Leaderpeptid                    Corepeptid

NisA    MSTKDFNLDLVSVSKKDSGASPR-ITSISLCTPGCKTGALMGCNMKTATCHCSIHVSK

NisB (Dehydratase)    Umwandlung der Aminosäuren S und T in Dha und Dhb
(Entfernung der β-Hydroxygruppen)

MSTKDFNLDLVSVSKKDSGASPR-IDhbDhaIDhaLCDhbPGCKDhbGALMGCNMKDhbADhbCHCDhaIHVDhaK

NisC (Cyclase)    Zyklisierung

NisP (Protease)    Abspaltung des Leaderpeptids

Nisin A

**Abb. 4.63** Biosynthese von Nisin

**Tab. 4.16** Pharmazeutisch relevante Lantibiotika

| Stoffname und Produzent | Pharmazeutische Bedeutung | Target |
|---|---|---|
| Nisin aus *Lactococcus lactis* | Konservierungsmittel in Lebensmitteln | Membran |
| Phalloidin aus *Amanita phalloides* | Toxin | Aktin |
| Thiostrepton aus *Streptomyces azureus* | Antibiotikum | Ribosom |

◻ **Tab. 4.17** Pharmazeutisch relevante Naturstoffe, die Zucker als essenzielle Strukturelemente enthalten (Beispiele)

| Stoffname (Name des Zuckers) | Pharmazeutische Bedeutung | Target |
|---|---|---|
| Acarbose (D-Glucose) | Antidiabetikum aus *Actinoplanes* sp. | α-Glucosidase |
| Amphotericin B (D-Mycosamin) | Antimykotikum aus *Streptomyces nodosus* | Plasmamembran |
| Avermectin (L-Oleandrose) | Mittel zu Parasitenbekämpfung aus *Streptomyces avermitilis*, Leitsubstanz für Ivermectin, Doramectin, Selamectin | Glutamat-aktivierte Chloridkanäle |
| Avilamycin A (D-Olivose, 2-Desoxy-D-evalose, 4-0-methyl-D-fucose, 2,6-Di-0-methyl-D-mannose, L-Lyxose) | Antibiotikum (Tierarzneimittel) | Ribosom |
| Bleomycin (L-Gulose) | Zytostatikum | DNA |
| Daunorubicin und Doxorubicin (L-Daunosamin) | Zytostatikum | DNA |
| Erythromycin (L-Mycarose, D-Desosamin) | Antibiotikum aus *Saccharopolyspora erythraea*, Leitstruktur für Clarithromycin, Azithromycin und die Ketolide | Ribosom |
| Herzglykoside wie Methyldigoxin, β-Acetyldigoxin, Digoxin und Digitoxin (D-Digitoxose, D-Glucose) | Reservemittel bei Herzinsuffizienz | Natrium-Kalium-ATPase |
| Lincomycin (Methylthiolincosaminid) | Antibiotikum | Ribosom |
| Mithramycin (D-Olivose, D-Oliose, D-Mycarose) | Zytostatikum | DNA |
| Moenomycin (D-Glucose, D-Glucosamin) | Antibiotikum | Glycosyltransferasen der Zellwandbiosynthese |
| Novobiocin (L-Noviose) | Antibiotikum aus *Streptomyces spheroides* | Gyrase |
| Nystatin (D-Mycosamin) | Antimykotikum aus *Streptomyces noursei* | Plasmamembran |
| Spiramycin (D-Forosamin, L-Mycarose und D-Mycaminose) | Antibiotikum (Tierarzneimittel) | Ribosom |
| Vancomycin (D-Glucose und L-Vancosamin) | Antibiotikum | Murein |

## 4.5   Kohlenhydratstoffwechselwege

Kohlenhydrate kommen in der Natur ubiquitär vor. Es existieren zahlreiche Mono-, Di-, Oligo- und Polysaccharide, die unterschiedliche Funktionen haben und für das Leben auf der Erde essenziell sind.

Sehr viele pharmazeutisch bedeutende Naturstoffe enthalten einen oder mehrere Zucker als Strukturelemente. Diese Zucker beeinflussen nicht nur die pharmakokinetischen Eigenschaften einer Verbindung, sie sind häufig für die Interaktion des Naturstoffs mit dem Target essenziell. Beispiele sind Erythromycin A (◖Abb. 4.6), Spiramycin I (◖Abb. 4.7), Avermectine (◖Abb. 4.8), Amphotericin und Nystatin (◖Abb. 4.9), Daunorubicin und Doxorubicin (◖Abb. 4.15), Triterpensaponine wie Glycyrrhizinsäure (◖Abb. 4.31), Steroidsaponine wie

Solasonin und Tomadin (◖Abb. 4.35), Vancomycin (◖Abb. 4.59), Mithramycin (◖Abb. 4.64), Novobiocin (◖Abb. 11.3), Herzglykoside wie Digitoxin (◖Abb. 4.64), Avilamycin A (◖Abb. 4.64), Acarbose (◖Abb. 4.64), und Lincomycin (◖Abb. 4.64). In ◻Tab. 4.17 sind pharmazeutisch relevante kohlenhydrathaltige Naturstoffe und ihre Bedeutung gelistet.

Bei den Biologika spielen Kohlenhydrate ebenfalls oft eine wichtige Rolle. Viele Proteine und alle Antikörper sind nur in glykosylierter Form aktiv.

Die Biosynthese zahlreicher desoxygenierter Zucker wurde in den letzten Jahren aufgeklärt. Ausgangsverbindung vieler Biosynthesen ist Glucose-1-phosphat, das, katalysiert durch NDP-D-Glucose-Synthasen, zu NDP-D-Glucose (in Mikroorganismen häufig dTDP-D-Glucose, in Pflanzen häufig UDP-D-Glucose) umge-

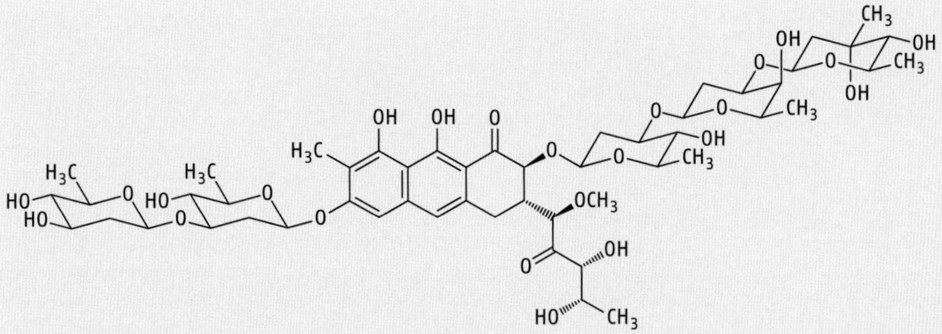

Mithramycin

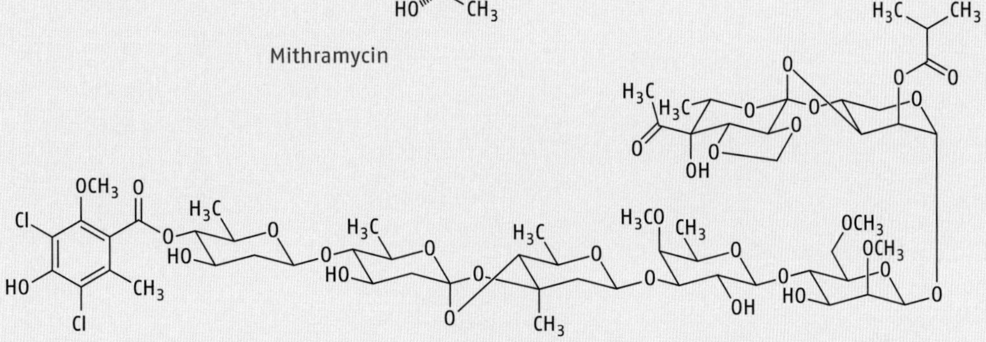

Avilamycin A

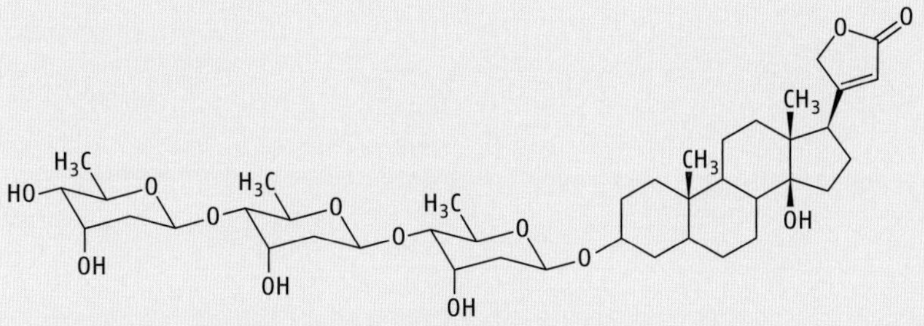

Digitoxin

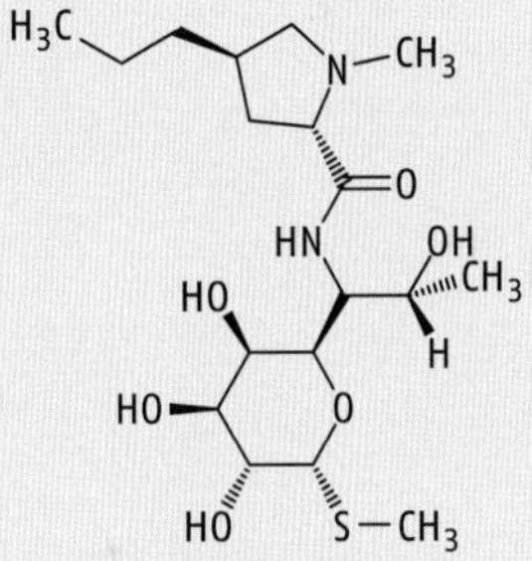

Lincomycin A

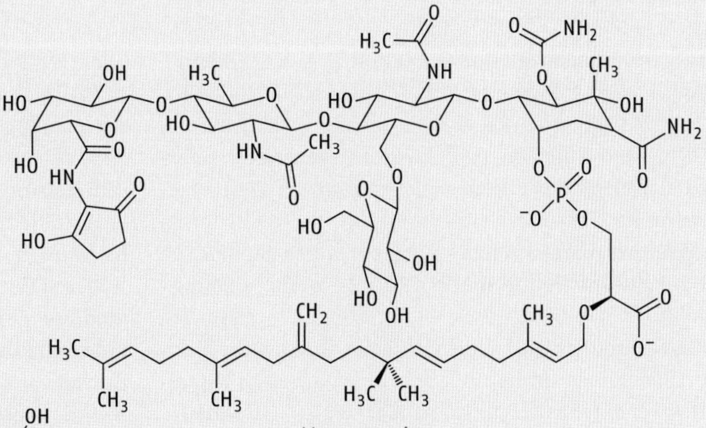

Moenomycin

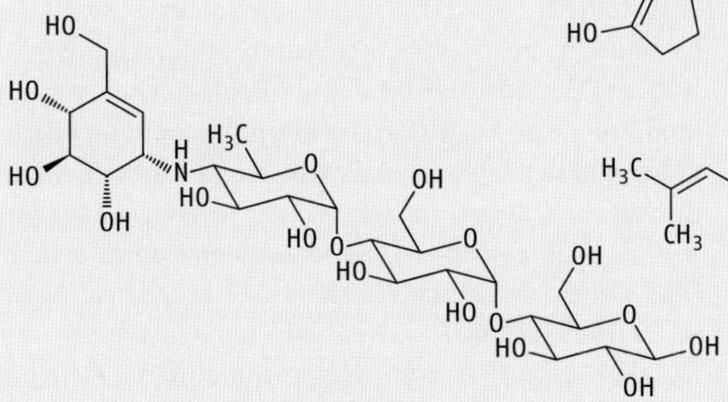

Acarbose

**Abb. 4.64** Strukturen einiger glykosylierter Naturstoffe

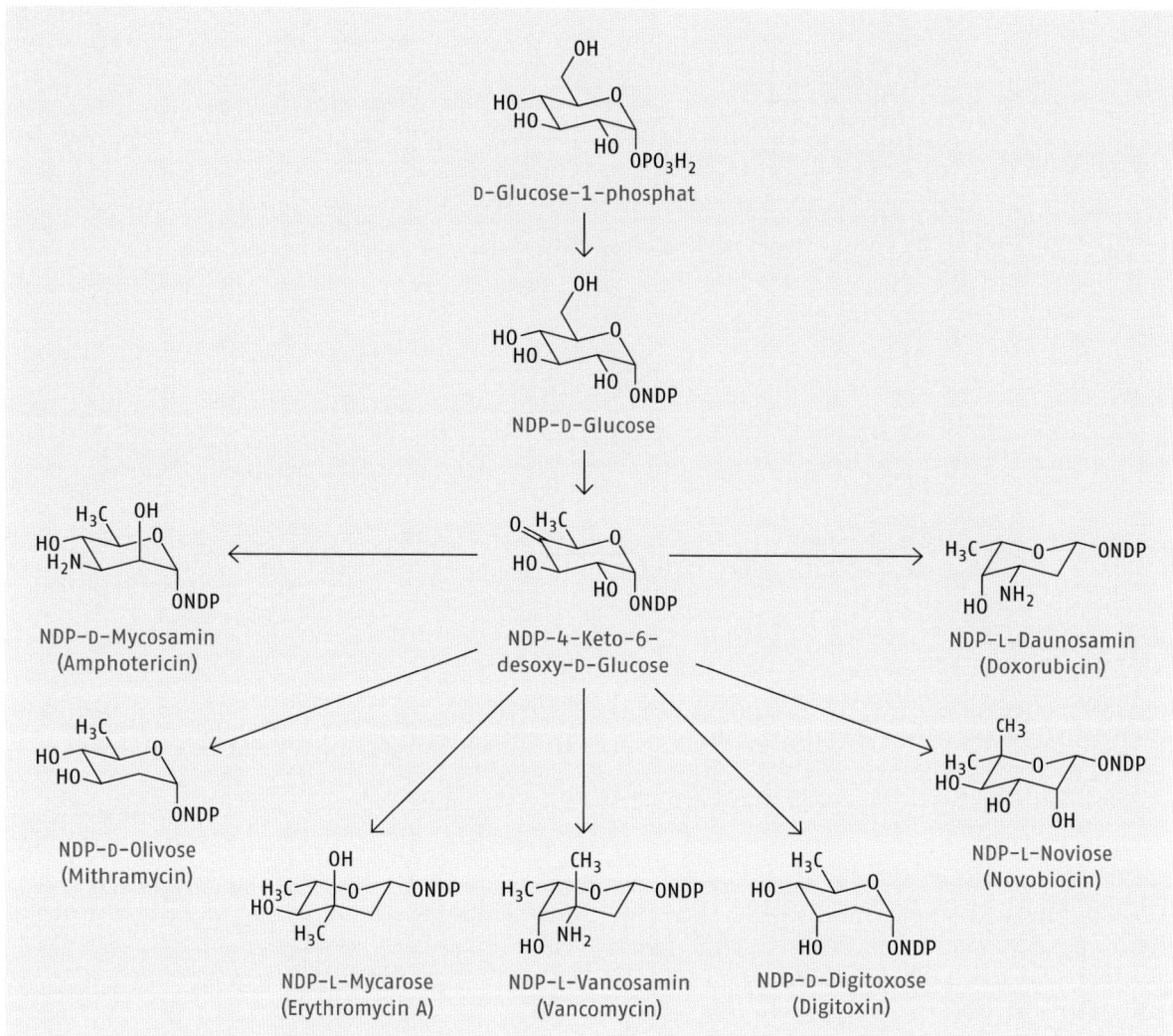

D-Glucose-1-phosphat

NDP-D-Glucose

NDP-D-Mycosamin
(Amphotericin)

NDP-4-Keto-6-
desoxy-D-Glucose

NDP-L-Daunosamin
(Doxorubicin)

NDP-D-Olivose
(Mithramycin)

NDP-L-Noviose
(Novobiocin)

NDP-L-Mycarose
(Erythromycin A)

NDP-L-Vancosamin
(Vancomycin)

NDP-D-Digitoxose
(Digitoxin)

**○ Abb. 4.65** Biosynthese desoxygenierter Zucker. N steht für eine der Basen T, A, U, C oder G.

setzt wird. N steht für eine der Basen T, A, U, C oder G. Anschließend erfolgt eine Umsetzung zu NDP-4-Keto-6-desoxy-D-glucose katalysiert durch Dehydratasen. NDP-4-Keto-6-desoxy-D-glucose ist zentrales Intermediat vieler Biosynthesewege. Es kann zu Desoxygenierung an C2, C3 oder C4 kommen und nicht selten erfolgt der Einbau einer Aminogruppe. Strukturen einiger Zucker sind in ○Abb. 4.65 und ○Abb. 4.66 dargestellt.

Auch Proteine und alle Antikörper sind glykosyliert. Im Allgemeinen finden sich bei eukaryotischen Proteinen zwei Glykosylierungsformen, die O-Glykosylierung und die N-Glykosylierung. Bei der O-Glykosylierung ist der Zucker (meist N-Acetyl-Galactosamin) an seinem anomeren Kohlenstoffatom über eine O-glykosidische Bindung mit der Hydroxylgruppe eines Serin-

oder Threoninrestes verbunden. Bei der N-Glykosylierung ist der Zucker, meist N-Acetyl-Glucosamin, mit der Amidogruppe eines Asparagins verknüpft. Die Saccharidkette von Glykanen kann aus unterschiedlichen Einzelkomponenten bestehen, außerdem können sie unterschiedlich viele Einzelkomponenten beinhalten. Es werden acht Core-Strukturen unterschieden, die sich von den Strukturen der auf Erythrozyten vorkommenden O-glykosidisch verknüpften Saccharidketten unterscheiden. Die Core-Strukturen können weitere Zucker enthalten. Neben N-Acetyl-galactosamin, N-Acetyl-glucosamin und Galactose finden sich Fucose-, N-Acetyl-neuraminsäure-, O-acetylierte N-Acetyl-neuraminsäure-, O-sulfatierte Galactose- und O-sulfatierte N-Acetyl-glucosamin-Moleküle in den Zuckerketten.

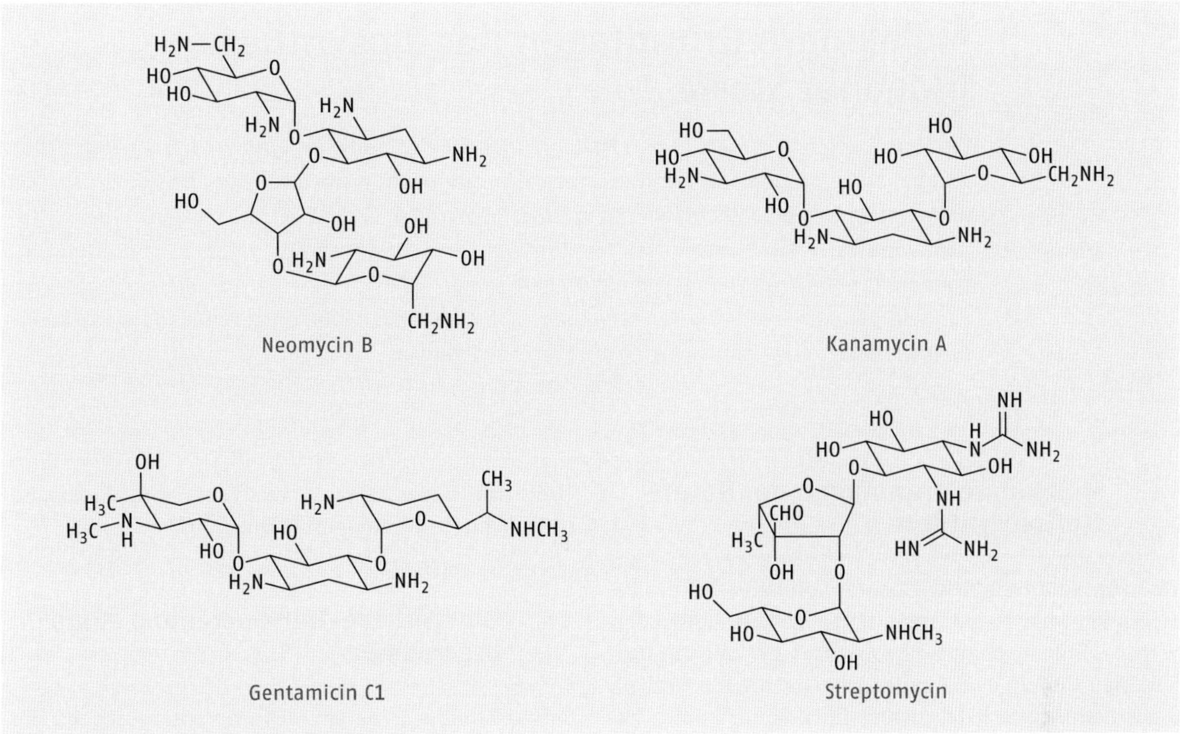

○ **Abb. 4.66** Strukturen einiger Aminoglykoside

## 4.6 Enzyme für Grundgerüst-Modifikationen

In der Biosynthese von Naturstoffen werden fast immer die gebildeten Grundgerüste weiter funktionalisiert. Enzyme, die diese Reaktionen katalysieren, werden auch modifizierende Enzyme genannt. Die Addition von Sauerstoffen, Methylgruppen, Zuckermolekülen und Halogenatomen und die sich daraus ergebende Chiralität sind häufig ausschlaggebend für die Bioaktivität eines Moleküls. Folglich sind diese Reaktionen entscheidend für die strukturelle und funktionelle Vielfalt der Naturstoffe (▶ Kap. 3).

4

# 5 Molekulare Grundlagen der Biosynthese biogener Stoffe

Die Molekularbiologie hatte in den letzten 20 Jahren eine große Bedeutung für die Naturstoffforschung. Während früher Biosyntheseuntersuchungen nicht ohne die mühsame Suche nach den beteiligten Enzymen auskam, wird heutzutage immer häufiger mit der Sequenzierung ganzer Genome und der computergestützten Identifizierung von Biosynthesegenen bzw. -genclustern begonnen. Deren Identifizierung gelingt deshalb so gut, weil sich die ableitbaren Proteinsequenzen von zwei Genen, die eine ähnliche Funktion haben, oft sehr ähneln. Unter Verwendung von Datenbanken können diese Ähnlichkeiten leicht erkannt werden.

## 5.1 Molekulare Grundlagen der Naturstoffbiosynthese

Bis heute sind zahlreiche Genome von naturstoffproduzierenden Mikroorganismen und Pflanzen sequenziert worden. Eine wesentliche Beobachtung ist, dass in Prokaryoten Protein codierende Gene, die die Biosynthese eines Naturstoffs katalysieren, im Genom häufig zusammen mit Resistenzgenen und regulatorischen Genen geclustert vorliegen. Nur in seltenen Fällen liegen die Gene nicht in einem Bereich des Genoms, sondern sind auf zwei oder mehrere Bereiche verteilt.

Auch Pilze können Biosynthese-Gencluster enthalten. Dies gilt besonders für Pilze der Gattung *Aspergillus*. Arbeiten an Basidiomyceten haben gezeigt, dass auch sie vollständige Biosynthese-Gencluster enthalten können. In den Genomen dieser Basidiomyceten sind zudem eine Reihe von nicht geclustert vorliegenden Biosynthesegenen zu finden. Die vollständigen Sequenzierungen verschiedener Pflanzengenome haben gezeigt, dass Gene für die Naturstoffproduktion in Pflanzen in der Regel nicht geclustert vorliegen, sondern über das ganze Genom verstreut sind. Biosynthese-Gencluster kommen in Pflanzen nur selten vor.

## 5.2 Biosynthese-Gencluster aus Mikroorganismen

Die Anzahl der in einem Genom vorkommenden Biosynthese-Genclustern kann stark variieren. Manche Prokaryoten besitzen keine Biosynthese-Gencluster und produzieren somit auch keine Naturstoffe. Andere Prokaryoten wie die zur Ordnung der Myxococcales gehörenden Myxobakterien oder die zur Ordnung der Actinomycetales gehörenden Streptomyceten können zahlreiche Biosynthese-Gencluster enthalten. Beispielsweise enthält *Streptomyces coelicolor* bei einer Genomgröße von 8,7 Millionen Basenpaaren 20 Biosynthese-Gencluster, *Streptomyces avermitilis* bei einer Gesamtgröße von 9,9 Millionen Basenpaaren 37 Biosynthese-Gencluster. Etwa 5–10 % der Gene eines Stammes sind in die Biosynthese von Naturstoffen involviert.

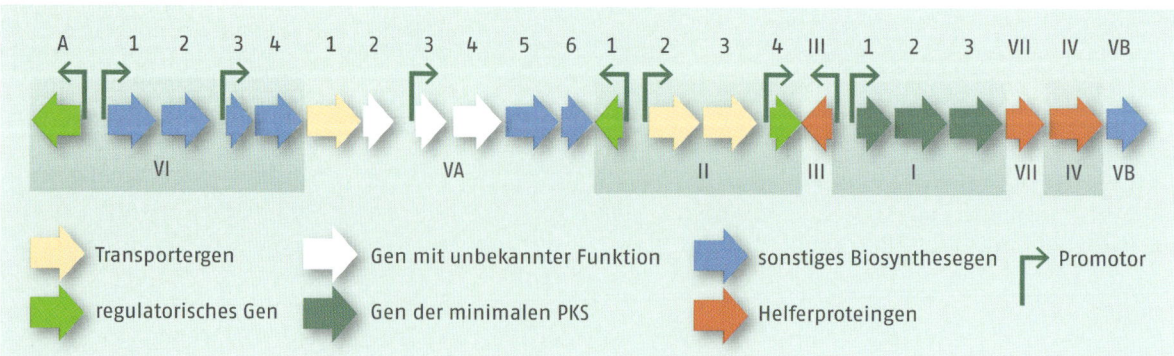

**o Abb. 5.1** Actinorhodinbiosynthese-Gencluster aus *Streptomyces coelicolor*. Das Cluster enthält 22 Gene, die in acht Bereiche eingeteilt werden. Der Name eines Gens ergibt sich aus dem Bereich, in dem es lokalisiert ist, und einer Zahl bzw. einem Buchstaben (z. B. das Gen, das ganz links lokalisiert ist, wird als actVIA bezeichnet). Jeder Pfeil steht stellvertretend für ein Gen. Die Pfeilrichtung zeigt an in welche Richtung das Gen transkribiert wird. In die gleiche Richtung zeigende Pfeile sind auf dem gleichen Strang der DNA lokalisiert.

◻ **Tab. 5.1** Internetprogramme zur Identifizierung von Biosynthese-Genclustern

| Name des Programms | Internetadresse |
| --- | --- |
| antiSMASH | https://antismash.secondarymetabolites.org/ |
| Blast | https://www.ncbi.nlm.nih.gov/BLAST/ |
| ClusterFinder | https://omictools.com/clusterfinder-tool |
| MiBiG | https://mibig.secondarymetabolites.org/index.ht |

Ein bereits früh entdecktes Naturstoffbiosynthese-Gencluster ist das Biosynthese-Gencluster des Actinorhodins (◦ Abb. 5.1). Das Cluster wurde bereits 1984 kloniert und bis 1992 konnten die meisten Gene des Clusters sequenziert werden. Die Lage des Clusters im Genom des Actinorhodinproduzenten *Streptomyces coelicolor* konnte 2002 nach Veröffentlichung der Gesamtgenomsequenz des Produzenten bestimmt werden.

Das Cluster besteht aus 22 Genen, die in 8 Bereiche (I, II, III, IV, Va, Vb, VI und VII) eingeteilt werden. Neben den Genen, die für die Biosynthese der Malonyl-CoA-Einheiten (Grundkörper) verantwortlich sind, befindet sich auch das Malonyl-CoA:ACP-Transacylase-Gen nicht im Actinorhodinbiosynthese-Gencluster, sondern an einer anderen Stelle im Genom. Von den 22 Genen des Clusters codieren 10 Gene für Biosyntheseenzyme, 3 für regulatorische Proteine und 3 für Transporter. Die Funktion von 3 Genen ist unbekannt und 3 Gene codieren für Helferproteine. Die Actinorhodinbiosynthesegene sind in mehreren Operons angeordnet. Die Expression der Gene in diesen Operons wird durch 9 Promotorbereiche gesteuert.

Ob es einen Zusammenhang zwischen der Funktion eines Gens bzw. seines Genprodukts und seiner Anordnung im Gencluster gibt, ist nicht bekannt. Auffällig ist jedoch, dass auch die als minimale Polyketidsynthasegene bezeichneten Gene in Biosynthese-Genclustern sehr häufig, wie im Actinorhodinbiosynthese-Gencluster, direkt hintereinander angeordnet sind.

Unterschiedliche Mikroorganismen können nicht selten identische Naturstoffe produzieren. Oft sind sich die Biosynthese-Gencluster der unterschiedlichen Stämme sehr ähnlich und die Gene in den Clustern sind identisch angeordnet. Doch es gibt auch Beispiele, bei denen sich die Gencluster stark voneinander unterscheiden.

Biosynthese-Gencluster lassen sich mithilfe von Programmen im Internet identifizieren. Diese Programme ermöglichen auch eine Vorhersage der möglichen Funktion der einzelnen Gene und zunehmend auch eine Vorhersage der Strukturklasse des gebildeten Naturstoffs (◻ Tab. 5.1). Diese Vorhersagen beruhen darauf, dass für die Biosynthese von Naturstoffen mit ähnlicher Struktur charakteristische Gene verantwortlich sind, die über Sequenzvergleiche identifiziert werden können.

Auch wenn die Mehrzahl an Naturstoffen Strukturen aufweisen, die aus unterschiedlichen Biosynthesewegen stammen, werden sie oft als Produkt des Biosynthesewegs gesehen, der für die Biosynthese des Teils mit den meisten Kohlenstoffatome verantwortlich ist. Auch in diesem Buch werden die Naturstoffe nach diesem Prinzip eingeteilt.

### 5.2.1 Gencluster von Makroliden und linearen Polyketiden

Biosynthese-Gencluster von Makroliden enthalten Polyketidsynthasegene, die eine Größe zwischen 5 kb bis 20 kb aufweisen können. Nicht selten weisen sie mehrere solcher Gene auf, dadurch liegt die Gesamtgröße der Cluster häufig zwischen 50 und 100 kb. Weitere Gene, die in den Clustern gefunden werden, codieren für modifizierende Enzyme, Resistenzproteine, Transporter und regulatorische Proteine (◦ Abb. 5.2). Die Polyketidsynthasegene sind aus Modulen aufgebaut. Im Allgemeinen inkorporiert jedes Modul über eine Claisen-artige Kondensation einen Acylbaustein in eine wachsende Polyketidkette und reicht den verlängerten Metaboliten zum nachfolgen Modul weiter. Die Untersuchung der ersten Biosynthese-Gencluster, die für die Bildung von Makroliden verantwortlich sind (z. B. Erythromycinbiosynthese-Gencluster), zeigte, dass von der Architektur der Polyketidsynthase auf die Struktur des produzierten Polyketids geschlossen werden konnte (Colinearitätsprinzip).

In den letzten Jahren konnte gezeigt werden, dass innerhalb der Typ-I-PKS auch Enzyme existieren, für die das Colinearitätsprinzip meistens nicht zutrifft. Bei diesen *trans*-AT-PKS sind die Acyltransferasen (AT) nicht als Domänen in die Module integriert, sondern sind freistehende Proteine, die mit den PKS-Modulen interagieren. *Trans*-AT-PKS haben sich evolutiv unabhängig von den Standard-(*cis*-AT)-PKS entwickelt und zeichnen sich, neben den alleinstehenden Acyltransferasen, durch eine ungewöhnliche Architektur der Module aus. Arbeiten der Gruppe von Prof. Dr. J. Piel haben gezeigt,

5

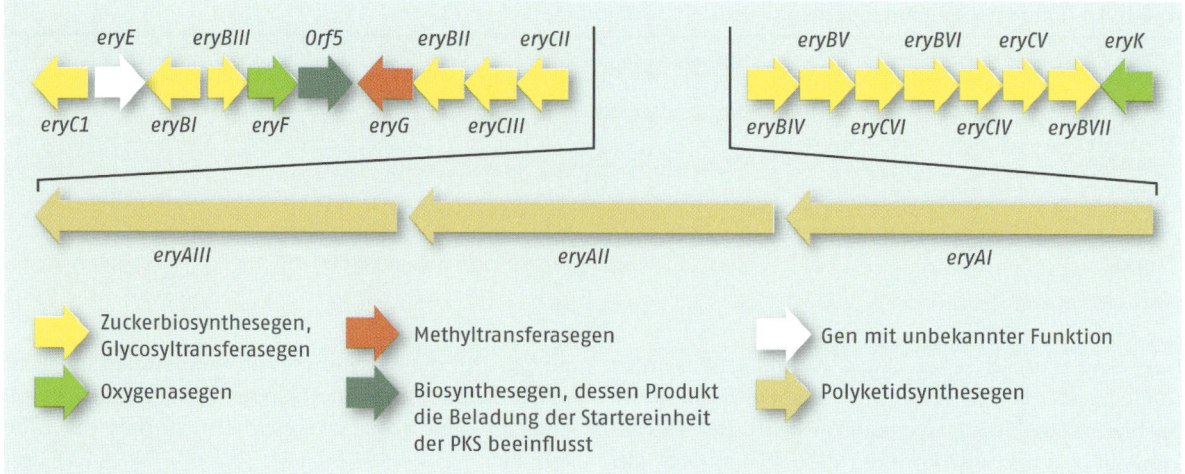

**o Abb. 5.2** Erythromycinbiosynthese-Gencluster aus *Saccharopolyspora erythraea* Das Cluster enthält 21 Gene. Die zentral gelegenen Gene eryAI, eryAII und eryAIII codieren für Polyketidsynthasen. Jeder Pfeil steht stellvertretend für ein Gen. Die Pfeilrichtung zeigt an, in welche Richtung das Gen transkribiert wird.

dass die Gensequenzen der KS-Domänen mit den Strukturen der jeweilig prozessierten Intermediate korrelieren. Anhand dieser Sequenzkorrelation scheint es möglich zu sein, ein Regelwerk zur Vorhersage von Strukturen aus *trans*-AT-PKS ähnlich dem Colinearitätsprinzip zu erstellen.

### 5.2.2 Gencluster aromatischer Polyketide aus Mikroorganismen

Charakteristisch für die Biosynthese-Gencluster der meisten aromatischen Polyketide ist das Vorkommen von drei Genen, die auch als minimale Polyketidsynthasegene bezeichnet werden. Sie codieren für die Enzyme KSα, KSβ und ACP. In vielen Fällen sind alle drei Gene in der Reihenfolge *ksα-ksβ-acp* (Gene der minimalen PKS) direkt hintereinander auf dem Genom angeordnet (o Abb. 5.1). In wenigen Fällen (z. B. Resistomycin-Cluster, Griseorhodin-Cluster, Doxorubicin-Cluster, Medermycin-Cluster und Mensacarcin-Cluster) liegt das *acp*-Gen getrennt von den beiden anderen Genen an einer anderen Position im Cluster vor. Biosynthese-Gencluster aromatischer Polyketide enthalten zudem meist Gene, die für Oxidoreduktasen und Cyclasen/Aromatasen codieren. Darüber hinaus finden sich häufig Oxygenasegene und Methyltransferasegene sowie regulatorische Gene und Transportergene. Die Gesamtgröße eines Biosynthese-Genclusters, das für Enzyme codiert, die aromatische Polyketide herstellen, ist meist nicht größer als ca. 40 kb.

Neben den PKS-II-Genen können auch, besonders in Pilzen, iterativ funktionierende PKS-I-Gene für die Biosynthese aromatischer Naturstoffe verantwortlich sein. Es handelt sich um modular aufgebaute Gene. Kleinste Vertreter dieser Gene sind die Orsellinsäure- und Methylsalicylsäuresynthasegene.

### 5.2.3 Gencluster von Naturstoffen des Shikimatstoffwechsels

Nur eine kleine Anzahl an pharmazeutisch interessanten Naturstoffen aus Mikroorganismen enthalten Strukturbestandteile, die sich aus dem Shikimatstoffwechsel ableiten. Beispiele sind Chloramphenicol, FK506, FK520, Rapamycin, Aminocumarine wie Novobiocin und die Ansamycin-Antibiotika. Im Chloramphenicolbiosynthese-Gencluster finden sich zahlreiche Gene, die für Enzyme codieren, die zum einen die Bildung von Chorismat und zum anderen die Umwandlung von Chorismat zu *p*-Aminophenylpyruvat katalysieren, das dann weiter zu Chloramphenicol umgesetzt wird. Aminocumarinbiosynthese-Gencluster (z. B. das Novobiocinbiosynthese-Gencluster) enthalten leicht auffindbare Gene, deren Produkte Prephenat bzw. Tyrosin zu Strukturelementen der Aminocumarine umsetzen. In den Biosynthese-Genclustern der Substanzen FK506, FK520 und Rapamycin findet sich hingegen jeweils nur ein Gen (*fkbO*, *rapK*), dessen Produkt die Umwandlung von Chorismat zu (4R,5R)-4,5-Dihydroxycyclohexa-1,5-diencarbonsäure katalysiert, die dann von der Polyketidsynthase als Startereinheit verwendet wird. Biosynthese-Gencluster der Ansamycin-Antibiotika enthalten meist alle Gene, die für Enzyme codieren, die ausgehend von UDP-Glucose für die Biosynthese von Iminoerythrose-4-phosphat verantwortlich sind und alle Gene, die für Enzyme codieren, die die Kondensation mit Phosphoenolpyruvat und die weitere Umsetzung zu 3-Amino-5-hydroxybenzoesäure (AHBA) katalysieren.

Die genannten Beispiele zeigen, dass Biosynthese-Gencluster von Naturstoffen des Shikimatstoffwechsels in einigen Fällen sämtliche Gene des Shikimatstoffwechsels zur Bildung ihrer Grundbausteine aufweisen, in anderen Fällen aber nur einzelne Gene. Im zweiten

Fall sind folglich Gene bzw. Enzyme des Primärstoffwechsels an der Biosynthese der Naturstoffe beteiligt.

### 5.2.4 Gencluster von Terpenen

Biosynthese-Gencluster von Naturstoffen, die sich aus dem Terpenstoffwechsel ableiten, sind nicht sehr einheitlich aufgebaut. In einigen Fällen finden sich Gene, die für Enzyme codieren, die die Biosynthese der aktivierten Vorstufen IPP und DMAPP katalysieren, in anderen Fällen findet sich nur ein Anteil der Gene oder gar keines. So enthalten die Biosynthese-Gencluster der Naturstoffe Terpentecin, Napyradiomycin und Furaquinocin alle Gene, die für die Biosynthese von IPP verantwortlichen Enzyme des Mevalonatwegs codieren, während das Gencluster des ebenfalls über den Mevalonatweg hergestellten Pentalenolactons keines der Gene enthält. Das Cluster des über den MEP-Biosyntheseweg hergestellten Phenalinolactons enthält nur 2 Gene, die für Enzyme codieren, die für die Biosynthese von IPP verantwortlich sind. Trotzdem lassen sich Gencluster terpenoider Verbindungen immer wieder identifizieren, da sie Gene enthalten, deren Enzyme terpenoide Biosynthesevorstufen zu den Naturstoffen umsetzen. So enthält das Phenalinolactonbiosynthese-Gencluster ein Geranylgeranyldiphosphat-Synthasegen, ein Terpencyclasegen, ein Prenyltransferasegen und ein Squalenepoxidasegen. Gencluster prenylierter Verbindungen sind daran zu erkennen, dass sie ein Prenyltransferasegen enthalten.

### 5.2.5 Gencluster von NRPS-Derivaten und NRPS-PKS-Derivaten

Biosynthese-Gencluster von nichtribosomal gebildeten Naturstoffen, die aus Aminosäuren aufgebaut sind, enthalten neben regulatorischen Genen und Transportergenen Gene, die für nichtribosomale Peptid-Synthetasen (NRPS) codieren. Ähnlich wie PKS I sind NRPS modular aufgebaut. Jedes Modul enthält verschiedene katalytische Zentren (Domänen), die notwendig sind, um eine Aminosäure selektiv zu erkennen, zu aktivieren, als Thioester-Intermediat kovalent zu binden und während der Biosynthese zu modifizieren. Alle Domänen sind durch Sequenzvergleiche identifizierbar. NRPS-Biosynthese-Gencluster haben je nach Anzahl an Aminosäuren, die im Laufe der Biosynthese eingebaut werden, ganz unterschiedliche Größen. Biosynthese-Gencluster von NRPS-PKS-Derivaten enthalten sowohl PKS- als auch NRPS-Gene.

### 5.2.6 Gencluster ribosomal gebildeter Naturstoffe

Im Unterschied zu den ribosomal gebildeten Proteinen sind für die Bildung aller ribosomal gebildeten Naturstoffe ebenfalls Biosynthese-Gencluster verantwortlich. Diese Cluster enthalten Gene, die für die Biosynthese von Precursorproteinen verantwortlich sind. Sie weisen eine Größe von 60–330 Nukleotiden auf. In der Mitte dieser Gene findet sich die Sequenz, aus der auf die Aminosäuresequenz des Naturstoffs geschlossen werden kann. Biosynthese-Gencluster der ribosomal gebildeten Naturstoffe enthalten außerdem Gene, die für Enzyme codieren, die posttranslationale Modifikationen an der am Ribosom entstehenden Peptidkette durchführen. Beispiele sind Dehydratasegene, Kinasegene, Lyasegene, Cyclasegene und Methyltransferasegene.

### 5.2.7 Gencluster von Zucker enthaltenden Naturstoffen

Naturstoffe enthalten sehr häufig desoxygenierte Zucker. Dabei fehlt diesen Zuckern meist die OH-Gruppe an Position C6. Für die Biosynthese dieser Zucker werden ein den Zucker aktivierendes Enzym und eine 4,6-Dehydratase benötigt. Gene, die für diese Enzyme codieren, befinden sich nicht in allen Fällen in den Biosynthese-Genclustern, da sie wahrscheinlich auch in der Zellwandbiosynthese eine Rolle spielen. Andere Gene, die für Zucker modifizierende Enzyme codieren, sind jedoch fast immer in den Clustern enthalten. Über Sequenzvergleiche der sich aus den Gensequenzen ableitenden Enzyme lassen sich die Strukturen der jeweiligen Zucker ableiten. Biosynthese-Gencluster von Aminoglykosiden sind ebenfalls leicht detektierbar. Sie weisen nicht selten auch 4,6-Dehydratasegene auf, außerdem eine Reihe von Zuckerbiosynthesegenen, deren Produkte Ähnlichkeiten zu Enzymen der Biosynthese bekannter Aminoglykoside (z. B. Streptromycin) aufweisen.

### 5.2.8 Gencluster hybrider Naturstoffe aus Mikroorganismen

Wie bereits erwähnt, enthalten die meisten Naturstoffe zwei oder mehrere Struktureinheiten, die über verschiedene Biosynthesewege gebildet werden. In den meisten Fällen enthalten sie die bereits beschriebenen Gene, die für den jeweiligen Biosyntheseweg charakteristisch sind. Nur selten sind Gene aus verschiedenen Biosynthese-Genclustern verantwortlich für die Biosynthese eines Naturstoffs.

### 5.2.9 Stille Gencluster aus Mikroorganismen

Nur ein geringer Anteil der in einem Stamm vorkommenden Biosynthese-Gencluster wird tatsächlich auch aktiv so stark transkribiert, dass letztendlich unter Standardfermentationsbedingungen ein dazu passender Naturstoff gebildet wird. Die Cluster, deren Produkte nicht gebildet werden, werden als stille Biosynthese-Gencluster bezeichnet.

5

**Tab. 5.2** Sequenzierte pflanzliche Genome (Beispiele)

| Name der Pflanze | Größe des Genoms (MBp) | Anzahl an Chromosomen |
|---|---|---|
| *Arabidopsis thalina* | 135 | 5 |
| *Brachypodium distachium* | 272 | 5 |
| *Glycine max* | 1100 | 20 |
| *Oryza sativa* | 327 | 12 |
| *Physcomitrella patens* | 480 | 27 |
| *Vitis vinifera* | 487 | 19 |
| *Zea mays* | 4300 | 10 |

### 5.2.10 Genetische Veränderungen bei Hochproduzenten

Die Sequenzdaten von in der Industrie verwendeten Hochproduzenten werden nur selten veröffentlicht. Es ist jedoch bekannt, dass Hochproduzenten nicht nur Mutationen in Biosynthesegenen sondern auch in Genen des Primärstoffwechsels aufweisen. Beispielsweise enthält ein Erythromycin-Hochproduzent, der aus dem Stamm *Saccharopolyspora erythraea* NRRL 2338 hervorgegangen war, 117 Deletionen, 78 Insertionen und 12 Stellen, an denen eine Transposition stattgefunden hat. Die Deletionen bzw. Insertionen führten bei 71 Genen zu Frame-shift-Mutationen. Zusätzlich wurden 144 Mutationen gefunden, die nur einzelne Nukleotide betrafen. Überraschenderweise wiesen aber nur zwei Gene des Erythromycinbiosynthese-Genclusters Mutationen auf.

### 5.3 Biosynthesegene aus Pflanzen und Pilzen

In den letzten Jahren konnten einige Pflanzen- und Pilzgenome vollständig sequenziert werden. Im Unterschied zu mikrobiellen Genomen weisen Pflanzen und Pilze sehr große Genome auf, was auch noch heute die effiziente molekularbiologische Erforschung des pflanzlichen Sekundärmetabolismus erschwert. In Tab. 5.2 sind die Größen einiger Pflanzengenome aufgeführt. Wie aufwändig die Suche nach Biosynthesegenen in Pflanzen ist, beschreiben die Untersuchungen an der Paclitaxelbiosynthese. Paclitaxel wurde 1971 aus der Rinde der pazifischen Eibe isoliert. Die komplette Taxolbiosynthese benötigt wahrscheinlich 19 Biosyntheseschritte. Trotz starker wirtschaftlicher Interessen, die Biosynthesegene des Taxols zu klonieren, um sie in einem biotechnologischen Verfahren zur Produktion des Paclitaxel einzusetzen, und obwohl weltweit zahlreiche Forschergruppen an der Auffindung dieser Gene arbeiten, sind heute noch nicht alle Biosyntheseschritte im Detail aufgeklärt.

### 5.4 Das humane Genomprojekt

Das Human Genome Project (HGP) wurde 1990 vom US-Department of Energy (DOE), dem National Institute of Health (NIH) und anderen internationalen Gruppen in den USA gestartet. Das HGP hatte das Ziel, das gesamte menschliche Genom, also alle 3,2 Milliarden Basen („Buchstaben des Lebens"), zu entschlüsseln und alle menschlichen Gene zu identifizieren und die in seinem Erbmaterial niedergelegte genetische Information in allen Einzelheiten zu verstehen. Die Arbeiten konnten 2003 abgeschlossen werden. Insgesamt enthält das Genom des Menschen rund 20 000–30 000 Gene. Um Genome vergleichen zu können, wurden nach 2003 weitere Genomprojekte gestartet, und 2012 wurde bekannt gegeben, dass das tausendste menschliche Genom sequenziert worden war.

Nur etwa 2 % des Genoms sind für die Herstellung von Proteinen zuständig. Die restlichen 98 % werden zwar auch zur Herstellung von RNA-Molekülen verwendet, die Funktion dieser RNA ist im Detail jedoch bis heute nicht verstanden.

Auch viele tierische Genome wurden bis heute sequenziert. Die Genome der meisten Tierarten sind deutlich kleiner, auch wenn die Anzahl der Gene häufig sehr ähnlich ist wie die Anzahl der Gene des Menschen.

# 6 Methoden zur Biosyntheseuntersuchung

Biosyntheseuntersuchungen haben eine lange Tradition. Nachdem die ersten Methoden zur Aufklärung der Struktur von Naturstoffen etabliert waren, wurden neben den eigentlichen Naturstoffen auch Intermediate der Biosynthese dieser Naturstoffe gefunden. Zunächst wurden aus der Struktur der Intermediate Überlegungen zur Biosynthese abgeleitet. Später konnten die Intermediate, ähnlich wie synthetisch hergestellte Verbindungen, verwendet werden, um Enzyme eines Biosynthesewegs zu finden. Bedeutend war auch das Verfüttern von markierten Vorstufen bzw. Intermediaten an einen Organismus, der einen bestimmten Naturstoff produziert. Nur dann, wenn die verfütterte Substanz tatsächlich an der Biosynthese des Naturstoffs beteiligt war, konnte die Markierung im Naturstoff detektiert werden.

Das Zeitalter der Genomforschung beeinflusste die Biosyntheseuntersuchungen enorm. Da bei Mikroorganismen Biosynthesegene eines Naturstoffs häufig geclustert vorliegen, konnten nach Klonierung eines Gens schnell auch alle anderen Gene gefunden und charakterisiert werden. Zunehmend werden heute bakterielle Genome vollständig sequenziert, um ganze Biosynthese-Gencluster zu finden. Bei eukaryotischen Organismen erleichterte das Sequenzieren von cDNA-Bibliotheken, aber auch das Sequenzieren ganzer Genome ebenfalls die Detektion und die Charakterisierung zahlreicher Biosynthesegene.

Die moderne Biosyntheseforschung basiert u. a. auf folgenden Methoden:

1. Isolierung von biogenen Substanzen und Intermediaten aus einem Organismus und Strukturaufklärung (NMR, MS),
2. Durchführung von Fütterungsexperimenten mit markierten Vorstufen und Intermediaten,
3. Deletion einzelner Biosynthesegene eines Produzenten und Isolierung und Charakterisierung von Produkten, die infolge der Deletion akkumulieren,
4. Isolierung von Biosyntheseenzymen und Durchführung biochemischer Untersuchungen,
5. Expression einzelner Biosynthesegene, Isolierung der Genprodukte, Durchführung biochemischer Untersuchungen und Aufklärung der Struktur des Enzyms.

Die folgenden Beispiele zeigen, wie verschiedene Verfahren eingesetzt werden können, um Informationen über Biosynthesen zu erhalten.

## 6.1 Isolierung biogener Substanzen und Intermediate, Strukturaufklärung (NMR, MS)

Die Aufklärung der Biosynthese von Erythromycin A basierte anfänglich darauf, dass in den Erythromycinproduzenten (z. B. *Saccharopolyspora erythraea*) Intermediate der Biosynthese gefunden und deren Struktur aufgeklärt wurde. So ist das erste stabile Zwischenprodukt der Erythromycinbiosynthese 6-Deoxyerythronolid B, das durch C6-Oxidation zu Erythronolid B umgesetzt wird. Weitere Intermediate sind 3-*O*-Mycarosylerythronolid B und Erythromycin D. All diese Substanzen sind isoliert und ihre Struktur mittel MS und NMR aufgeklärt worden (○ Abb. 6.1).

## 6.2 Fütterungsexperimente mit markierten Vorstufen und Intermediaten

Die Phenalinolactone sind eine von mindestens vier Substanzgruppen, welche von *Streptomyces* sp. Tü6071 produziert werden. Dieser Stamm wurde aus einer Bodenprobe isoliert, welche im tropischen Regenwald bei Cape Coast (Ghana) gesammelt wurde. Die Substanz weist leichte antibiotische Aktivität auf. Das Grundgerüst der Phenalinolactone wird von einem Trizyklus (anti/anti/syn-Konfiguration) dargestellt, welcher sich strukturell von einem Perhydrophenanthren ableitet, biosynthetisch jedoch ein 20-gliedriges Diterpen darstellt und vom Aufbau her an Sterole erinnert. An das Grundgerüst sind an Ring A eine Acetateinheit verestert, eine 4-*O*-Methyl-L-amicetose *O*-glykosidisch verknüpft und eine 5-Methylpyrrol-2-carbonsäure verestert. An Ring C befindet sich über eine C-C-Verknüpfung gebunden ein α,β-ungesättigtes 2,4-Dihydroxy-γ-butyrolacton (○ Abb. 6.2).

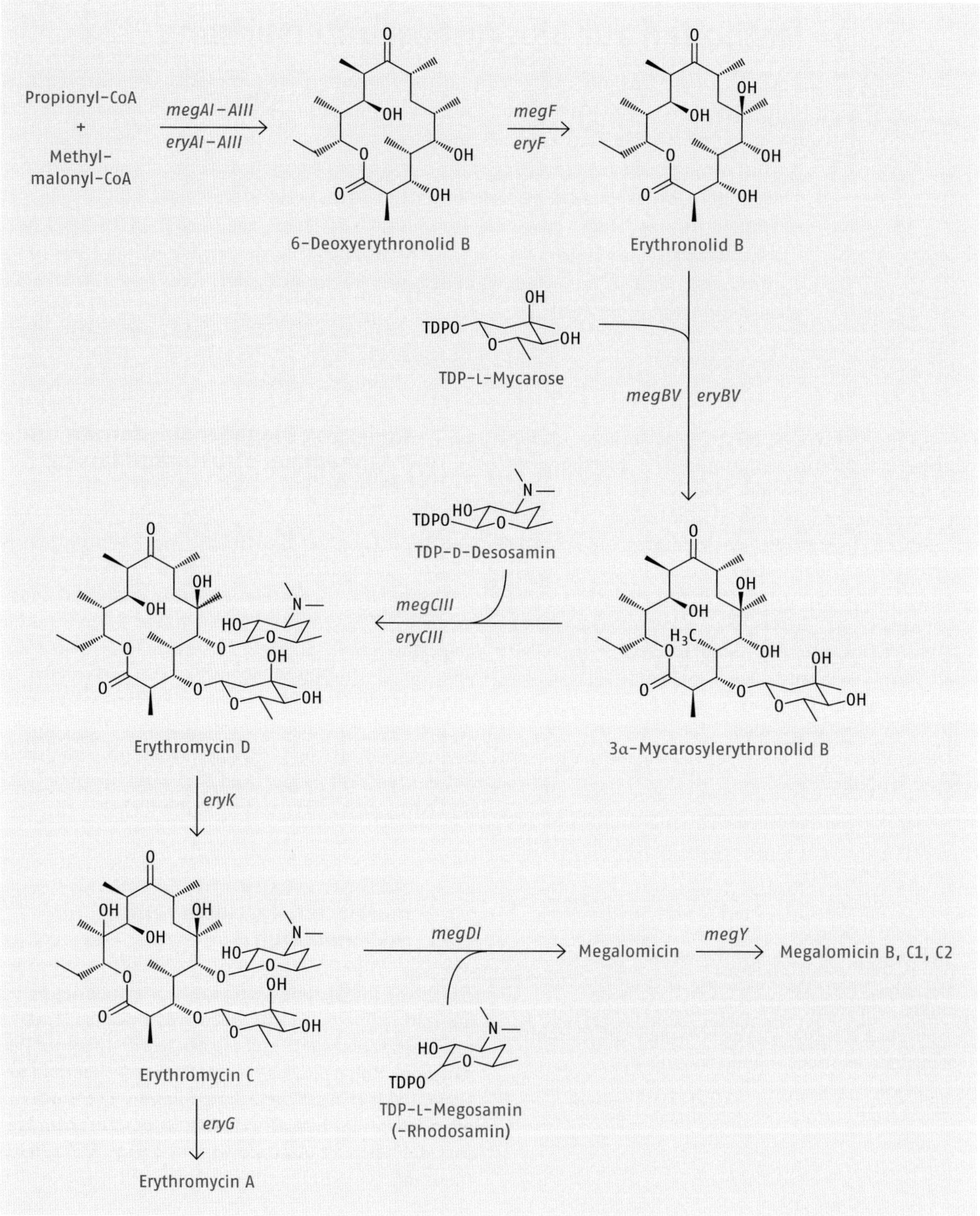

**○ Abb. 6.1** Erythromycinbiosynthese basierend auf Strukturen isolierter Intermediate

Um herauszufinden, ob die Isoprenyleinheit eines Terpens über den MVA- oder den MEP-Biosyntheseweg gebildet wird, können Einbaustudien mit [1–$^{13}$C]-D-Glucose durchgeführt werden. Verläuft die Biosynthese des IPP über den MEP-Biosyntheseweg, so hat das eine Zweifachmarkierung an den Positionen C1 und C5 in IPP zur Folge, wird es jedoch über den MVA-Biosyn-

theseweg gebildet, ist das resultierende IPP dreifach an den Positionen C2, C4 und C5 markiert (○ Abb. 6.2). Zur Bestimmung der $^{13}$C-Anreicherung in markierten Substanzen wird ein 1H-breitbandentkoppeltes $^{13}$C-NMR Spektrum der markierten Substanz und der unmarkierten Substanz unter identischen Bedingungen aufgenommen. Bezieht man die Signalintensität eines

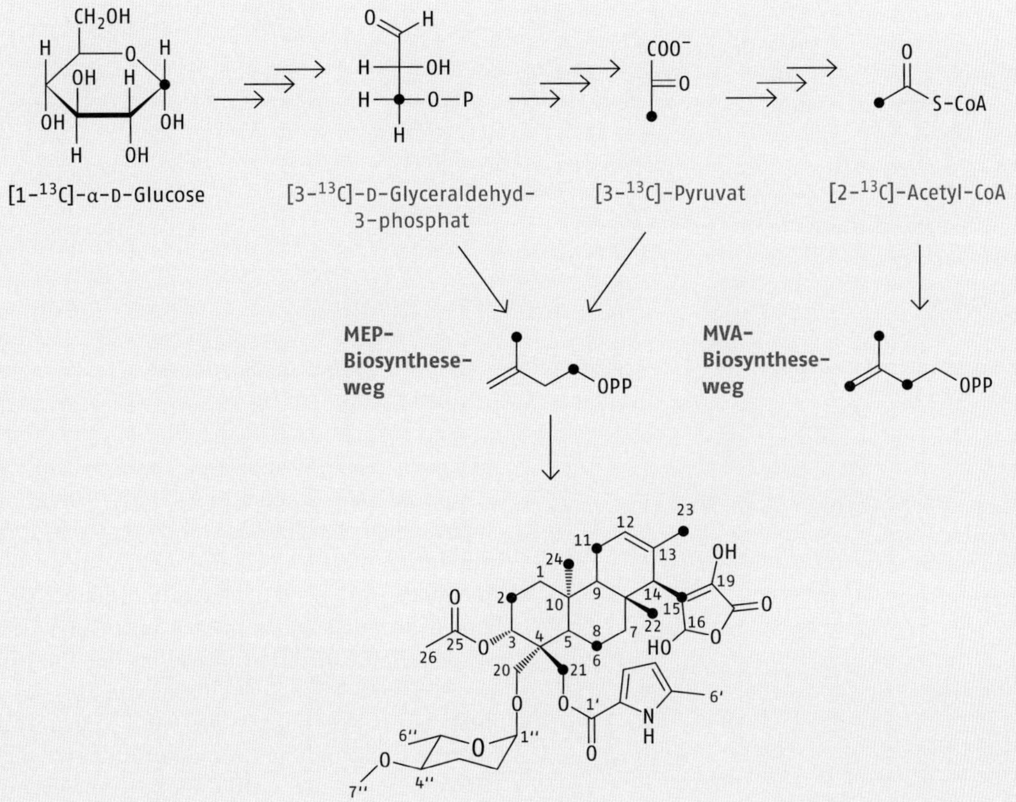

○ **Abb. 6.2** Fütterung von [1–¹³C]–D–Glucose an *Streptomyces* sp. Tü6071. Mit einem schwarzen Kreis gekennzeichnet sind Kohlenstoffatome, bei denen eine ¹³C-Anreicherung stattfindet bzw. nach NMR-Messungen zu beobachten war. Zur besseren Veranschaulichung sind nur die Kohlenstoffatome gekennzeichnet, deren Markierung Informationen darüber ergab, dass das Phenalinolacton D über den MEP–Biosyntheseweg gebildet wird.

Kohlenstoffatoms X der markierten Substanz auf die desselben Kohlenstoffatoms in der unmarkierten Substanz, kann die ¹³C-Anreicherung berechnet werden.

Durch die Fütterung von [1–¹³C]-D-Glucose an *Streptomyces* sp. Tü6071 wurden die Kohlenstoffe C2, C6, C11, C15, C16, C21, C22, C23, C24, C26, C6', C1'', C6'' und C7' des Phenalinolacton D markiert. Die Markierungen der Kohlenstoffe C2, C6, C11, C15, C21, C22, C23 und C24 zeigten eindeutig, dass die vier IPP Einheiten über den MEP-Weg synthetisiert wurden.

## 6.3 Deletion einzelner Biosynthesegene und Isolierung und Charakterisierung akkumulierter Produkte

Die Aufklärung der Biosynthese von Doxorubicin (○ Abb. 4.15) geht u. a. auf Geninaktivierungsexperimente zurück. In den 90er-Jahren gelang es Wissenschaftlern Methoden zur Inaktivierung von Biosynthesegenen, vor allem in Mikroorganismen, zu etablieren. Gezielt wurden Gene ausgeschaltet und aus der Struktur der akkumulierenden Derivate konnte auf die Funk-

tion der Genprodukte geschlossen werden. Doch nicht immer akkumuliert das Substrat des Genprodukts, das inaktiviert wird, in einer Mutante. Werden beispielsweise Gene inaktiviert, deren Enzyme erste Schritte eines Biosynthesewegs katalysieren, so kommt es eventuell gar nicht zur Bildung eines Derivats, in der Folge wird gar kein Derivat gefunden. Oder ein mögliches Intermediat einer Biosynthese ist chemisch zu instabil und reagiert chemisch oder enzymatisch zu einem Folgeprodukt (shunt product). Trotz dieser Einschränkungen hat sich die Geninaktivierung zu einer sehr wichtigen Methode zur Aufklärung von Biosynthesewegen entwickelt.

## 6.4 Isolierung von Biosyntheseenzymen und biochemische Untersuchungen

Morphin wird von *Papaver somniferum* gebildet. Pflanzliche Zellkulturen von *Papaver somniferum* sind in der Lage, Intermediate der Morphinbiosynthese zu bilden, und können somit für Biosyntheseuntersuchungen verwendet werden. Untersucht wurde eine Zellkul-

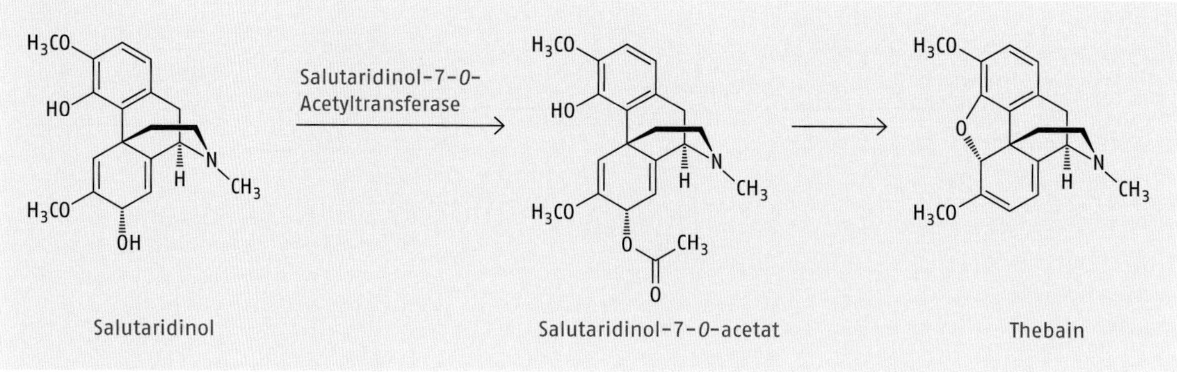

**Abb. 6.3** Reaktion einer Salutaridinol-7-O-Acetyltransferase während der Thebainbiosynthese in Zellkulturen von *Papaver somniferum*

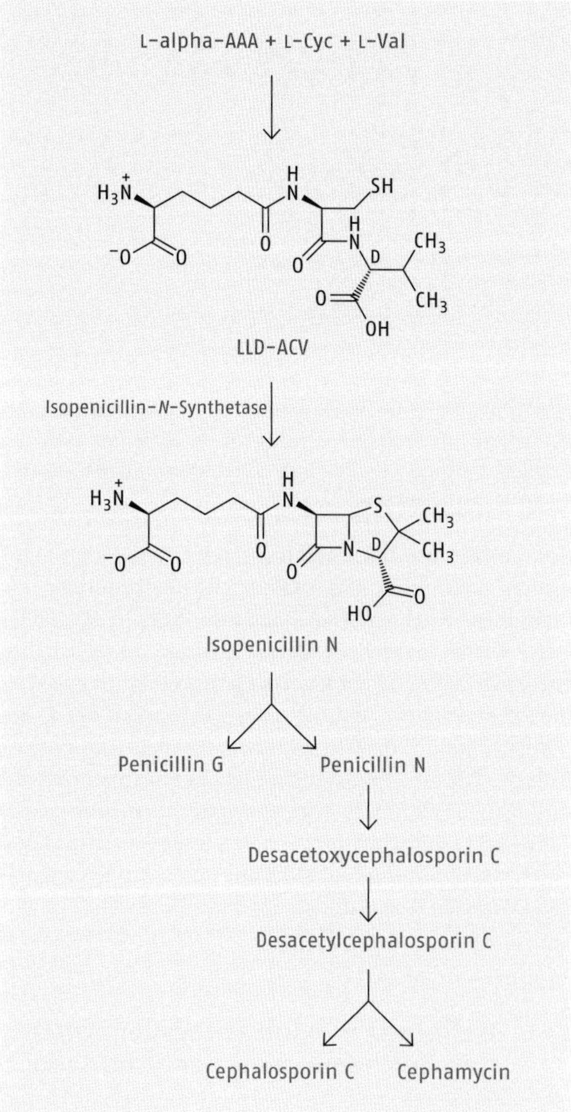

**Abb. 6.4** Isopenicillin-*N*-Synthetase als zentrales Enzym der Biosynthese von Penicillinen und Cephalosporinen δ-(L-α-Aminoadipoyl)-L-Cysteinyl-D-Valin (LLD-ACV)

tur, die Thebain produzieren kann. Bekannt war zum Zeitpunkt der Untersuchung, dass Salutaridinol ein Intermediat der Thebain- und somit auch der Morphinbiosynthese ist. Salutaridinol wurde für die Untersuchungen als [7–$^3$H]Salutaridinol hergestellt und in einem Enzymassay zusammen mit Acetyl-CoA eingesetzt (Abb. 6.3). Nach Detektion der Enzymaktivität im Rohextrakt der Zellkulturen von *Papaver somniferum* wurde das Enzym über fünf Enzymisolierungsschritte (fraktionierte Ammoniumsulfatfällung, Affinitätschromatografie, Gelfiltration, Ionenaustauschchromatografie und eine zweite Affinitätschromatografie) nahezu zur Homogenität gereinigt. Anschließend wurde das Enzym charakterisiert und das Produkt der enzymatischen Reaktion als Salutaridinol-7-O-acetat identifiziert.

## 6.5 Expression einzelner Biosynthesegene, Isolierung der Genprodukte und biochemische Untersuchungen

Zu den am besten untersuchten Biosyntheseenzymen gehören Isopenicillin-*N*-Synthetasen, die für die Bildung des bizyklischen Rings der Penicilline verantwortlich sind. Bereits vor mehr als 20 Jahren konnten aus verschiedenen Organismen (*Cephalosporium acremonium*, *Penicillium chrysogenum*, *Streptomyces lipmanii* und *Aspergillus nidulans*) Isopenicillin-*N*-Synthetase-Gene kloniert und in *E. coli* überexprimiert werden. Zahlreiche Untersuchungen mit den in *E. coli* hergestellten Enzymen ermöglichten die genaue Charakterisierung der Enzyme. Es handelt sich bei den Isopenicillin-*N*-Synthetasen um Eisen- und α-Ketoglutarsäure-abhängige Enzyme. Sie katalysieren die Umsetzung von δ-(L-α-Aminoadipoyl)-L-Cysteinyl-D-Valin (LLD-ACV) zu Isopenicillin N (Abb. 6.4). Einige Isopenicillin-*N*-Synthetasen wurden kristallisiert und ihre Struktur wurde aufgeklärt.

# C
# Pharmazeutisch relevante Targets

# 7    Bedeutende Zielstrukturen

Die Störung von Körpersäften (Humoralpathologie, Viersäftelehre) galt seit der Antike als Erklärungsmodell für die Entstehung von Krankheiten. Dieses Modell wurde erst im 19. Jahrhundert durch die Zellularpathologie abgelöst. Dass ein Organismus und seine Organe aus Zellen aufgebaut sind, wurde zwar schon im 17. Jahrhundert bei Pflanzen entdeckt, aber erst 1838 durch Theodor Schwann auch auf Tiere ausgeweitet. Auf Grundlage dieser Erkenntnisse führte Rudolph Virchow im Jahr 1858 die Zellularpathologie ein: Krankheiten entstehen aufgrund einer Störung von Zellen und Zellfunktionen und Arzneistoffe wirken, indem sie diese Störungen beeinflussen. Paul Ehrlich und John Newport Langely waren es schließlich, die an der Schwelle vom 19. in das 20. Jahrhundert postulierten, dass Wirkstoffe eine chemische Bindung mit bestimmten Strukturen in oder auf einer Zelle eingehen, den sogenannten Rezeptoren.

■ **DEFINITION** Ein Target (Zielstruktur) ist eine molekulare biologische Struktur, d.h. ein Biomolekül oder ein Teil eines Biomoleküls, mit dem ein Wirkstoff in Wechselwirkung tritt. Durch diese Interaktion wird der biologische Effekt, also die Wirkung des Stoffs, verursacht.

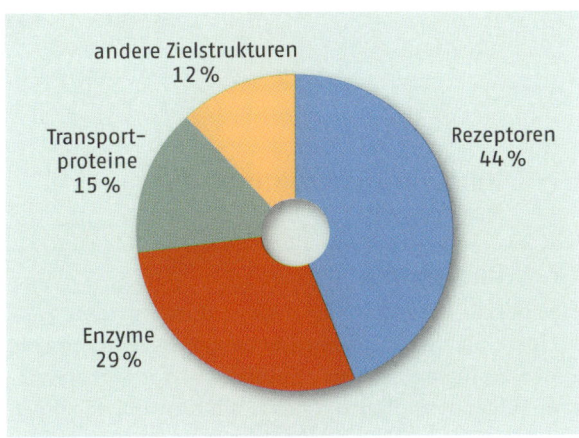

● **Abb. 7.1** Humane Zielstrukturen für Arzneistoffe

Die Zahl der von der FDA zugelassenen Arzneistoffe beträgt ca. 1600. Aber wie viele Zielstrukturen (Drug Targets) von Arzneistoffen gibt es überhaupt? Wie viele nutzen wir mit unserem vorhandenen Arzneimittelschatz und wie groß ist die maximal mögliche Zahl an pharmakologisch sinnvollen Targets?

Berechnungen hierzu sind nicht ganz einfach. Selbst die Anzahl an Zielstrukturen der zugelassenen Arzneistoffe ist nicht exakt bekannt und variiert, je nach Publikation zu diesem Thema, sehr stark. Das liegt zum einen daran, dass der Begriff der Zielstruktur unterschiedlich ausgelegt wird. So werden in manchen Fällen ganze Enzymkomplexe als Target bezeichnet, in anderen Fällen eine einzelne Domäne eines Proteins. Zum anderen gibt es eine Unschärfe in der Zahl der Targets pro Arzneistoff: Für einige Stoffe ist bis heute noch kein Target gefunden wurden, für andere Substanzen hingegen werden mehrere Targets angegeben. Hier fällt die Unterscheidung zwischen therapeutisch relevantem und sog. Off-Target nicht immer leicht. Unter Berücksichtigung dieser Schwierigkeiten erscheinen uns Schätzungen sinnvoll, die von ca. 700 humanen und ca. 200 pathogenen Zielstrukturen, die derzeit adressiert werden, ausgehen.

Noch anspruchsvoller ist eine Abschätzung der maximalen Zahl an Targets, die pharmakologisch relevant sein könnten. Hier wird von einer ca. 5- bis 10-fach höheren Zahl ausgegangen, also von mehreren tausend. Die Chancen, auf neue Targets zu stoßen und diese mit (neuen) Wirkstoffen zu adressieren, bleiben also – zu-

mindest theoretisch – recht groß. Der Forschungs- und finanzielle Aufwand, diese zu entdecken und daraus Arzneimittel zu entwickeln, wird allerdings zunehmend größer.

Humane Zielstrukturen für Arzneistoffe lassen sich in verschiedene Klassen einteilen (● Abb. 7.1): **Rezeptoren** werden am häufigsten von Arzneistoffen adressiert, es folgen **Enzyme** und **Transportproteine**. Aber auch das **Zytoskelett** und die **DNA** stellen wichtige Targetklassen dar, denn hier finden sich besonders viele Naturstoffe, die mit diesen interagieren.

Ferner gibt es noch die nicht-humanen, d.h. die mikrobiellen und parasitären Zielstrukturen, die wir uns als Antiinfektiva zunutze machen (▸ Kap. 11). Auch hier sind Naturstoffe besonders stark vertreten.

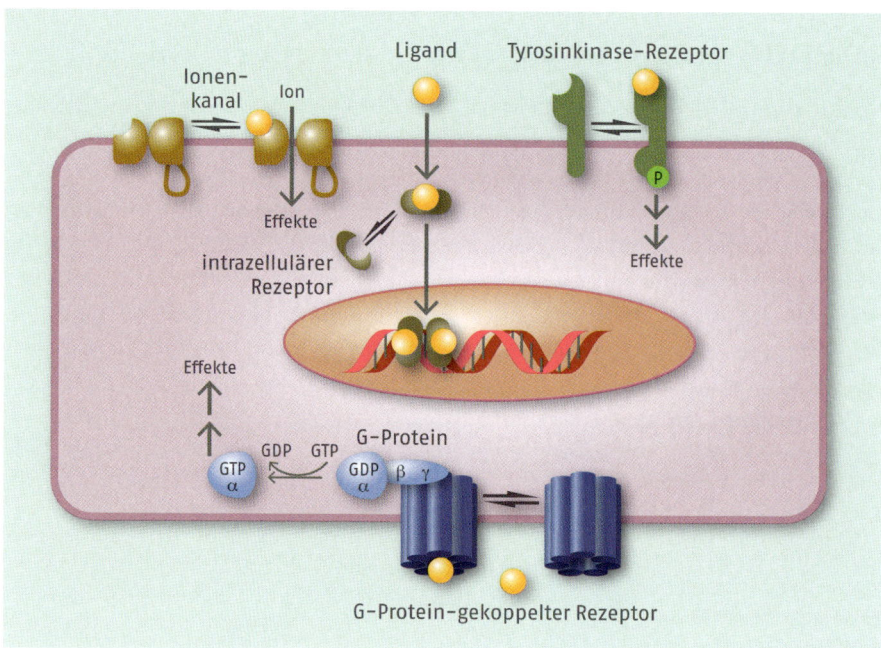

**○ Abb. 7.2** Rezeptortypen. Unterschieden wird zwischen Membranrezeptoren und intrazellulären Rezeptoren. Zu den Membranrezeptoren gehören zum Beispiel die G-Protein-gekoppelten Rezeptoren, die Liganden-gesteuerten Ionenkanäle und die Tyrosinkinase-Rezeptoren. Bei den intrazellulären Rezeptoren muss ein Molekül erst die Zellmembran überwinden, um als Ligand wirken zu können.

## 7.1 Humane Zielstrukturen für Naturstoffe

### 7.1.1 Rezeptoren

Der Begriff Rezeptor leitet sich vom lateinischen Wort **recipere** ab, was empfangen bedeutet. Rezeptoren sind Proteinkomplexe, die als „Empfänger" für Signalmoleküle (Liganden) dienen. Durch Bindung der Liganden werden Signalprozesse ausgelöst, der Rezeptor dient also als „Umschaltstation". Rezeptoren können sowohl auf der Oberfläche einer Zelle, als auch im Zellinneren (Zytosol, Nucleus) lokalisiert sein, sie können membrangebunden oder frei (löslich) vorkommen (○ Abb. 7.2).

**Membranrezeptoren** werden in metabotrope und ionotrope Rezeptoren eingeteilt. Metabotrope Rezeptoren aktivieren nach Ligandenbindung ein G-Protein (G-Protein-gekoppelte Rezeptoren) oder die rezeptoreigene Tyrosinkinase (Tyrosinkinase-Rezeptoren). Ionotrope Rezeptoren sind Ionenkanäle, bei denen sich durch Ligandenbindung die Öffnungswahrscheinlichkeit des Kanals verändert. Im Rahmen dieses Buches werden ionotrope Rezeptoren den Transportproteinen zugeordnet.

Die wichtigste Gruppe der **intrazellulären Rezeptoren** sind die nukleären Rezeptoren. Ihre Liganden müssen erst die Zellmembran überwinden, um an sie binden zu können. Kernrezeptoren funktionieren meist über die Bindung der aktivierten Rezeptoren an die DNA, an der der Rezeptor als Transkriptionsfaktor fungiert und die Expression bestimmter Gene steuert.

Eine Übersicht über Naturstoffe mit Rezeptoren als Targets befindet sich in ◻ Tab. 7.1.

### 7.1.2 Enzyme

Ohne Enzyme (griechisch für „in Hefe") wäre kein Leben möglich, denn sie sind für alle Prozesse, die im Körper ablaufen, von zentraler Bedeutung. Enzyme sind **Katalysatoren**, d. h. sie beschleunigen die Einstellung eines (bio)chemischen Reaktionsgleichgewichts ohne Einfluss auf die Gleichgewichtslage zu nehmen. Sowohl die Hin- als auch die Rückreaktion werden erleichtert. Dies wird durch Absenken der Aktivierungsenergie erreicht.

Enzyme können löslich vorkommen (z. B. Enzyme der Glykolyse), als Multienzymkomplexe (z. B. Fettsäuresynthase) oder auch gebunden an Biomembranen (z. B. Enzyme der Atmungskette). Viele Enzyme benötigen für die katalytische Reaktion (○ Abb. 7.3) das Vorhandensein niedermolekularer Substanzen, sogenannte **Cofaktoren**. Diese können Metallionen (z. B. $Mg^{2+}$, $Zn^{2+}$, etc.) oder nichtproteinartige organische Verbindungen (Coenzyme) sein. Die Mehrzahl der Coenzyme leitet sich von Vitaminen ab (z. B. Folsäure, Niacin, Cobalamin, Thiamin, etc.).

Die Mehrzahl der Enzyme gehört zur Stoffklasse der Proteine, ist also aus Aminosäuren aufgebaut. Allerdings sind auch Nukleinsäure-Ketten, insbesondere RNA-Moleküle (Ribozyme), in der Lage, enzymatisch zu wirken. Als wichtiges Beispiel seien hier die Ribosomen erwähnt, die große Komplexe aus Proteinen (ca. ⅓) und RNA-Molekülen (ca. ⅔) darstellen. Die RNA ist für die katalytische Aktivität des Ribosoms verantwortlich. Prokaryotische Ribosomen unterscheiden sich von den eukaryotischen und stellen daher eine sehr wichtige Targetstruktur für Antibiotika dar.

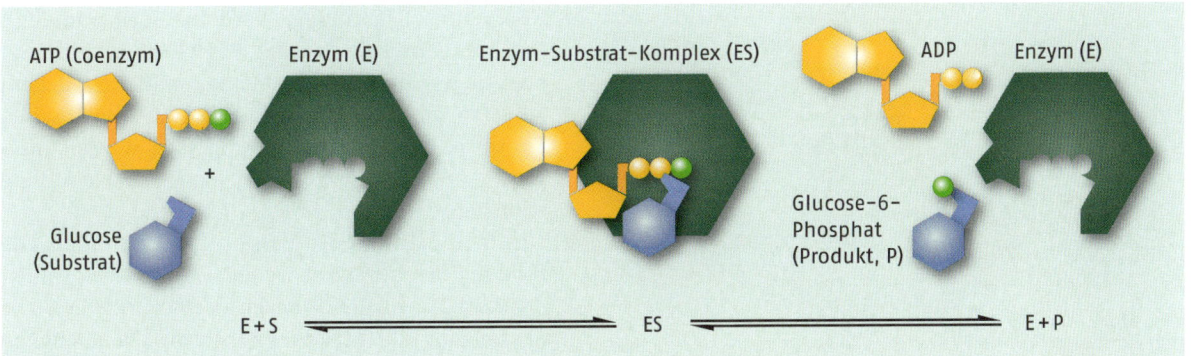

○ **Abb. 7.3** Enzymatische Reaktion am Beispiel der Phosphorylierung von Glucose

Die große Zahl an Enzymen (im Menschen mehrere tausend) lässt sich in nur sechs verschiedene **Klassen** einteilen. Diese systematische Einteilung basiert auf der grundsätzlichen Art der katalysierten Reaktion (○ Abb. 7.4):

- Oxidoreduktasen katalysieren Redoxreaktionen,
- Transferasen übertragen funktionelle Gruppen zwischen zwei Substraten,
- Hydrolasen brechen kovalente Bindungen hydrolytisch auf,
- Lyasen spalten Bindungen nichthydrolytisch und ohne ATP-Verbrauch,
- Isomerasen katalysieren die Umwandlung isomerer Formen eines Substrats und
- Ligasen die Bildung kovalenter Bindungen unter ATP-Verbrauch.

Enzyme sind an allen Stoffwechsel- und Signalwegen beteiligt. Dementsprechend kann eine Vielzahl an

(patho)physiologischen Zuständen durch Arzneistoffe, die Enzyme als Targets besitzen, beeinflusst werden, z. B. Entzündungsprozesse (COX, LOX), die Blutgerinnung (Vitamin-K-Epoxid-Reduktase), Depressionen (MAO) und viele mehr.

Die **Aktivität** eines Enzyms wird auf unterschiedlichen Ebenen reguliert: Die Menge an vorhandenem Enzym kann beispielsweise über die Aktivierung oder Blockade der Genexpression gesteuert werden (Enzyminduktion, Enzymrepression). Ein praxisrelevantes Beispiel für einen Naturstoff, der als Induktor für das Cytochrom-P450-Isoenzym CYP3A4 wirkt und somit pharmakokinetische Interaktionen erzeugen kann, ist das im Johanniskraut enthaltene Phloroglucinderivat Hyperforin. Bei längerfristiger Anwendung erhöhen Johanniskrautextrakte die Menge an CYP3A4 in der Leber, was dazu führen kann, dass Arzneistoffe, die über CYP3A4 metabolisiert werden, ihre Wirksamkeit verlieren. Neben der vorhandenen Enzymmenge beein-

□ **Tab. 7.1** Wichtige Naturstoffe, die Rezeptoren als Targets besitzen

| Rezeptortyp | Subtyp | Naturstoff |
|---|---|---|
| G-Protein-gekoppelte Rezeptoren | Muskarinische Acetylcholinrezeptoren | Pilocarpin, Hyoscyamin |
| | Adenosinrezeptoren | Coffein, Theophyllin |
| | Adrenozeptoren | Ergotamin |
| | Cannabinoidrezeptoren | Tetrahydrocannabinol |
| | Dopaminrezeptoren | Apomorphin, Ergotamin |
| | Opioidrezeptoren | Morphin |
| | Serotoninrezeptoren | Psilocybin |
| | Bitterrezeptoren | Amarogentin |
| | Thrombinrezeptoren | Himbacin |
| | Prostaglandinrezeptoren | Prostaglandine |
| Nukleäre Rezeptoren | Farnesoid-X-Rezeptor (FXR) | Ursodesoxycholsäure |
| | PPARγ | Amorfrutin |

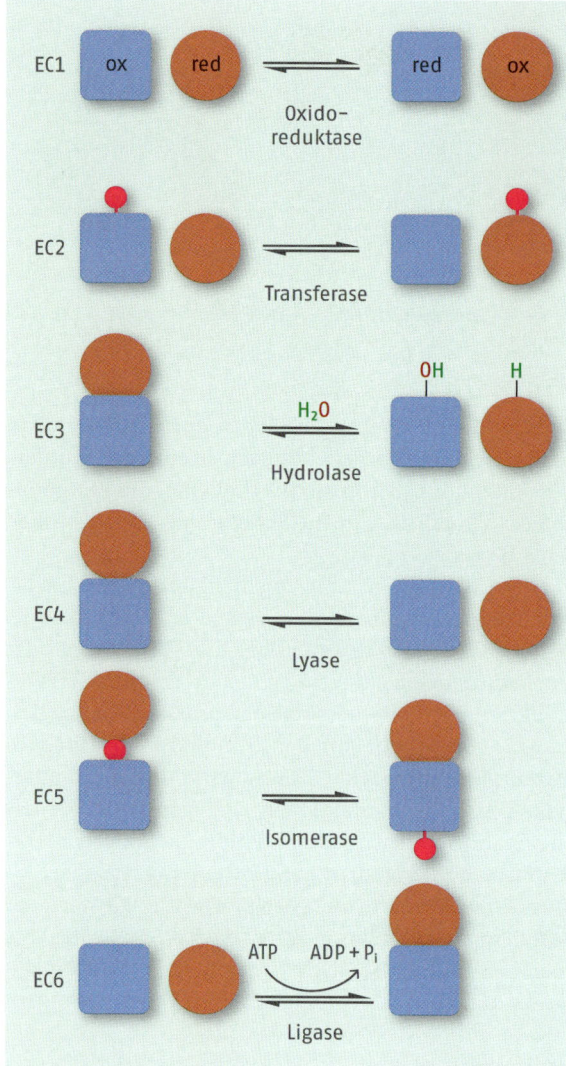

○ **Abb. 7.4** Enzymklassen

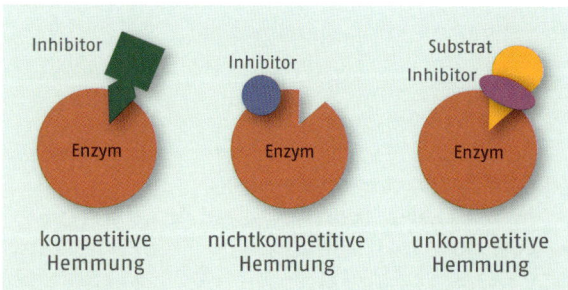

○ **Abb. 7.5** Arten der reversiblen Enzymhemmung

flusst auch der pH-Wert und die Temperatur die enzymatische Aktivität.

Die pharmazeutisch wichtigste Einflussnahme auf die Enzymaktivität erfolgt mittels **Inhibitoren**, nur sehr wenige Wirkstoffe (z. B. Nitrate und Fibrinolytika) sind Enzym-**Aktivatoren**. Die meisten Stoffe führen zu einer **reversiblen Hemmung**, die sich in verschiedene Arten unterteilen lässt (○ Abb. 7.5):

- Kompetitive Hemmung (Verdrängungshemmung): Der Inhibitor kann wieder vom Enzym verdrängt oder abgespalten werden. Er konkurriert mit dem Substrat um die Bindungsstelle im katalytischen Zentrum, kann aber nicht umgesetzt werden. Steigende Substratkonzentration kann die Hemmung aufheben.
- Nichtkompetitive oder allosterische Hemmung: Die Bindung des Inhibitors an das Enzym erfolgt nicht im aktiven Zentrum, sondern an einer anderen Stelle des Enzyms (allosterisches Zentrum). Die räumliche Struktur des Enzyms wird dadurch so verändert, dass das Substrat im aktiven Zentrum nur erschwert oder gar nicht mehr binden kann. Ein Substratüberschuss hat bei dieser Art der Hemmung keinen Effekt.
- Unkompetitive Hemmung: Der Inhibitor bindet nicht das freie Enzym, sondern nur an das Enzym, das bereits Substrat gebunden hat. Die Bindung erfolgt also ausschließlich an den Enzym-Substrat-Komplex, die Bindungsstelle für den Inhibitor wird erst durch die Substratbindung an das Enzym erzeugt. Bei steigenden Substratkonzentrationen nimmt folglich die Hemmung zu.

Die **irreversible Hemmung** (Inaktivierung) eines Enzyms bedeutet, dass der Inhibitor sich nicht mehr von dem Enzym löst und es dauerhaft hemmt. Dieses Prinzip ist bisher nur bei sehr wenigen Arzneistoffen anzutreffen, findet allerdings in der aktuellen Arzneistoffforschung große Aufmerksamkeit. Zwei interessante Beispiele für die irreversible Hemmung von Enzymen durch Naturstoffe bzw. -derivate sind:

- Penicillin-Antibiotika hemmen die bakterielle Glykopeptidtranspeptidase. Dieses Enzym ist für die Quervernetzung der Peptidoglykan-Ketten der Bakterienzellwand verantwortlich. Penicilline wirken als Übergangszustand-Analogon und blockieren die Transpeptidase durch Ausbildung einer kovalenten Bindung im katalytischen Zentrum. Durch die Inhibierung des Enzyms wird der Aufbau der Bakterienzellwand unterbrochen.
- Acetylsalicylsäure (NSAID) hemmt die Thrombozytenaggregation und wirkt analgetisch und antiphlogistisch durch Acetylierung des Serinrests 530 im katalytischen Zentrum der COX. Die Enzyme werden dadurch inaktiviert.

Eine Übersicht über Naturstoffe mit Enzymen als Targets befindet sich in ▢ Tab. 7.2.

◻ **Tab. 7.2** Wichtige Naturstoffe, die Enzyme als Targets besitzen

| Enzymklasse | Enzym | Naturstoffe |
|---|---|---|
| EC 1<br>Oxidoreduktasen | Vitamin-K-Epoxid-Reduktase | Dicumarol |
| | HMG-CoA-Reduktase | Mevastatin, Lovastatin |
| | NADH-Dehydrogenase | Galegin |
| | Inosinmonophosphat-Dehydrogenase | Mycophenolsäure |
| | Testosteron-5α-Reduktase | β-Sitosterol, β-Sigmasterol |
| | Monoaminoxidasen (MAO) | Harmalin |
| | 11β-Hydroxycorticoid-Dehydrogenase | Glycyrrhizin |
| EC 2<br>Transferasen | Serin-Palmitoyl-Transferase | Myriocin |
| | Kinasen (Phosphotransferasen) | Roscovitin, Flavopiridol |
| EC 3<br>Hydrolasen | Angiotensin-Converting-Enzyme (ACE) | *bradykinin potentiating peptide*$_{5A}$ (BPP$_{5A}$) |
| | Acetylcholin-Esterase (AChE) | Physostigmin, Galantamin |
| | α-Glucosidase | Acarbose |
| | Phosphatasen | Ciclosporin, Tacrolimus |
| | *Retinoblastoma binding protein 9*<br>(serin hydrolase) (RBBP9) | Emetin |
| | Lipase | Lipstatin |
| EC 4<br>Lyasen | Adenylatcyclase (AC) | Forskolin |
| EC 5<br>Isomerasen | Topoisomerase I | Camptothecin |
| | Topoisomerase II | Doxorubicin |
| EC 6<br>Ligasen | Acetyl-CoA-Carboxylase (ACC) | Soraphen A |

### 7.1.3 Transportproteine

Biomembranen grenzen Zellen nach außen hin ab und ermöglichen innerhalb der Zelle eine Kompartimentierung. Sie bestehen aus einer Lipiddoppelschicht, die hauptsächlich aus Phospholipiden, Sphingolipiden und Cholesterol gebildet wird. Nur Gase, sehr lipophile Substanzen und kleine unpolare Moleküle können Biomembranen durch einfache Diffusion überwinden. Für alle anderen Substanzen sind spezifische Transportmechanismen, sog. **Transportproteine**, nötig, um einen Stoffaustausch über die Membran hinweg zu ermöglichen. Vor allem Konzentrations- und Ladungsgradienten spielen für den Transport und damit auch für die Funktion dieser Proteine eine große Rolle.

Der Membrantransport kann sehr anschaulich in passiven und aktiven Transport unterteilt werden (◉ Abb. 7.6).

Beim **passiven Transport** folgen die zu transportierenden Moleküle passiv einem Gradienten. Der Durchtritt durch die Membran wird dabei entweder durch Kanalproteine oder Carrier-Proteine ermöglicht. Kanalproteine sind im offenen Zustand wie ein Tunnel, der die Membran durchspannt und durch den Substanzen einem Gradienten folgend diffundieren. Kleine polare und geladene Moleküle und Ionen können so transportiert werden. Meist ist ein Signal zur Öffnung des Kanals nötig, z. B. ein Ligand, der an den Kanal bindet, oder eine Änderung des Membranpotenzials. Carrier-Proteine besitzen eine Bindungsstelle für das Transportmaterial und setzen nach Konformationsän-

**7**

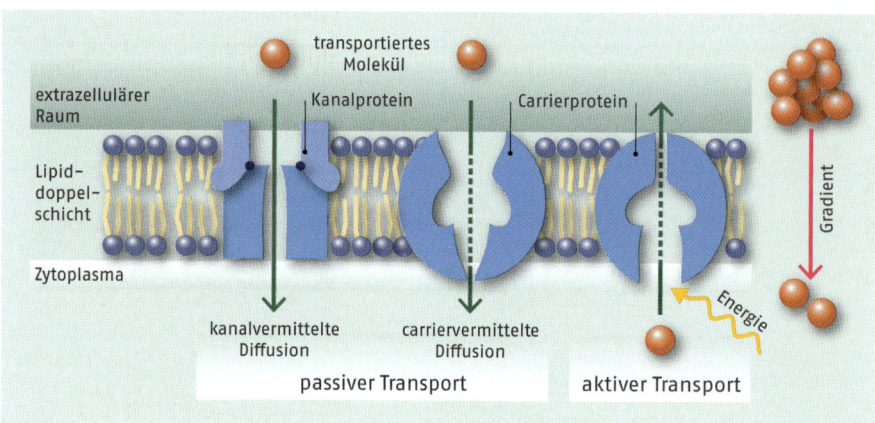

**Abb. 7.6** Aktiver und passiver Transport

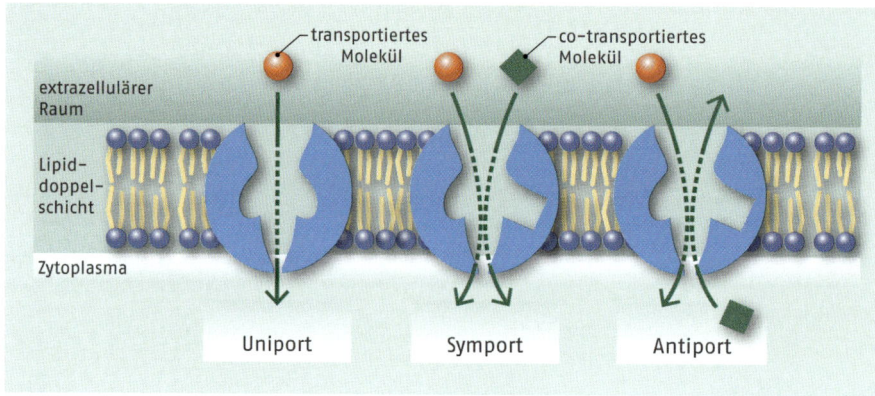

**Abb. 7.7** Uniport, Symport und Antiport

derung das gebundene Molekül auf der anderen Membranseite wieder frei. Es werden drei verschiedene Carrier unterschieden (○ Abb. 7.7):

- Uniporter können nur ein Molekül transportieren,
- Symporter transportieren zwei verschiedene Moleküle in die gleiche Richtung,
- Antiporter transportieren zwei verschiedene Moleküle, allerdings in die entgegengesetzte Richtung.

Der **aktive Transport** bedingt die Zufuhr von Energie und ermöglicht so den Transport entgegen eines Konzentrations- oder elektrischen Gradienten. Transport-ATPasen bedienen sich des ATPs als Energiequelle. Es kann aber auch die potenzielle Energie eines Teilchens (Gradient) genutzt werden, um ein zweites Teilchen entgegen dessen Gradienten zu transportieren (Sym- oder Antiport).

### 7.1.4   Zytoskelett

Das Zytoskelett (griech. *kytos* – Zelle) ist ein aus Proteinen aufgebautes Netzwerk im Zytoplasma jeder Zelle und besteht aus dynamisch sich auf- und abbauenden fadenförmigen Strukturen (Filamenten). Es ist verantwortlich für die mechanische Stabilisierung der Zelle und ihre äußere Form, für aktive Bewegungen der Zelle als Ganzes sowie für Bewegungen und Transporte innerhalb der Zelle.

In der eukaryotischen Zelle werden drei Klassen von Zytoskelettfilamenten unterschieden: Aktinfilamente, Intermediärfilamente und Mikrotubuli (○ Abb. 7.8). Sie werden von unterschiedlichen Proteinen bzw. Proteinklassen gebildet, haben spezifische Begleitproteine und beteiligen sich jeweils in spezifischer Weise an den generellen Aufgaben des Zytoskeletts.

Prokaryotische Zellen besitzen ebenfalls ein zytoplasmatisches Netzwerk aus Proteinen, die als homolog bzw. analog zu den Proteinen der drei eukaryotischen Proteinklassen angesehen werden. Als Tubulin-Homolog wurde beispielsweise FtsZ gefunden, als Aktin-Homolog MreB.

Interessanterweise stellt das eukaryotische Zytoskelett bedeutende Zielstrukturen für eine große Zahl von Naturstoffen dar.

### Tubulin, Mikrotubuli

Auffälligste Bestandteile des Zytoskeletts sind die Mikrotubuli, Hohlzylinder mit einem Durchmesser von 25 nm, die sich aus dem Protein Tubulin zusammensetzen. Mikrotubuli haben drei Hauptfunktionen:

- Organisation des Zytoskeletts,
- Organellenbewegung und -positionierung,
- Zellteilung (Ausbildung des Spindelapparats).

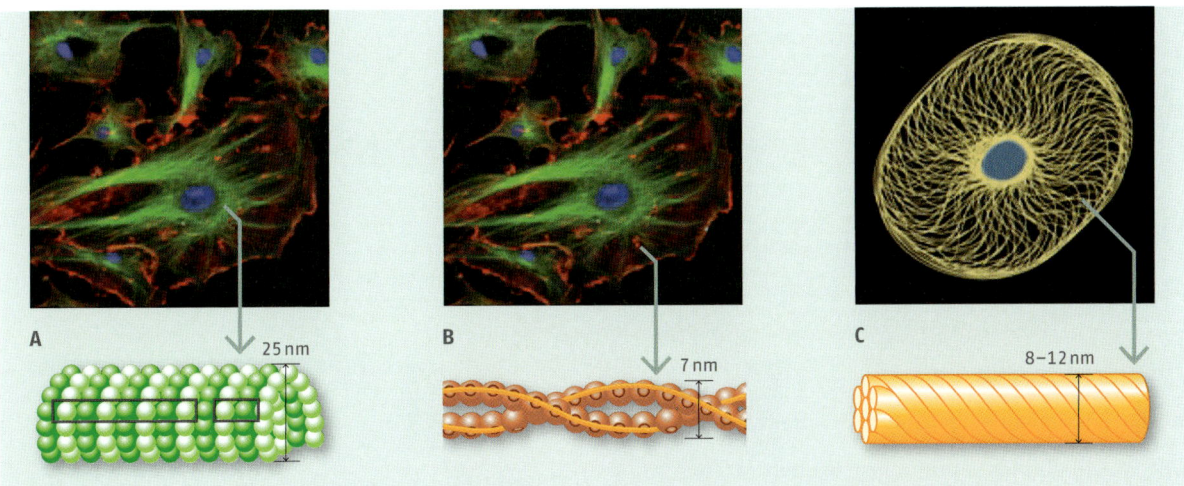

**o Abb. 7.8** Zytoskelett einer Säugetierzelle. **A** Mikrotubuli, **B** Aktinfilamente, **C** Intermediärfilamente

Etwas detaillierter betrachtet bestehen Mikrotubuli aus den sphärischen Monomeren α- und β-Tubulin. Sie kommen wiederum in verschiedenen Isoformen vor, zeigen Zelltyp-spezifische Expression und können unterschiedliche posttranslationale Modifikationen aufweisen wie Phosphorylierungen, Acetylierungen oder Palmitoylierungen. Durch Kopf-Schwanz-Anordnung von Tubulin-Heterodimeren bilden sich Protofilamente aus, die sich zu röhrenartigen Strukturen anordnen und Mikrotubuli genannt werden. Mikrotubuli sind polarisiert: Am (+)-Ende finden sich nur β-Tubulin-Einheiten, am (–)-Ende nur α-Tubulin-Einheiten (o Abb. 7.9).

Das (–)-Ende ist am *microtubule-organizing center* (MTOC) verankert, das aus einer dritten Form von Tubulin, dem γ-Tubulin besteht und sich in der Nähe des Zellkerns und des Golgi-Apparats befindet. Das (+)-Ende zieht sich bis zur Peripherie der Zelle und ist extrem dynamisch, was bedeutet, dass in diesem Bereich ein ständiger Auf- und Abbau der Mikrotubuli abläuft.

Die Hydrolyse von GTP dient als Energiebereitstellung und ist ein essenzieller Vorgang bei diesen dynamischen Prozessen. Mikrotubuli-assoziierte Proteine, aber auch Mikrotubuli bindende Arzneistoffe können die Mikrotubulidynamik entscheidend beeinflussen.

**o Tab. 7.3** Wichtige Naturstoffe, die Transportproteine als Targets besitzen

| Transportprotein-Klasse | Transportprotein | Naturstoff |
|---|---|---|
| Transporter (Carrier) | Glucose-Transporter SGLT1, SGLT2 | Phlorizin |
| | Monoamin-Transporter SERT, DAT, NET | Cocain |
| | Monoamin-Transporter VMAT2 | Reserpin |
| Ionenpumpen | SERCA (Ca$^{2+}$-ATPase) | Thapsigargin |
| | v-ATPase (Protonen) | Archazolid |
| | Na$^+$/K$^+$-ATPase | Digitoxin |
| Ionenkanäle | Ryanodinrezeptor (Ca$^{2+}$-Kanal) | Ryanodin |
| | Chloridkanäle | Oligomere Procyanidine (OPCs) bzw. Crofelemer, Ginkgolid B |
| | Spannungsabhängige Natriumkanäle | Ajmalin, Tetrodotoxin |
| | TRPM8 | Menthol |
| | TRPV1 | Capsaicin |
| | Nicotinischer Acetylcholinrezeptor | Tubocurarin, Galantamin |

7

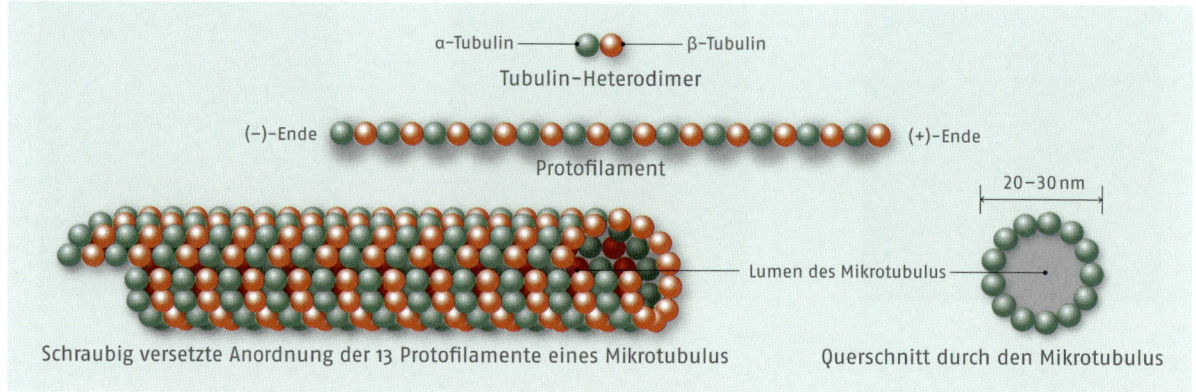

α-Tubulin ———————— β-Tubulin
Tubulin-Heterodimer

(−)-Ende    Protofilament    (+)-Ende

20–30 nm

Schraubig versetzte Anordnung der 13 Protofilamente eines Mikrotubulus

Lumen des Mikrotubulus

Querschnitt durch den Mikrotubulus

**Abb. 7.9** Aufbau des Mikrotubuli-Systems

Die Mikrotubulidynamik spielt wiederum eine große Rolle beim Prozess der Mitose. Während Mikrotubuli in der Interphase der Zelle eine netzartige Struktur einnehmen, organisieren sich diese beim Eintritt der Zelle in die Mitose als mitotische Spindel und sind verantwortlich für die Trennung der Schwesterchromatiden (**Abb. 7.10**).

Mikrotubuli haben neben ihrer Rolle in der Mitose noch weitere bedeutende Funktionen: Mikrotubuli sind beispielsweise sehr wichtig für den intrazellulären Vesikeltransport, also für Endo- und Exozytoseprozesse. Hierbei ist eine Reihe von Mikrotubuli-assozierten Proteinen wie die Motorproteine Kinesin und Dynein von großer Bedeutung. Mikrotubuli sind damit an Prozessen wie Phagozytose, Sekretion von Zytokinen, Modulation von Signalmolekülen bis hin zur Hemmung von Transkriptionsfaktoren beteiligt. Neuere Arbeiten zeigen, dass Mikrotubuli eine essenzielle Rolle bei der Assemblierung und Aktivierung des Inflammasoms spielen und damit auch eine zentrale Zielstruktur entzündlicher Prozesse darstellen.

■ **DEFINITION** Das **Inflammasom** wird in myeloiden Zellen exprimiert, ist ein wichtiger Bestandteil des angeborenen Immunsystems und stellt einen Multiproteinkomplex aus Caspase-1, Caspase-5, NLRP (*nucleotide-binding domain, leucine-rich repeat-containing protein*) und anderen dar. Nach Aktivierung dieses Komplexes, bei der Mikrotubuli eine Rolle spielen, kommt es zur Freisetzung von proinflammatorischen Zytokinen, vor allem IL-1β.

### Tubulin bindende Naturstoffe

Es gibt eine Reihe von Naturstoffen, die Tubulin bzw. Mikrotubuli binden und sich in ihrem Bindungsmodus wie auch in ihren Effekten auf die Mikrotubulidynamik unterscheiden (□ Tab. 7.4). Fett gedruckte Stoffe werden bei den Stoffprofilen ausführlich besprochen.

### Mikrofilamente (Aktin)

Aktin ist das am häufigsten in Säugerzellen vorkommende Protein. Es hat die Fähigkeit sich in langen und flexiblen Polymeren, den Aktinfilamenten (auch als Mikrofilamente bezeichnet) anzuordnen.

Aktinfilamente haben vier wesentliche Aufgaben:

1. Sie tragen zur **Stabilität** und damit zur Form von Zellen bei. Dazu bildet Aktin ein dichtes, rigides Netz unterhalb der Plasmamembran und in Membranausstülpungen (z. B. Mikrovilli, Pseudopodien, Synapsen) sowie bei bestimmten Zellkontakten (z. B. *adherens junctions, tight junctions*).
2. Das Aktinnetz trägt zur **Verankerung von Membran und Transportproteinen** bei. Transmembranproteine, z. B. Kanäle, Rezeptoren oder Zelladhäsionsproteine, sind direkt oder indirekt mit dem kortikalen Aktinnetzwerk assoziiert und werden mit anderen funktionell zusammengehörigen Proteinen in räumlicher Nähe und an der richtigen Stelle gehalten. Entlang des Aktinnetzes erfolgt auch der Kurzstreckentransport von Vesikeln zur Membran durch

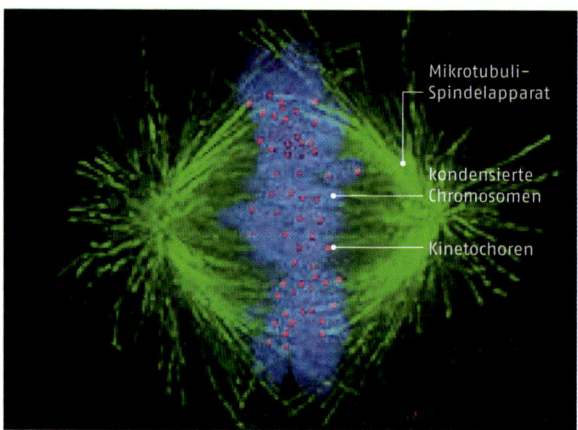

Mikrotubuli-Spindelapparat

kondensierte Chromosomen

Kinetochoren

**Abb. 7.10** Organisation des Spindelapparats durch Mikrotubuli. Grün: Mikrotubuli-Spindelapparat, blau: kondensierte Chromosomen, rot: Kinetochoren. Quelle: Wikimedia Commons, File: Kinetochorf.jpg

◻ **Tab. 7.4** Auswahl von Tubulin bindenden Naturstoffen

| Naturstoff | Eigenschaften | Quelle |
|---|---|---|
| Vincristin, Vinblastin | Depolymerisierend | *Catharanthus roseus* |
| Colchicin | Depolymerisierend | *Colchicum autumnale* |
| Combretastatin | Depolymerisierend | *Combretum caffrum* |
| Discodermolid | Stabilisierend | Mariner Schwamm: *Discodermia dissoluta* |
| Epothilon | Stabilisierend | *Sorangium cellulosum* |
| Halichondrin | Tubulin sequestrierend, Aufbau wird gehemmt | Mariner Schwamm: *Halichondria okadai* |
| Noscapin | Depolymerisierend | *Papaver somniferum* |
| Tubulysin/Pretubulysin | Depolymerisierend | *Angiococcus disciformis* |
| Paclitaxel | Stabilisierend | *Taxus brevifolia* |
| Podophyllotoxin | Depolymerisierend | *Podophyllum peltatum* |
| Maytansinoide | Depolymerisierend | *Maytenus serrata, Colubrina texensis, Trewia nudiflora* |
| Dolastatine | Depolymerisierend | Marine Cyanobakterien, *Symploca* sp. |
| 2-Methoxyestradiol | Depolymerisierend | Endogener Metabolit (Mensch) |
| Taccalonolides | Stabilisierend | *Tacca chantrieri* |
| Disorazol | Depolymerisierend | *Sorangium cellulosum* |

Myosine, einer weiteren Klasse von Motorproteinen, die mit Dynein bzw. Kinesin auf den Mikrotubuli kommunizieren. Dabei kann es beispielsweise zum Austausch der Fracht kommen.

3. Aktinfilamente regulieren die **Beweglichkeit von Zellen**. Zellmotilität bedarf zweier geordneter Prozesse: eine in Bewegungsrichtung laufende Aktinpolymerisierung und Ausbildung von Zellauswüchsen wie Filopodien oder Lamellipodien, die die Zellumgebung erkunden sollen, und der Aktin-Myosin-Interaktion in kontraktilen Aktinfasern, die durch die Zelle verlaufen und wichtig für die Verankerung der Zelle auf ihrer Unterlage sind.

4. Aktinfilamente sind der Prototyp kontraktiler Strukturen. **Kontraktion** aller Arten von Muskulatur und damit jede Bewegung des Körpers gründet auf einer Aktin-Myosin-Interaktion, die hochgeordnet unter Mitwirkung einer großen Anzahl anderer Proteine abläuft.

Voraussetzung für all diese Funktionen ist eine strikte Regulation der räumlichen und zeitlichen Organisation des Aktinzytoskeletts. Dabei sind eine Reihe von weiteren Proteinen, die mit Aktin assoziieren (Aktin bindende Proteine z. B. Cap-Proteine, Profilin, Arp2/3, Co-filin, ADF u. a.), von großer Bedeutung. Die Struktur von Aktin ist unter den Säugetieren sehr konserviert: Die monomere Form (G-Aktin) besteht aus vier Untereinheiten. ATP und $Mg^{2+}$ binden zwischen zwei Untereinheiten. ATP kann zu ADP und $P_i$ hydrolysiert werden.

Unter physiologischen Bedingungen kann G-Aktin zu einem langen doppelsträngigen helikalen Polymer assemblieren (F-Aktin) (◉ Abb. 7.11, A). Die Aktin-Polymerisation läuft mit *head-to-tail*-Interaktionen sehr geordnet ab und führt zu einer Polarität des Filaments (◉ Abb. 7.11, B).

Initial kommt es bei physiologischer Ionenstärke zur spontanen Zusammenlagerung von drei Aktin-Monomeren (Nukleation). Verlängert wird dann von beiden Seiten, jedoch asymmetrisch, was mit der Hydrolyse des ATP und der Rekrutierung von neuem ATP-Aktin verbunden ist. Dieser Prozess wird durch Aktin bindende Stoffe häufig gestört.

Aktin bindende Naturstoffe können daher zahlreiche Zellprozesse und -funktionen wie Zellstabilität, Migration oder Adhäsion beeinflussen und spielen vor allem als chemische Werkzeuge in der Zellbiologie eine wichtige Rolle (◻ Tab. 7.5).

7

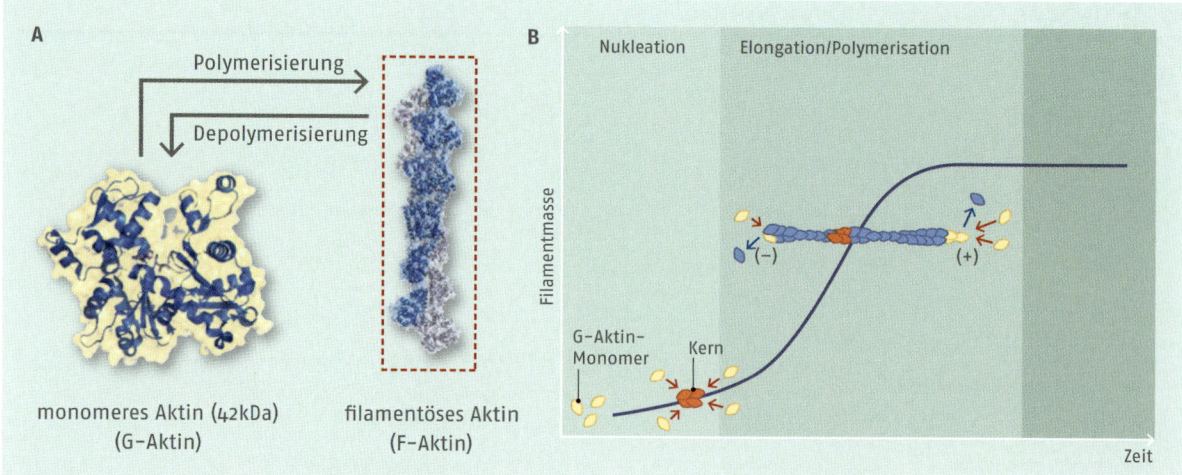

**Abb. 7.11** A Struktur und B Dynamik des Aktinzytoskeletts

Im Gegensatz zu Tubulin bindenden Substanzen haben Stoffe, die das Aktinzytoskelett beeinflussen, noch keinen Eingang in die klinische Anwendung gefunden. Als ein wesentlicher Grund wird ihre hohe Toxizität genannt.

Ähnlich wie bei Tubulin bindenden Naturstoffen lassen sich auch Aktin bindende Stoffe in zwei grundsätzliche Klassen einteilen: Aktin hyperpolymerisierende und Aktin depolymerisierende Substanzen.

### 7.1.5  DNA und assoziierte Proteine

DNA und assoziierte Proteine (Chromatin) sind eine häufige und bedeutende Zielstruktur für Naturstoffe. In Säugetierzellen ist die DNA in Form von Chromatinfäden (Chromosomen) organisiert. Ein einzelnes Chromosom enthält jeweils einen langen, kontinuierlichen DNA-Doppelstrang. Die DNA-Stränge müssen kondensiert werden, um in den Zellkern zu passen. Dazu interagiert die DNA mit einer Reihe von Proteinen

(häufig Histone) und bildet Nukleoprotein-Komplexe, die **Chromatin** genannt werden. Die Chromatinstruktur reguliert die Zugänglichkeit des Genoms und damit Prozesse wie DNA-Replikation und DNA-Repair sowie die Transkription. Abb. 7.12 zeigt die Organisation von Chromatin. Chromatin kann unterschiedlich dicht gepackt sein: Ein stark verdichtetes Chromatin im Zellkern wird als Heterochromatin bezeichnet und weist nahezu keine transkriptionelle Aktivität auf. Weniger dicht gepacktes Chromatin (Euchromatin) ist der transkriptionsaktive, genreiche Anteil des Chromatins.

Es gibt eine Reihe von Naturstoffen, die an DNA binden bzw. die Chromatinorganisation beeinflussen oder mit DNA assoziierten Proteinen interagieren. Diese werden häufig in phänotypischen Screenings entdeckt und besitzen vielfach antitumorales Potenzial, da sie den Teilungsprozess der Zelle beeinflussen.

**Tab. 7.5** Auswahl von Naturstoffen, die an das Aktinzytoskelett binden

| Naturstoff | Eigenschaften | Vorkommen |
| --- | --- | --- |
| Latrunculin A | Depolymerisierend | Schwamm: *Negombata magnifica* (▶ Kap. 10.4.9) |
| Cytochalasin B | Depolymerisierend | Verschiedene Pilze |
| Jasplakinolid | Polymerisierend | Mariner Schwamm: *Jaspis johnstoni* |
| Phalloidin | Polymerisierend | Pilz: *Amanita phalloides* |
| Doliculid | Polymerisierend | Seehase: *Dolabella auricularia* |
| Bistramid | Depolymerisierend | Seescheide: *Lissoclinum bistratum* |
| Rhizopodin | Depolymerisierend | Myxobacterium: *Myxococcus stipitatus* |
| Chondramid | Polymerisierend | Myxobacterium: *Chondromyces crocatus* |
| Miurenamid | Polymerisierend | Myxobacterium: *Paraliomyxa miuraensis* |

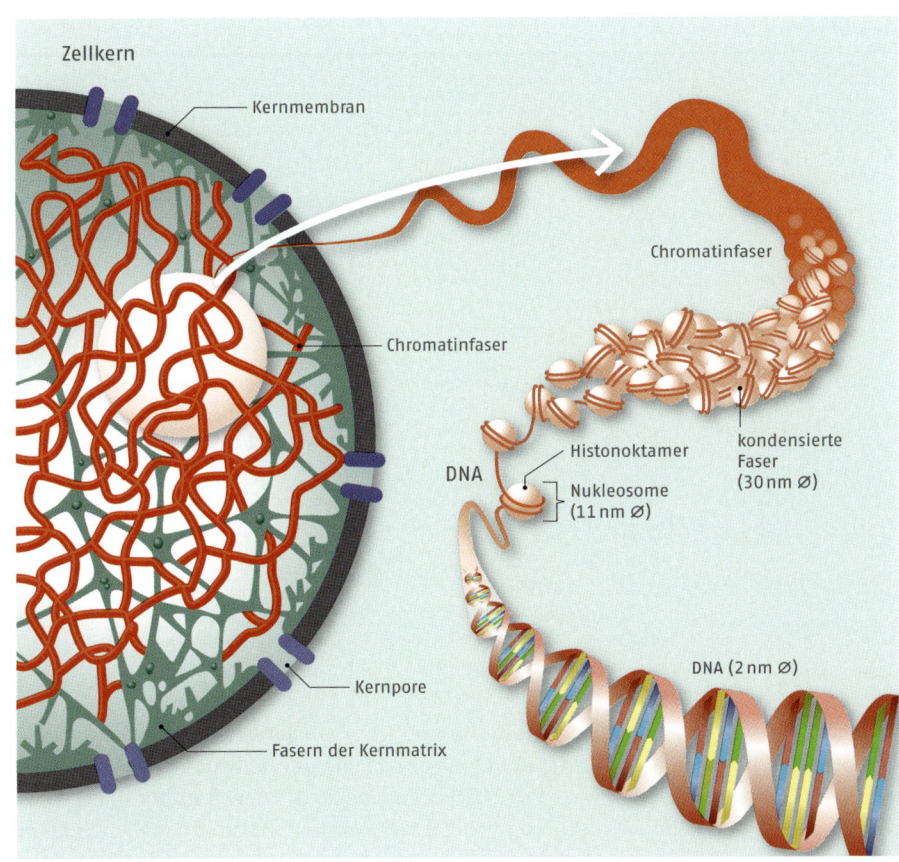

**Abb. 7.12** Organisation von DNA bzw. Chromatin

Labels in figure 7.12:
Zellkern · Kernmembran · Chromatinfaser · Chromatinfaser · kondensierte Faser (30 nm Ø) · Histonoktamer · DNA · Nukleosome (11 nm Ø) · DNA (2 nm Ø) · Kernpore · Fasern der Kernmatrix

## DNA als Zielstruktur

Die Bindung eines Stoffes an DNA kann interkalierenden Charakter haben, d. h. ein planarer Stoff lagert sich zwischen die Basenpaare (Ethidiumbromid). Stoffe können in die kleine Furche der DNA binden wie beispielsweise der Naturstoff Bleomycin. Bindung von Stoffen wie Mitomycin C kann nach einer Interkalation ein Crosslinking von Basen unterschiedlicher Stränge zur Folge haben (Abb. 7.13). Es gibt Stoffe, die mehrere Bindungsmodi eingehen können. Die in der Klinik als antitumorale oder antibakteriell verwendeten Anthrazykline (Doxorubicin, Daunorubicin) haben beispielsweise sowohl interkalierende wie auch Furchen bindende Eigenschaften.

Die Bindung solcher Stoffe an DNA kann zu Strangbrüchen, zur Induktion von DNA-Reparatur-Reaktionswegen oder auch zu Interaktionen mit DNA bindenden Enzymen (z. B. Gyrase, Topoisomerasen, Transkriptionsfaktoren) und schließlich zur Apoptose-Induktion führen.

Bemerkenswert ist, dass Stoffe wie Doxorubicin, die für ihre global DNA schädigenden Eigenschaften bekannt sind, auch über die Bindung an definierte DNA-Strukturen sehr spezifische transkriptionelle Effekte ausüben können.

Eine Übersicht über an DNA bindende Naturstoffe befindet sich in Tab. 7.6.

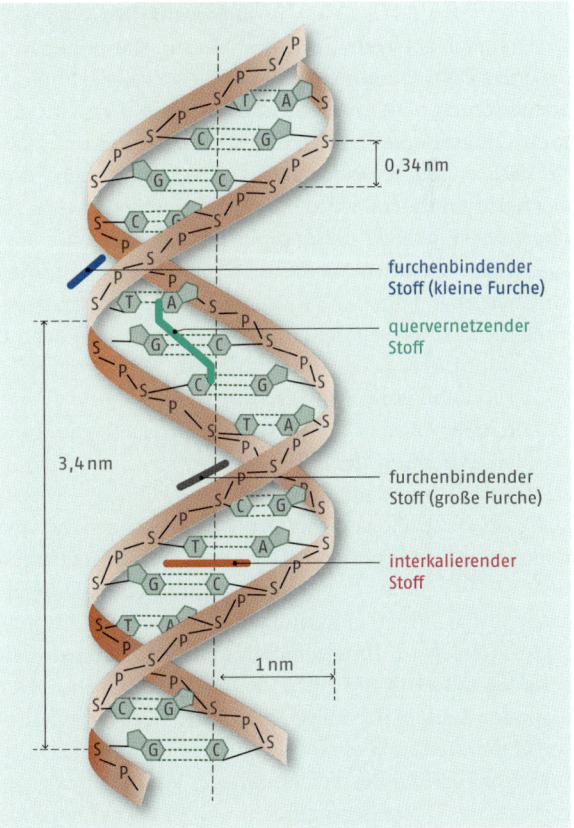

Labels in figure 7.13:
0,34 nm · furchenbindender Stoff (kleine Furche) · quervernetzender Stoff · furchenbindender Stoff (große Furche) · interkalierender Stoff · 3,4 nm · 1 nm

**Abb. 7.13** Stoff–DNA-Interaktionen. A Adenin, C Cytosin, G Guanin, T Thymin, P Phosphat, S Desoxyribose

◻ **Tab. 7.6** Naturstoffe, die an DNA binden

| Naturstoff | Eigenschaften | Vorkommen |
|---|---|---|
| Doxorubicin, Daunorubicin | Interkalation, Furchenbinder | *Streptomyces peucetius, Streptomyces coeruleorubidus* |
| Methoxsalen | Interkalation | Verschiedene Pflanzen |
| Ecteinascidin | Furchenbinder | Seescheide: *Ecteinascidia turbinata* |
| Mitomycin | Interkalation, Cross Linking | *Streptomyces caespitosus* |
| Distamycin | Furchenbinder | *Streptomyces distallicus* |
| Actinomycin D | Interkalation | *Streptomyces parvulus* |
| Echinomycin | Furchenbinder | *Streptomyces echinatus* |
| Triochstatin A | Furchenbinder | *Streptomyces platensis* |
| Ellipticine | Interkalation, Topisomerase II | *Ochrosia elliptica* |
| Bleomycin | Furchenbinder | *Streptomyces verticillus* |
| Mithramycin | Bindet an GC–reiche DNA | *Streptomyces plicatus* |

### DNA–assoziierte Proteine als Zielstrukturen

Es gibt eine Reihe von DNA-assoziierten Proteinen, die eine wichtige Rolle als therapeutische Targets spielen. Hier sind vor allem Topoisomerasen, die große Familie von Transkriptionsfaktoren, aber auch eine Reihe von Enzymen, die DNA bzw. Chromatin modifizieren und so den epigenetischen Code bestimmen, zu nennen.

Wird DNA transkribiert muss Entspiralisierung der abzulesenden DNA-Abschnitte erfolgen, was in angrenzenden Bereichen der Helix zu einer sehr starken Verwindung der DNA-Doppelhelix und hohen Torsionskräften führen würde. **Topoisomerasen (I und II)** überführen jedoch diese superhelikale DNA in entspannte DNA, indem sie einen oder beide DNA-Stränge vorübergehend spalten. Sie schaffen so die Voraussetzung für das Ablesen der DNA. Es werden zwei Formen von Topoisomerasen unterschieden: Topoisomerase vom Typ I und vom Typ II (○ Abb. 7.14).

Die eukaryotische Topoisomerase Typ I entspannt die starke Verdrehung der Helix, indem sie einen Einzelstrangbruch herbeiführt, ohne dabei ATP zu verbrauchen. Bei ihrem Abgang von der DNA verschließt sie den Bruch wieder. Topoisomerasen vom Typ II erzeugen unter ATP-Verbrauch einen temporären DNA-Doppelstrangbruch. Typ-II-Topoisomerasen halten im Gegensatz zu den Typ-I-Topoisomerasen die DNA eng an sich gebunden, sodass sie nicht mehr rotieren kann. Der Komplex kann in der Folge eine zweite DNA-Doppelhelix binden, wodurch es zu einer Konformationsänderung und Annäherung der beiden Stränge kommt. Nach der Ligation des Doppelstrangbruchs wandert der anliegende zweite Helixteil durch die gebildete Lücke. Dies ermöglicht umfassende Chromatinumordnungen.

Hemmung von Topoisomerasen durch Naturstoffe führt über bleibende DNA-Strangbrüche zur Induktion von DNA-Reparaturmechanismen und ggf. zum Zelltod. Topoisomerase-Hemmstoffe sind daneben auch in der Lage die Expression von Genen zu beeinflussen. Dabei scheint die Lokalisation des Angriffspunkts der Topoisomerase im Genom von Bedeutung zu sein. Bekannte Topoisomerase-Hemmstoffe sind Camptothecin: (Topoisomerase-I-Hemmstoff) und Etoposid oder Doxorubicin (Topoisomerase-II-Hemmstoffe).

**Transkriptionsfaktoren** sind Proteine, die zum einen für die Initiation der Transkription durch die RNA-Polymerase von Bedeutung sind, zum anderen aber auch für die Elongation und Terminierung wichtig sein können. Sie binden in der Regel direkt an die DNA und können den Promotor entweder aktivieren oder inhibieren. Es wird zwischen allgemeinen (basalen) und genspezifischen Transkriptionsfaktoren unterschieden.

Allgemeine Transkriptionsfaktoren werden grundsätzlich als Plattform für die RNA-Polymerase zum Start einer Transkription benötigt. Sie kommen einheitlich in allen Zellen eines Organismus vor, treten immer in Form von Komplexen gebunden an DNA auf und haben an der spezifischen Genregulation meist keinen Anteil.

Dafür sind spezifische Transkriptionsfaktoren zuständig. Sie sind daher nur in den Zellen vorhanden, in denen das Gen, das sie regulieren, exprimiert oder inhibiert werden soll. Sie binden an DNA-Bereiche mit einer ganz spezifischen Sequenz, die nicht in räumlicher Nähe des Transkriptionsstartes liegen müssen. Spezifische Transkriptionsfaktoren werden über zumeist Rezeptoren induzierte Signaltransduktionwege über Proteinkinasen aktiviert (○ Abb. 7.15).

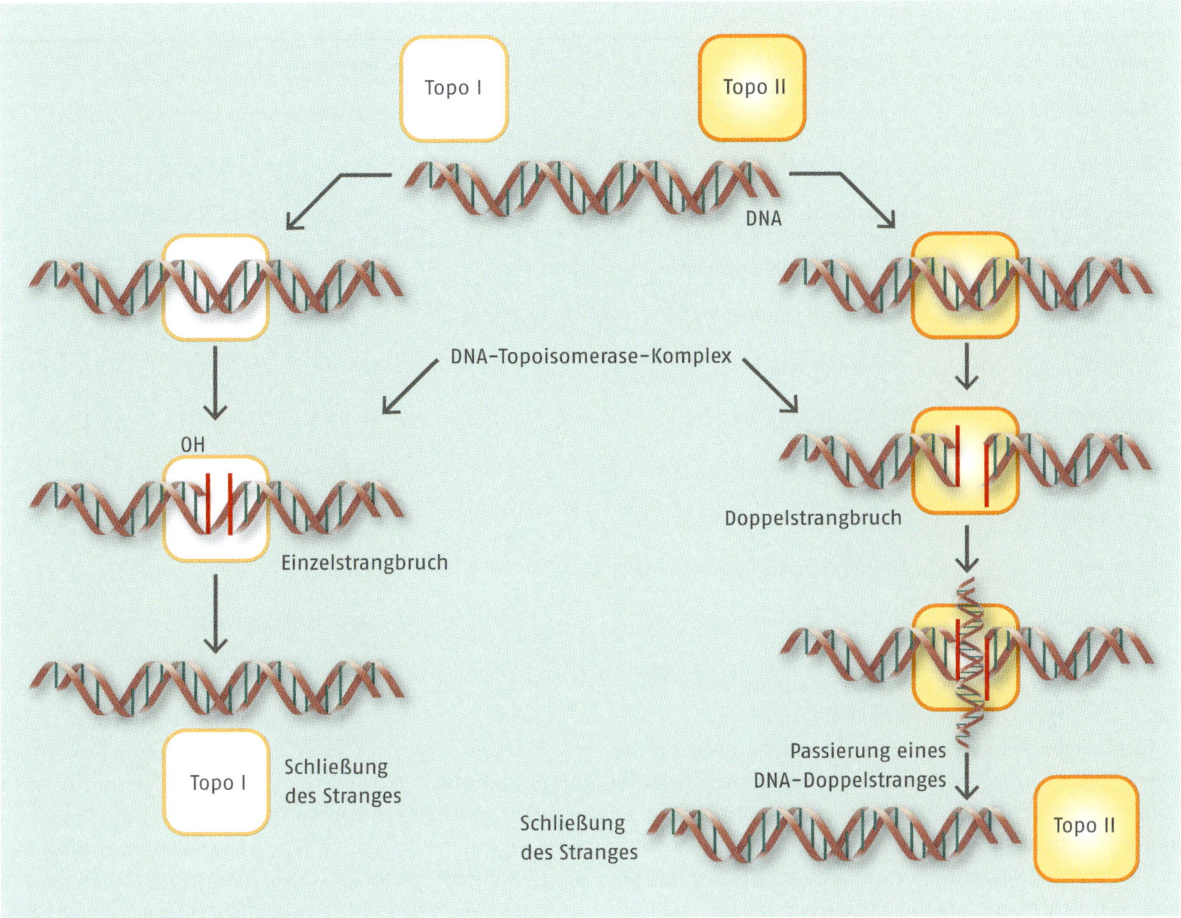

Topo I

Topo II

DNA

DNA-Topoisomerase-Komplex

OH

Einzelstrangbruch

Doppelstrangbruch

Topo I    Schließung
des Stranges

Passierung eines
DNA-Doppelstranges

Schließung
des Stranges

Topo II

○ **Abb. 7.14** Wirkweise der Topoisomerasen I und II.

7

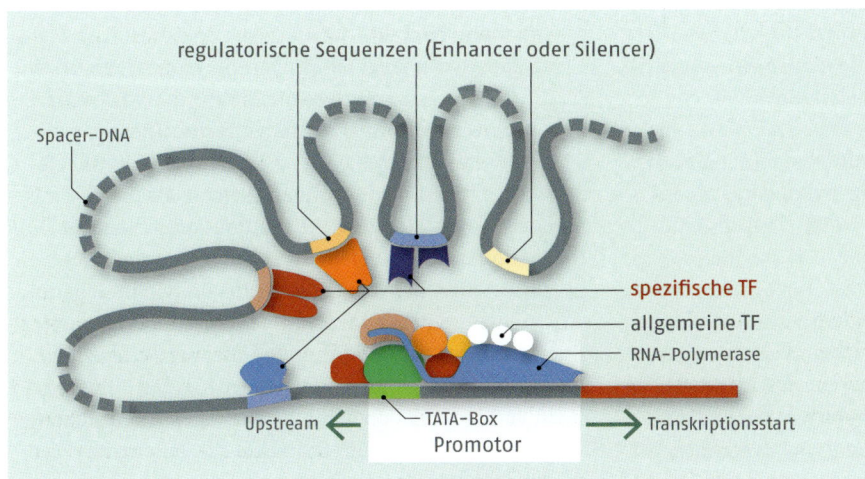

regulatorische Sequenzen (Enhancer oder Silencer)

Spacer-DNA

spezifische TF
allgemeine TF
RNA-Polymerase

Upstream ←    TATA-Box    → Transkriptionsstart
Promotor

○ **Abb. 7.15**
Transkriptionsfaktoren. Man unterscheidet die allgemeinen Transkriptionsfaktoren (TF), die Bestandteil des basalen Transkriptionsapparates sind und sich in festgelegter Reihenfolge um die RNA-Polymerase anordnen. Sie initiieren Transkription nur mit geringer Rate. Für die Transkription in hoher Rate und bestimmter Gene sind spezifische Transkriptionsfaktoren (TF) und andere genregulatorische Proteine erforderlich, die an stromaufwärtsliegende (upstream), sogenannte regulatorische Gensequenzen binden und die allgemeine Transkriptions-Maschinerie beeinflussen.

◻ **Tab. 7.7** Naturstoffe mit DNA bindenden Proteinen als Zielstruktur

| Stoffe | Eigenschaft | Vorkommen |
|---|---|---|
| Camptothecin | Topoisomerase-Hemmer | *Camptotheca acuminata* |
| Etoposid | Topoisomerase-Hemmer | *Podophyllum peltatum* |
| Doxorubicin | Topoisomerase-Hemmer | *Streptomyces peucetius* var. *caesius* |
| β-Lapachone | Topoisomerase-Hemmer | *Tabebuia avellanedae* |
| Genistein | Estrogenrezeptoren | *Glycine max, Trifolium pratense* |
| Cystobactamid | Topoisomerase-Hemmer | *Cystobacter* sp. |
| Kibdelomycin A | Topoisomerase-Hemmer | *Staphylococcus aureus* |
| Parthenolid, Helenalin | NF-κB, NF-AT (Transkriptionsfaktoren) | Diverse Asteraceen |
| Trichostatin A (TSA) | Histon-Deacetylasen | *Streptomyces platensis* |
| Romidepsin | Histon-Deacetylasen | *Chromobacterium violaceum* |
| Thiostrepton | FOXM1 (Transkriptionsfaktor) | *Streptomyces azureus* |
| Glycyrrhizin | HMGB1 (Transkriptionsfaktor) | *Glycyrrhiza glabra* |

Transkriptionsfaktoren wie beispielsweise NF-κB oder FOXM1 können durch Bindung von einer Reihe von Naturstoffen (z. B. Parthenolid, Thiostrepton u. a.) in ihrer Funktion verändert werden.

DNA-Bindungsprofile von Transkriptionsfaktoren und ggf. ihre Veränderung durch Naturstoffe können mittels Chip-Seq-Techniken identifiziert und charakterisiert werden (▶ Kap. 8).

■ **DEFINITION** Durch *Chromatin-Immuno-Precipitation-DNA-Sequencing*, kurz **Chip-Seq**, können Protein-DNA-Interaktionen bestimmt werden. Das Chip-Seq ist eine Kombination aus einer Chromatin-Immunpräzipitation und einer DNA-Sequenzierung im Hochdurchsatz. Dabei wird mittels antikörpervermittelter Immunpräzipitation (z. B. gegen einen bestimmten Transkriptionsfaktor) die an den Transkriptionsfaktor gebundene DNA sequenziert. So erhält man die Information, an welche Regionen (Sequenzen) der DNA ein bestimmter Faktor bindet. Neben Transkriptionsfaktoren können durch Chip-Seq beispielsweise auch bestimmte Histonmodifikationen im Genom lokalisiert und damit wichtige Informationen zum epigentischen Code einer Zelle erhalten werden.

Proteine, die Chromatin modifizieren und epigenetische Veränderungen hervorrufen sind interessante Zielstrukturen für Arzneistoffe.

Eine Übersicht über Naturstoffe, die DNA bindende Proteine als Zielstruktur haben, befindet sich in ◻ Tab. 7.7.

**Epigenetik**

Der Begriff Epigenetik umschreibt Mechanismen und Konsequenzen vererbbarer Chromosomen-Modifikationen, die nicht auf Veränderungen der DNA-Sequenz beruhen. Die wesentlichen epigenetischen Veränderungen sind nachträgliche Modifikationen bestimmter DNA-Basen (z. B. DNA-Methylierung), Veränderungen des Chromatins (z. B. Histon-Modifikationen) oder RNA vermittelte Mechanismen. Die epigenetische Regulation der Genexpression wird durch unterschiedliche Chromatin modifizierende Proteine bewerkstelligt. Hierbei unterscheidet man sog. *writer*, das sind Proteine, die post translationale Modifikation katalysieren, und solche, die diese wieder entfernen (*eraser*). Die posttranslationalen Modifikationen (PTM) wiederum stellen eine Plattform dar, an die eine weitere Klasse von Proteinen (*reader*) binden und die Genexpression beeinflussen können. Substanzen zu identifizieren, die wiederum diese Chromatin modifizierenden Proteine beeinflussen, ist von großer Bedeutung und stellt ein sehr attraktives Forschungsgebiet, vor allem im Bereich der Tumortherapie, dar. Es ist bekannt, dass die Transkription bestimmter Gene (z. B. Tumorsuppressor-Gene) durch DNA-Hypermethylierung verhindert und durch DNA-Methyltransferase-Hemmstoffe reaktiviert werden kann.

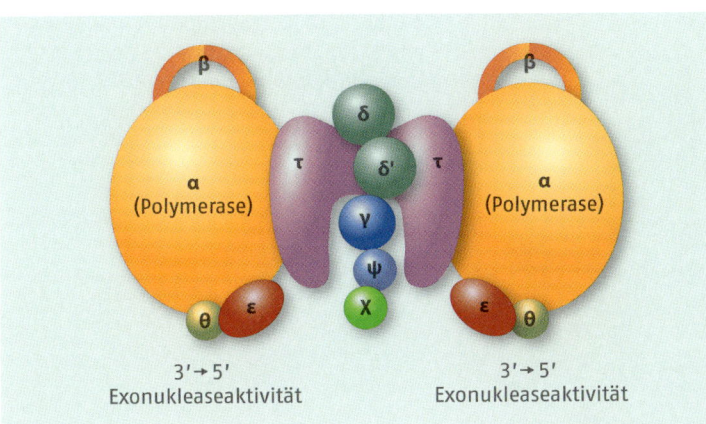

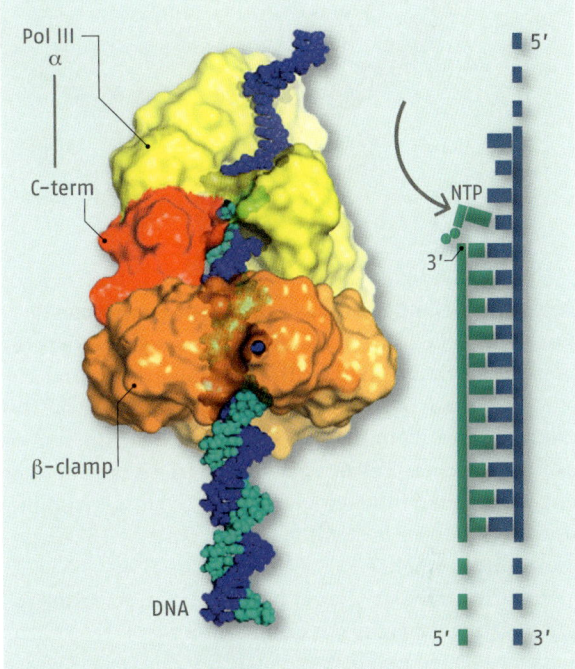

○ **Abb. 7.16** DNA-Polymerase-III-Holo-enzym. Die Untereinheiten werden mit griechischen Buchstaben gekennzeichnet. Bekannt ist u.a., dass die α-Untereinheit für die Polymerase-Aktivität und die ε-Untereinheit für die 3'→5'-Exonuklea-se-Aktivität (Korrekturlesen) verantwortlich sind. Beide werden unterstützt durch die Untereinheiten β und τ.

---

**Trichostatin A und Romidepsin**

Das Antibiotikum Trichostatin A (TSA) ist ein gegen Pilze wirksames Antibiotikum aus dem Bakterium *Streptomyces platensis*, das selektiv die Klasse-I- und Klasse-II-Histon-Deacetylasen (HDAC) von Säugetieren blockiert. Trichostatin ist nicht als Arzneistoff zugelassen, wohl aber das von ihm abgeleitete Vorinostat (SAHA, Suberoylanilid hydroxamic acid). Es wurde 2006 von der FDA beim refraktären, fortgeschrittenen, kutanen T-Zell-Lymphom zugelassen.

Romidepsin ist ebenfalls ein Naturstoff, der aus dem Bodenbakterium *Chromobacterium violaceum* isoliert wurde. Er zeigt keine antibiotische Wirkung, aber potente antitumorale Effekte. Der Arzneistoff wurde 2009 von der FDA zur Behandlung des kutanen T-Zell-Lymphoms zugelassen und wirkt durch Hemmung der Histondeacetylasen und nachfolgender Apoptose-Induktion. Romidepsin stellt ein Prodrug dar. Die Disulfidbindung wird in der Zelle reduziert, damit können die freien Thiolgruppen reversibel mit einem Zinkatom in der Bindungstasche der Zink-abhängigen Histon-Deacetylasen interagieren und ihre Aktivität hemmen. So wird die Genexpression der Zelle verändert und führt in entsprechenden Tumorzellen zum Tod.

○ **Abb. 7.17** Komplex aus DNA, DNA-Polymerase III und der DNA-Klammer DnaN

## 7.2  Mikrobielle Zielstrukturen

Mikrobielle Zielstrukturen finden sich bei Bakterien, Pilzen und bei eukaryotischen Parasiten.

### 7.2.1  Bakterielle Enzyme
#### Die bakterielle DNA-Polymerase III

Die DNA-Replikation wird durch DNA-abhängige DNA-Polymerasen katalysiert. In Bakterien sind drei verschiedene Polymerasen zu finden: die Polymerasen I, II und III. Die DNA-Polymerase III scheint in vielen Bakterien eine Hauptfunktion bei der Replikation einzunehmen. Die Polymerase I scheint vorwiegend Reparaturaufgaben zu übernehmen und die genaue Funktion der Polymerase II ist noch nicht bekannt. Das Holoenzym der Polymerase III besteht aus verschiedenen Untereinheiten und ist als asymmetrisches Dimer aufgebaut (○ Abb. 7.16).

Die DNA-Polymerase III benötigt für ihre Funktion ein Protein, das als DNA-Klammer (DNA clamp, sliding clamp, β-clamp) bezeichnet wird. Über das Protein, das in verschiedenen Organismen als DnaN bezeichnet wird, wird die DNA-Polymerase III an die DNA gebunden (○ Abb. 7.17). Die DNA-Klammer von *Mycobacterium tuberculosis* ist Target der Griselimycine, die derzeit jedoch noch nicht in der Therapie verwendet werden.

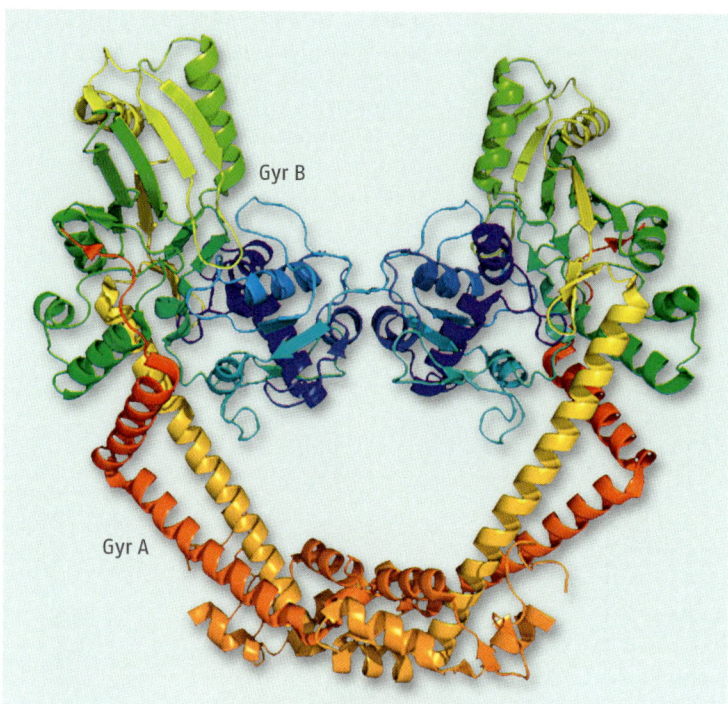

**o Abb. 7.18** Kristallstruktur einer Gyrase aus *E. coli*. Dargestellt ist die Gyrase-A-Untereinheit (rot-orange-grün-gelb) und die Gyrase-B-Untereinheit (blau).

## Die bakterielle DNA-Gyrase und Topoisomerase IV

Die bakterielle DNA-Gyrase gehört zur Klasse der Topoisomerasen Typ II. Typ-II-Topoisomerasen sind zuständig für die Transkription, Rekombination und Replikation der DNA. Die DNA-Gyrase kommt nur in prokaryotischen Zellen vor. Die DNA-Gyrase besteht aus zwei Untereinheiten GyrA und GyrB, die zur Bildung des aktiven Proteinkomplexes einen A2B2-Komplex bilden (o Abb. 7.18).

Die Aufgabe der Gyrase besteht darin, ATP-abhängig negative Supercoils in doppelsträngige DNA einzuführen. Besonders gut untersucht ist die DNA-Gyrase von *E. coli*. Die GyrA-Untereinheit von *E. coli* ist ein 97 kDa großes Protein. Die N-terminale Domäne dieser GyrA-Untereinheit ist in DNA-Strangbruch und in dessen Wiedervereinigung involviert, während die C-terminale Domäne an der Interaktion mit DNA beteiligt ist. Die GyrB-Untereinheit weist ebenso eine N- und eine C-terminale Domäne auf. Die N-terminale Domäne der GyrB-Untereinheit trägt die ATPase-Aktivität, während die C-terminale Domäne an den Interaktionen mit der DNA beteiligt ist. Aminocumarine wie Novobiocin hemmen die DNA-Gyrase.

Kürzlich wurde auch die Topoisomerase IV als weiteres Target für Novobiocin identifiziert. Die Topoisomerase IV ist verantwortlich für die ATP-abhängige Decatenierung von DNA-Molekülen nach der DNA-Replikation und gehört wie die DNA-Gyrase zu den Typ-II-Topoisomerasen. Es wird vermutet, dass die Hemmung der Topoisomerase IV dem gleichen Mechanismus folgt wie die Hemmung der DNA-Gyrase.

## Die bakterielle RNA-Polymerase

DNA-abhängige RNA-Polymerasen sind für die Synthese von Ribonukleinsäuren im Rahmen der Transkription zuständig (o Abb. 7.19). Im Unterschied zu Eukaryoten, die drei RNA-Polymerasen verwenden, besitzen Bakterien nur eine RNA-Polymerase. Die bakterielle RNA-Polymerase ist ein etwa 400 kDa großes Protein, das fünf Untereinheiten aufweist. Hemmstoffe der bakteriellen RNA-Polymerase sind die Rifamycine.

## Betalactamase

Betalactamasen werden von vielen Mikroorganismen gebildet. Es handelt sich um Resistenzproteine, die den Betalactamring der Penicilline, Cephalosporine und Carbapeneme spalten. Biochemisch werden Serin-Betalactamasen, die als Substrate Penicilline und Cephalosporine verwenden, und Metallo-Betalactamasen, die Carbapeneme als Substrate verwenden, unterschieden.

Aus klinischer Sicht bekannt sind die Extended-Spectrum-Betalactamasen, Enzyme, die aufgrund einer Mutation ein sehr weites Substratspektrum aufweisen. Außerdem bekannt sind die New-Delhi-Metallo-Betalactamasen (NDM-1 und NDM-2). Es handelt sich um klinisch relevante, Carbapeneme spaltende Betalactamasen.

Betalactamase-Inhibitoren wie Clavulansäure und Sulbactam binden irreversibel an Betalactamasen und verhindern dadurch die Spaltung der Betalactam-Antibiotika.

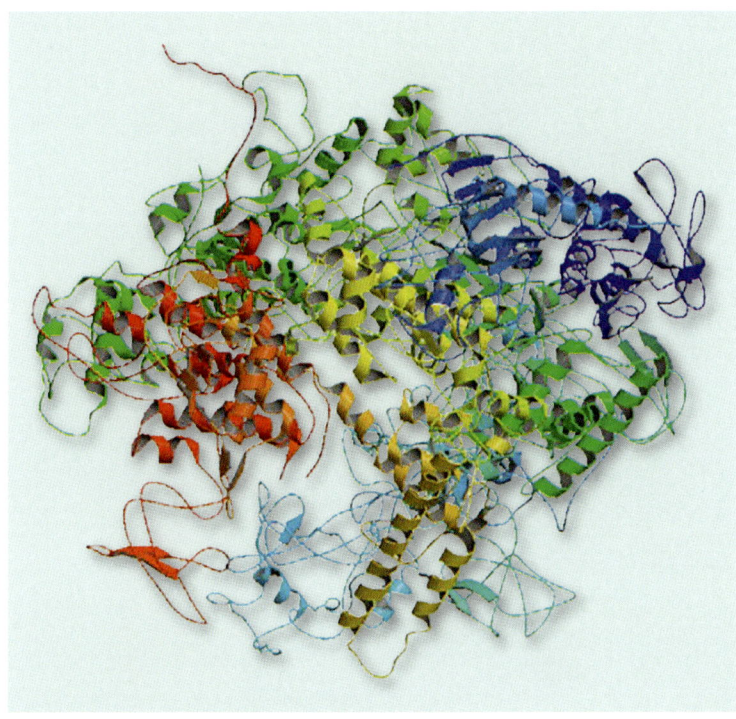

**o Abb. 7.19** RNA–Polymerase aus *Thermus aquaticus*. Individuelle Untereinheiten sind farbig markiert.

### Dihydropteroinsäuresynthase, Dihydrofolatreduktase

Folsäure ist nicht nur für den Menschen ein wichtiges Vitamin. Auch Bakterien benötigen Folsäure als C1-Donor von Methyl- und Formylresten für zahlreiche Stoffwechselschritte. Die biologisch aktive Form der Folsäure ist Tetrahydrofolsäure.

Folsäure wird u. a. aus *p*-Aminobenzoesäure hergestellt. Sulfonamide sind Antimetabolite der *p*-Aminobenzoesäure, sie blockieren die Dihydropteroinsäuresynthase, die die Verknüpfung von *p*-Aminobenzoesäure mit Dihydropteridin katalysiert.

Folsäure wird in Mikroorganismen in Dihydrofolsäure und schließlich in Tetrahydrofolsäure umgesetzt. Katalysiert werden beide Reaktionen vom Enzym Dihydrofolatreduktase. Tetrahydrofolsäure wird in der Zelle an Polyglutamat gebunden. Es kann in der Zelle zu 10-Formyltetrahydrofolsäure-polyglutamat, 5,10-Methylentetrahydrofolsäure-polyglutamat und 5-Methyltetrahydrofolsäure-polyglutamat umgesetzt werden. Diese Tetrahydrofolsäure-Derivate werden in der Purinbiosynthese, in der Biosynthese von dTMP und in anderen Reaktionen, bei denen C1-Einheiten benötigt werden, verwendet.

Trimetoprim hemmt die Dihydrofolatreduktase und verhindert somit die Bildung wichtiger C1-Einheiten-Überträger.

### 7.2.2 Das bakterielle Ribosom

Ribosomen, die in eukaryotischen und prokaryotischen Zellen recht unterschiedlich aufgebaut sind, sind für die Bildung von Proteinen essenziell. Daher erstaunt es nicht, dass das Ribosom zu den wichtigsten Targets der bakteriellen Zelle gehört.

Eine eukarotische Zelle besitzt etwa 100 000– 10 000 000 Ribosomen, eine prokaryotische Zelle etwa 10 000–20 000. Alle Ribosomen bestehen aus ribosomaler RNA und Proteinen. Dabei unterscheiden sich eukaryotische und prokaryotische Ribosomen in der Anzahl und Größe der einzelnen Komponenten (□ Tab. 7.8).

Die Proteinbiosynthese am Ribosom lässt sich in vier Phasen einteilen: die Initiationsphase, die Elongationsphase, die Terminationsphase (o Abb. 7.20) und die Recyclingphase.

Die eigentliche Synthese der Proteine beginnt mit der Initiationsphase. Initiationsfaktoren IF1-IF3, mRNA mit der Ribosomenbindestelle, die 30S-Untereinheit der Ribosomen, eine mit *N*-Formylmethionin beladene tRNA und GTP werden benötigt, um den Translationsprozess zu initiieren. Die kleine Untereinheit (UE) nimmt regulative Funktionen wahr: Sie bindet die mRNA, erkennt das Startsignal für die Proteinsynthese und führt die Decodierung der genetischen Information durch. Erst wenn sich eine mRNA als Abschrift eines Gens, mehrere Proteine (Initiationsfaktoren) sowie eine mit der modifizierten Aminosäure *N*-Formylmethionin beladene Transfer-RNA (t-RNA) an die 30S-Untereinheit angelagert haben, bindet auch

7

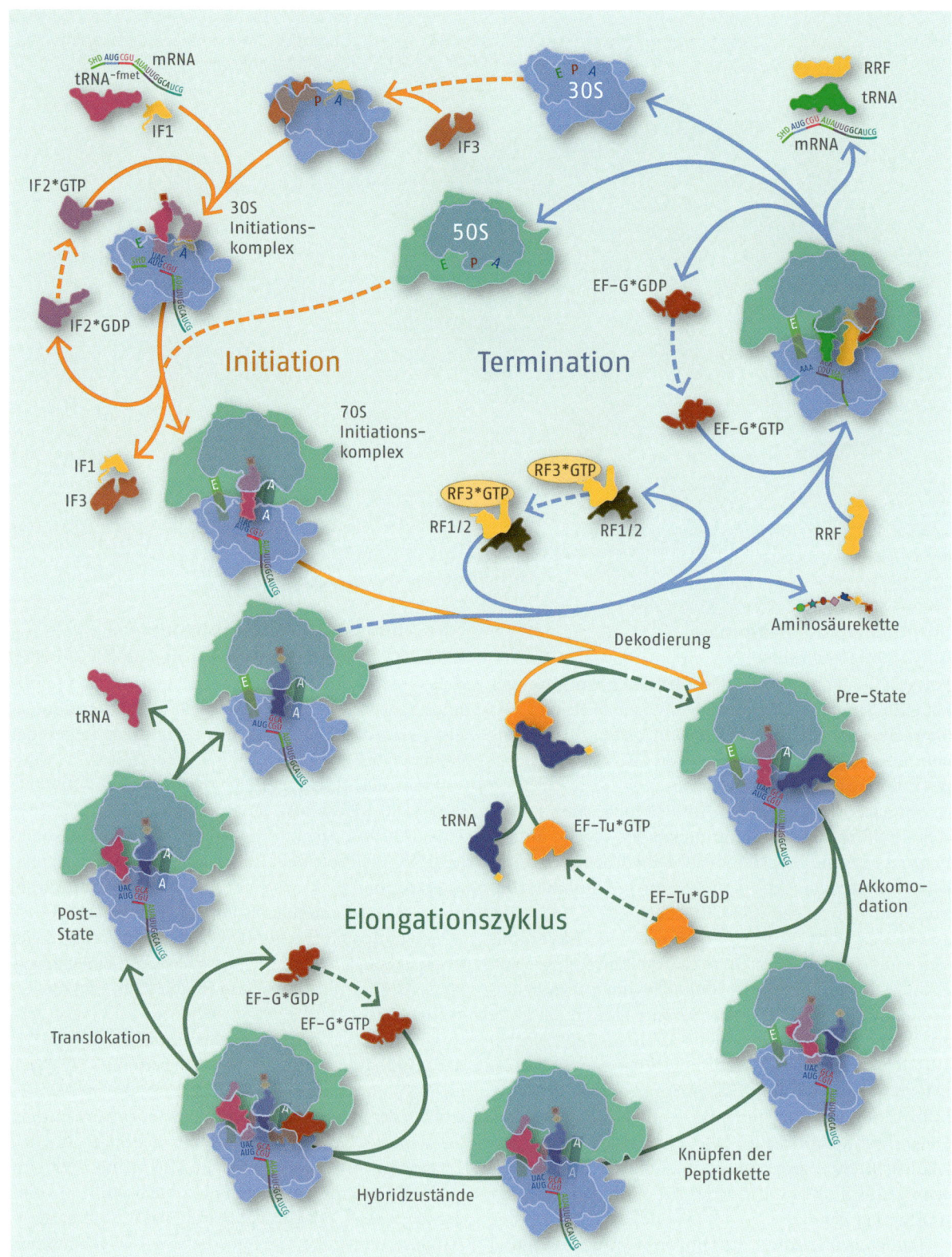

○ **Abb. 7.20** Proteinbiosynthese am Ribosom. Dargestellt sind Initiations-, Elongations- und Terminationsphase (aus riboworld.com)

◻ **Tab. 7.8** Eukaryotische und prokaryotische Ribosomen im Vergleich

| Parameter | Eukaryotische Ribosomen | Prokaryotische Ribosomen |
|---|---|---|
| Sedimentationskoeffizient des gesamten Ribosoms | 80S | 70S |
| Sedimentationskoeffizient der Untereinheiten (UE) | 60S und 40S | 50S und 30S |
| Namen und Größen der beteiligten RNA | 60S UE: 28S (4718 nt), 5,8S (160 nt), 5S (120 nt) | 50S UE: 23S (2904 nt), 5S (120 nt) |
|  | 40S UE: 18S (1874 nt) | 30S UE: 16S (1542 nt) |
| Anzahl der beteiligten Proteine | 60S UE: 49 | 50S UE: 31 |
|  | 40S UE: 33 | 30S UE: 21 |

die 50S-Untereinheit unter Bildung des 70S-Initiationskomplexes.

Nach Abdissoziation der Initiationsfaktoren und Anlagerung der 50S-Untereinheit wird nun in der Elongationsphase das Protein gebildet. Benötigt werden ein Elongationsfaktor EF-Tu, GTP, beladene tRNA (ternärer Komplex, der für die Bereitstellung der Aminosäuren verantwortlich ist), ein Elongationsfaktor EF-G und GTP (beide sind für die Bewegung des Ribosoms an der mRNA verantwortlich) und die Peptidyltransferaseaktivität des Ribosoms, die die Peptidbindung knüpft.

Nach Assoziation der 50S-Untereinheit, die das enzymatische Zentrum für die Bildung der Peptidbindung enthält, kann die Proteinsynthese beginnen. Die t-RNA übernimmt die Rolle eines Adapters, der erstens ein zu dem jeweiligen Codon der mRNA komplementäres Anticodon trägt und zweitens an einer weiteren Bindungsstelle die dazu passende Aminosäure. Das vollständige Ribosom weist drei funktionelle Bindungsbereiche für tRNA-Moleküle auf:

- den als P-Stelle bezeichneten Bereich, an dem sich zuerst die *N*-Formylmethionin-tRNA und später jeweils die Peptidyl-tRNA mit der verlängerten Peptidkette anlagert,
- die A-Stelle, an der alle neu eintretenden Aminoacyl-tRNA-Moleküle binden sowie
- die E-Stelle (exit), an der nach Abspaltung der wachsenden Peptidkette vorübergehend freie tRNA gebunden ist, bevor sie das Ribosom verlässt.

Liegt der funktionsfähige 70S-Initiationskomplex mit korrekt positionierter mRNA vor, tritt die Proteinbiosynthese in die Elongationsphase ein. Bei diesem repetitiven Reaktionszyklus wird schrittweise die durch Basen-Triplets (Codons) vorgegebene genetische Information unter Beteiligung von Elongationsfaktoren und Aminoacyl-tRNA in eine Aminosäureabfolge umgesetzt. Zentrale Reaktion ist dabei die Knüpfung von Peptidbindungen durch die enzymatische Aktivität einer Peptidyltransferase, bei der es sich um Teile des 23S-rRNA-Moleküls handelt. Die 23S-rRNA besteht

aus über 100 individuellen Helices, die wiederum in sechs verschiedene Domänen eingeteilt sind. Aufgrund der Sekundärstruktur der ribosomalen RNA liegen alle für die Peptidyltransferase-Aktivität relevanten Nukleotide in einem als Domäne V bezeichneten Bereich.

Die Termination tritt ein, wenn ein Stoppcodon in der A-Stelle erscheint. Releasing-Faktoren (RF1-RF3) und ein Ribosom-Recycling-Faktor katalysieren die Trennung der Untereinheiten und somit das Ende der Translation.

In der Recyclingphase werden einzelne Komponenten für den Aufbau eines neuen Ribosoms ausgewählt. In ○ Abb. 7.21 ist die Kristallstruktur eines 70S-Ribosoms dargestellt.

Die meisten pharmazeutisch relevanten Antibiotika hemmen die Elongationsphase. Hemmstoffe der Initiationsphase sind ebenfalls bekannt, doch weisen diese keine pharmazeutische Relevanz auf. Hemmstoffe der

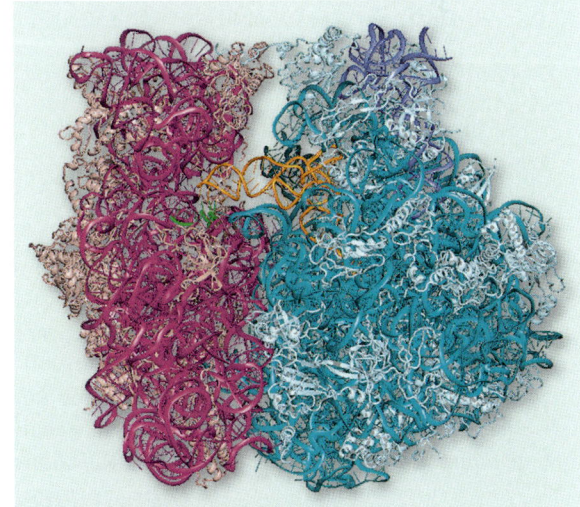

○ **Abb. 7.21** Kristallstruktur eines künstlich hergestellten 70S-Ribosoms. Dargestellt ist die Struktur der 30S-Untereinheit aus *Thermus thermophilus* (RNA: lila, Proteine: braun), die Struktur der 50S-Untereinheit aus *Deinococcus radiodurans* (RNA: blaugrün, Proteine: grau-grün), tRNA Moleküle (orange) und mRNA (grasgrün)

◻ **Tab. 7.9** Wirkmechanismen einiger gut untersuchter Antibiotika

| Antibiotikum | Target (UE) | Vorgang der Translation, der gehemmt wird |
|---|---|---|
| Avilamycin, Everninomicin | 50S | Initiation (Bindung von IF2 wird verhindert) |
| Blasticidin S | 50S | Termination, Peptidbindungsbildung im Peptidyltransferasezentrum (Blockierung der P-Stelle) |
| Capreomycin | 50S und 30S | Translokation |
| Chloramphenicol | 50S | Peptidbindungsbildung im Peptidyltransferasezentrum (Blockierung der A-Stelle) |
| Lincomycin | 50S | Peptidbindungsbildung im Peptidyltransferasezentrum (Blockierung der A-Stelle) |
| Dalfopristin, Quinupristin | 50S | Dalfopristin: Peptidbindungsbildung im Peptidyltransferasezentrum (Blockierung der A- und P-Stelle), Quinupristin: Elongation der wachsenden Peptidkette |
| Doxycyclin, Tigecyclin | 50S | tRNA-Bindung an der A-Stelle |
| Edeine | 50S | Initiation |
| Erythromycin, Telithromycin | 50S | Elongation der wachsenden Peptidkette |
| Fusidinsäure | EF-G | Termination und Recycling, Elongation |
| Hygromycin N | 50S | Translokation |
| Kirromycin | EF-Tu | Elongation |
| Neomycin | 30S | Translokation |
| Retapamulin, Tiamulin | 50S | Peptidbindungsbildung im Peptidyltransferasezentrum (Blockierung der A- und P-Stelle) |
| Puromycin | 50S | Peptidbindungsbildung im Peptidyltransferasezentrum (Blockierung der A-Stelle) |
| Spectinomycin | 30S | Translokation |
| Streptomycin | 30S | tRNA-Bindung an der A-Stelle |
| Thermorubin | 70S | Initiation |
| Thiostrepton | 50S | Bindung von Elongationsfaktoren |

Terminations- und Recyclingphase sind Fusidinsäure und Blasticidin S (◻ Tab. 7.9).

In den letzten Jahren konnten die genauen Wirkorte der Antibiotika bestimmt werden, da es gelang, Kristallstrukturen der Antibiotika zunächst im Komplex mit der 30S-Untereinheit des Ribosoms von *Thermus thermophilus* bzw. der 50S-Untereinheit des Ribosoms von *Deinococcus radiodurans* bzw. *Haloarcula marimortui* und später im Komplex mit den 70S-Ribosomen von *Thermus thermophilus* bzw. *Escherichia coli* zu erhalten. All diese Untersuchungen zeigten, dass die unterschiedlichen Antibiotika unterschiedliche Bindungsorte am Ribosom aufweisen, die zum Teil aber recht nah zueinander liegen.

### 7.2.3 Die bakterielle Zellhülle

Bis auf wenige Ausnahmen (z. B. Mykoplasmen) besitzen alle Bakterien eine Zellwand. Sie verleiht ihnen die äußere Gestalt und gleicht Druckunterschiede zwischen Zellinnerem und Zelläußerem aus. Bakterien können mit der Gramfärbung grob nach ihrem Zellwandaufbau klassifiziert werden. Der Farbstoff Gentianaviolett ist bei grampositiven Bakterien aufgrund ihrer vielschichtigen Zellwand nicht auswaschbar, daher erscheinen diese Bakterien blau, wohingegen die gramnegativen Bakterien mit sehr dünner Zellwand aufgrund der Auswaschung des Farbstoffs gar nicht gefärbt sind. Diese können dann mit dem Farbstoff Fuchsin rötlich eingefärbt werden.

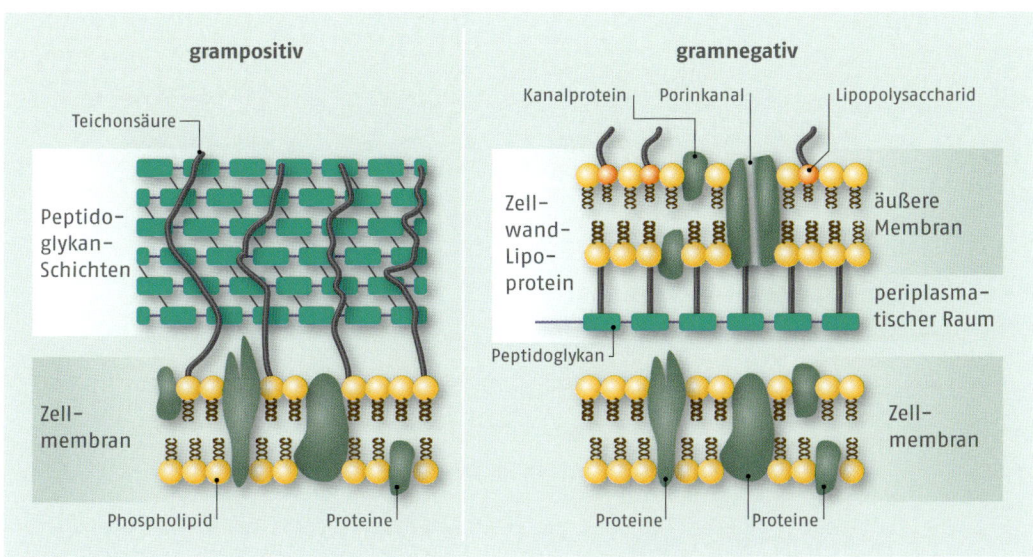

**o Abb. 7.22** Aufbau der Zellwand grampositiver und gramnegativer Bakterien

Die Zellwand grampositiver und gramnegativer Keime unterscheidet sich erheblich (o Abb. 7.22).

Bei gramnegativen Keimen findet sich zusätzlich nach außen eine Membran. Die an diese Membran angrenzende Mureinschicht ist nur 2 nm dick. Nach innen schließt die innere Membran die Zellwand ab. Die Zellwand grampositiver Keime enthält keine äußere Membran und die Mureinschicht ist 15–80 nm groß. Lipoteichonsäuremoleküle, die aus Ribitolphosphat-Polymeren oder aus Glycerolphosphat-Polymeren bestehen, sind kovalent an die Mureinschicht gebunden. Sie rufen nach Zerfall der Bakterien Fieber hervor.

### Zytoplasmamembran

Das Zytoplasma wird durch die Zytoplasmamembran eingeschlossen. Diese besteht aus einer doppelten Schicht von Phospholipiden. Dabei ist der Phosphatanteil hydrophil, der nach innen zeigende Lipidanteil dagegen hydrophob. Die Zytoplasmamembran hat eine wichtige Barrierefunktion. In ihr sind zahlreiche Polypeptidmoleküle eingebettet, die unter bestimmten Bedingungen einen kontrollierten Stoffaustausch zwischen dem Inneren und dem Äußeren der Zelle gestatten. So können Stoffe durch aktiven Transport in die Zelle hineingelangen oder nach außen geschleust werden. Ferner finden sich in der Zytoplasmamembran Enzyme der Atmungskette und solche, die für den Aufbau der Zellwand notwendig sind. An der äußeren Membran gramnegativer Bakterien sind Lipopolysaccharide gebunden, sie bilden eine Lipopolysaccharidschicht aus. Diese Lipopolysaccharidschicht besteht aus dem Lipid A, dem Core-Polysaccharid und der O-spezifischen Polysaccharidkette. Während das Lipid A nach Zerfall der Bakterien für die toxische Wirkung der Bakterien verantwortlich ist (Exotoxin), ist die Polysaccha-

ridkette verantwortlich für die Antigeneigenschaften (O-Antigen).

Die Bindung eines Antibiotikums an die Zytoplasmamembran führt zu einer Veränderung der osmotischen Eigenschaften der Membran. Nicht ganz geklärt ist, warum Antibiotika wie Polymyxin und Colistin vorwiegend auf gramnegative Bakterien und Antibiotika wie Gramicidin und Nisin wesentlich stärker gegen grampositive Keime wirken.

### Mureinschicht

Die Mureinschicht (Mureinsacculus) ist ein Peptidoglykan aus kurzen Peptid- und längeren Zuckerketten (o Abb. 7.23).

Die Zuckerketten bestehen aus β-1,4-glykosidisch verknüpften N-Acetylglucosamin- und N-Acetylmuraminsäure-Molekülen. Diese werden durch Aminosäureketten quervernetzt. Dabei bestehen diese Ketten bei gramnegativen Keimen aus L-Alanin, D-Glutaminsäure, meso-Diaminopimelinsäure und D-Alanin. Grampositive Keime verwenden statt meso-Diaminopimelinsäure L-Lysin oder Ornithin. Die Quervernetzung erfolgt bei gramnegativen Keimen durch eine Verknüpfung zwischen D-Alanin und meso-Diaminopimelinsäure, bei grampositiven Keimen verläuft die Quervernetzung zwischen D-Alanin und L-Lysin über eine Pentaglycinkette.

Um das Wachstum der Bakterienzelle zu ermöglichen, muss der Mureinsacculus ständig vergrößert werden. Bei grampositiven Keimen ist dies eine Art Häutung, bei der eine neu biosynthetisierte Mureinschicht von innen an die Mureinschicht angelagert wird, während die äußere unter Spannung stehende Schicht aufgebrochen und abgebaut bzw. recycelt wird. Bei gramnegativen Keimen scheinen drei neue Glykanstränge

7

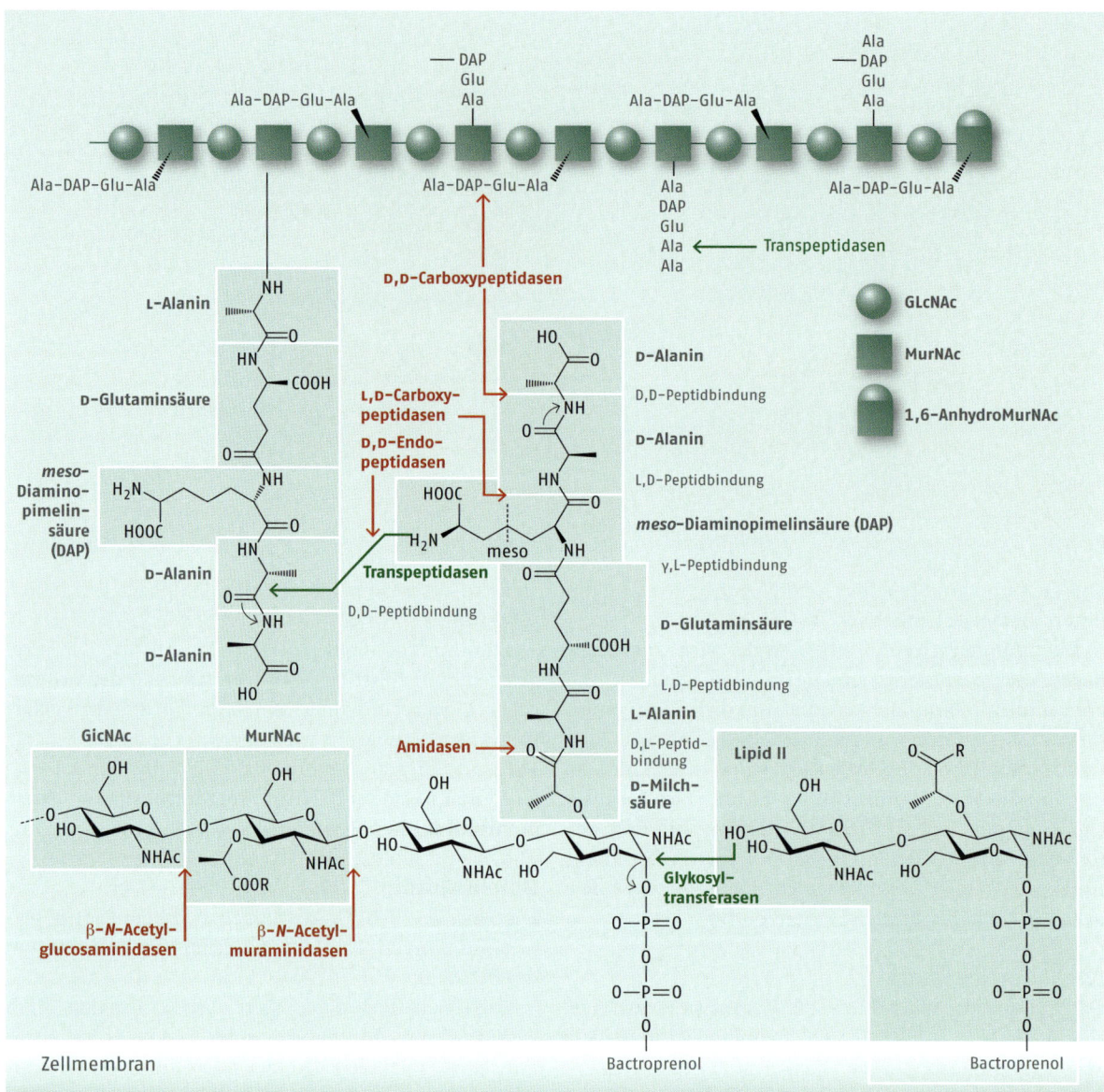

**Abb. 7.23** Struktur des Mureins aus *Escherichia coli*. Angriffsorte für die Enzyme der Biosynthese des Mureins sind grün gekennzeichnet, Angriffsorte für abbauende Enzyme sind rot gekennzeichnet.

synthetisiert zu werden, während ein alter unter Spannung stehender Strang abgebaut wird.

Für die Mureinbiosynthese benötigen die Bakterien eine aktivierte Peptidyldisaccharid-Vorstufe (Bactoprenyl-MurNAc-GlcNAc-pentapeptid = Lipid II), die im Zytoplasma gebildet wird und die für den Membrantransport der Mureinbausteine essenziell ist.

Die Biosynthese des Lipids II bzw. seiner Vorstufen wird durch eine Reihe von Enzymen katalysiert. Als Zielstruktur für Fosfomycin bekannt ist die UDP-*N*-Acetylglucosamin-Enolpyruvyl-Transferase, die den Transfer einer Enolpyruvyleinheit aus Phosphoenolpyruvat (PEP) an UDP-*N*-Acetylglucosamin (UNAG) katalysiert. Ebenfalls bekannte Zielstrukturen sind eine L-Alanin-Racemase und eine D-Alanyl-D-Alanin-Syn-

thetase, die beide an der Biosynthese eines D-Alanyl-D-Alanin-Moleküls beteiligt sind. Dieses D-Alanyl-D-Alanin-Molekül ist Bestandteil des Lipids II. Beide Enzyme werden durch D-Cycloserin gehemmt. Das für die Biosynthese des Lipids II benötigte Undecaprenylpyrophosphat ist ebenfalls im Fokus einiger Antibiotika. So blockiert Moenomycin eine Undecaprenolkinase und verhindert somit die Bildung des Undecaprenylpyrophosphats. Bacitracin bzw. Friulimicin B blockieren Undecaprenylpyrophosphat durch Komplexbildung.

Das Lipid II wird durch einen weitgehend unbekannten Mechanismus durch die Zellmembran transloziert. An der Membranaußenseite bauen Glycosyltransferasen unter Verwendung des Lipids II die Gly-

◻ **Tab. 7.10** Antibiotika, die an der bakteriellen Zellhülle binden oder den Aufbau der bakteriellen Zellhülle verhindern

| Antibiotikum | Wirkmechanismus |
| --- | --- |
| Bacitracin | Komplexbildung mit Undecaprenylpyrophosphat |
| Cephalosporine | Hemmung der D-Alanin-Transpeptidase |
| Friulimicin B | Komplexbildung mit Undecaprenylpyrophosphat |
| Penicilline | Hemmung der D-Alanin-Transpeptidase |
| Moenomycin | Hemmung der Undecaprenolkinase |
| Daptomycin | Bindung an Membranen |
| Thienamycin | Hemmung der D-Alanin-Transpeptidase |
| Tyrothricin (Tyrocidin + Gramicidin) | Bindung an Membranen, Kanalbildung |
| Polymyxin B, Colistin | Bindung an Membranen |
| Vancomycin, Teicoplanin | Komplexbildung mit L-Lysin-D-Alanin-D-Alanin-Gruppen |

kansträge zusammen. Interessanterweise werden Zellwandbestandteile, die für die Quervernetzung benötigt werden, auch aus Recyclingprozessen aus dem Abbau von alten Mureinschichten gewonnen.

Die Quervernetzung der Stränge über Peptidreste wird durch Transpeptidasen katalysiert. Diese erkennen die D-Alanin-D-Alanin-Struktur des Lipid II. Das endständige D-Alanin des Lipid II wird während der Reaktion abgespalten und eine neue Peptidbindung wird geknüpft. Penicilline und Cephalosporine weisen eine strukturelle Ähnlichkeit zu dem D-Alanin-D-Alanin-Rest auf und binden die Transpeptidasen kovalent. Antibiotika wie Vancomycin hemmen den Aufbau der Bakterienzellwand, indem sie mit dem endständigen L-Lysin-D-Alanin-D-Alanin-Rest einen Komplex bilden.

Der für das Wachstum der Bakterien notwendige Abbau des Mureins wird durch Carboxypeptidasen und Endopeptidasen katalysiert. Carboxypeptidasen spalten die Peptidbindungen vom C-terminalen Ende, Endopeptidasen katalysieren die hydrolytische Spaltung von Peptidbindungen im Inneren einer Peptidkette.

In ◻ Tab. 7.10 sind Antibiotika aufgeführt, die an der bakteriellen Zellhülle binden oder den Aufbau der bakteriellen Zellhülle verhindern.

### 7.2.4 Die Membran von Pilzen

Die Zellwand von Pilzen weist zum Inneren der Zelle eine Zytoplasmamembran auf, die aus Phospholipiden und Ergosterol besteht. Eine Schicht bestehend aus Chitin (Chitosan), verschiedenen Glykanen und Mannoproteinen ist auf diese Zellmembran aufgelagert.

Die Kohlenhydratpolymere der Glucane bestehend aus 1,3-β-D-Glykanen und 1,6-β-D-Glykanen bilden ein Netzwerk, das Struktur und Festigkeit verleiht und

ein Aufblähen der Zellmembran bedingt durch hohe intra- und extrazelluläre osmotische Druckdifferenzen verhindert. Chitin, das ebenfalls der Festigkeit dient, unterscheidet sich von Cellulose dadurch, dass seine Monomere *N*-Acetylglucosamin-Moleküle sind (◻ Abb. 7.24).

Angriffsorte für Antimykotika sind die Ergosterolbiosynthese (Azole), Ergosterol (Nystatin und Amphotericin), die Chitinbiosynthese (Nikkomycin), die Replikation und Transkription (Flucytosin) und die Synthese von 1,3-β-D-Glykanen (Echinocandin). Allerdings hat sich Nikkomycin als Therapeutikum nicht durchgesetzt (◻ Abb. 7.25).

### 7.2.5 Enzyme bzw. Proteine aus eukaryotischen Parasiten

#### pfATP6 aus Plasmodium falciparum

pfATP6 ist ein ATP-abhängiger Calcium-Transporter aus *Plasmodium falciparum*. Wie andere ATP-abhängige Pumpen ist pfATP6 ein Transmembranprotein, das seine Energie aus der Spaltung von ATP bezieht. pfATP6 is ein 139 kDa großes Protein, das aus 1228 Aminosäuren besteht. Es weist zwei $Ca^{2+}$- und eine Nukleotidbindestelle auf. Artemisinin, Artemether und andere Artemisininderivate binden an pfATP6, wodurch sich u.a. die Antimalaria-Aktivität der Verbindungen erklären lässt.

#### Glutamat-aktivierter Chloridkanal aus Nematoden und Arthropoden

Ionenkanäle sind porenbildende Transmembranproteine, die elektrisch geladenen Teilchen (Ionen) das Durchqueren von Biomembranen ermöglichen.

Chloridkanäle sind Ionenkanäle, die eine spezifische, oft selektive Leitfähigkeit für Chloridionen auf-

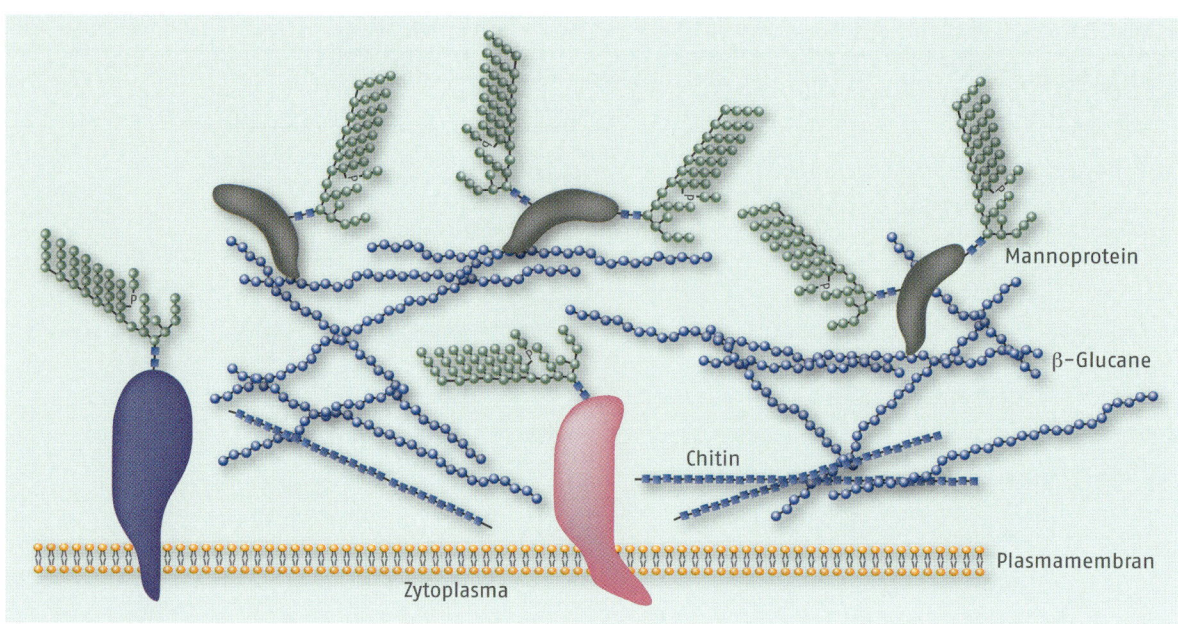

**Abb. 7.24** Aufbau der Zellwand von Pilzen

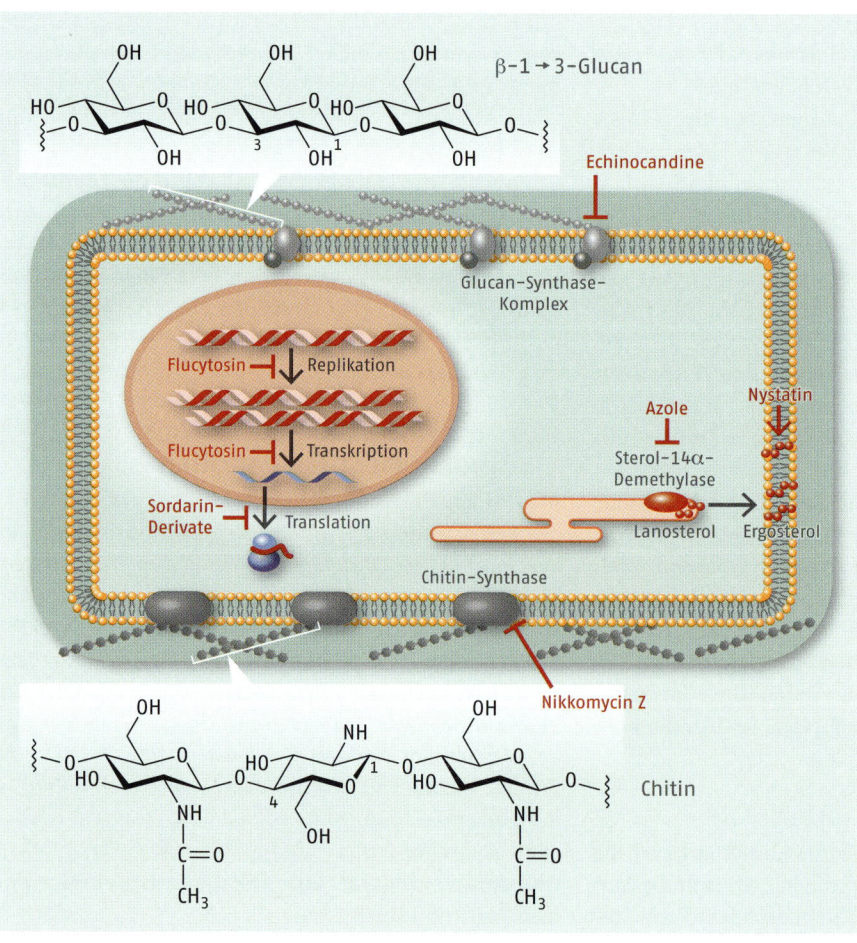

**Abb. 7.25** Angriffsorte verschiedener Antimykotika

◻ **Tab. 7.11** Beispiele für humane Zielstrukturen von Peptid- bzw. Protein-Biologika

| Zielstruktur | Zielstruktur-Subgruppe | Biologika (Beispiele) |
| --- | --- | --- |
| Rezeptoren | G-Protein-gekoppelte Rezeptoren | Follitropin alfa/beta (FSH), Lutropin alfa (LH), Choriongonadotropin alfa (hCG), Liraglutid (GLP-1) |
| | Zytokinrezeptorfamilie | |
| | Klasse-I-Zytokinrezeptoren | Somatotropin (STH), Epoetin (EPO), Filgrastim (G-CSF), Aldesleukin (IL-2) |
| | Klasse-II-Zytokinrezeptoren | Interferon alfa-2a/b, Interferon beta, Interferon gamma-1b |
| | Tyrosinkinase-Rezeptoren | Insulin und Insulin-Analoga, Mecasermin (IGF-1) |
| Enzyme und Proenzyme | Gerinnungsfaktoren | Eptacog alfa (Faktor VII), Octocog alfa (Faktor VIII), Nonacog alfa (Faktor IX) |
| | Thrombin | Bivalirudin, Antithrombin alfa |
| | Plasminogen | Alteplase, Tenecteplase, Reteplase |
| Sonstige Biomoleküle | Glucocerebroside | Imiglucerase (bei Morbus Gaucher) |
| | Glykosaminoglykane | Laronidase (bei Morbus Hurler-Scheie), Idursulfase (bei Morbus Hunter) |
| | Glykogen | Alglucosidase alfa (bei Morbus Pompe) |
| | Harnsäure | Rasburicase, Pegloticase |
| Nukleinsäuren | DNA | Dornase alfa (DNase I, bei zystischer Fibrose) |

weisen. Chloridkanäle spielen eine wichtige Rolle bei der Regulation des Zellvolumens, beim transepithelialen Salztransport und bei der intrazellulären pH-Regulation. Besonders bedeutsam sind sie für die Physiologie der Nerven- und Muskelzellen. Ligandengesteuerte Ionenkanäle sind Kanäle, die sich nach Bindung von bestimmten Molekülen öffnen. Zu diesen gehören u. a. die Glutamat-abhängigen Kanäle.

Avermectin erhöht bei Wirbellosen die Membrandurchlässigkeit der Nerven- bzw. der Muskelzellen für Chloridionen durch Bindung an Glutamat-aktivierte Chloridkanäle. Es kommt zur Hyperpolarisation der Zellmembran und zu einer Blockierung der Erregungsüberleitung und führt damit zur Lähmung der Parasiten.

**Hämpolymerase aus Plasmodien**

Einige Plasmodien (z. B. *Plasmodium vivax*, *Plasmodium falciparum*) gewinnen Energie dadurch, dass sie Hämoglobin abbauen. Das für die Plasmodien giftige Abbauprodukt Häm wird durch das Enzym Hämpolymerase (*heme detoxification protein*, HDP) in das schlecht wasserlösliche Malariapigment Hämazoin umgewandelt. Die Hämpolymerase ist Target einiger Malariamittel und wird wahrscheinlich auch von Chinin gehemmt.

### 7.2.6 Impfstoffkomponenten

Das Prinzip der aktiven Impfung besteht darin, dass Proteine oder DNA-Bruchstücke bzw. abgetötete oder abgeschwächte Mikroorganismen (Viren oder Bakterien) als Antigene eingesetzt werden, um eine spezifische Aktivierung des Immunsystems zu erreichen. Somit werden Teilstrukturen dieser Organismen zu Zielstrukturen für das menschliche Immunsystem.

### 7.3 Humane Zielstrukturen für Biologika

Strukturell können Biologika in zwei große Gruppen eingeteilt werden: Peptide bzw. Proteine und Antikörper.

### 7.3.1 Peptide bzw. Proteine

Viele Biologika sind körpereigene Proteine oder modifizierte Varianten dieser Moleküle. Sie binden demzufolge an ihre jeweilige physiologische Zielstruktur, wie beispielsweise einen Rezeptor oder ein Enzym (◻ Tab. 7.11). Häufig werden sie bei Krankheiten eingesetzt, bei denen der Körper das Protein selbst nicht ausreichend bildet (Substitutionstherapie). Aber auch zur pharmakologischen Beeinflussung physiologischer und pathophysiologischer Prozesse werden sie genutzt.

◻ **Tab. 7.12** Beispiele für humane Zielstrukturen von monoklonalen Antikörpern

| Zielstruktur-Gruppe | Zielstruktur | Biologika (Beispiele) |
|---|---|---|
| Lösliche Proteine | TNF | Infliximab, Adalimumab, Certolizumab, Golimumab |
| | VEGF | Bevacizumab, Ranibizumab |
| | IL-5 | Mepolizumab |
| | IL-6 | Siltuximab |
| | IL-12/32 | Ustekinumab |
| | IL-17A | Secukinumab |
| | IL-23 | Guselkumab |
| | C5 | Eculizumab |
| Proteine auf der Zellmembran | EGFR | Cetuximab, Panitumumab |
| | HER2 | Trastuzumab, Pertuzumab |
| | VEGFR2 | Ramucirumab |
| | GPIIb/IIIa | Abciximab |
| | IL-2R (CD25) | Basiliximab, Daclizumab |
| | IL-6R | Tocilizumab, Sarilumab |
| | CTLA-4 | Ipilimumab |
| | PD-1L | Avelumab |
| | PD-1 | Nivolumab |
| | $\alpha_4$-Integrin | Natalizumab |
| | $\alpha_4\beta_7$-Integrin | Vedolizumab |
| | CD19 | Blinatumomab |
| | CD20 | Rituximab, Obinutuzumab, Ofatumumab |
| | CD22 | Epratuzumab |
| | CD38 | Daratumumab |
| | CD52 | Alemtuzumab |

### 7.3.2 Monoklonale Antikörper

Eine sehr große Klasse von Biologika stellen die monoklonalen Antikörper dar, mit denen nahezu jede extrazelluläre Zielstruktur adressiert werden kann. Mittlerweile existieren auch erste Ansätze, um modifizierte Antikörper gezielt in Zellen einzuschleusen und so auch intrazelluläre Antigene/Targets zugänglich zu machen. Die Zielstrukturen der meisten derzeit eingesetzten Antikörper lassen sich in lösliche Proteine und auf der Zellmembran befindliche Oberflächenproteine unterteilen (◻ Tab. 7.12).

Die zwei wichtigsten Einsatzgebiete von Antikörpern sind chronisch-entzündliche Erkrankungen und Krebs. Dabei werden die physiologischen Effektorfunktionen von Antikörpern genutzt:

▨ Neutralisation des jeweiligen Antigens: Lösliche Faktoren können abgefangen und Rezeptoren können blockiert werden. Durch Neutralisation entzündungsfördernder Zytokine kann beispielsweise das Immunsystem gehemmt werden. Bei Tumorerkrankungen können Wachstumssignale durch Inaktivierung der Wachstumsfaktoren oder Blockade der Wachstumsfaktor-Rezeptoren inhibiert werden.
▨ Antikörperabhängige zellvermittelte Zytotoxizität (ADCC, *antibody-dependent cellular cytotoxicity*) und komplementabhängige Zytotoxizität (CDC, *complement-dependent cytotoxicity*): Zerstörung der Antikörper-markierten Zellen durch natürliche Killerzellen oder durch Porenbildung durch Komplementaktivierung. Dadurch können beispielsweise bei entzündlichen Erkrankungen Immunzellen depletiert und bei Krebserkrankungen Tumorzellen zerstört werden.

Neben Antikörpern kommen auch Fusionsproteine, die sich gegen eine Zielstruktur richten, zum Einsatz. Außerdem stehen bi- und trispezifische Antikörper zur Verfügung, die an mehr als nur ein Epitop binden und Strukturen vernetzen können. Eine interessante Erweiterung der Therapie stellen Antikörperkonjugate dar: Antikörper können mit zytostatischen oder radioaktiven Substanzen gekoppelt werden.

# 8 Targetfindung

Das Auffinden der Rezeptoren führte zu einer Erweiterung der Herangehensweise in der Arznei-stofffindung. Neben der Untersuchung von Extrakten auf Aktivität und der anschließenden Identifizierung der aktiven Substanz wurde versucht, auch Inhibitoren für einen vorgegebenen Rezeptor (Target) zu finden. Erwähnenswerte Erfolge der Target orientierten Forschung beziehen sich auf die Arbeiten von G. Elion und G. H. Hitchings (Entwicklung von Hemmstoffen des Purinstoffwechsels), auf Arbeiten von J. Black (Entwicklung von Betablockern), auf Arbeiten von A. Endo (Entwicklung der Statine) und auf Arbeiten von Sir D. Jack (Allen and Hanburys, Glaxo, Entwicklung von selektiven $\beta_2$-Sympathomimetika).

## 8.1 Allgemeines

Auch wenn der Begriff Target nicht immer einheitlich verwendet wird, bezeichnet man damit eine zelluläre oder molekulare Struktur, die an einer bestimmten Pathologie beteiligt ist, und an die ein Arzneistoff bindet. Meist weist das Target eine makromolekulare Struktur auf. Unterschieden werden etablierte und neue Targets. Etablierte Targets sind wissenschaftlich gut untersucht. Erkenntnisse über das Target basieren auf zahlreichen Publikationen. Neue Targets hingegen sind wenig erforscht und ihre Bedeutung im Organismus ist nicht vollständig klar.

Gegenwärtig sind rund 670 humane Proteine und rund 230 Biomoleküle pathogener Herkunft als Zielstrukturen von Arzneistoffen identifiziert. Sie lassen sich in Hauptklassen einteilen (o Abb. 7.1). Anzumerken ist, dass das haploide humane Genom 20 350 Protein-codierende Gene aufweist, wobei die Anzahl der im Körper vorkommenden Proteine sicher deutlich höher liegt. Somit scheint hier noch ein großes Potenzial für die Entdeckung neuer Targets zu liegen.

Das Grundprinzip jeder erfolgreichen Identifizierung einer Zielstruktur basiert auf der Tatsache, dass ein Stoff an seine Zielstruktur bindet. Mittels Affinitäts-basierter Techniken lassen sich daher Zielstrukturen eines Stoffes in direkter Weise identifizieren. Davon unterschieden wird eine Reihe indirekter Verfahren, die in der Regel eine Zielstruktur lediglich vorhersagen. In jedem Fall schließt sich nach der Targetfindung bzw. Vorhersage eine Targetvalidierung und biologische Charakterisierung an, welche wichtige Informationen bezüglich des Wirkmechanismus des Stoffs und seines Targets bereitstellen.

In ▶ Kap. 8.1 bis ▶ Kap. 8.3 werden beispielhaft Techniken der Identifizierung, Vorhersage und Validierung von Targets und die Charakterisierung besprochen.

□ **Tab. 8.1** Technologien zur Identifizierung, Vorhersage und Charakterisierung von Zielstrukturen

| Targetidentifizierung | Targetvorhersage | Targetvalidierung und Charakterisierung |
|---|---|---|
| Affinitätschromatografie Aktivitätsbasiertes Protein Profiling (ABPP) | Computergestütztes High Throughput Docking | Computergestützte, strukturbasierte Docking-Analyse |
| | Chemische bzw. biologische Ähnlichkeits-analyse | Verschiedene Bindungsassays, z. B. SPR, FP, Protein-Arrays etc. |
| Stabilität basiertes Profiling (DARTS bzw. CETSA) | Functional Genomics, z. B. Screening on gene-deletion libraries (shRNA/CrispR/Cas) | Funktionelle Assays, z. B. enzymatische Aktivität, Second-Messenger-ID etc. |
| Chromatografisches Profiling (SEC-TIC, TICC) | | Biologische bzw. zelluläre Assays, z. B. Zelltod, Migration etc. |
| Protein-Arrays Chem-Seq bzw. Chip-Seq | | Überexpression bzw. knockout/down und anschließendes funktionelles Profiling |
| | | Promotor-Signaturen-Profiling |
| | | Genexpression-Signatur, Proteom-, Signalom-, Metabolom-Signaturen, Connectivity Maps |

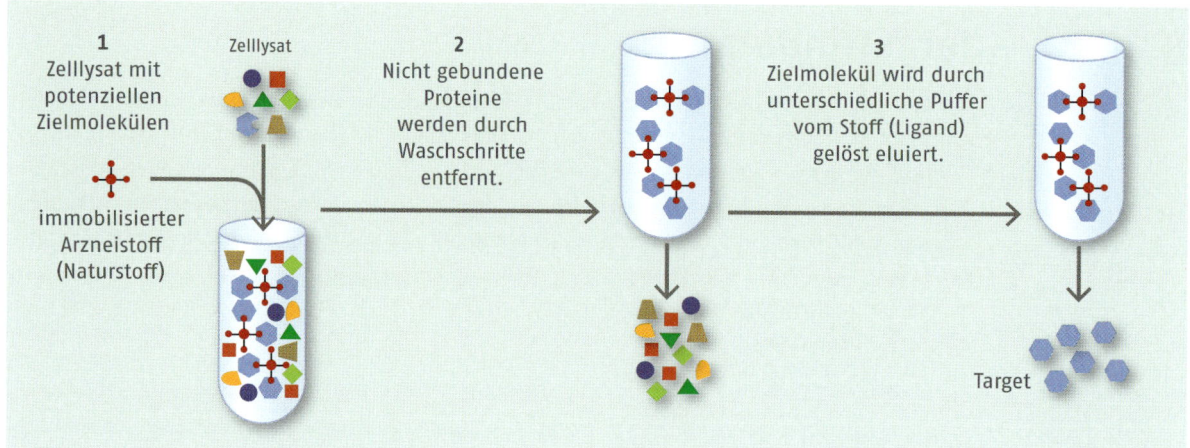

**o Abb. 8.1** Prinzip der Affinitätschromatografie

## 8.2 Methoden zur Targetidentifizierung

Da die Zielstrukturen in den meisten Fällen Proteine sind, kommen Proteom-basierte Techniken zu deren Identifizierung zum Einsatz (□ Tab. 8.1). Ein klassisches Verfahren zur direkten Identifizierung von Zielstrukturen für einen Stoff (z. B. Naturstoff) ist die **Affinitätschromatografie** (o Abb. 8.1).

Hierbei wird der Stoff (Naturstoff) an eine Matrix gebunden, damit immobilisiert und danach mit potenziellen Zielstrukturen, wie sie beispielsweise in einem Zell- oder Gewebelysat vorhanden sind, inkubiert (o Abb. 8.1). Potenzielle Protein-Zielstrukturen binden an den in der Matrix immobilisierten Stoff und können so von anderen Proteinen im Zelllysat, die keine Zielstrukturen darstellen, entfernt werden. Nach Elution der gebundenen und damit möglichen Targetproteine werden diese zumeist über Auftrennung mittels SDS-Gelelektrophorese, Verdau mit Trypsin und anschließender Identifizierung der entstandenen Peptide mittels Massenspektroskopie bestimmt.

Diese Technik ist zielgerichtet und einfach, besitzt aber eine Reihe von Nachteilen, z. B. die Tatsache, dass meist nur Zielstrukturen mit hoher Affinität zum Naturstoff detektiert werden, da weniger affine Proteine durch die notwendigen exzessiven Waschschritte entfernt werden. Weiterhin können potenzielle Bindungsstellen am Molekül durch die Immobilisierung an die Matrix maskiert sein und die Bindung eines Targetproteins unmöglich machen.

Weiterentwicklungen dieser klassischen Affinitätschromatografie zielten darauf ab, auf eine Immobilisierung des Stoffs an einer Matrix verzichten zu können. In diesem Zusammenhang wurde das aktivitätsbasierte Protein-Profiling (**ABPP**, o Abb. 8.2) etabliert. Dabei wird der Naturstoff chemisch mit einem Photocrosslinker-Molekül versehen, um den Naturstoff kovalent an sein Target binden zu können und mit einer Tag-Sequenz, um einen Farbstoff an das Molekül koppeln zu

können und es damit zu visualisieren. Nach Inkubation dieser Naturstoffsonde mit Zellen wird das Zelllysat über SDS-Gel-Elektrophorese aufgetrennt, das Zielmolekül sichtbar gemacht und mittels Liquid-Chromatografie-Massenspektometrie/Massenspektometrie (LC-MS/MS) analysiert. Hierbei wird durch Nacheinanderschalten mehrerer Massenspektrometer-Einheiten, die an ein chromatografisches Trennsystem wie der Flüssigchromatografie (LC) gekoppelt sind, eine exakte und sehr schnelle Identifizierung von Zielmolekülen ermöglicht. Die Methode des aktivitätsbasierten-Protein-Profilings hat den großen Vorteil, dass das Zielprotein in lebenden Zellen (Organismen) in situ gefischt und gleichzeitig visualisiert bzw. lokalisiert werden kann. Durch eine kovalente Bindungsreaktion des Naturstoffes an sein Zielprotein können auch niedrig affine Targetproteine identifiziert werden. Nachteilig am ABPP ist die Notwendigkeit, den Stoff dazu mit einem Photolinker zu versehen, was die Affinität zum Targetprotein beeinträchtigen kann und insbesondere bei komplexen Naturstoffen auch eine Herausforderung an die chemische Synthese darstellt.

Daher wurden Techniken entwickelt, die keine Markierung des Stoffs voraussetzen, wie das **DARTS** (*drug affinity responsive target stability*) oder das **CETSA** (*cellular thermal shift assay*) Verfahren. DARTS bzw. CETSA basieren auf der Annahme, dass ein Protein, an das ein Stoff gebunden ist, für Abbaureaktionen durch die Protease Trypsin bzw. für temperaturinduzierte Denaturierungsreaktionen weniger anfällig ist, als das freie Protein. Nach gezielter Proteolyse bzw. definierter Temperaturerhöhung werden Zelllysate mit und ohne zugegebenem Stoff mittels SDS-PAGE aufgetrennt und/oder mittels MS analysiert.

Eine weitere Möglichkeit der labelfreien Identifizierung von Targets besteht darin, chromatografische Trennmuster von unbehandelten Zelllysaten mit denen, die mit dem entsprechenden Stoff versetzt wurden, zu vergleichen. Die Trennung erfolgt durch Hochleis-

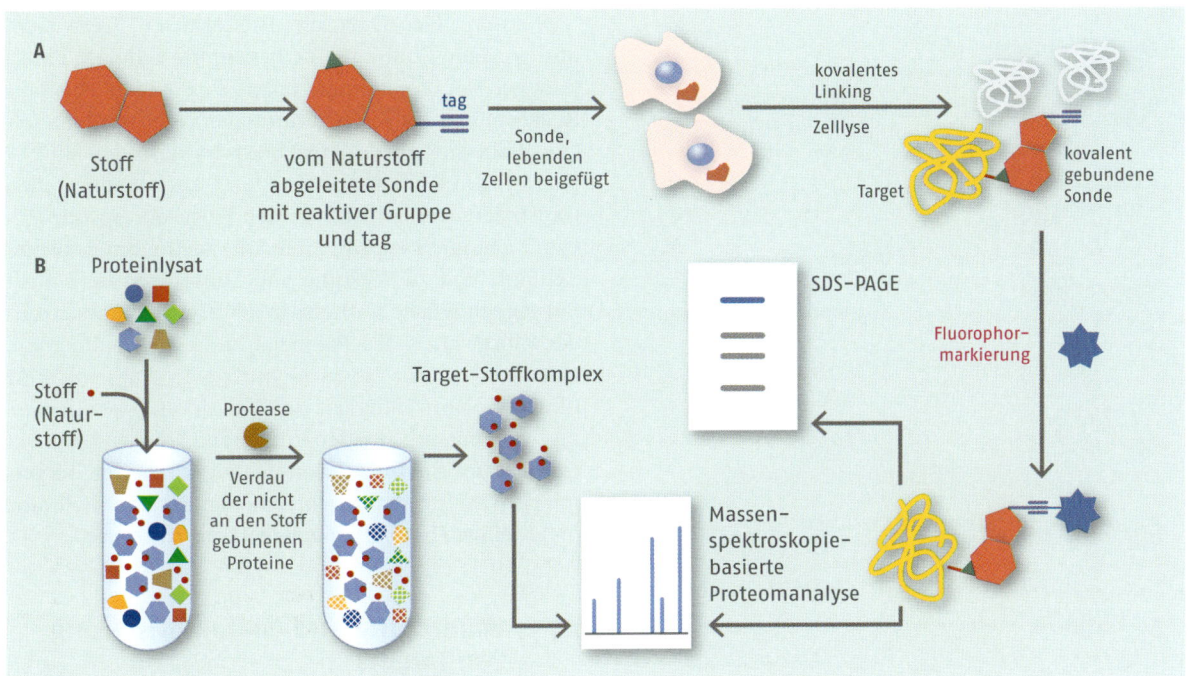

**○ Abb. 8.2** Prinzip von **A** aktivitätsbasiertem Protein-Profiling (ABPP) und **B** *Drug affinity responsive target stability*-Technik (DARTS)

tungsflüssigkeitschromatografie (HPLC). Stoff-Target-Komplexe zeigen sich anhand von charakteristischen Verschiebungen des Retentionsprofils der eingesetzten Substanz. Die Identifizierung des bindenden Proteins erfolgt dann durch MS. Die Technik wird **TICC** oder in abgewandelter Form **SEC-TID** genannt, was für *target identification by chromatographic co-elution* bzw. *size-exclusion chromatography for target identification* steht.

Es wird aber auch der umgekehrte Ansatz verfolgt, nämlich eine Anzahl von potenziellen Targetproteinen auf einem Chip zu immobilisieren und diese mit dem Stoff zu inkubieren. (Protein-Array). Die potenziellen Targetproteine werden in der Regel durch rekombinante Expressionssysteme (u. a. Phage- bzw. mRNA-Display-Technologien) hergestellt und können große Bereiche des menschlichen Proteoms abdecken. Ein entsprechendes Zielprotein des Stoffes wird durch dessen Bindung an das Protein identifiziert. Hierzu stehen eine Reihe von Bindungsassays zur Verfügung, die im nächsten Kapitel (◻ Tab. 9.1) angemerkt sind.

Um genomische Zielstrukturen, d. h. Nukleinsäure-basierte Targets zu identifizieren, werden Techniken zur Anwendung gebracht, die es erlauben das menschliche Genom vollständig zu sequenzieren. Methoden wie Chem-Seq (*chemical affinity capture and massively parallel DNA sequencing*) und Chip-Seq (*chromatin immunoprecipitation followed by sequencing*) erlauben die Regionen im Genom zu identifizieren, an die ein Stoff bindet. Bei der Chem-Seq-Technologie wird die Substanz, deren Bindungsstelle im Genom identifiziert werden soll, mit Biotin markiert und mit Zellen inkubiert. Durch Formaldehydbehandlung wird gebundene Substanz mit DNA verbunden, nach Lysieren der Zellen wird die DNA fragmentiert und mittels Streptavidin gekoppelter Partikel können in der Folge DNA-Substanzfragmente erfasst werden. Es folgt die Sequenzierung des DNA-Anteils und damit ist die Bindungsstelle der Substanz im Genom charakterisiert (○ Abb. 8.3). Wenn es sich bei dem Stoff um ein Protein handelt, werden bei CHIP-seq spezifische Antikörper gegen das Protein von Interesse eingesetzt, um dieses zu fällen, und daraus gebundene DNA-Fragmente ebenfalls durch Sequenzieren zu identifizieren.

## 8.3 Methoden der Targetvorhersage

Targetvorhersagen werden häufig durch Computer basierte Methoden (◻ Tab. 8.1) getätigt und gründen auf großen Datenbanken, die nicht nur Stoffeigenschaften, sondern auch Bioaktivitätsdaten und mögliche Zielstrukturen vereinigen. Eine computergestützte High Throughput Docking Analyse ermöglicht beispielsweise ein virtuelles Durchtesten zahlreicher Targetstrukturen auf mögliche Bindung an den (Natur-)Stoff. Eine andere Möglichkeit Zielstrukturen vorherzusagen, verfolgt das Prinzip der Ähnlichkeit der Bioaktivität der Testsubstanz mit einem bekannten Stoff, dessen Zielstruktur bekannt ist. Hier werden Bioaktivitätsdatenbanken herangezogen, in denen chemische und/oder biologische Fingerprintprofile von Substanzen verglichen werden. Die Erstellung

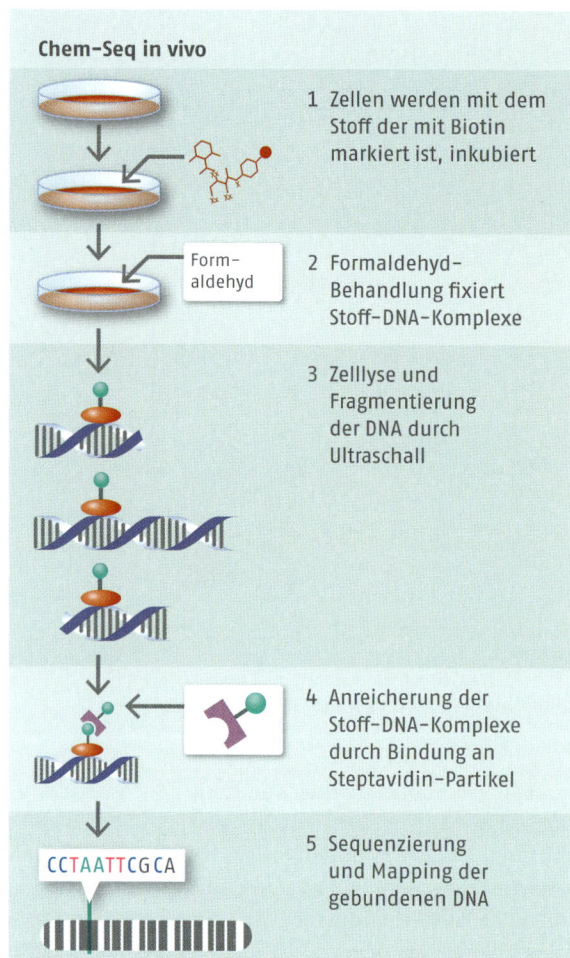

**Chem-Seq in vivo**

1　Zellen werden mit dem Stoff der mit Biotin markiert ist, inkubiert

Form-aldehyd

2　Formaldehyd-Behandlung fixiert Stoff-DNA-Komplexe

3　Zelllyse und Fragmentierung der DNA durch Ultraschall

4　Anreicherung der Stoff-DNA-Komplexe durch Bindung an Steptavidin-Partikel

CCTAATTCGCA

5　Sequenzierung und Mapping der gebundenen DNA

○ **Abb. 8.3** Prinzip der *Chemical affinity capture and massively parallel DNA sequencing*-Methode (Chem-Seq)

solcher biologischen Profile basiert auf Informationen aus unterschiedlichsten funktionellen Assays, die an lebenden Zellen oder Organismen mittels automatisierter Systeme durchgeführt werden. Effekte einer Testsubstanz auf Zellen können beispielsweise durch automatisierte Mikroskopie, durch Durchflusszytometrie oder der Messung von Widerstandsänderungen (Impedanz-Messung) in behandelten Zellen analysiert werden. Weitere wichtige Profiling-Technologien sind genomische Arrays, die Auskunft über Effekte auf der Ebene der Genexpression (mRNA-Transkription) geben, sowie Untersuchungen, die Veränderungen im Proteom einschließlich posttranslationaler Veränderungen identifizieren.

Werden solche Signaturen auf Genom- wie auch Proteom-Ebene (*connectivity maps*) mit den Informationen zu dem funktionellen Profil einer Substanz (aus einem phänotypischen Screen ▸Kap. 9.2) verbunden, lassen sich häufig das pharmakologische Profil der Substanz und die induzierten Signalwege sehr gut beschreiben und damit die Ergebnisse der direkten Identifizierung von Targets unterstützen.

Werden **Gen-Deletions-Bibliotheken** verwendet und wird ein Stoff auf eine bestimmte zelluläre Funktion getestet, so können unter Umständen ebenfalls Rückschlüsse auf Zielstrukturen gemacht werden. Solche Bibliotheken bestehen beispielsweise aus shRNA oder CRISPR/Cas9-Konstrukten, mit denen Zellen transfiziert werden und in der Folge ein bestimmtes Gen nicht mehr exprimieren. Die Verwendung solcher Zellmutanten zur Testung von Substanzen lässt nicht nur eine mögliche Vorhersage der Zielstruktur zu, sondern birgt auch das Potenzial, eine Zielstruktur ggf. neue Funktionskreise zu identifizieren. Dieser Aspekt führt zur Notwendigkeit der Validierung von Targets und der entsprechenden Methoden, die angewendet werden, um die Interaktion des identifizierten Targets mit dem Stoff genau zu untersuchen und ihre Relevanz im jeweiligen biologischen Regelkreis zu zeigen.

## 8.4　Validierung und Charakterisierung von Targets

Das Ziel aller bisher beschriebenen Strategien und Methoden der Targetfindung ist die Identifizierung eines biologischen Moleküls (Target), das erstens in direkter Weise mit dem Stoff (Ligand) interagiert und zweitens zu definierten biologischen Effekten führt. Beides muss validiert werden (◻Tab. 8.1).

Wenn es **3D-Protein-Kristallstrukturen** des Zielmoleküls gibt, lassen sich strukturbasierte, bioinformatische In-silico-Analysen zum genauen **Bindungsort** und zur **Bindungsart** durchführen. Ein Beweis der direkten Bindung und deren weitere Charakterisierung (z. B. Affinität, Kinetik) ist durch Techniken, wie beispielsweise *Surface-plasmon-resonance*-Spektroskopie, radiometrische und auf Massenspektroskopie basierenden Liganden-Bindungsassays oder Fluoreszenz-Polarisation möglich (▸Kap. 9.1, ○Abb. 9.1, ◻Tab. 9.1).

Nach Validierung der entsprechenden Target-Stoff-Interaktion werden funktionelle und biologisch/zelluläre Untersuchungen durchgeführt. Zum Beispiel können entsprechende Second-Messenger-Moleküle, posttranslationale Veränderungen von Signalmolekülen (z. B. Phosphorylierung von Proteinen), enzymatische Reaktionen, Aktivierung von Genen u. a. analysiert werden, um so den Einfluss der Stoff-Target-Wechselwirkung auf biologische bzw. zelluläre Prozesse und Regelkreise zu verstehen. Als einfache Beispiele sind hier Zytotoxizität, Effekte auf Beweglichkeit oder Wachstum von Zellen zu nennen.

Die Information zur Rolle der Zielstruktur und dem molekularen Wirkmechanismus der bindenden Substanz kann durch unterschiedliche Ansätze erhalten werden: Neben global angelegten Gen-Expressions-Signaturen sowie Proteom- und Metabolomanalysen können spezifische Untersuchungen zur Signaltransduktion (z. B. Western-Blot-Analyse bzw. *life cell imaging* der Signalmoleküle) durchgeführt werden. Sie tragen zum Verständnis der funktionellen Konsequenz der Stoff-Target-Beziehung bei. Funktionelle Studien mit Zellen oder Organismen (z. B. Hefe, Zebrafisch, *C. ele-* *gans*, Mäuse), die das identifizierte Zielmolekül verändert haben (entweder deletiert oder überexprimiert durch z. B. CRISPR/Cas-Technologie) werden herangezogen, um die Relevanz des identifizierten Zielmoleküls für die phänotypischen Veränderungen, die durch den Stoff induziert wurden, zu verifizieren.

8

# 9 Targets in der Arzneistoffforschung – Screeningansätze

Die Identifikation und pharmakologische Charakterisierung definierter Zielstrukturen sind aus zwei Gründen von großer Bedeutung: Erstens dienen definierte Targets zur Auffindung neuer Arzneistoffe und zweitens können Untersuchungen zur Rolle einer Targetstruktur in biologischen Regelkreisen neue therapeutische Strategien eröffnen.
Um neue Wirkstoffe zu finden stehen grundsätzlich zwei unterschiedliche Screening-Ansätze zur Verfügung, die in diesem Kapitel beschrieben werden.

## 9.1 Target-basiertes Screening

Bei einem **Target-basierten Screening** (TBS) ist es das Ziel, für eine bestimmte vorgegebene Zielstruktur (Target) Substanzen zu finden, die mit dieser interagieren. In der Regel werden hierbei Substanzbibliotheken von mehreren tausend Stoffen mit automatisierten Verfahren auf Interaktionen mit einer Zielstruktur untersucht. Das Target, meist ein Protein, kann in Mikrotiterplatten immobilisiert und seine direkte Interaktion mit einer Testsubstanz durch radiometrische, Fluoreszenz basierte oder massenspektrometrische Liganden-Bindungsassays bestimmt werden. Auch *Surface-Plasmon-Resonance (SPR)*-Spektroskopie und Fluoreszenz-Polarisationsassay (FP)-Messung (○Abb. 9.1) können herangezogen werden. Indirekt kann die Bindung eines Stoffs durch eine Analyse der vom Targetprotein aktivierten Signalwege (z. B. Aktivierung von enzymatischen Reaktionen, posttranslationale Veränderungen von Signalmolekülen, Veränderung von Gentranskription etc.) gezeigt werden.

**Methodik des TBS:** ◻Tab. 9.1 zeigt gängige Techniken, die im Target-basierten Screening zu Anwendung kommen.

Vorteile des Target-basierten Screening sind der Umgang mit definierten und validierten Zielmolekülen, die rekombinant leicht und in großer Menge zugänglich sind, die Schnelligkeit der Methode, die Möglichkeit des hohen Durchsatzes (HTS), die Robustheit der Methode und nicht zuletzt die klare Information, die über die Interaktion zwischen Target und Wirkstoff erhalten wird.

Das Target-basierte Screening hat jedoch wesentliche Nachteile: Häufig scheitern vermeintliche Hitsubstanzen in späteren Stadien der Entwicklung, da sie zwar effizient an das isolierte Target binden, diese Bindung aber nicht die erwünschten Effekte im zellulären System hervorrufen. Dies kann u. a. darin begründet sein, dass die Substanzen nicht die entsprechenden **biophysikalischen Eigenschaften** besitzen, die Zellgängigkeit, Stabilität in biologischen Systemen oder Wasserlöslichkeit bedingen. Folglich muss die Wirksamkeit der Hitsubstanzen anschließend in den entsprechenden

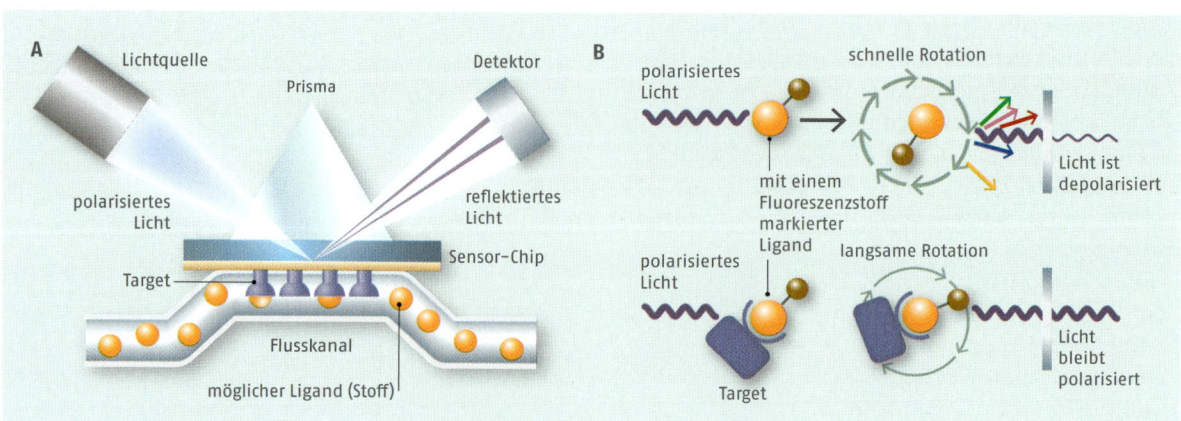

○ **Abb. 9.1** Prinzip der SPR-Spektroskopie (A) und der FP-Messung (B). **A** Bei der SPR wird die Bindung eines Stoffes (orange) an sein Target (blau), das auf einer Metallschicht (gelb) aufgebracht ist, durch eine Änderung des Brechungsindex von eingestrahltem, polarisiertem Licht bestimmt und kann in seiner Eigenschaft charakterisiert werden. **B** Der FP-Assay beruht auf der Tatsache, dass ein Target Molekül (blau), das seinen Liganden (orange) gebunden hat und mit polarisiertem Licht angeregt wird, langsamer rotiert, als der Ligand alleine. Das emittierte Licht bleibt bei dem größeren Komplex aus Target und Ligand polarisiert, bei dem ungebundenen Liganden ist es depolarisiert.

◻ **Tab. 9.1** Techniken im Target-basierten Screening zur Bestimmung einer Interaktion mit einem Stoff (Liganden)

| Methode | Bezeichnung |
| --- | --- |
| Direkte Bestimmung einer Interaktion | ■ *Surface-Plasmon-Resonance (SPR)*-Spektroskopie<br>■ radiometrische Liganden-Bindungsassays<br>■ Fluoreszenz-Polarisationsassay<br>■ Massenspektroskopie-basierte Bindungsassays |
| Indirekte Bestimmung einer Interaktion | ■ Messung von entsprechenden Second-Messenger-Molekülen<br>■ posttranslationale Veränderungen von Signalmolekülen (z. B. Phosphorylierung von Proteinen)<br>■ enzymatische Reaktionen<br>■ Aktivierung von Genen |

biologischen Systemen untersucht und verifiziert werden. Target-basiertes Screening wird auch als der **Reverse-Pharmacology-Ansatz** bezeichnet. Bei diesem Ansatz wird davon ausgegangen, dass eine pharmakologische Beeinflussung eines bestimmten Targets für gewünschte therapeutische Effekte verantwortlich ist. Damit ist die Suche nach geeigneten Liganden und deren anschließende chemische Optimierung die folgerichtige Vorgehensweise und in der Wirkstofffforschung auch immer noch sehr verbreitet.

## 9.2 Phänotypisches Screening

Ein **phänotypisches Screening** (PTS) liefert wichtige Informationen zum biologischen Profil einer Substanz und seiner pharmakologischen Effekte, ohne in der Regel jedoch das direkte Zielmolekül identifiziert zu haben. Dazu steht die in ▸ Kap. 8.2 beschriebene Methodik zur Verfügung.

Anstelle von isolierten Zielstrukturen werden im PTS ganze **biologische Systeme** unterschiedlicher Komplexität für die Testung von potenziellen Arzneistoffen verwendet. Diese reichen von Zelllinien über Modellorganismen (Fruchtfliege, Zebrafisch) zu Säugetiermodellen und primären Patientenzellen. Die Anzahl an biologisch relevanten molekularen Zielstrukturen und Signalwegen, die für einen beobachteten pharmakologischen Effekt einer Testsubstanz in Frage kommt, ist also immens hoch und stellt eine Herausforderung dar.

Einfachere phänotypische Assays verwenden Zelllinien, um funktionelle Prozesse und Parameter zu beobachten wie den Zelltod, die Migration oder die Produktion eines bestimmten Proteins. Allerdings ist es wichtig, eine große Anzahl von Substanzen in kurzer Zeit testen zu können. Die erforderliche Hochdurchsatz- oder High-Content-Screening-Technologie basiert hauptsächlich auf der automatisierten digitalen Mikroskopie sowie der Durchflusszytometrie in Kombination mit IT-Systemen für die Analyse und Speicherung der Daten. Die durch die Substanz induzierten funktionelle Veränderungen können in der Folge durch gezielte Profiling-Techniken detaillierter erfasst werden (z. B. *transcriptome profiling, proteom profiling* bzw. *signalom* oder *metabolom profiling*, ◉ Abb. 9.2). Solche Daten können in sog. *connectivity maps* zusammengebracht und ausgewertet werden und geben erste Hinweise auf mögliche Zielstrukturen und Wirkmechanismen der Testsubstanz.

Für phänotypisches Screening an ganzen Organismen werden Modellorganismen wie die Fruchtfliege (*Drosophila melanogaster*), der Wurm *Caenorhabditis elegans* oder auch der Zebrafisch (*Danio rerio*) und unter Umständen Mäuse (*Mus musculus*) herangezogen. Attraktiv ist hierbei die Möglichkeit, mit gentechnisch veränderten Organismen spezifische Krankheitsmodelle zu generieren und für ein Screening heranzuziehen (z. B. die Apolipoprotein-E-defiziente (apoE–/–) Maus, die spontan Atherosklerose entwickelt).

---

**Caenorhabditis elegans und Alzheimer**

In *C. elegans* wurde 1993 erstmals Presenilin entdeckt. Bereits zwei Jahre später zeigte sich, dass Mutationen im menschlichen Presenilin-1-Gen mit der frühen familiären Alzheimer-Erkrankung in Verbindung stehen. Ein wissenschaftlicher Durchbruch war erreicht, als gezeigt wurde, dass die Expression von menschlichen Presenilin-1 in *C. elegans* die neuronalen Defekte in den entsprechenden *C. elegans*-Presenilin-Mutanten aufheben konnte. Diese Arbeiten im *C. elegans*-Wurm haben die Basis für das Verständnis der Alzheimer-Krankheit gelegt.

---

Vorteil des phänotypischen Screenings ist die Tatsache, dass Substanzen, die im PTS Aktivität zeigen, eine realistische Chance haben, auch am Menschen pharmakologisch wirksam zu sein. Weiterhin können aktive Substanzen auch im Sinne von Werkzeugen verwendet werden, und zur Findung von neuen Zielstrukturen oder neuen Wirkweisen von bekannten Zielstrukturen führen. Des Weiteren können auch für altbekannte Substanzen neue Wirkmechanismen identifiziert werden.

9

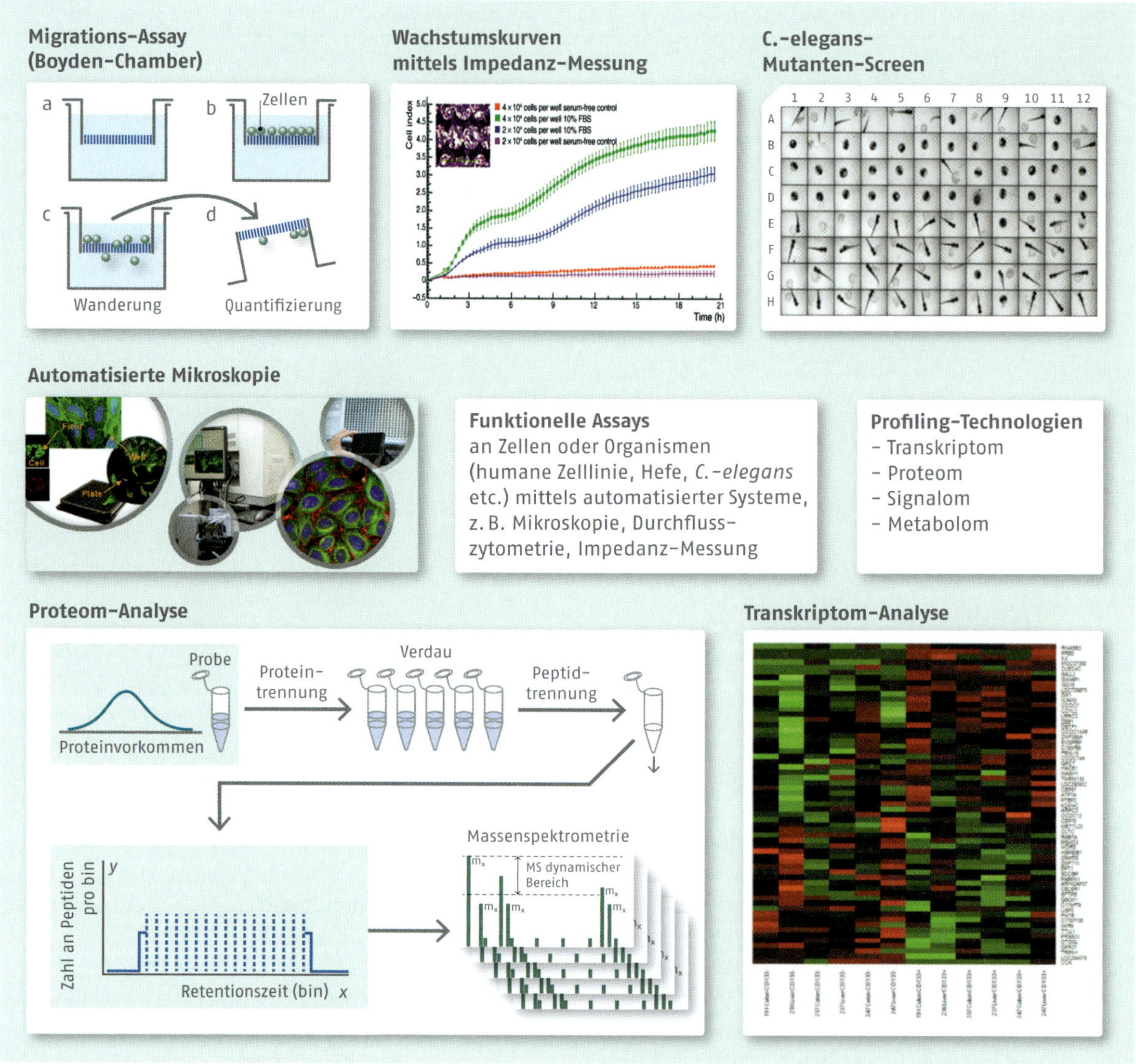

**Migrations-Assay (Boyden-Chamber)**

Wanderung    Quantifizierung

**Wachstumskurven mittels Impedanz-Messung**

**C.-elegans-Mutanten-Screen**

**Automatisierte Mikroskopie**

**Funktionelle Assays**
an Zellen oder Organismen
(humane Zelllinie, Hefe, *C.-elegans*
etc.) mittels automatisierter Systeme,
z. B. Mikroskopie, Durchflusszytometrie, Impedanz-Messung

**Profiling-Technologien**
– Transkriptom
– Proteom
– Signalom
– Metabolom

**Proteom-Analyse**

Probe   Protein-trennung   Verdau   Peptid-trennung

Proteinvorkommen

Massenspektrometrie

MS dynamischer Bereich

Zahl an Peptiden pro bin    Retentionszeit (bin) *x*

**Transkriptom-Analyse**

○ **Abb. 9.2**  Beispiel einer PTS-Plattform

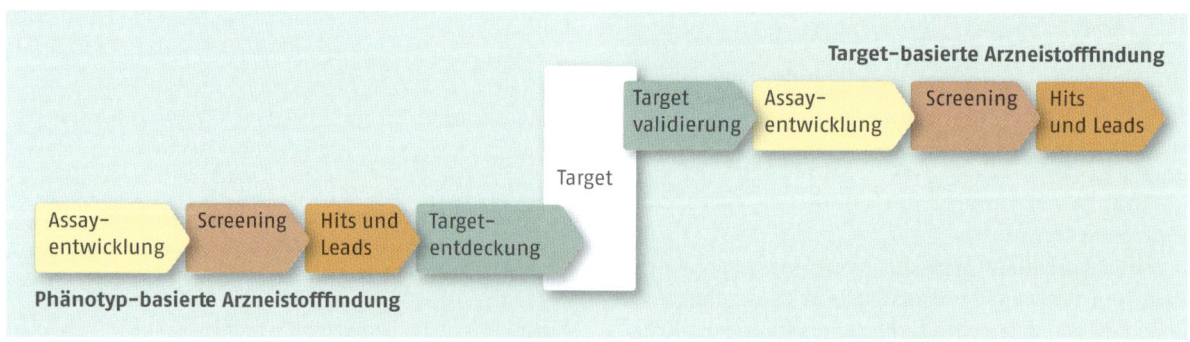

**Target-basierte Arzneistofffindung**

Target validierung → Assay-entwicklung → Screening → Hits und Leads

Target

**Phänotyp-basierte Arzneistofffindung**

Assay-entwicklung → Screening → Hits und Leads → Target-entdeckung

○ **Abb. 9.3**  Prinzip von Target-basiertem Screening (TBS) und Phänotyp-basiertem Screening (PTS)

Nachteilig am PTS ist der in der Regel niedrige Durchsatz an zu testenden Substanzen und die Notwendigkeit eines weiteren Profilings der Substanzen, um das verantwortliche Target zu identifizieren. Zielführende Techniken wurden bereits ausführlich besprochen (▸ Kap. 8.2). PTS wird auch als „klassische Pharmakologie" oder „**Forward Pharmacology**" in der Arzneistofffindung bezeichnet.

In ○ Abb. 9.3 sind die Vorgehensweisen des Target-basierten(TBS)- und phänotypischen Screenings (PTS) zur Auffindung von Arzneistoffen zusammen und gegenübergestellt.

# D
# Wirkstoffprofile

# 10 An humane Zielstrukturen bindende Naturstoffe

Naturstoffe, die an humane Zielstrukturen binden, werden vom Menschen selbst, von Pflanzen und von Mikroorganismen gebildet. Hauptproduzenten von Naturstoffen, die an humane Zielstrukturen binden, sind Pflanzen. Schätzungsweise werden etwa 50 000–70 000 Pflanzenarten aus medizinischen Gründen verwendet und 80 % der Weltbevölkerung ist auf den Einsatz von Pflanzen in der Gesundheitsgrundversorgung angewiesen. Inhaltsstoffe aus Arzneipflanzen sind häufig Leitstrukturen für synthetisch hergestellte Arzneistoffe.

In diesem Kapitel beschreiben wir Naturstoffe, deren Targets wissenschaftlich belegt sind. Die Einteilung erfolgt nach dem Aspekt, ob ein Rezeptor (▶Kap. 10.1), ein Enzym (▶Kap. 10.2), ein Transportprotein (▶Kap. 10.3), das Zytoskelett (▶Kap. 10.4) oder die DNA (▶Kap. 10.5) als Targetmolekül dient. In ▶Kap. 10.6. werden Naturstoffe beschrieben, deren Wirksamkeit gut dokumentiert ist, deren Target aber bisher nicht identifiziert wurde und in ▶Kap. 10.7 finden sich Naturstoffe, deren Targets sich nicht in die anderen Kapitel einordnen lassen.

## 10.1 An Rezeptoren bindende Naturstoffe

### 10.1.1 Amarogentin
**Vorkommen, Struktur, Stoffklasse, Biosynthese**
Amarogentin kommt im Gelben Enzian (*Gentiana lutea*) und in *Swertia chirata* vor. Beide Pflanzen gehören zur Familie der Gentianaceae.

Das Secoiridoid-Glykosid Amarogentin (o Abb. 10.1) ist der bitterste bekannte Naturstoff. Secoiridoide sind eine besondere Unterklasse der Iridoide, die zur Gruppe der Monoterpene gehören und über den Terpenstoffwechsel gebildet werden (▶Kap. 4.3.3).

### Target
Amarogentin bindet an Geschmacksrezeptoren. Diese G-Protein-gekoppelten Rezeptoren sind auf Zellen in den Geschmacksknospen der Zunge lokalisiert. Für die Wahrnehmung „süß" ist die Familie der Taste-1-Rezeptoren (TAS1R) zuständig, für „bitter" die Familie der TAS2R. Amarogentin bindet und aktiviert sieben verschiedene TAS2R-Typen: TAS2R1, TAS2R4, TAS2R39, TAS2R43, TAS2R46, TAS2R47 und TAS2R50.

### Pharmakologie
Amarogentin besitzt einen Bitterwert von 58 000 000 (siehe Kasten) und ist damit der bitterste Naturstoff. Nur synthetische Stoffe können diesen Wert übertreffen. Über die Bitterwirkung wird die Ausschüttung von Speichel, Gastrin und Magensäure stimuliert, darüber hinaus kommt es zur Anregung der Magen- und Duodenum-Motorik sowie der Produktion von Galle und Pankreassaft. Erst vor kurzem wurde zudem entdeckt, dass auch außerhalb der Geschmacksknospen Bitterrezeptoren existieren, z. B. in der Lunge, dem Gehirn, dem Herz, der Niere oder der Haut. In Keratinozyten und

Mastzellen wurden Effekte durch Amarogentin genauer untersucht. Der Bitterstoff verstärkt die Differenzierung von Keratinozyten und reduziert die Mastzellaktivierung. Ob auch andere Wirkungen der Substanz, z. B. die ebenfalls beschriebenen entzündungshemmenden und antitumoralen Effekte, auf der Aktivierung von Bitterrezeptoren beruht, ist noch nicht geklärt.

### Wirksamkeit, therapeutischer Einsatz
Zubereitungen, die Bitterstoffe enthalten, werden traditionell bei Appetitlosigkeit und Verdauungsbeschwerden (Dyspepsie) eingesetzt. Klinisch ist die Wirkung von Bitterstoffen nicht untersucht, sie erscheint aber sehr plausibel. Für das Kombinationspräparat Iberogast® liegen klinische Evidenzen für den Einsatz bei Reizmagen und Reizdarm vor.

### Geschichte
Bitterstoff-haltige Pflanzen werden seit Jahrtausenden als Magen-Darm-Mittel und gegen Appetitlosigkeit verwendet. Die Identifizierung des bitteren Prinzips der Enzianwurzel, d. h. die Isolierung und Strukturaufklä-

o **Abb. 10.1** Amarogentin

rung des Secoiridoids Amarogentin, gelang erst in den 1970er Jahren. Die Arbeiten waren durch die Tatsache erschwert, dass Amarogentin nur in sehr geringer Konzentration im Enzian vorkommt (0,025–0,04 %). Das deutlich weniger bittere Gentiopikrin (Bitterwert: 12 000) tritt in viel höherer Konzentration auf (5–10 %) und wurde bereits im 19. Jahrhundert entdeckt.

---

**Bitterkeit: eine organoleptische Prüfung**

Die Bitterkeit eines Stoffes kann nicht objektiv durch physikalisch-chemische Messverfahren bestimmt werden. Zur quantitativen Beschreibung wird daher der Bitterwert nach dem Europäischen Arzneibuch bestimmt, der auf einer organoleptischen Prüfung beruht. Der Bitterwert ist definiert als der reziproke Wert derjenigen Verdünnung eines Stoffes oder Extrakts, die gerade noch als bitter wahrgenommen wird. 1 g Amarogentin kann also mit 58 000 000 g Wasser (entspricht ca. 58 000 Liter oder 400–500 Badewannen) verdünnt werden und der bittere Geschmack ist immer noch wahrnehmbar. Als Vergleich dient Chininhydrochlorid, dessen Bitterwert mit 200 000 festgesetzt ist. Die großen interindividuellen Unterschiede in der Wahrnehmung der Bitterkeit müssen durch einen Korrekturfaktor ausgeglichen werden.

---

### 10.1.2 Coffein

**Vorkommen, Struktur, Stoffklasse, Biosynthese**

Coffein kommt in unterschiedlichen Pflanzen bzw. Drogen vor. Die wichtigsten Arzneidrogen sind die Kaffeesamen (*Coffea arabica* u. a., Rubiaceae), Kolasamen (*Cola nitida* und *Cola acuminata*, Malvaceae), Guaranasamen (*Paullinia cupana*, Sapindaceae), grüner und schwarzer Tee (*Camellia sinensis*, Theaceae), Mateblätter (*Ilex paraguariensis*, Aquifoliaceae) sowie Kakaosamen (*Theobroma cacao*, Malvaceae).

Coffein ist ein Purinalkaloid (○ Abb. 10.2). Purinalkaloide sind methylierte Xanthine, die sich in der Anzahl und im Substitutionsmuster der Methylgruppen unterscheiden. Coffein besitzt Methylgruppen an N1, N3 und N7. Die Biosynthese verläuft über Inosinmonophosphat, das zu Xanthin und durch Methylierung zu Coffein umgesetzt wird.

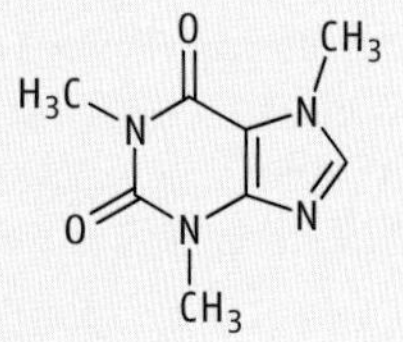

○ Abb. 10.2 Coffein

**Target**

Coffein bindet an Adenosinrezeptoren und blockiert diese. Die Inhibition der $A_1$- und $A_{2A}$-Adenosin-Rezeptorsubtypen sind von therapeutischer Bedeutung. Des Weiteren hemmt Coffein unspezifisch verschiedene Phosphodiesterasen.

**Pharmakologie**

Die hauptsächlichen Zielstrukturen für Coffein sind Adenosinrezeptoren, die in den Subtypen $A_1$, $A_{2A}$ und $A_{2B}$ sowie $A_3$ in G-Protein-gekoppelter Form im Körper vorkommen und durch ihren endogenen Liganden Adenosin aktiviert werden, was je nach Subtyp zu verschiedenen Effekten führt. $A_1$-Rezeptoren wirken inhibitorisch und hemmen nach Bindung von Liganden die Adenylatcyclase, $A_{2A}$- und $A_{2B}$-Rezeptoren stimulieren die Adenylatcyclase. Wichtig für die Coffeinwirkung sind die $A_1$- wie auch die $A_{2A}$-Rezeptoren. Coffein wirkt im zentralen Nervensystem stimulierend, da es die sedierende Wirkung von Adenosin blockiert. Wahrscheinlich bewirkt Coffein über die antagonistische Wirkung an den zentralen $A_{2A}$-Rezeptoren eine Kontraktion der Hirngefäße und eine Senkung des Liquordrucks. In der Peripherie werden hingegen Koronar-, Haut- und Nierengefäße erweitert. Bei hohen Dosen von Coffein wird das Atem- und Vasomotorenzentrum angeregt.

**Wirksamkeit, therapeutischer Einsatz**

Therapeutisch wird Coffein hauptsächlich als adjuvantes Analgetikum zur Linderung von Kopfschmerzen in Kombination mit Acetylsalicylsäure, Ibuprofen oder Paracetamol eingesetzt. Eine Metaanalyse (19 randomisierte Doppelblindstudien mit insgesamt 7238 Patienten) zeigte, dass Kombinationspräparate mit Coffein im Vergleich zu Einzelwirkstoffen einen kleinen aber statistisch signifikanten Nutzen aufweisen, der interessanterweise unabhängig von der Schmerzart und des Typs des Analgetikums ist.

Vor allem aber wird Coffein wie auch andere Purinalkaloide als Genussmittel verwendet. Hierbei steht die ZNS-stimulierende Wirkung des Coffeins im Vordergrund. Coffein wirkt zwar einer verminderten Vigilanz (Wachsamkeit) entgegen, steigert aber ein normales Aufmerksamkeitsniveau nicht. Die Einnahme von Coffein kann auch keinen Schlaf ersetzen, da nach Abklingen der Coffeinwirkung die unterdrückte Müdigkeit in einem verstärkten Ausmaß zurückkehrt.

**Kaffee ist mehr als Coffein**

In den letzten Jahren wurde basierend auf epidemiologischen Studien immer wieder postuliert, dass **regelmäßiges Kaffeetrinken** vor **Lebererkrankungen** wie Leberzirrhose, Leberfibrose und sogar hepatozellulärem Karzinom (HCC) **schützen kann**. Bemerkenswert dabei war, dass Kaffee auch auf eine bereits geschädigte Leber positive Auswirkungen zeigt, wie verschiedene empirische Studien (NHANES I–III) der staatlichen amerikanischen Gesundheitsbehörde National Institutes of Health (NIH) demonstrieren konnten.

Wie eine neuere Metastudie über die Auswirkung des Kaffeekonsums auf das Leberkrebs-Risiko zeigte, ist der positive Effekt nicht vom Coffein abhängig. Entkoffeinierter Kaffee wirkte ebenfalls präventiv.

Als zugrundeliegender Mechanismus ist unter anderem die Aktivierung einer Reihe von Leberenzymen beschrieben worden, die wie z. B. UDP-Glucuronosyltransferasen, als Phase-II-Enzyme eine wichtige Rolle für den Metabolismus von Medikamenten und die Detoxifikation von Karzinogenen spielen. Aber auch antioxidative Mechanismen und eine Beeinflussung des Lipidmetabolismus werden diskutiert.

Des Weiteren scheint der protektive Effekt dosisabhängig zu sein. Eine aktuelle Metaanalyse, die über 400 000 Probanden einschloss, zeigte, dass Probanden, die 2–3 Tassen Kaffee täglich tranken, im Vergleich zu jenen, die keinen Kaffee zu sich nahmen, ihr Risiko, ein hepatozelluläres Karzinom (HCC) oder eine chronische Lebererkrankung zu entwickeln, um 38 % bzw. 46 % reduzieren konnten. Bei denen, die mehr als vier Tassen tranken, war das Risiko ein HCC oder eine chronische Lebererkrankung zu bekommen, sogar um 41 % bzw. 71 % reduziert. Aus dieser und ähnlichen Studien wurde geschlossen, dass individuell gesteigerter Kaffeegenuss ein probates Mittel darstellt, Lebererkrankungen vorzubeugen. Interessant bleibt die Frage nach dem präventiven Wirkprinzip in der Kaffeebohne.

**Geschichte**

Die Entdeckung des Coffeins gelang im Jahr 1860, als der Apotheker und Chemiker Friedlieb Ferdinand Runge aus der Kaffeebohne reines Coffein isolierte. Die Strukturaufklärung geht auf die Jahre 1875 (Strukturannahme durch Ludwig Medicus) bzw. 1895 (Strukturbeweis durch Emil Fischer) zurück.

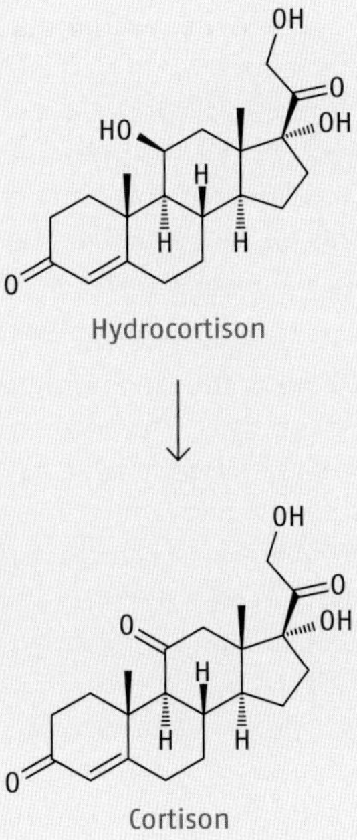

○ **Abb. 10.3** Cortison und Hydrocortison

### 10.1.3 Cortison

**Vorkommen, Struktur, Stoffklasse, Biosynthese**

Cortison kommt wie andere Glucocorticoide (z. B. Hydrocortison) in fast allen tierischen Geweben vor.

Gebildet wird es in der Nebennierenrinde. Cortison ist ein Oxidationsprodukt des Hydrocortisons (Cortisols) (○ Abb. 10.3), einem Steroidhormon, das über den Isoprenstoffwechsel gebildet wird (▶ Kap. 4.3.3).

**Target**

Cortison bindet an Glucocorticoidrezeptoren (GR) und, weniger ausgeprägt, Mineralocorticoidrezeptoren. Beide gehören zu den Liganden aktivierten nukleären Rezeptoren. Durch Bindung an Hitzeschockproteine liegen Glucocorticoidrezeptoren inaktiv im Zytoplasma vor. Nach Bindung eines Liganden (z. B. Cortison) an die Hormonbindungsdomäne des GR löst sich das Hitzeschockprotein vom GR und es kommt zur Translokation des GR in den Zellkern und zur Wechselwirkung des Rezeptors mit spezifischen DNA-Sequenzen. Dies beeinflusst die Expression bestimmter Gene.

**Pharmakologie**

Das nicht wirksame Cortison wird durch das Enzym β-Hydroxy-Steroid-Dehydrogenase in der Leber in Hydrocortison umgewandelt. Hydrocortison weist vielfältige metabolische Effekte auf: Es stimuliert die zelluläre Glucoseproduktion, die Fettmobilisierung und die Glukagon-Sekretion und es hemmt die zelluläre Glucoseaufnahme und die Insulinsekretion. Ferner wirkt es

**10**

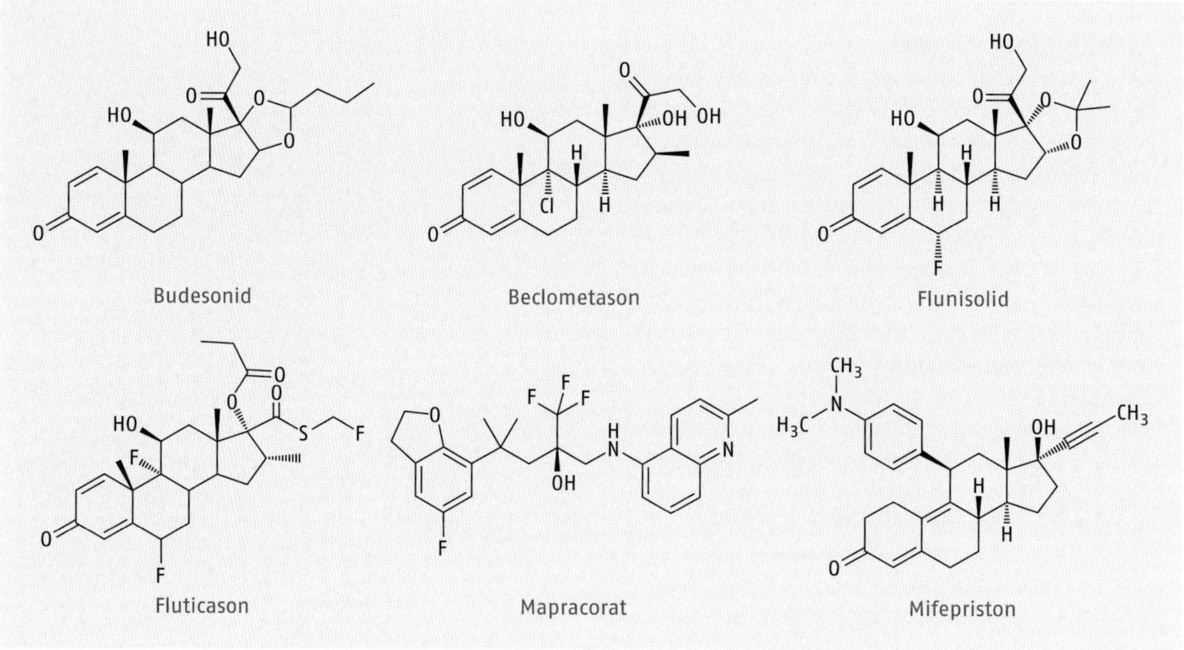

**Abb. 10.4** Strukturen von Budesonid, Beclometason, Flunisolid, Fluticason, Mapracorat und Mifepriston

stark antiphlogistisch. Die antiphlogistische Wirkung lässt sich durch Bindung von Hydrocortison an zytosolischen Glucocorticoidrezeptoren erklären. In der Folge kommt es sowohl zur Steigerung als auch zur Suppression der Transkription von Genen, die im Immunsystem eine Rolle spielen. Wichtige Gene, deren Expression gesteigert wird, sind u. a. Annexin A1, das die Phospholipase A2 und somit die Synthese der Prostaglandine und Leukotriene hemmt und der *GC-induced leucine zipper* (GILZ), der die Transkription inflammatorischer Gene verhindert.

Ein Gen, dessen Expression gehemmt wird, ist beispielsweise das POMC-Gen (Pro-Opio-Melanocortin). POMC wird gewebespezifisch in verschiedene Peptidhormone gespalten, die einen Einfluss auf das Schmerzempfinden, die Energiehomöostase, das Körpergewicht, die Stimulation der Melanozyten und die Regulation von Hunger und Sexualität haben.

Daneben kann der Hydrocortison-gebundene Glucocorticoidrezeptor auch direkte Wechselwirkungen mit anderen Transkriptionsfaktoren (z. B. NF-κB) eingehen. Über diese Wechselwirkung kann Hydrocortison das Immunsystem beeinflussen. Hydrocortison weist auch mineralocorticoide Wirkungen auf, die den Elektrolythaushalt betreffen. Es steigert in der Niere die Reabsorption von $Na^+$ und gleichzeitig die Ausscheidung von $K^+$ und $H^+$.

### Wirksamkeit, therapeutischer Einsatz

Cortison und Hydrocortison werden zur Substitutionstherapie bei Nebennierenrinden-Insuffizienz (z. B. Morbus Addison) eingesetzt. Synthetisch hergestellte Analoga des Cortisons werden bei einer Vielzahl ver-

schiedener Krankheiten, die durch Entzündungsreaktionen gekennzeichnet sind (z. B. Asthma bronchiale, entzündliche Hauterkrankungen, chronisch-entzündliche Darmerkrankungen, multiple Sklerose, rheumatoide Arthritis) systemisch oder lokal verwendet. In Abhängigkeit von Therapiedauer und Dosierung können Glucocorticoide eine Reihe von gravierenden Nebenwirkungen wie Ödembildung, Schwächung der Immunabwehr, Entstehung von Diabetes mellitus oder Osteoporose sowie Gewichtszunahme hervorrufen. Dadurch wird der Einsatz der Glucocorticoide stark eingeschränkt.

#### Cortison – Leitstruktur für Verbindungen mit unterschiedlichem Einsatzgebiet

Cortison war Leitstruktur für die Entwicklung zahlreicher Derivate. Ziel der Forschung war es, die antiphlogistische Wirkung zu verstärken und mögliche Nebenwirkungen wie die Einlagerung von Wasser, die Schwächung der Immunabwehr, die Förderung der Entstehung und Verstärkung eines bestehenden Diabetes mellitus bzw. der Osteoporose zu reduzieren. Leider wurden diese Ziele nur zum Teil erreicht. Es werden derzeit zwar Derivate eingesetzt, deren glucocorticoide Potenz gesteigert werden konnte, doch weisen diese sehr ähnliche Nebenwirkungen wie die natürlichen Glucocorticoide auf.

Als vorteilhaft erwies sich jedoch, dass die orale Bioverfügbarkeit verschiedener Corticoide ganz unterschiedlich ist. Während beispielsweise Hydrocortison eine orale Bioverfügbarkeit von 96 % aufweist, liegt diese bei Budesonid nur bei 11 %. Dies ist bei der inhalativen Gabe von großer Bedeutung. Wird beispielsweise Budesonid versehentlich verschluckt so bedingt die geringe Bioverfügbarkeit eine reduzierte, unerwünschte systemische Wirkung. Neben Budesonid sind Beclometason, Flunisolid und Fluticason (○ Abb. 10.4) als inhalative Glucocorticoide zu erwähnen.

Eine neue Substanz, die nach Bindung an den Glucocorticoidrezeptor selektiv die Transkription bestimmter Zielgene beeinflusst, ist Mapracorat (ZK245186, ○ Abb. 10.4). Sie wird derzeit klinisch geprüft und soll zur Behandlung der atopischen Dermatitis eingesetzt werden.

Ein Rezeptor-Antagonist ist Mifepriston (○ Abb. 10.4), das zum Abbruch der Schwangerschaft eingesetzt wird. Mifepriston bindet in hoher Konzentration an Glucocorticoid-Rezeptoren. Die abortive Wirkung ist jedoch vor allem durch die Bindung an den Progesteron-Rezeptor zu erklären. Progesteron sorgt für die normale Einbettung und Lebensfähigkeit des Embryos in der Gebärmutter, senkt die Kontraktilität der Uterusmuskulatur und festigt den Gebärmutterhals. Mifepriston verdrängt das Hormon vom Rezeptor und hebt dessen biologische Wirkungen auf.

◻ **Tab. 10.1** Geschichte des Cortisons

| Datum | Ereignis |
| --- | --- |
| 1935–1940 | Entdeckung des Cortisons u. a. durch O. Wintersteiner, T. Reichstein und E. C. Kendall |
| 1949 | Antirheumatische Wirkung wird publiziert |
| 1951 | Nobelpreis für Medizin und Physiologie an P. Hench, E. Kendall und T. Reichstein für die Erforschung der Glucocorticoide |
| 1955 | Entwicklung von Prednison und Prednisolon |
| 1960er Jahre | Entwicklung weiterer Derivate (Triamcinolon, Dexamethason, Betamethason) |

## Geschichte
Cortison wurde zwischen 1935 und 1940 von verschiedenen Arbeitsgruppen entdeckt. In ◻ Tab. 10.1 sind wichtige Etappen der Erforschung des Cortisons dargestellt.

### 10.1.4 Dimethylfumarat
#### Vorkommen, Struktur, Stoffklasse, Biosynthese
Dimethylfumarat kommt in zahlreichen Pflanzen, Pilzen und Flechten vor und spielt auch im menschlichen Stoffwechsel eine Rolle.

Dimethylfumarat (DMF) ist der Diester der Fumarsäure mit dem Alkohol Methanol (○ Abb. 10.5). Fumarsäure wird auf verschiedenen Biosynthesewegen herge-

○ **Abb. 10.5** Dimethylfumarat (DMF)

stellt. So kann es als Zwischenprodukt des Citratzyklus auftreten bzw. durch Spaltung der Argininbernsteinsäure oder durch Spaltung von Aminosäuren (Phenylalanin, Tyrosin, Asparaginsäure) entstehen.

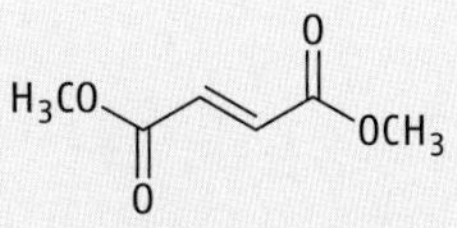

### Target
DMF bindet an den HCA2-Rezeptor (*hydroxycarboxylic acid receptor*), ein G-Protein-gekoppelter Rezeptor, der unter anderem auf neutrophilen Granulozyten vorkommt. Der Rezeptor wird auch als NIACR1-Rezeptor (Niacinrezeptor 1) bezeichnet. Bekannte Liganden des Rezeptors sind Nicotinsäure und β-Hydroxybutyrat.

### Pharmakologie
In Tierexperimenten konnte auch gezeigt werden, dass bei Mäusen, die mit DMF behandelt wurden, viel weniger Granulozyten in das Nervensystem einwanderten als bei unbehandelten Tieren. Bei Tieren, denen der HCA2-Rezeptor fehlte, blieb die Zahl der eingewanderten Granulozyten trotz Behandlung mit DMF unverändert hoch. In weiteren Experimenten an Zellkulturen fanden die Wissenschaftler, dass die Aktivierung des HCA2-Rezeptors für die Einwanderung der weißen Blutkörperchen in das zentrale Nervensystem verantwortlich ist.

DMF blockiert auch den Transkriptionsfaktor NF-κB (*nuclear factor kappa B*) und bedingt dadurch eine Reduktion von inflammatorischen Zytokinen und Adhäsionsmolekülen. DMF ist in der Lage, in B- und T-Zellen Apoptose auszulösen.

### Wirksamkeit, therapeutischer Einsatz
Dimethylfumarat ist unter dem Handelsnamen Tecfidera® zur oralen Behandlung der schubförmig remittierenden MS zugelassen. Eine Mischung aus Dimethylfumarat und Monoethylfumarat wird in Deutschland seit den 1990er Jahren zur Behandlung der Psoriasis eingesetzt (Handelsname Fumaderm®). Seinerzeit warnte das Bundesinstitut für Arzneimittel und Medizinprodukte (BfArM) vor progressiver multifokaler Leukenzephalopathie, die bei Einnahme von Dimethylfumarat-haltigen Arzneimitteln auftreten kann. Es handelt sich dabei um eine Erkrankung des Zentralen Nervensystems, die durch das zur Gattung der Polyomaviren gehörende JC-Virus verursacht wird.

**10**

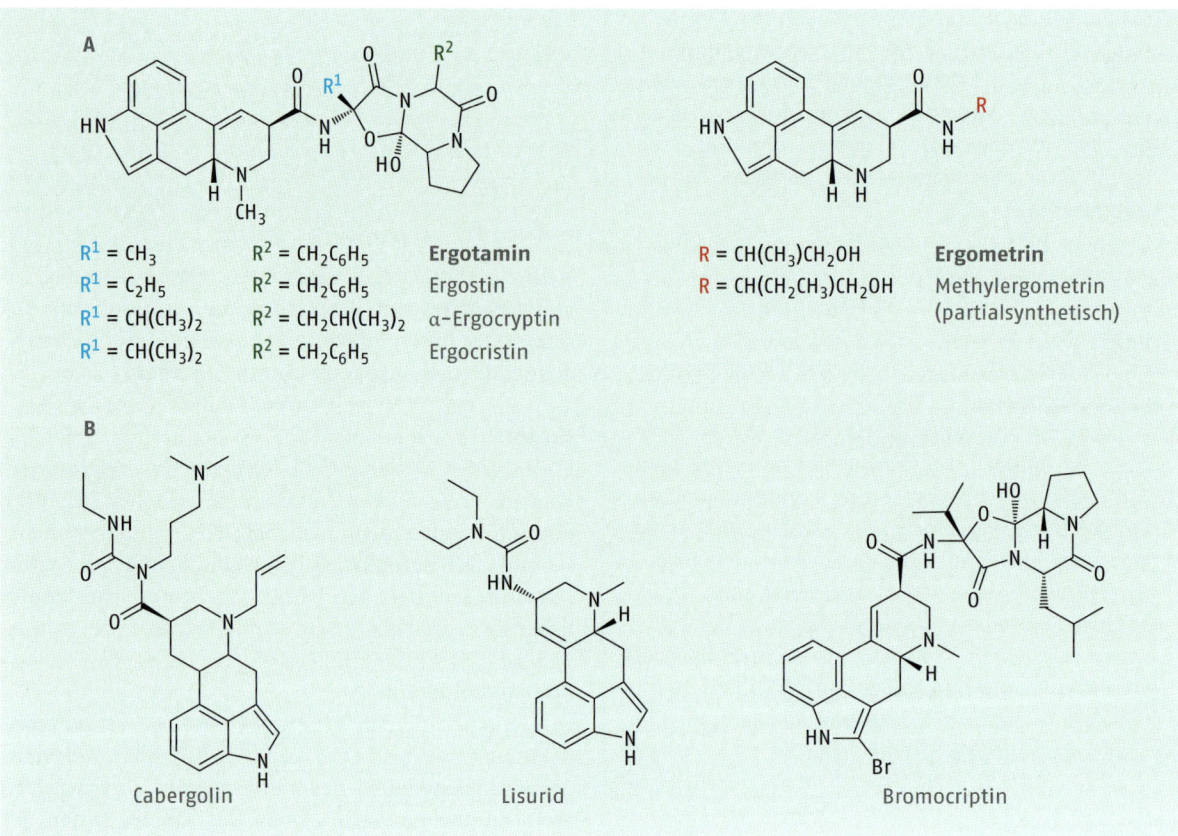

**A**

R¹ = $CH_3$        R² = $CH_2C_6H_5$        **Ergotamin**
R¹ = $C_2H_5$       R² = $CH_2C_6H_5$        Ergostin
R¹ = $CH(CH_3)_2$   R² = $CH_2CH(CH_3)_2$    α-Ergocryptin
R¹ = $CH(CH_3)_2$   R² = $CH_2C_6H_5$        Ergocristin

R = $CH(CH_3)CH_2OH$    **Ergometrin**
R = $CH(CH_2CH_3)CH_2OH$   Methylergometrin
(partialsynthetisch)

**B**

Cabergolin          Lisurid          Bromocriptin

**⊙ Abb. 10.6** A Natürliche Mutterkornalkaloide B Partialsynthetische Derivate

---

**Dimethylfumarat: Entdeckung eines aufmerksamen Apothekers**

Als der Apotheker Hans-Peter Strebel zusammen mit 2 Kollegen Dimethylfumarat zu einem Arzneistoff gegen die Schuppenflechte entwickelte, konnten sie nicht ahnen, dass die Substanz eines Tages auch bei multipler Sklerose eingesetzt werden kann. Durch Zufall wird bei klinischen Tests an der Universität Bochum herausgefunden, dass die Substanz einen Effekt auf den Krankheitsverlauf von MS-Patienten hat. 2003 übernimmt die Firma Biogen die Erforschung der Substanz im Bereich MS und 2006 kann Strobel seine Firma, die wertvolle Patente an der Substanz besitzt, für 220 Millionen US-Dollar an Biogen verkaufen. Er selbst behält eine Umsatzbeteiligung, die er zusammen mit seinen beiden Kollegen zu einem späteren Zeitpunkt für 761 Millionen Dollar verkauft. Bemerkenswert ist, dass ein lange bekannter Wirkstoff unter besonderen Umständen eine Firma wirtschaftlich sehr erfolgreich werden lassen kann.

**Geschichte**

1959 testete der Biochemiker W. Schwekendiek Dimethylfumarat im Selbstversuch und er konnte einen positiven Effekt bei der Behandlung von Psoriasis feststellen. Aber erst in den 90er Jahren entwickelte der Schweizer Apotheker, Hans-Peter Strebel, mit seinem eigenen Pharmaunternehmen (Fumapharm) Dimethylfumarat zu einem Arzneimittel (Fumaderm®).

### 10.1.5 Ergotamin, Ergometrin
**Vorkommen, Struktur, Stoffklasse, Biosynthese**
Ergotamin und Ergometrin finden sich neben zahlreichen verwandten Alkaloiden (z. B. Ergostin, α-Ergocryptin, Ergocristin) im Schlauchpilz *Claviceps purpurea* (Clavicipitaceae) (⊙ Abb. 10.6). *Claviceps purpurea* parasitiert auf Getreidearten und Wildgräsern. Die Droge stellt das Sklerotium dar. Der getrocknete auf Roggen gewachsene Pilz wird als Mutterkorn oder Secale cornutum bezeichnet.

Ergotamin und Ergometrin (⊙ Abb. 10.6) sind aus Tryptophan und Dimethylallylpyrophosphat aufgebaute Alkaloide (▸ Kap. 4.4.1). Sie gehören zu den Ergotalkaloiden. In beiden Molekülen ist über eine Carboxyfunktion ein Amin zu einer peptidischen Amidstruktur verknüpft. Die Aminkomponente ist bei Ergotamin ein Tripeptid, bei Ergometrin ein einfaches Amin.

## Target

Wichtige Zielstrukturen für die Ergotalkaloide sind zum einen α-adrenerge Rezeptoren sowie 5-HT(5-Hydroxytryptamin)-Rezeptoren und dopaminerge Rezeptoren.

## Pharmakologie

**Ergotamin** ist ein partieller Agonist und Antagonist an α-adrenergen Rezeptoren der Blutgefäße und der glatten Muskulatur sowie an 5-HT-Rezeptoren. In niedrigen Dosierungen wirkt Ergotamin als Agonist an $5-HT_{1B}$- und $5-HT_{1D}$- und an Dopamin-$D_2$-Rezeptoren. Die beobachtete vasokonstriktorische Wirkung von Ergotamin wird über vaskuläre Serotoninrezeptoren ($5-HT_{1B}$ und $5-HT_{1D}$) vermittelt. **Ergometrin** ist ein 5-HT-Rezeptor-Antagonist an der glatten Muskulatur und ein partieller Agonist bzw. Antagonist an 5-HT-Rezeptoren des zentralen Nervensystems. Ergometrin ist weiterhin ein schwacher Antagonist an Dopaminrezeptoren und ein partieller Agonist an α-adrenergen Rezeptoren. Die am stärksten ausgeprägte Wirkung von Ergometrin ist die direkte Stimulation der Uterusmuskulatur.

## Wirksamkeit, therapeutischer Einsatz

**Ergotamin** wurde vielfach zur Migränebehandlung im akuten Stadium verwendet, ist allerdings inzwischen von den Triptanen abgelöst worden. **Ergometrin** wird in der Geburtshilfe eingesetzt. Dabei wird Ergometrin gezielt und sorgfältig kontrolliert zur Dauerkontraktion des Uterus bei Atoniegefahr verabreicht, um postpartale Blutverluste nach Ablösung der Nachgeburt zu vermeiden.

Neben den natürlich vorkommenden Mutterkornalkaloiden Ergotamin und Ergometrin sind partialsynthetisch gewonnene Derivate von großer therapeutischer Bedeutung. **Bromocriptin** ist beispielsweise kein natürlich vorkommendes Alkaloid, sondern ein semisynthetisches Derivat des Mutterkornalkaloids α-Ergocryptin (○ Abb. 10.6). Es zeigt eine nur schwache antagonistische Aktivität an α-adrenergen Rezeptoren auf, ist aber ein potenter Dopaminrezeptor-Agonist und wird daher bei der Behandlung des Morbus Parkinson eingesetzt. Bromocriptin hemmt außerdem die Prolaktinsekretion und wird daher zum Abstillen verwendet. Darüber hinaus wird es zur Behandlung von Akromegalie eingesetzt, da es die Somatotropinausschüttung hemmt. **Methylergometrin** wird als partieller α-Adrenorezeptor- und Serotoninrezeptor-Agonist ähnlich wie Ergometrin bei postpartalen Blutungen eingesetzt. **Cabergolin** und **Lisurid** (○ Abb. 10.6) werden als Dopamin-$D_2$-Agonisten ähnlich wie Bromocriptin bei Morbus Parkinson und durch Hemmung der Prolaktinfreisetzung zum Abstillen therapeutisch verwendet.

Keine therapeutische Bedeutung hat Lysergsäurediethylamid, besser bekannt unter der Abkürzung **LSD**, das halluzinogene Wirkung besitzt.

## Geschichte

Anfang des 19. Jahrhunderts wurden erste Versuche zur Isolierung der Inhaltsstoffe unternommen, die aufgrund der Komplexität und Empfindlichkeit der Substanzgemische langwierig und nicht von schnellem Erfolg gekrönt waren. 1917 begann eine sehr erfolgreiche Ära: Die Schweizer Firma Sandoz baute unter der Leitung des Naturstoffchemikers Arthur Stoll eine pharmazeutische Abteilung auf. Arthur Stoll war Schüler des Nobelpreisträgers Richard Willstätter gewesen und isolierte 1918 das erste reine Alkaloid aus dem Mutterkorn, das Ergotamin. Es wurde aufgrund seiner uteruskontrahierenden Eigenschaft unter dem Namen Gynergen als Medikament zur Stillung von Blutungen bei der Nachgeburt auf den Markt gebracht. Ab 1926 wurde Ergotamin dann auch zur Therapie der Migräne verwendet. In der Folge wurden bei Sandoz in Basel unterschiedliche Lysergsäurederivate synthetisch hergestellt, darunter auch 1938 das Lysergsäurediethylamid, abgekürzt LSD. Es wurde von 1947–1966 unter dem Namen Delysid® als Arzneimittel verfügbar und wurde in der Psychiatrie eingesetzt. Durch einen Laborunfall wurde zufällig entdeckt, dass LSD schon in kleinsten Mengen Halluzinationen auslöst, sodass es dann 1971 aufgrund eines internationalen Übereinkommens über psychotrope Stoffe schließlich weltweit verboten wurde.

Mutterkornalkaloide dienten als extrem wertvolle Leitstrukturen, was sich an der Fülle an Derivaten zeigt, die zu potenten Arzneistoffen entwickelt wurden.

### Antoniusfeuer (Ergotismus)

Mutterkorn tauchte bereits um das Jahr 600 v. Chr. auf einer assyrischen Keilschrifttafel als „schädliche Pustel der Getreideähre" auf. 1764 berichtete Baron von Münchhausen, dass das Mutterkorn von einem Pilz generiert wird. Erst wesentlich später, im Jahr 1815, wurde diese Beobachtung von dem angesehenen Schweizer Botaniker Augustin-Pyrame de Candolle bestätigt. Im Mittelalter kam es häufig zu Massenvergiftungen durch Kontamination des Getreides mit Mutterkorn. Diese Vergiftung wurde als Ergotismus, Antoniusfeuer oder Kribbelkrankheit bezeichnet. Eine akute Vergiftung durch Secalealkaloide, die heute glücklicherweise nur ganz selten vorkommt, zeigt sich durch starke Bauchschmerzen, Erbrechen und vor allem durch die typischen Parästhesien in den Extremitäten und einer Pupillenerweiterung. Chronische Vergiftungen können sich unterschiedlich bemerkbar machen: Es kann zu Krämpfen, zentralnervösen Störungen bis hin zu Halluzinationen kommen. Aber auch extrem schmerzhafte arterielle Durchblutungsstörungen der Extremitäten können auftreten, die schließlich zu einer Gewebenekrose (Gangrän) führen. Es gibt einzelne Aufzeichnungen von Ergotismus-Epidemien, die als Antoniusfeuer bezeichnet wurden. Es

**10**

starben beispielsweise in den Jahren 944/945 wahrscheinlich über 20 000 Menschen in Frankreich an einer Alkaloidvergiftung durch Mutterkorn und um das Jahr 1000 starben ca. 40 000 Menschen am Antoniusfeuer. Die Bezeichnung geht zurück auf den Orden des Heiligen Antonius in Vienne in Frankreich, der die Epidemie bekämpfte, indem er Knochen des ägyptischen Eremiten Antonius (251–356 n. Chr.) mit Weihwasser und Wein bespritzt an die Leidenden verteilte. Es gibt beeindruckende bildliche Darstellungen des Ergotismus, wie beispielsweise im Isenheimer Altar von Matthias Grünewald oder in dem Gemälde „Die Krüppel" von Pieter Bruegel.

### 10.1.6  17β-Estradiol

**Vorkommen, Struktur, Stoffklasse, Biosynthese**

17β-Estradiol kommt in fast allen tierischen Geweben vor, es wird im Ovar und in der Plazenta gebildet, daneben auch in der Nebennierenrinde, im Hoden und im Fettgewebe.

17β-Estradiol ist ein Steroidhormon, das über den Isoprenstoffwechsel gebildet wird. Unter dem Begriff Estrogen werden die Hormone 17β-Estradiol (Estradiol), Estron und Estriol zusammengefasst (o Abb. 10.7).

**Target**

17β-Estradiol bindet an Estrogenrezeptoren, die zu den Steroidhormonrezeptoren und damit zur Klasse der nukleären Rezeptoren gehören. Ähnlich wie Glucocorticoidrezeptoren beeinflussen Estrogenrezeptoren als Transkriptionsfaktoren die Expression definierter Gene.

**Pharmakologie**

17β-Estradiol und die beiden anderen Estrogene sind sehr wichtig für die Ausbildung der weiblichen Geschlechtsmerkmale und deren Funktion. Der Menstruationszyklus ist maßgeblich auf die wechselnden Hormonspiegel im Blut der Frau zurückzuführen. Die durch das follikelstimulierende Hormon (FSH) induzierte Produktion der Estrogene findet in den Eierstöcken statt. Es kommt zur Ausbildung der Gebärmutterschleimhaut und zum Eisprung. In der zweiten Zyklushälfte sinkt u. a. der Blutspiegel von Estrogen, während sich die Konzentration des vom Gelbkörper gebildeten Progesterons erhöht. Bleibt eine Befruchtung aus, bildet sich der Gelbkörper zurück und es kommt zum Einsetzen der Menstruationsblutung. Estrogene fördern außerdem die Resorption von $Ca^{2+}$ aus dem Darm und seinen Einbau in den Knochen und beeinflussen die Funktion von Osteoblasten, die Leberfunktion, das Herz-Kreislauf-System, den Lipidstoffwechsel und viele weitere Stoffwechselvorgänge.

**Wirksamkeit, therapeutischer Einsatz**

In Deutschland gehören Estrogenderivate zu den am häufigsten verordneten Medikamenten. Haupteinsatzgebiet ist die Empfängnisverhütung. Durch die Einnahme von Estrogenen wird die Ausschüttung von FSH unterdrückt, sodass der Eisprung nicht stattfindet. Estrogenderivate werden auch zur Linderung von Symptomen in den Wechseljahren eingesetzt.

Eingesetzt werden synthetisch hergestellte Verbindungen wie Estradiolvalerat, mikronisiertes 1-Estradiol, 17α-Ethinylestradiol und Mestranol. Zur Behandlung der Symptome eines Östrogenmangels bei postmenopausalen Frauen werden auch „konjugierte Östrogene" verwendet. Dabei handelt es sich um ein Gemisch aus Estrogenen mit den Hauptkomponenten Natriumestronsulfat und Natriumequilinsulfat, das aus dem Urin trächtiger Stuten gewonnen wird.

---

**Tamoxifen – ein effektiver Klassiker mit Leitstrukturcharakter**

Viele Mammakarzinome weisen eine erhöhte Dichte an Estrogenrezeptoren auf. Durch Blockade dieser Rezeptoren kann das Wachstum der Tumore effektiv gehemmt werden. Forschungsarbeiten von ICI Pharmaceuticals in den 1950er Jahren legten den Grundstein für die Entwicklung des Estrogenrezeptorblockers Tamoxifen. Er erhielt 1977 die Zulassung zur Behandlung von Brustkrebs. Seit 1977 wurden zahlreiche Frauen mit Brustkrebserkrankungen mit Tamoxifen behandelt und die Substanz gilt auch noch heute als effektiver Arzneistoff, der über Jahre eingenommen eine gute Wirksamkeit bei bestimmten Krebserkrankungen aufweist.

Um den Wirkmechanismus des Tamoxifens im Detail aufzuklären, wurden zahlreiche Studien unternommen. Es zeigte sich, dass estradiolgebundene Estrogenrezeptoren zwei Transkriptionsaktivierungsbereiche, AF-1 und AF-2 haben. AF-1 ist konstitutiv, AF-2 wird ligandenabhängig aktiviert. Während Estradiol über beide Rezeptoren agonistisch wirkt, wirkt Tamoxifen über AF-1 agonistisch und über AF-2 antagonistisch. Möglicherweise führt die durch Tamoxifen induzierte Konformation des AF-2-Bereichs dazu, dass sich das Spektrum der Interaktionspartner dieses Bereichs verändert.

Estradiol wird auch für die Entstehung von Gebärmutterschleimhautkrebs mit verantwortlich gemacht. Der Erfolg von Tamoxifen ermutigte die Pharmaindustrie nach weiteren Arzneistoffen zu suchen, welche die Wirkung von Estradiol modifizieren. Es entstanden u. a. Estrogenrezeptor-Antagonisten (z. B. Fulvestrant) und Aromataseinhibitoren (z. B. Formestan und Anastrozol) (o Abb. 10.7).

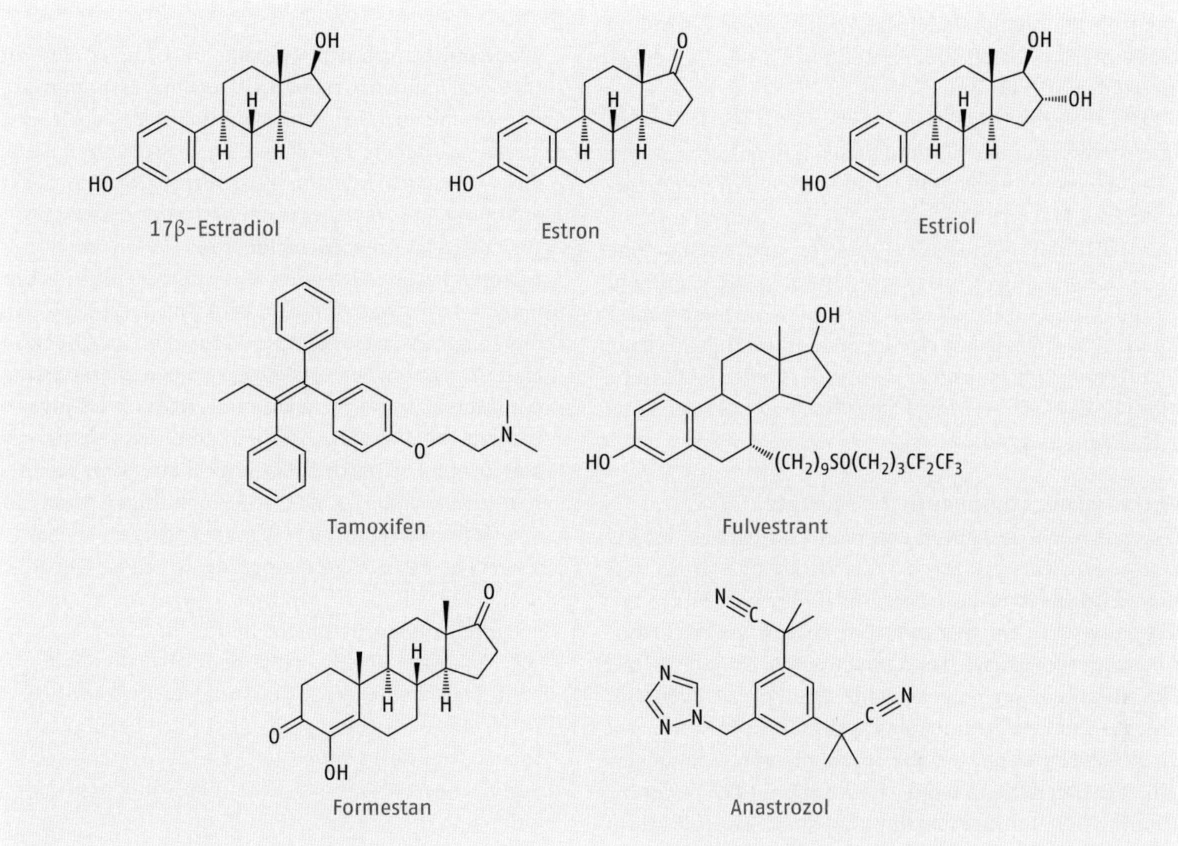

**Abb. 10.7** 17β-Estradiol (Estradiol), Estron und Estriol sowie einige Estrogenrezeptorantagonisten bzw. Aromataseinhibitoren

### 10.1.7 Himbacin

**Vorkommen, Struktur, Stoffklasse, Biosynthese**

Himbacin wurde erstmals aus der Rinde der auf Neuguinea und Australien vorkommenden Bäume der Gattung *Galbulimima* (Familie: Himantandraceae) isoliert. Der Name der Substanz leitet sich von dem früher verwendeten Gattungsnamen *Himantandra* ab.

Himbacin (**o** Abb. 10.8) ist ein Alkaloid und gehört zur Unterklasse der Piperidinalkaloide. Die Biosynthese der Substanz ist bisher nicht aufgeklärt.

**Target**

Himbacin ist ein Muskarinrezeptor-Antagonist und ein Antagonist am Protease-aktivierten Rezeptor 1 (PAR-1, Thrombinrezeptor). Der aus Himbacin entwickelte Arzneistoff Vorapaxar (**o** Abb. 10.8) inhibiert nur noch PAR-1 und besitzt keine antimuskarinische Aktivität mehr.

**Pharmakologie**

Vorapaxar ist ein Wirkstoff zur Hemmung der Blutgerinnung und der erste Vertreter einer neuen Arzneistoffklasse, der PAR-1-Inhibitoren. Thrombozyten werden durch eine Reihe endogener Agonisten zur Aggregation gebracht, z. B. durch Thrombin, Adenosindiphosphat (ADP), Thromboxan A2 oder Kollagen. Vorapaxar blo-

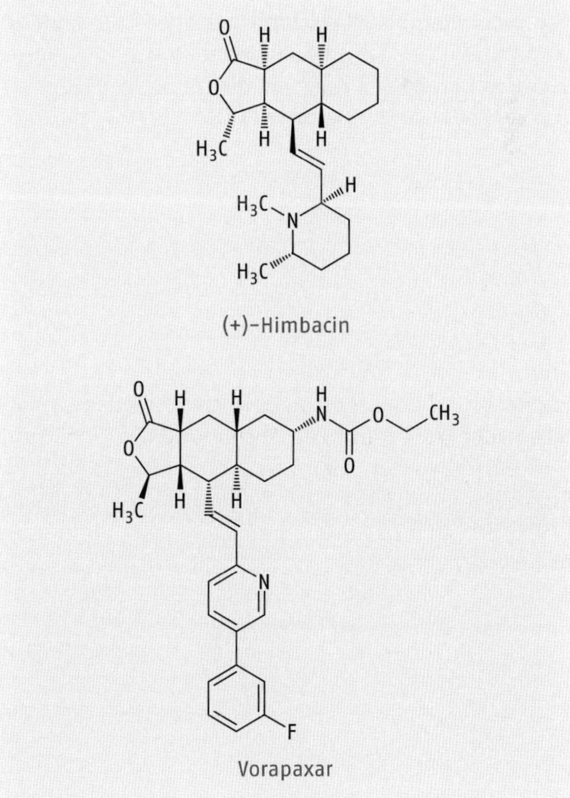

**o Abb. 10.8** Himbacin und Vorapaxar

ckiert PAR-1, wodurch der natürliche Ligand Thrombin nicht mehr an PAR-1 binden und die Thrombozytenaggregation auslösen kann.

Der G-Protein-gekoppelte Rezeptor PAR-1 wird über den folgenden Mechanismus aktiviert: Thrombin ist eine Serinprotease und spaltet einen Teil des extrazellulären N-Terminus von PAR-1 ab. Danach dissoziiert Thrombin von PAR-1 ab. Der neu entstandene N-Terminus fungiert als gebundener Ligand („tethered ligand") und aktiviert den Rezeptor intramolekular durch Assoziation mit der Ligandenbindungsdomäne. Die Aktivierung ist irreversibel, sodass jeder PAR-1 nur einmal aktiviert werden kann. Nach der Aktivierung wird PAR-1 degradiert.

### Wirksamkeit, therapeutischer Einsatz

Vorapaxar wurde 2014 in den USA und 2015 in der EU zugelassen. Verwendet wird der Wirkstoff – in Kombination mit Acetylsalicylsäure und, falls erforderlich, mit Clopidogrel – zur Sekundärprophylaxe atherothrombotischer Ereignisse bei erwachsenen Patienten mit Herzinfarkt in der Vorgeschichte. Die Therapie geht mit einem erhöhten Blutungsrisiko einher. Kontraindiziert ist Vorapaxar daher bei Patienten, die einen Schlaganfall, transitorische ischämische Attacken (TIA) oder intrakranielle Blutungen hatten. Ein spezifisches Antidot zur Aufhebung der Blutgerinnungshemmung steht nicht zur Verfügung. Metabolisiert wird Vorapaxar hauptsächlich über CYP3A4, sodass ein hohes Risiko von unerwünschten Wechselwirkungen mit anderen Arzneistoffen besteht. Der Stoff weist eine annähernd 100%ige Bioverfügbarkeit auf, die terminale Halbwertzeit liegt bei 187 Stunden!

---

### Vom Himbacin zum Vorapaxar

Himbacin wurde zusammen mit anderen *Himantandra*-Alkaloiden, z. B. Himbelin, Himgalin oder Himandrin, in den 1950/60er-Jahren entdeckt. Bei Untersuchungen im Jahr 1986 offenbarte sich die antimuskarinische Aktivität des Naturstoffs: Himbacin stellte sich als potenter Inhibitor muskarinischer Rezeptoren heraus, wobei der $M_2$-Subtyp ($K_i$-Wert: 4,6 nM) 20-fach stärker inhibiert wird als $M_1$. Da die Inhibierung präsynaptischer $M_2$-Rezeptoren im ZNS die Freisetzung von Acetylcholin erhöhen kann, wurde das Alkaloid als vielversprechende Leitstruktur für die Entwicklung von Arzneistoffen gegen die Alzheimer-Demenz betrachtet. Die erste Totalsynthese von Himbacin konnte im Jahr 1995 publiziert werden. Eine effizientere Synthese-Variante wurde ein Jahr später von einer Arbeitsgruppe des Schering-Plough Research Institute in Kenilworth (New Jersey, USA) vorgestellt. Diese Gruppe sollte für die Entwicklung von Vorapaxar entscheidend sein: Im Rahmen der medizinalchemischen Optimierung der Substanz, die sich jedoch im Bereich der Alzheimer-Demenz als Sackgasse erwies, synthetisierte die Arbeitsgruppe ein racemisches Himbacin-Derivat, das völlig frei von antimuskarinischer Aktivität war. Dieses Derivat floss in ein High-Throughput-Screening-Programm, das auf die Entdeckung von PAR-1-Antagonisten abzielte, ein und zeigte eine gute inhibitorische Aktivität. Auch hier folgte ein intensiver Optimierungsprozess. Die Arbeitsgruppe konnte schließlich im Jahr 2008 den Stoff SCH 530348 präsentieren, der später den INN Vorapaxar erhielt.

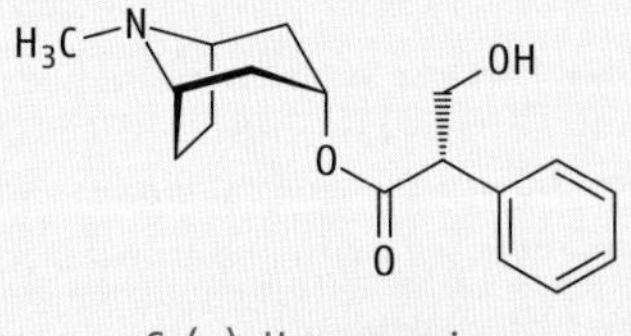

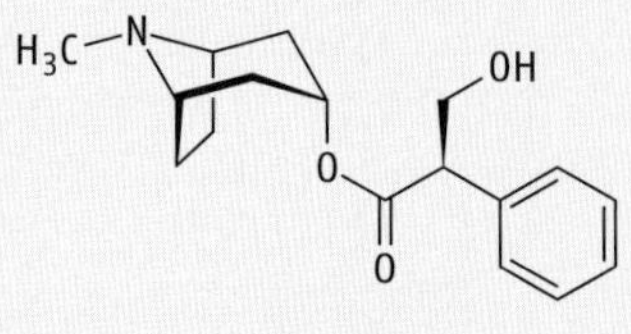

---

### 10.1.8 Hyoscyamin, Atropin
#### Vorkommen, Struktur, Stoffklasse, Biosynthese

*S*-(−)-Hyoscyamin kommt in der Tollkirsche (*Atropa belladonna*) und anderen Gattungen der Familie der Nachtschattengewächse (Solanaceae) vor, vor allem im Stechapfel (*Datura stramonium*), im Schwarzen Bilsenkraut (*Hyoscyamus niger*), in der Gemeinen Alraune (*Mandragora officinarum*), in der Engelstrompete (*Brugmansia* spp.), im Tollkraut (*Scopolia* spp.) und in *Duboisia*-Arten. Alle diese Pflanzen sind sehr giftig.

*S*-(−)-Hyoscyamin (○ Abb. 10.9) gehört zur Klasse der Tropanalkaloide und stellt den Ester der Tropasäure (2-Phenyl-3-hydroxypropionsäure) mit Tropin (3α-Tropanol) dar. Das Racemat (*R,S*)-Hyoscyamin wird als Atropin bezeichnet und kommt nicht natürlich vor. Es entsteht erst bei der Trocknung, Lagerung und Aufarbeitung der Droge. Hyoscyamin leitet sich aus L-Arginin ab (▶ Kap. 4.4).

**Abb. 10.9** *S*-(−)- und *R*-(+)-Hyoscyamin

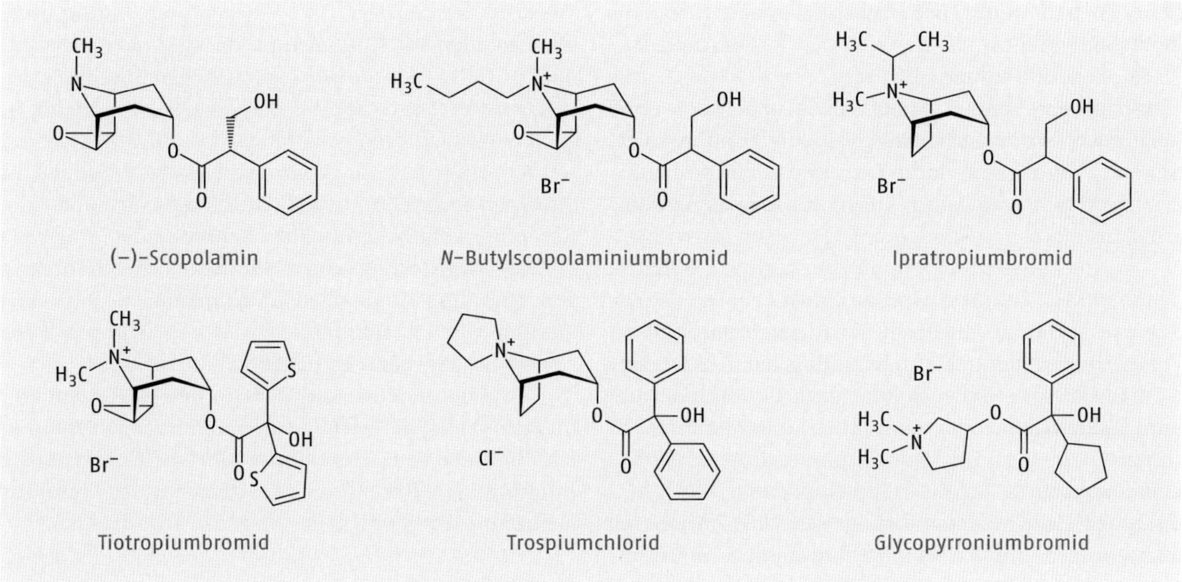

**Abb. 10.10** Scopolamin und von Atropin und Scopolamin abgeleitete Parasympatholytika

---

**Hyoscyamin als Leitstruktur für Parasympatholytika**

Die Isolierung des Atropins gelang 1819 dem Apotheker Rudolph Brandes. 1901 stellte Richard Willstätter Atropin auf synthetischem Wege her. Hyoscyamin/Atropin und das eng verwandte Scopolamin (●Abb. 10.10) dienten seit ihrer Entdeckung als Leitstrukturen für die Synthese neuer Parasympatholytika. Treibende Kraft hinter der Weiterentwicklung der Naturstoffe war der Wunsch nach Substanzen, die keine zentralen Wirkungen mehr besitzen. Atropin ist als tertiäres Amin lipophil und kann die Blut-Hirn-Schranke überwinden. Im Laufe der letzten Jahrzehnte wurde eine große Anzahl neuer Arzneistoffe entwickelt, die ein quartäres Stickstoffatom enthalten und aufgrund der permanenten Ladung nicht mehr ZNS-gängig sind. Nachteilig ist allerdings ihre schlechte Resorptionsquote. Von Atropin und Scopolamin leiten sich folgende Arzneistoffe mit quartärem Stickstoff ab (●Abb. 10.10): **N-Butylscopolaminiumbromid** kann bei Spasmen im Bereich von Magen, Darm, Gallenwegen, der ableitenden Harnwege und weiblichen Geschlechtsorgane als Injektion verabreicht werden. Bei oraler Applikation ist die Resorptionsquote extrem gering (< 1 %), sodass es sich quasi um eine lokale Anwendung im Magen-Darm-Trakt handelt. Indikationen sind Spasmen des Gastrointestinaltrakts z. B. bei Reizdarmsyndrom. **Ipratropium- und Tiotropiumbromid** werden inhalativ vor allem bei der chronisch-obstruktiven Lungenerkrankung (COPD) eingesetzt. **Trospiumchlorid** ist zur symptomatischen Behandlung der Detrusor-Instabilität oder Detrusor-Hyperreflexie (Detrusor = Muskelsystem der Harnblase) mit den Symptomen Pollakisurie, imperativem Harndrang, Dranginkontinenz (überaktive Blase) zugelassen. In Form einer Injektion wird die Substanz zur Erleichterung endoskopischer Untersuchungen im Gastrointestinaltrakt verwendet. **Glycopyrroniumbromid** kommt inhalativ zur Behandlung der COPD zum Einsatz. Als Injektion wird es in der Anästhesiologie bei Operationen gegeben, da es zur Herabsetzung des Speichelflusses, der Sekretion im Pharynx, in der Trachea und im Bronchialsystem sowie zur Reduktion der Magensaftmenge führt. Vom Naturstoff Atropin wurden auch Parasympatholytika mit tertiärem Stickstoff abgeleitet, z. B. Tropicamid (Augentropfen zur diagnostischen Pupillenerweiterung), Cyclopentolat (diagnostische Pupillenerweiterung und bei Iritis) sowie Tolterodin, Fesoterodin, Solifenacin und Darifenacin (oral zur symptomatischen Behandlung der überaktiven Blase).

---

**Target**

Hyoscyamin ist ein kompetitiver Antagonist an muskarinergen Acetylcholinrezeptoren ($M_1$ bis $M_5$), die zu den G-Protein-gekoppelten Rezeptoren gehören.

**Pharmakologie**

Hyoscyamin bzw. Atropin sind Parasympatholytika bzw. Anticholinergika. Sie hemmen also die Funktion des Parasympathikus. Dadurch treten folgenden Wirkungen auf: Steigerung der Herzfrequenz (positive Chronotropie), gesteigerte Erregungsleitung am Herz (positive Dromotropie), Hemmung der Schleimsekretion und des Tonus der Bronchien (Bronchodilatation), Weitstellung der Pupillen (Mydriasis) und Akkomodationslähmung, Verminderung der Schweiß- und Speichelbildung, Hemmung der Magen-Darm-Aktivität

10

(Motorik und Tonus), Erschlaffung der glatten Muskulatur (Spasmolyse).

Hyoscyamin-haltige Pflanzen werden auch als Rauschdrogen benutzt. Sie erzeugen neben den oben genannten Wirkungen Halluzinationen, Euphorie, Verwirrung, Unruhe und starke Träume. Bei einer Überdosierung kommt es zu Lähmungen und Tod durch Atemstillstand.

### Wirksamkeit, therapeutischer Einsatz

Atropin ist immer noch ein wichtiger Arzneistoff. In Augentropfen dient es zur Lähmung der Akkomodation für diagnostische Zwecke und als Mydriatikum zum Ruhigstellen von Iris und Ziliarkörper bei Entzündungen (Iritis). Als Injektionslösung wird es zur Narkoseprämedikation, zur Kurzzeittherapie von akuten bradykarden Herzrhythmusstörungen und als Antidot bei Vergiftungen mit Parasympathomimetika, insbesondere Phosphorsäureester (z. B. Parathion, Sarin), eingesetzt. In Form von Tabletten dient es zur Behandlung von Spasmen (Koliken) im Magen-Darm-Bereich sowie der Harn- und Gallenwege und zur Hemmung der Sekretion des Magens und der Bauchspeicheldrüse.

### 10.1.9 Morphin

#### Vorkommen, Struktur, Stoffklasse, Biosynthese

Morphin (○ Abb. 10.11) ist ein Inhaltsstoff aus der Pflanze *Papaver somniferum* (Schlafmohn) aus der Familie Papaveraceae und kommt dort zusammen mit zahlreichen anderen Alkaloiden (Codein, Thebain, Papaverin, Noscapin) vor allem im Milchsaft der Kapsel vor.

Morphin gehört zu den modifizierten Benzyltetrahydroisochinolin-Alkaloiden, deren Biosynthese über L-Tyrosin verläuft (▸ Kap. 4.4.1).

### Target

Morphin bindet an Opioidrezeptoren, die zu den G-Protein-gekoppelten Rezeptoren gehören. Charakteristisch für G-Protein-gekoppelte Rezeptoren ist, dass sie über GTP bindende Proteine ein zelluläres Signal weiterleiten. Bei den Opioidrezeptoren werden μ-, κ-, δ-, und ORL-Rezeptoren unterschieden. Als μ-Rezeptoren werden Rezeptoren bezeichnet, die als typischen Liganden Morphin ausweisen. κ-Rezeptoren binden typischer

Weise Ketocyclazocin und δ-Rezeptoren Endorphine. Die Liganden von ORL-Rezeptoren sind nicht bekannt, nur für ORL-1 wurde der Ligand Nozizeptin beschrieben. Aus diesem Grund werden die ORL-1-Rezeptoren auch Nozirezeptoren genannt. μ-, κ- und δ-Rezeptoren werden aufgrund von pharmakologischen Studien in Subtypen eingeteilt. Auf zellulärer Ebene vermitteln alle Rezeptoren ähnliche Effekte: Hemmung der Adenylatcyclase, Aktivierung von Kaliumkanälen, Hemmung von spannungsabhängigen Calciumkanälen und Aktivierung von Phospholipasen und von Mitogen-assoziierten Protein-Kinasen (MAPK).

Morphin bindet vor allem an $\mu_1$- und $\mu_2$-Rezeptoren, und mit geringerer Affinität an die anderen Rezeptoren. Die Bindung an $\mu_1$-Rezeptoren führt zu Analgesie, die Bindung an $\mu_2$-Rezeptoren zur Atemdepression und zur Hemmung der Motorik des Magen-Darm-Trakts.

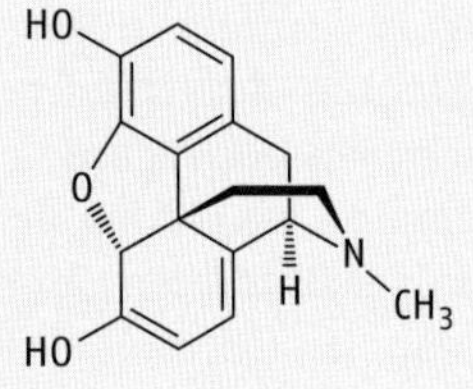

### Pharmakologie

Die Schmerzweiterleitung erfolgt sowohl durch Neurotransmitter, als auch durch bioelektrische Prozesse im Nervensystem. Über verschiedene Umschaltstationen im zentralen Nervensystem wird der Schmerz an die Reaktionszentren weitergeleitet.

Die Wirkung des Morphins als Schmerzmittel ist gut erforscht: Es ist strukturell den im Körper gebildeten Endorphinen und Enkephalinen ähnlich und kann daher an den Rezeptoren dieser körpereigenen Peptide binden (s. o.). Dabei führt besonders die Bindung an $\mu_1$-Rezeptoren im Rückenmark zu einer verminderten Freisetzung von cAMP und als Folge zu einer Verminderung der Erregungsübertragung. Durch Bindung an $\mu_1$-Rezeptoren im Bereich des Gehirns werden Nervenbahnen aktiviert und die Bewertung des Schmerzes modifiziert. Auch Nebenwirkungen des Morphins lassen sich gut erklären, denn die Bindung an $\mu_2$-Rezeptoren führt zu Atemdepression und zur Hemmung der Motorik des Magen-Darm-Trakts.

### Wirksamkeit, therapeutischer Einsatz

Morphin wird bei starken Schmerzen eingesetzt. Nach einer Empfehlung der WHO wird es der Stufe III der analgetischen Therapie zugeteilt.

Anwendungsgebiete für Morphin sind akute und chronische Schmerzen verschiedener Ursache, wie sie z. B. bei Rückenschmerzen, Arthrose, Koliken, als Tumorschmerzen, als Durchbruchschmerzen und bei einem Herzinfarkt auftreten können.

○ **Abb. 10.11** Morphin

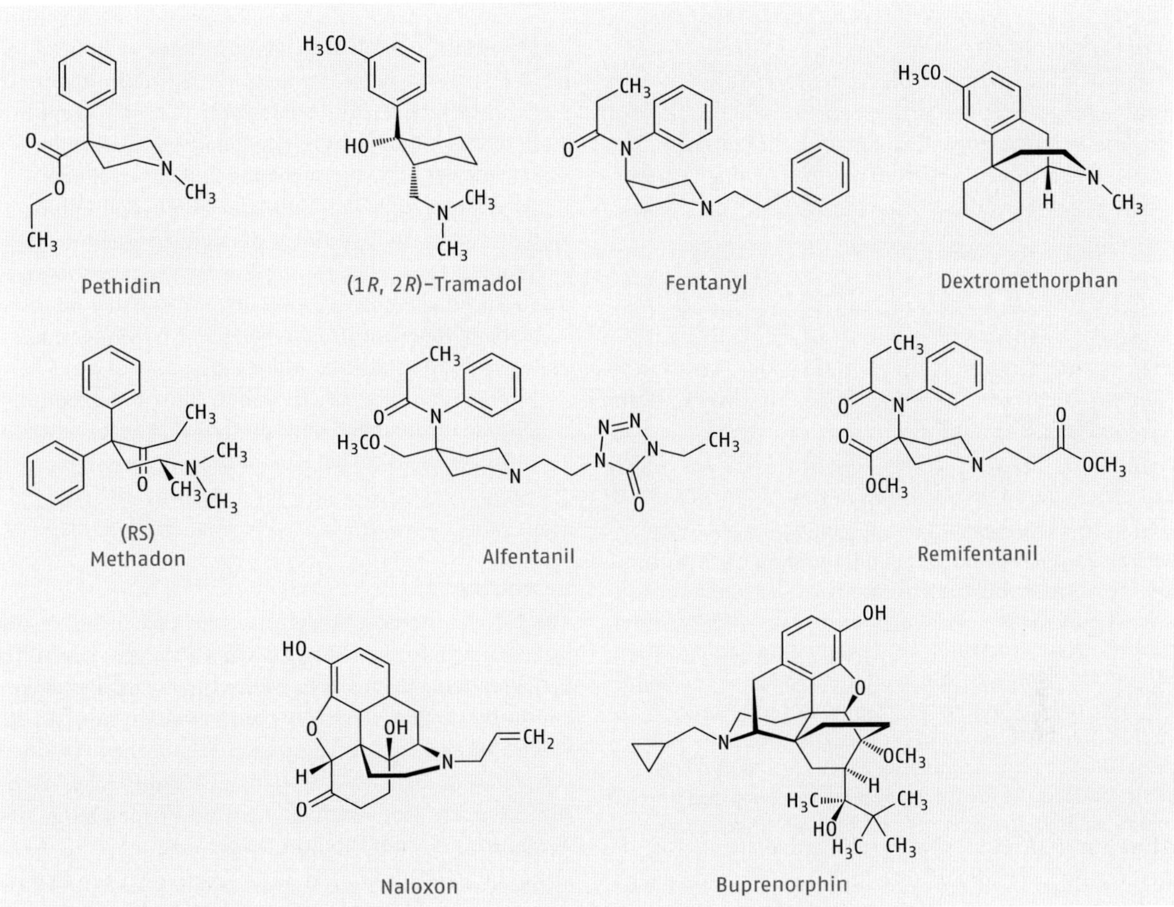

Pethidin

(1R, 2R)-Tramadol

Fentanyl

Dextromethorphan

(RS)
Methadon

Alfentanil

Remifentanil

Naloxon

Buprenorphin

**o Abb. 10.12** Synthetische nach der Leitstruktur von Morphin hergestellte Substanzen

## Morphin, Leitstruktur für synthetisch hergestellte Substanzen

Historisch gesehen war der getrocknete Milchsaft aus unreifen Kapseln des Schlafmohns das erste starke Analgetikum. Erst zu Beginn des 19. Jahrhunderts wurden einzelne Substanzen (Morphin, Codein, Thebain) aus dem Milchsaft isoliert, die als Opiate bezeichnet wurden. Diese Opiate und hier ganz besonders das Morphin wurden dann zu Leitstrukturen für eine Reihe von Arzneistoffen. All diese Derivate werden heute als Opioide bezeichnet. Anhand einiger Beispiele soll ihr Potenzial aufgezeigt werden.

Pethidin und Tramadol beispielsweise sind weiterentwickelte Analgetika mit geringerer therapeutischer Potenz, sie werden nach der WHO-Empfehlung der Stufe II der Schmerztherapie zugeordnet. Bei Fentanyl, Alfentanil und Remifentanil hingegen konnte die therapeutische Potenz erheblich erhöht werden. Remifentanil weist zudem eine um den Faktor 20 geringere Plasmahalbwertszeit als Morphin auf. Dadurch besitzt die Substanz eine ideale intraoperative Steuerbarkeit und wird daher vorzugsweise in der Anästhesie eingesetzt. Dextromethorphan ist ein Beispiel für eine Substanz, die kaum noch analgetische Wirkung aufweist, bei der jedoch das antitussive Potenzial beibehalten wurde.

Auch Opioid-Antagonisten wie Naloxon oder partielle Opioid-Antagonisten wie Buprenorphin leiten sich aus der Grundstruktur von Morphin ab. Buprenorphin wird in der Substitutionstherapie von Opioidabhängigen eingesetzt, Naloxon als Antidot bei Verdacht auf Überdosierung (o Abb. 10.12).

10

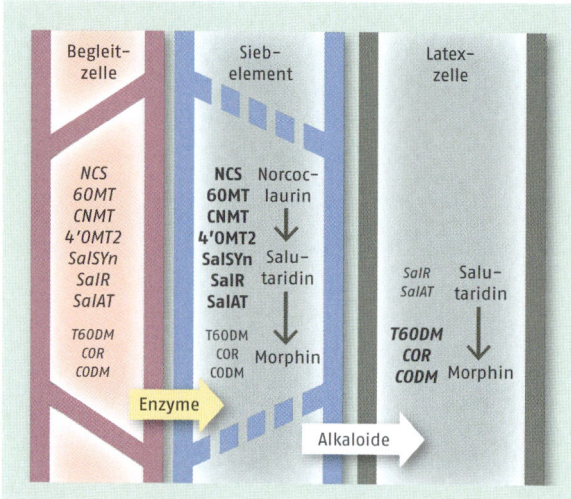

**o Abb. 10.13** Überblick über die zelluläre Lokalisation wichtiger Elemente der Morphinbiosynthese. **NCS** Norcoclaurin-Synthase, **6OMT** Norcoclaurin-6-O-Methyltransferase, **CNMT** Coclaurin-N-Methyltransferase, **4'OMT2** 3'-Hydroxy-N-Methylcoclaurin-4'-O-Methyltransferase, **SalSyn** Salutaridin-Synthase, **SalR** Salutaridin-NADPH-7-Oxidoreduktase, **SalAT** Salutaridinol-7-O-Acetyltransferase, **T6ODM** Thebain-6-O-Demethylase, **COR** Codeinonreduktase, **CODM** Codein-O-Demethylase. RNA sind *kursiv* gekennzeichnet, die Menge an detektierten RNA und an Proteinen ist über die Größe der Buchstaben angedeutet.

### Lokalisation der Morphinbiosynthese

In den letzten Jahren konnten verschiedene Arbeitsgruppen interessante Erkenntnisse zur Morphinbiosynthese und zur Lokalisation der RNA der Biosynthesegene, der Biosyntheseenzyme und der Alkaloide in der Pflanze erzielen. Durch In-situ-Hybridisierung und Immunofluoreszenz-Markierungsexperimente konnte gezeigt werden, dass Biosynthesegentranskripte vor allem in Begleitzellen, Enzyme und Intermediate vor allem in Siebzellen und Enzyme der späten Biosyntheseschritte und Endprodukte in den Latexzellen der Pflanzen zu finden sind. o Abb. 10.13 gibt einen Überblick über die zelluläre Lokalisation wichtiger Elemente der Morphinbiosynthese.

### Geschichte

Die Geschichte des Morphins geht zurück bis in die Jungsteinzeit (6. Jahrtausend vor Chr.). Aus fast allen bedeutenden Epochen der Menschheit sind Funde bekannt, die zeigen, dass Morphin verwendet wurde, sei es aus kulturellen oder aus pharmazeutischen Gründen sowie häufig auch aus Gründen des Missbrauchs. Wichtige Etappen der Entdeckung und Erforschung des Morphins sind in ◻ Tab. 10.2 aufgeführt.

◻ **Tab. 10.2** Wichtige Etappen der Entdeckung und Erforschung von Morphin

| Zeit | Ereignis |
| --- | --- |
| 6. Jahrtausend v. Chr. | Verwendung des Schlafmohns als Nutzpflanze |
| 4. Jahrtausend v. Chr. | In Keilschriften aus dem 4. Jahrtausend vor Chr. wird die Herstellung von Pharmazeutika aus Schlafmohn beschrieben. |
| 1800 v. Chr. | Verwendung des Schlafmohns in Ägypten für kultische Zwecke |
| 1200 v. Chr. | Verwendung des Schlafmohns in Griechenland für kultische und medizinische Zwecke |
| 220 n. Chr. | Verwendung des Schlafmohns in China für medizinische Zwecke |
| 1700–1850 | Zunehmender Missbrauch von Opium in China |
| 1805 | Der Apotheker Friedrich Sertürner beschreibt Morphin als wichtigsten Inhaltsstoff des Opiums |
| 1839–1842 | Erster Opiumkrieg |
| 1856–1860 | Zweiter Opiumkrieg |
| 1898 | Entwicklung des Heroins durch die Firma Bayer |
| 1960–1980 | Starker Missbrauch von Heroin vor allem in den USA |
| Heute | Morphin gehört zu den wichtigsten Schmerzmitteln, Missbrauch von Opioiden ist weltweit ein immenses Problem. |

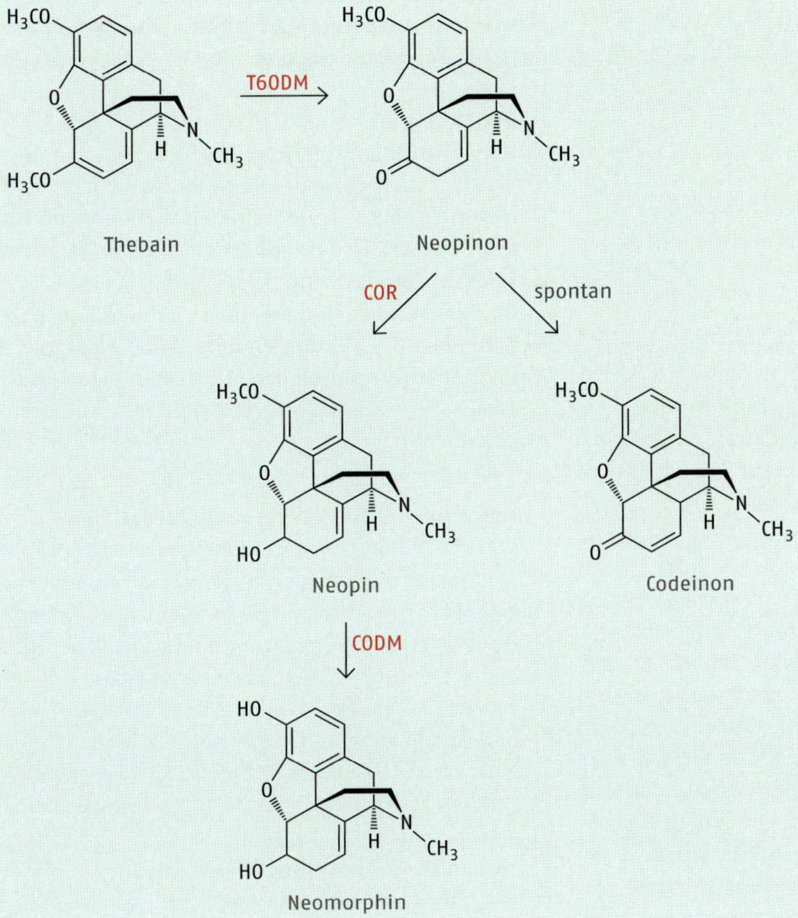

○ **Abb. 10.14** Biotechnologische Herstellung von Morphin aus Thebain in Hefe durch Expression eines Thebain-6-O-Demethylasegens (T6ODM), eines Codeinonreduktasegens (COR) und eines Codein-O-Demethylasegens (CODM)

### Neue Wege der Morphinherstellung

Um Morphin zu gewinnen, wird traditionell die reifende, zum Erntezeitpunkt gelblich gefärbte Kapsel mit einem Messer angeritzt. Aus den Latexgängen tritt der zunächst weiße Milchsaft aus, der sich schnell an der Luft bräunlich verfärbt und koaguliert. Das als Rohopium bezeichnete Material wird am frühen Morgen geerntet und anschließend schonend getrocknet. Heute wird ein Großteil des medizinisch eingesetzten Morphins dadurch gewonnen, dass die ganze Pflanze geerntet und getrocknet wird (*poppy straw*). Aus dem getrockneten Pflanzenmaterial werden dann in der pharmazeutischen Industrie die Alkaloide extrahiert und das Morphin isoliert. Hauptanbaugebiete von *Papaver somniferum* zur Gewinnung von Opium sind Indien und China. Hauptanbaugebiete der Pflanze für die Herstellung von *poppy straw* sind Australien, Frankreich, Ungarn, Spanien und die Türkei. Hauptanbaugebiete für den Schwarzmarkt sind Afghanistan, Myanmar, Laos, Mexiko und Kolumbien. Um in Europa die Herstellung von Morphin zu fördern und um gleichzeitig zu verhindern, dass Pflanzen von den Feldern entwendet werden, erlangt die Kultivierung von Pflanzen an Bedeutung, die überhaupt kein Morphin produzieren können. Es handelt sich dabei um Pflanzen, die die letzten Demethylierungsschritte in der Morphinbiosynthese nicht oder nicht effektiv durchführen, sodass Thebain gebildet wird. Aus Thebain kann dann, auch mittels biotechnologischer Verfahren, Morphin hergestellt werden. So wurde kürzlich ein Verfahren beschrieben, das unter Einsatz einer Hefe, die Gene aus *Papaver somniferum* enthält, die Produktion von Morphin aus Thebain möglich macht. Exprimiert wurden Kopien des Thebain-6-O-Demethylasegens (T6ODM), Kopien eines Codein-O-Demethylasegens (CODM) und Kopien eines Codeinonreduktasegens (COR). Die Ausbeute an Morphin lag bei etwa 5 mg/l bei einer Gesamtausbeute an Alkaloiden von 42 mg/l. Leider produzierte der Stamm auch Neomorphin als unerwünschtes Nebenprodukt (○ Abb. 10.14), das abgetrennt werden muss.

10

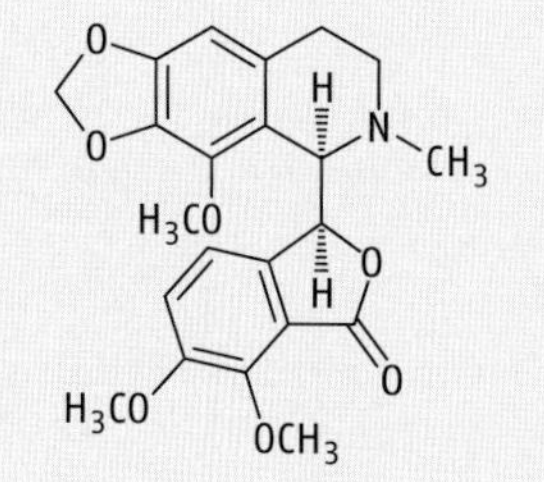

**○ Abb. 10.15** Das Benzyltetrahydroisochinolinalkaloid Noscapin

## 10.1.10 Noscapin

### Vorkommen, Struktur, Stoffklasse, Biosynthese

Noscapin (○ Abb. 10.15), das in *Papaver somniferum* vorkommt, gehört zu den modifizierten Benzyltetrahydroisochinolinalkaloiden, deren Biosynthese über L-Tyrosin verläuft.

### Target

Noscapin bindet an zentrale Sigma-Rezeptoren ($\sigma_1$-Rezeptor). Die σ-Rezeptoren wurden früher zu den Opioid-Rezeptoren gezählt, heute sind sie als eigenständige Rezeptorklasse anerkannt. Es werden zwei Subtypen ($\sigma_1$ und $\sigma_2$) unterschieden. $\sigma_1$-Rezeptoren sind an der Modulation verschiedener Ionenkanäle und Neurotransmitter-Systeme beteiligt. Die genaue Signalkaskade nach Aktivierung des Rezeptors ist nicht im Detail bekannt, doch gilt als sicher, dass sie nicht zur Klasse der G-Protein-gekoppelten Rezeptoren gehören.

Bekannt ist, dass im Bereich der Ionenkanäle der $\sigma_1$-Rezeptor spannungsabhängige Kalium- und Calciumkanäle sowie spannungsabhängige Natriumkanäle in Herzmuskelzellen moduliert.

Bei der Modulation von Neurotransmitter-Systemen scheint vor allem die glutamaterge Signaltransduktion von Bedeutung zu sein. Im Vordergrund steht die Verstärkung der neuronalen NMDA-Rezeptor-Aktivität. Durch die Modulation von NMDA-Rezeptoren wird auch die cholinerge, dopaminerge und serotonerge Neurotransmission beeinflusst.

Neben der Bindung an den $\sigma_1$-Rezeptor wird für Noscapin auch eine Bindung an Neurokininrezeptoren (Tachykininrezeptoren, G-Protein gekoppelte Rezeptoren, die u. a. an der Schmerzwahrnehmung beteiligt sind) und peripheren Bradykininrezeptoren (G-Protein

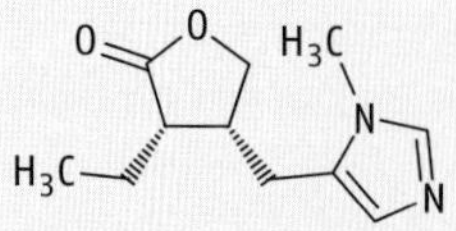

**○ Abb. 10.16** Das Alkaloid Pilocarpin

gekoppelte Rezeptoren, die u. a. bei der Weiterleitung von Impulsen von Bedeutung sind) diskutiert. Darüber hinaus bindet Noscapin an Tubulin und verändert dadurch dessen Konformation.

### Pharmakologie

Noscapin wirkt antitussiv, weist aber keine schmerzstillenden Eigenschaften auf und beeinflusst auch nicht die Darmfunktion. Es wirkt schwach atemanregend und bronchodilatatorisch. Es gilt als ein auch für Kinder gut geeignetes Antitussivum.

In Forschungen konnte interessanterweise gezeigt werden, dass die Tubulinbindung durch Noscapin den Aufbau der Mikrotubuli beeinflusst und dass Noscapin zytostatische Aktivität gegen lymphoide Tumore der Maus aufweist.

---

**Noscapin – Antitussivum und Zytostatikum?**

Bereits 1998 konnte gezeigt werden, dass Noscapin an Tubulin bindet, die Konformation des Tubulins verändert, die Zusammenlagerung der Mikrotubuli behindert und die Zellteilung verhindert. Dabei wird die Mitose in der Prometaphase blockiert und es kommt zur Apoptose der betroffenen Zelle. In Tierexperimenten konnten antitumorale Eigenschaften bei einer Konzentration von 150 mg/kg KG nachgewiesen werden. Im Vergleich dazu liegt die Tagesdosis Noscapin zur Behandlung des Hustens bei etwa 150 mg bei einem Erwachsenen. In den letzten 10 Jahren wurden Noscapinderivate hergestellt, deren antitumorales Potenzial erheblich verbessert werden konnte. Erste klinische Studien sind geplant und es ist denkbar, dass ein Noscapinderivat eines Tages als Zytostatikum eingesetzt wird.

---

### Geschichte

1762 beschreibt A. Baumé Noscapin als Inhaltsstoff des Schlafmohns. 1817 isoliert Pierre Jean Robiquet die Substanz aus Opium.

## 10.1.11 Pilocarpin

### Vorkommen, Struktur, Stoffklasse, Biosynthese

Pilocarpin kann aus den Blättern unterschiedlicher *Pilocarpus*-Arten (Rutaceae), wie beispielsweise *P. jaborandi* oder *P. microphyllus* gewonnen werden. Der Bedarf an Pilocarpin wird heute nur mehr selten durch Extraktion aus den Blättern gedeckt, sondern vor allem durch Zellkulturen und entsprechende klassische Aufreinigungsvorgänge für Alkaloide.

Pilocarpin (○ Abb. 10.16) ist ein Alkaloid, das wahrscheinlich aus L-Histidin oder aus Imidazolglycerolphosphat gebildet wird.

### Target

Pilocarpin bindet an postganglionäre, muskarinerge Acetylcholinrezeptoren und wirkt als Agonist, was zur Erregung des Parasympathikus führt (direktes Parasympathomimetikum).

### Pharmakologie

Als Parasymphatomimetikum führt Pilocarpin über die Aktivierung des Muskarinrezeptors zur Steigerung der Sekretionsaktivität exokriner Drüsen, z. B. von Schweiß-, Speichel-, und Tränendrüsen. Die Erhöhung des Tonus der glatten Muskulatur und insbesondere des Musculus ciliaris (Pupillenverenger) ist Grundlage für die therapeutische Verwendung von Pilocarpin bei Glaukom.

### Wirksamkeit, therapeutischer Einsatz

Die Substanz besetzt als direktes Parasympathomimetikum die muskarinergen Acetylcholinrezeptoren. Am Auge bewirkt Pilocarpin die Kontraktion des Musculus sphincter pupillae sowie eine Erschlaffung des Musculus dilatator pupillae und damit eine Miosis. Da sich zusätzlich der Musculus ciliaris zusammenzieht, kann das Kammerwasser durch das Trabekelwerk abfließen und der Augeninnendruck sinkt. Pilocarpin wird zur lokalen Therapie des chronischen Offenwinkelglaukoms wie auch bei akutem Winkelblockglaukom angewendet.

Eine weitere Indikation für Pilocarpin (in Form eines Gels) ist die strahleninduzierte Mundtrockenheit. Auch beim Sjögren-Syndrom, einer chronisch-entzündlichen Autoimmunerkrankung, die vor allem die Tränen- und Speicheldrüsen betrifft, wird Pilocarpin zur Steigerung der Sekretion eingesetzt.

---

**Das Pilocarpin-Modell in der Epilepsie-Forschung**

Pilocarpin ist als Tool für die experimentelle Epilepsie-Forschung von unschätzbarem Wert: Durch die Injektion von Pilocarpin werden epileptische Krampfanfälle ausgelöst (Pilocarpin-Modell), die sich in der Folge zu einem einzigen, andauernden Anfallsereignis ausweiten, beschrieben als Status epilepticus. Der Status epilepticus kann dann pharmakologisch unterbrochen werden und so u. a. zur Testung von Arzneistoffen nützlich sein. Nach einer anfallsfreien Latenzphase treten jedoch erneut Anfallsereignisse auf und die chronische Phase der Epilepsie beginnt. Die Bindung von Pilocarpin an $M_1$- und $M_2$-Rezeptoren erhöht die $Ca^{2+}$- und $K^+$-Leitfähigkeit in der Zellmembran und verstärkt das Auftreten von exzitatorischen postsynaptischen Potenzialen in den entsprechenden Neuronen. So kommt es zur erhöhten Erregbarkeit des Nervensystems.

---

Pilocarpin hat weiterhin eine wichtige Funktion in der Diagnostik und dient als Werkzeug in der experimentellen Forschung: Der Pilocarpin-Iontophorese-Schweißtest wird zur Diagnose der Mukoviszidose verwendet. Die Entdeckung, dass der Schweiß von Mukoviszidose-Patienten einen erhöhten Salzgehalt aufweist, führte 1959 zur Einführung des „Gibson und Cooke Schweißtests" als Diagnoseverfahren. Bis heute ist der Schweißtest der Goldstandard für die Diagnose von Mukoviszidose. Pilocarpin, das schon in sehr geringer Dosis eine starke Sekretion der Schweißdrüsen bedingt, wird gezielt an eine bestimmte Hautregion gebracht, an der dann der Schweiß gesammelt wird. Mithilfe physikalischer und chemischer Messmethoden kann der Salzgehalt bestimmt werden. Der Test ist auch für die Anwendung bei Neugeborenen geeignet.

### Geschichte

---

**Pilocarpin – Beginn der medikamentösen Glaukomtherapie**

Die ersten Berichte über den Jaborandistrauch und die Wirkungen der Pflanze brachten der Holländer Willem Piso (1611–1678) und der Sachse Georg Marcgraf (1610–1644) im Jahr 1644 von ihrer achtjährigen Forschungsreise durch Brasilien nach Europa. Zunächst war unter Medizinern nur die schweißtreibende Wirkung bekannt. Doch schon bald wurde begonnen, nach weiteren Anwendungsmöglichkeiten zu suchen. Mit Aufgüssen aus Jaborandiblättern beschäftigte sich der Ophthalmologe Adolf Weber (1829–1915) im Jahr 1876. Er hatte erfahren, dass ein Jahr zuvor zwei Chemiker das Hauptalkaloid des Jaborandistrauchs (Pilocarpin) isoliert hatten. Von der Firma Merck erhielt er eine kleine Menge dieser Substanz. Nachdem Weber herausgefunden hatte, dass das Alkaloid am Auge zur Miosis führt, veröffentlichte er im Jahr 1877 seine Erkenntnisse. In seiner Habilitationsschrift mit dem Titel „Die Ursache des Glaukoms" verglich er die Wirkung von Pilocarpin mit der des im Jahr 1864 gefundenen Physostigmins. In der Zusammenfassung seiner Schrift verlieh er seiner Hoffnung Ausdruck, dass Pilocarpin in Kürze die Iridektomie in vielen Fällen überflüssig machen könnte. Damals war die Iridektomie (das Ausschneiden der Iris) die einzige Möglichkeit der Glaukombehandlung. Dies war der Anfang der medikamentösen Glaukomtherapie. Es wurde damals zunächst angenommen, dass das Weitstellen der Pupillen nach Pilocarpingabe einen akuten Winkelblock auslösen konnte und dass es rein mechanisch in der Folge zu einer Senkung des Augeninnendrucks kommt. Erst viele Jahre später wurde der zugrunde liegende Wirkmechanismus vollständig erschlossen. Tatsächlich war Pilocarpin bis in die jüngste Zeit das wichtigste Arzneimittel in der Glaukomtherapie. Betablockern wie Timolol, $\alpha_2$-Adrenozeptor-Agonisten wie Clonidin und Prostaglandine wie Latanoprost haben die Anwendung von Pilocarpin in der Augenheilkunde stark zurückgedrängt, da diese Stoffe im Gegensatz zu Pilocarpin keine Miosis bewirken.

---

**10**

**o Abb. 10.17** Das Sexualhormon Progesteron

### 10.1.12 Progesteron

**Vorkommen, Struktur, Stoffklasse, Biosynthese**
Progesteron, das in fast allen tierischen Geweben vorkommt, ist ein wichtiges, weibliches Sexualhormon. Über seine physiologische Rolle beim Mann ist kaum etwas bekannt. Bei Frauen wird es hauptsächlich vom Gelbkörper und während der Schwangerschaft von der Plazenta gebildet. Bei Männern bilden die Leydig-Zwischenzellen in den Hoden den Hauptanteil. Geringe Mengen an Progesteron werden bei Frauen und Männern auch von der Nebennierenrinde synthetisiert.

Progesteron ist ein Steroidhormon, das über den Isoprenstoffwechsel gebildet wird. Substanzen, die ähnliche Eigenschaften aufweisen wie Progesteron, werden unter dem Begriff Gestagene zusammengefasst (o Abb. 10.17 und o Abb. 10.18).

**Target**
Progesteron bindet an Progesteronrezeptoren, die wie die Glucocorticoidrezeptoren und die Estrogenrezeptoren zu den nukleären Rezeptoren gehören.

Progesteron beeinflusst die Genexpression einer Zelle, da es nach Bindung an seinen Rezeptor als Rezeptor-Ligand-Komplex in den Zellkern transloziert und an spezifische DNA-Sequenzen bindet (Prinzip des ligandenaktivierten Transkriptionsfaktors) und dadurch die Transkription entsprechender Gene beeinflusst.

**Pharmakologie**
Wie im Profil der Substanz 17β-Estradiol bereits erwähnt ist Progesteron ein wichtiger Faktor bei der neuroendokrinen Steuerung des weiblichen Zyklus. Es steuert den zyklischen Auf- und Abbau des Endometriums im Verlauf des Menstruationszyklus und ist an nahezu allen Vorgängen der weiblichen Reproduktion beteiligt. Dazu gehören der Eitransport, die sekretorische Umformung des Endometriums, die Zusammensetzung und Beschaffenheit des Uterus- und Zervikalsekrets und eine schwangerschaftserhaltende Wirkung durch Hemmung der Gebärmuttermuskulatur.

**Wirksamkeit, therapeutischer Einsatz**
Progesteron wird als Medikament nur selten eingesetzt. Als Vaginalzäpfchen soll Progesteron nach einer künstlicher Befruchtung und Einsetzen des Embryos in die Gebärmutter den Erhalt der Schwangerschaft im Frühstadium unterstützen.

Gestagene hingegen werden häufig eingesetzt. Die wichtigsten Einsatzgebiete der Gestagene sind die hormonelle Kontrazeption und die postmenopausale Hormonersatztherapie. Die bekanntesten Gestagenderivate, die meist in Kombination mit Estrogenen eingesetzt werden, sind Norethisteronacetat, Medrogeston, Dehydrogesteron, Levonorgestrel und Medroxyprogesteronacetat (o Abb. 10.18).

**o Abb. 10.18** Norethisteron, Medrogeston, Dehydrogesteron, Levonorgestrel, Medroxyprogesteron, Mifepriston und Ulipristalacetat

**Die besonderen Einsatzgebiete der Progesteron-rezeptor-Modulatoren Mifepriston und Ulipristalacetat**

Als Progesteronrezeptor-Modulator wird Mifepriston (RU486, ○Abb. 10.18) als Abortivum eingesetzt. Es ist ein Progesteronantagonist mit einer fünfmal höheren Affinität für Progesteronrezeptoren. Innerhalb von 48 Stunden nach Einnahme von Mifepriston kommt es zum Öffnen des Muttermundes und zur Ablösung der Gebärmutterschleimhaut.

Ein selektiver Progesteronrezeptor-Modulator ist ebenfalls Ulipristalacetat (○Abb. 10.18), das zur Notfallkontrazeption innerhalb von 5 Tagen nach einem Geschlechtsverkehr zugelassen ist. Die Wirkung von Ulipristalacetat als „Pille danach" liegt darin, dass es den Eisprung verhindert.

## Geschichte

Progesteron wurde von G. W. Corner und W. M. Allen 1928 entdeckt. Die Synthese von Progesteron aus Diosgenin gelang Ende der 1930er Jahre. L. M. Cárdenas und C. Djerassi befassten sich in den 1950er Jahren mit der Synthese von Gestagenen. Mit der Synthese des Norethisteron wurden sie zu den Vätern der Antibabypille.

## 10.1.13 Prostaglandine

### Vorkommen, Struktur, Stoffklasse, Biosynthese

Prostaglandine kommen im tierischen und menschlichen Organismus fast ubiquitär vor, sie werden in den verschiedenen Zellen oder Organen aber kaum gespeichert, sondern sie werden nach Bedarf neu synthetisiert und freigesetzt. Früher wurden Prostaglandine aus Weichkorallen isoliert, heute werden Prostaglandine synthetisch hergestellt. Die Bezeichnung Prostaglandine geht darauf zurück, dass die Prostaglandine zum ersten Mal in der menschlichen Samenflüssigkeit entdeckt und für ein Sekret der Prostata gehalten wurden.

Bei den Prostaglandinen werden drei Hauptgruppen (Serien) unterschieden. Die Prostaglandine der Serie 1 leiten sich von Dihomo-γ-linolensäure ab, Prostaglandine der Serie 2 von Arachidonsäure und Prostaglandine der Serie 3 von Eicosapentaensäure (EPA). Die Zahlen 1, 2 und 3 weisen auf die Anzahl an Doppelbindungen in der Seitenkette hin.

Innerhalb der drei Gruppen werden Prostaglandine aufgrund von Substitution und Oxidationsgrad des zyklischen Rings (Prostansäure) in Prostaglandine PGA, PGB, PGC, PGD, PGE, PGF, PGG, PGH und PGI unterschieden (○ Abb. 10.19). Mit den griechischen Buchstaben $\alpha$ und $\beta$ wird die Konfiguration von Substituenten an C9 beschrieben (z. B. in $PGF_{2\alpha}$).

### Target

Prostaglandine binden an verschiedene Rezeptoren, die zu der Gruppe der G-Protein-gekoppelten Membranrezeptoren gehören. Entsprechend der höchsten Affinität für Prostaglandine der D, E, F und I-Serie bzw. für Thromboxan $A_2$ werden sie als DP, EP, FP, IP und TP-Rezeptoren bezeichnet. Innerhalb dieser Haupttypen werden Subtypen unterschieden. Bekannt sind heute zehn unterschiedliche Rezeptoren, die als $DP_1$-, $DP_2$-, $EP_1$-, $EP_2$-, $EP_3$-, $EP_4$-, FP-, $IP_1$-, $IP_2$- und TP-Rezeptoren bezeichnet werden.

### Pharmakologie

Prostaglandine der Serie 1 wirken entzündungshemmend und verringern die Blutgerinnung. Prostaglandine der Serie 2 verursachen Entzündungen, verengen die Blutgefäße und verstärken die Blutgerinnung und die Schmerzwahrnehmung und wirken im Magen zytoprotektiv. Prostaglandine der Serie 3 weisen ebenfalls entzündungshemmende Eigenschaften auf. Spezifische Funktionen der wichtigsten im Körper vorkommenden Prostaglandine sind in ▫ Tab. 10.3 zusammengefasst.

**10**

▫ **Tab. 10.3** Funktionen wichtiger im Körper vorkommender Prostaglandine

| Prostaglandin | Biologische Funktion |
|---|---|
| $PGE_2$ | $PGE_2$ steigert in der Niere die lokale Perfusion und fördert die Freisetzung von Renin. Darüber hinaus steigert es in niedrigen Konzentrationen bzw. senkt in hohen Konzentrationen die Thrombozytenaggregation ($EP_1$-, $EP_2$- und $EP_3$-Rezeptoren), fördert die Vasodilatation ($EP_2$-Rezeptoren), aktiviert sensorische Nervenendigungen ($EP_2$-Rezeptoren) und hemmt die Freisetzung von Neurotransmittern im autonomen Nervensystem, hemmt die Lipolyse und wirkt über eine vermehrte Schleim- und Bicarbonatbildung der Mucosazellen magenprotektiv ($EP_3$-Rezeptoren). |
| $PGD_2$ | $PGD_2$ wirkt bronchokonstriktiv, senkt die Körpertemperatur, wirkt schlafanstoßend und vasodilatorisch (DP-Rezeptoren). |
| $PGF_{2\alpha}$ | $PGF_{2\alpha}$ regt die glatte Gebärmuttermuskulatur zu Kontraktionen an und sensibilisiert für Oxytocin (FP-Rezeptoren). |
| $TXA_2$ | $TXA_2$ aktiviert die Thrombozytenaggregation und die Kontraktion sämtlicher glatter Muskeln an Gefäßen und Luftwegen (TXA2-Rezeptoren). |
| $PGI_2$ (Prostacyclin) | Die Wirkungen von $PGI_2$ sind Vasodilatation, Temperaturanstieg, Erhöhung der Schmerzempfindlichkeit, Hemmung der Thrombozytenaggregation und parakrine Stimulierung der Bikarbonatsekretion (IP-Rezeptoren). |

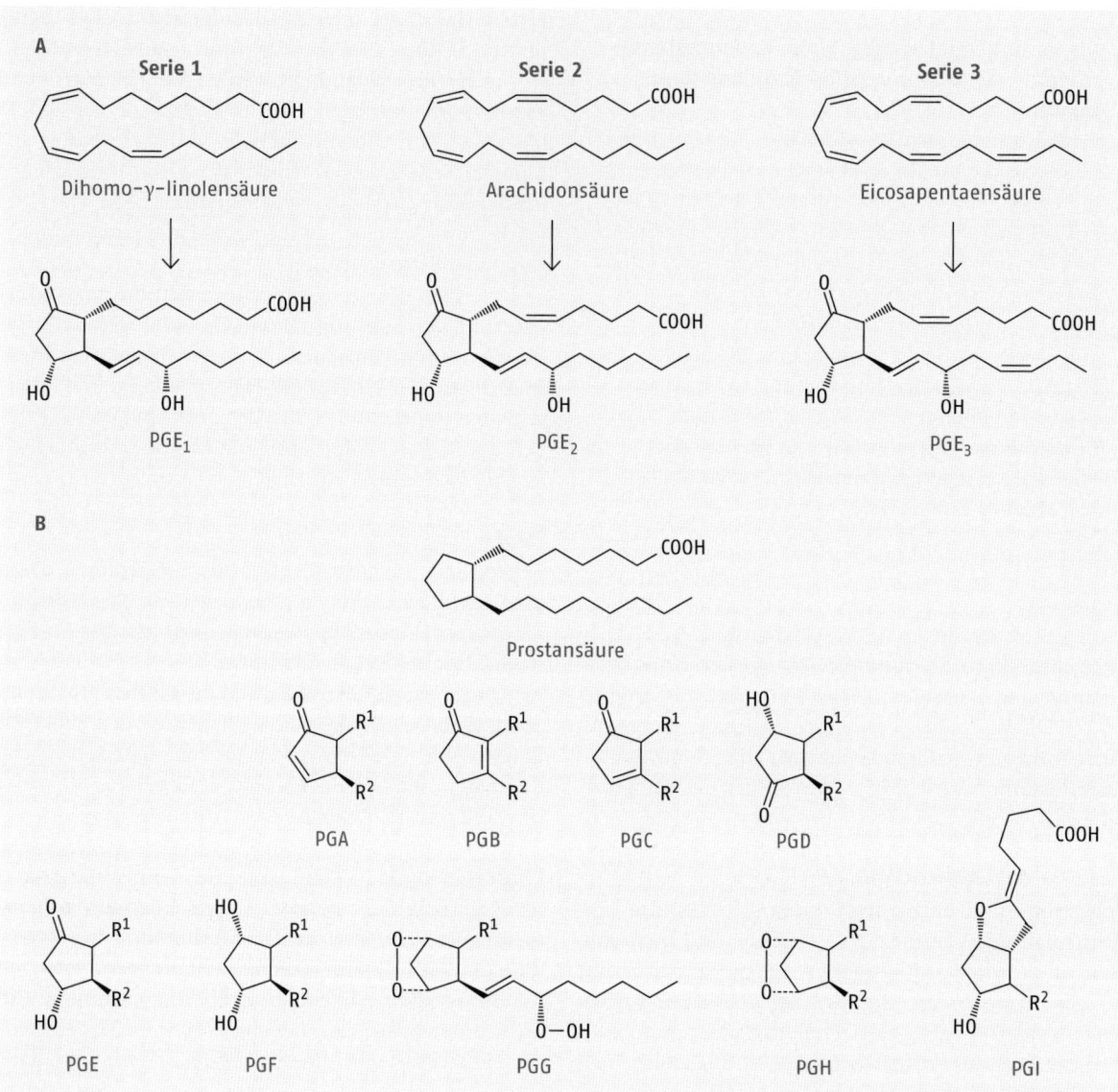

**Abb. 10.19** **A** Haupttypen der Prostaglandine: Die Zuordnung eines Prostaglandins zu einer der Serien 1–3 erfolgt über die Seitenkette. **B** Prostaglandin-Subtypen: Die Zuordnung eines Prostaglandins zu einem Subtypen erfolgt über den Oxidationsgrad des zyklischen Rings der Prostansäure und den Substituenten am Ring. $R_1$ und $R_2$: Prostaglandine, die einer der in **A** gezeigten Serien zugeordnet sind, weisen die dort jeweils dargestellten Reste auf.

### Wirksamkeit, therapeutischer Einsatz

Basierend auf der intensiven Forschung der letzten Jahre wurden zahlreiche Prostaglandine entwickelt, die als Arzneistoffe bei verschiedenen Indikationen zugelassen sind (◘ Tab. 10.4).

### Geschichte

Die Geschichte der Prostaglandine begann 1930, als R. Kurzrok und C. C. Lieb die kontrahierende und relaxierende Wirkung von Samenflüssigkeit auf die glatte Muskulatur des Uterus beobachteten. 1935 legte Ulf von Euler-Chelpin den Grundstein der Prostaglandinforschung. Eine der Samenflüssigkeit eines Schafes entnommene Fraktion regte die glatte Muskulatur im Ute-

rus und im Herzmuskel an. Die Bezeichnung Prostaglandin geht auf von Euler zurück, der den Hauptsyntheseort in der Prostatadrüse sah. 1957 gelang die Isolierung und 1958 die Strukturaufklärung des ersten Prostaglandins. 1982 wurde dem schwedischen Biochemiker Sune Bergström, seinem Schüler Bengt Samuelsson und dem britischen Pharmakologen John Vane der Nobelpreis für Medizin für ihre Arbeiten mit Prostaglandinen vergeben.

◘ **Tab. 10.4** Anwendungsgebiete der Prostaglandine

| Prostaglandin | Einsatzgebiet |
|---|---|
| Dinoproston (PGE$_2$) | Einsatz zur Geburtseinleitung |
| Gemeprost (16,16–Dimethyl–*trans*–delta 2–PGE$_1$–methylester) | Einsatz zur Erweichung und Erweiterung des Gebärmutterhalses im Rahmen der Vorbereitung einer Uterus–Behandlung |
| Misoprostol (ein an Position C15 dehydroxyliertes und an C16 hydroxyliertes und methyliertes PGE$_1$–Derivat) | Zur Vorbeugung und Behandlung von medikamentenbedingten Schleimhautschädigungen des Magens und Zwölffingerdarms |
| Alprostadil (PGE$_1$) | Zur Behandlung der erektilen Dysfunktion, Therapie schwerer Herzfehler bei Neugeborenen |
| Epoprostenol (PGI$_2$) | Zur Therapie der pulmonalen arteriellen Hypertonie |
| Iloprost (PGI$_2$) | Zur Behandlung der Thrombangiitis obliterans und der pulmonalen Hypertonie |
| Latanoprost (PGF$_{2\alpha}$–Analogon), Travoprost (PGF$_{2\alpha}$–Analogon), Bimatoprost, Tafluprost | Behandlung eines erhöhten Augeninnendrucks |

## 10.1.14 Psilocybin

### Vorkommen, Struktur, Stoffklasse, Biosynthese

Psilocybin, das u. a. aus dem Pilz *Psilocybe mexicana* gebildet wird, (◘ Abb. 10.20) ist ein einfaches Indolalkaloid, dessen Biosynthese über Tryptophan verläuft (▸ Kap. 4.4.1).

### Target

Psilocybin vermittelt seine Effekte über eine Aktivierung von 5-HT (Serotonin)-Rezeptoren. Diese Rezeptoren finden sich im Zentralnervensystem, im Magen-Darm-Trakt, im Herz-Kreislauf-System und im Blut. Sie sind wichtig für die Blutgerinnung, die Steuerung des Tag-Nacht-Rhythmus und beeinflussen zahlreiche biochemische Vorgänge im Körper. Bekannt sind mindestens 14 verschiedene 5-HT-Rezeptoren, die in 7 Familien zusammengefasst werden. Die meisten von ihnen sind G-Protein-gekoppelte Rezeptoren.

### Pharmakologie

Psilocybin ist ein Strukturanalogon des Serotonins. Es wird im Körper durch die alkalische Phosphatase zu Psilocin dephosphoryliert. Es wird davon ausgegangen, dass Psilocin der eigentlich psychedelisch wirksame Stoff ist. Wie erwähnt lässt sich die Wirkung vorrangig auf die Aktivierung von 5-HT-Rezeptoren zurückführen. Mit besonders hoher Affinität bindet das Psilocybin dabei an den Rezeptor 5-HT$_{2A}$. Durch Antagonisierung dieses Rezeptors mit Ketanserin (Ketanserin ist ein Arzneistoff aus der Gruppe der Serotoninantagonisten, der zur Behandlung des Bluthochdrucks eingesetzt wird) können die psychotomimetischen Effekte des Psilocins vollständig aufgehoben werden. Psilocin weist keine agonistische Wirkung an Dopamin-D$_2$-Rezeptoren auf. Da es jedoch durch die Aktivierung von 5-HT-Rezeptoren zu einer vermehrten Ausschüttung von Dopamin im Corpus striatum kommt, kann auch die Gabe von D$_2$-Rezeptor-Antagonisten wie Haloperidol die psychotomimetische Wirkung des Psilocins stark abschwächen.

### Wirksamkeit, therapeutischer Einsatz

Psilocybin hat sowohl eine physische als auch eine psychische Wirkung auf den Körper. Zu den somatischen Effekten zählt zum einen eine leichte Sympathikusaktivierung. Diese geht mit dafür typischen Symptomen wie einer Mydriasis oder einer Steigerung von Blutdruck und Herzfrequenz einher. Zum anderen kann es zu Übelkeit, Erbrechen oder Tremor kommen.

Die Wirkung auf die Psyche und das Verhalten ist äußerst komplex und vielgestaltig. Die Einnahme von Psilocybin führt zu vorübergehenden, tiefgreifenden Veränderungen in der Funktionsweise und Qualität des menschlichen Bewusstseins. Geringe Dosen führen zu Benommenheit und wirken stimmungsaufhellend, anxiolytisch und antidepressiv. Mit einer Dosiserhöhung kommt es zu Bewusstseins- und Wahrnehmungsveränderungen. Solche Zustände sind u. a. durch Illusionen, Halluzinationen, Synästhesien und Veränderungen in der Raum-, Zeit- und Selbstwahrnehmung geprägt. Die

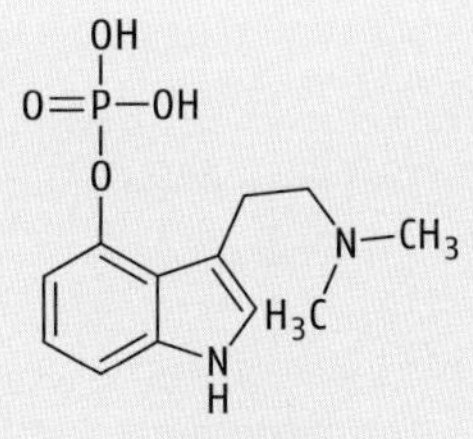

Psilocybin

◘ **Abb. 10.20** Das Indolalkaloid Psilocybin

Aufmerksamkeit ist beeinträchtigt und es kann zu traumähnlichen Zuständen kommen. Die Wirkung von Psilocybin setzt nach 20–40 min ein und ist nach 60–90 min maximal. Das Risiko einer Abhängigkeitsentwicklung wird als sehr gering eingestuft.

---

### Psilocybin – ein Arzneistoff der Zukunft?

Seit Wiederaufnahme der Forschung mit Psilocybin wurden zahlreiche Studien mit der Substanz durchgeführt und bis heute haben mehrere tausend Personen an Studien teilgenommen. Mögliche Einsatzgebiete sind Abhängigkeitserkrankungen (z. B. Alkoholabhängigkeit, Nicotinabhängigkeit), Zwangserkrankungen, Clusterkopfschmerz und Depressionen. Da Psilocybin anxiolytisch und antidepressiv wirkt, wird sein Einsatz in der Sterbebegleitung besonders bei Krebspatienten im Endstadium intensiv diskutiert.

---

### Geschichte

Schon vor 3000 Jahren wurden halluzinogene Pilze in Mexiko bei spirituellen Ritualen und heiligen Zeremonien verwendet. Erst 1958 wurde Psilocybin entdeckt und 1959 gelang die Synthese der Verbindung. In den 1960er-Jahren wurde Psilocybin besonders in den USA als Modedroge entdeckt, einige Jahre später wurde die Einnahme der Substanz verboten.

### 10.1.15 Testosteron
#### Vorkommen, Struktur, Stoffklasse, Biosynthese

Testosteron kommt in fast allen menschlichen und tierischen Geweben vor. Beim Menschen kommt es an Albumin oder an das sexualhormonbindende Globulin (SHBG) gebunden sowohl bei Frauen als auch bei Männern vor, jedoch in unterschiedlichen Konzentrationen. Testosteron wird bei Männern in der Hauptsache im Hoden produziert. Bei Frauen produzieren die Eierstöcke und die Nebennierenrinde geringe Mengen an Testosteron. Ein Teil des Testosterons wird durch das Enzym 5α-Reduktase zu dem stärker wirksamen Dihydrotestosteron umgewandelt.

Testosteron ist ein Steroidhormon, das über den Isoprenstoffwechsel gebildet wird. Es gehört wie 19-Nortestosteron und Dihydrotestosteron zu den anabolen/androgenen Steroiden. (o Abb. 10.21).

### Target

Testosteron bindet an Androgenrezeptoren, die zu den Steroidhormonrezeptoren gehören. Der Komplex beeinflusst als nukleärer Transkriptionsfaktor die Transkription spezifischer Zielgene über eine direkte Interaktion mit regulatorischen Sequenzen der DNA.

### Pharmakologie

Testosteron bewirkt die Entwicklung des Penis, des Hodensacks, der akzessorischen Geschlechtsdrüsen sowie der sekundären Geschlechtsmerkmale. Außerdem ist es für die Reifung der Spermien, für den Aufbau von Muskeln und für das Wachstum von Barthaaren verantwortlich. Darüber hinaus kann es bei unsachgemäßer Anwendung von Testosteron (z.B. Einnahme als Dopingmittel) zu schweren psychischen Störungen kommen. Testosteron wird durch besonders im Fett vorkommende Aromatasen in Estrogene umgewandelt. Besonders bei übergewichtigen Männern führt das entstehende Estrogen zur Verweiblichung des männlichen Körpers.

### Wirksamkeit, therapeutischer Einsatz

Testosterone (Testosteronenantat, Testosteronundecanoat) werden bei Ausfall der endogenen Testosteronproduktion eingesetzt. Sie sind zugelassen bei männlichem Hypogonadismus, bei klinisch und labormedizinisch bestätigtem Testosteronmangel, zur Pubertätsinduktion bei Pubertas tarda bei Jungen und zur Unterdrückung eines übermäßigen Längenwachstums bei Knaben.

Die Suche nach neuen Testosteron-Derivaten wurde um 1935 aus rein medizinischen Gründen durchgeführt, doch schon bald wurden Bodybuilder und Leistungssportler Hauptinteressenten neuer Derivate. Gesucht wurden oral einsetzbare Verbindungen, die Depotcharakter haben, bei denen die anabole Wirkung überwiegt, und die nicht aromatisiert und damit zu Estrogen umgewandelt werden.

Es zeigte sich, dass Testosteron und -derivate (z.B. Boldenon, Testosteron) ein vergleichsweise schlechtes Verhältnis zwischen anaboler und androgener Wirkung aufweisen und leicht aromatisiert werden. 19-Nortestosteronderivate dagegen (z. B. Nandrolon, Norethandrolon) weisen ein recht günstiges Verhältnis zwischen anaboler und androgener Wirkung auf und werden kaum aromatisiert. Obwohl sie einen negativen Effekt

o **Abb. 10.21** Testosteron, 19-Nortestosteron und Dihydrotestosteron auf die körpereigene Hormonproduktion aufweisen, werden sie gerne als Anabolika verwendet.

Dihydrotestosteronderivate (z. B. Oxandrolon, Methenolon), die zudem ein recht günstiges Verhältnis zwischen anaboler und androgener Wirkung aufweisen, und kaum metabolisiert werden, wurden ebenfalls entwickelt. Als Nebenwirkungen sind Haarausfall, eine Prostatavergrößerung und Akne charakteristisch.

---

**Doping mit Testosteron**

Doping ist nicht nur ein Problem im Profisport, ein bekanntes Beispiel ist ein Etappensieg des Radrennfahrers Floyd Landis bei der Tour de France 2006, der auf die Einnahme von Testosteron zurückzuführen war, sondern auch im Freizeitsport und hier ganz besonders im Fitnessbereich. Immer mehr Jugendliche (nach Schätzungen 200 000) greifen auf Testosteronpräparate zurück, um durch Erhöhung der Muskelmasse dem „aktuellen Körperkult" folgen zu können. Die medizinischen Folgen des Dopings sind gravierend. Wissenschaftlich dokumentiert ist, dass bei Bodybuildern in den letzten 30 Jahren eine hohe Zahl von dopingbedingten Todesfällen zu verzeichnen ist. Todesursachen sind vielfältig und können Folgen einer Tumorerkrankung (z. B. Nieren- und Leberkrebs), einer Herzerkrankung, einer Erkrankung des Herz-Kreislauf-Systems und eines Blutgerinnsels sein. Aber auch die nicht unmittelbar zum Tode führenden Nebenwirkungen (Verweiblichung beim Mann, Vermännlichung bei der Frau) sind von großer Tragweite.

---

**Geschichte**
Adolf Butenandt isolierte 1931 Testosteron aus 10 000 Litern Urin. 1934 gelingt die Synthese von Testosteron. 1939 erhielten L. Ruzicka und A. Butenandt für ihre Arbeiten am Testosteron den Nobelpreis für Chemie, wobei Butenandt diese Ehrung auf Druck der nationalsozialistischen Regierung (A. Hitler hatte nach der Verleihung des Friedensnobelpreises an Carl von Ossietzky Deutschen verboten, den Nobelpreis anzunehmen) ablehnen musste und erst 1949 die Medaille und die Urkunde entgegen nehmen konnte.

### 10.1.16 Tetrahydrocannabinol
**Vorkommen, Struktur, Stoffklasse, Biosynthese**
Tetrahydrocannabinol (THC) kommt vor allem in *Cannabis sativa*, aber auch in anderen Hanfarten, z. B. in *Cannabis indica*, vor. Medizinisch werden sowohl Cannabisblüten und -extrakte, aber auch isolierte Inhaltsstoffe und daraus entwickelte vollsynthetische Derivate verwendet. Die getrockneten weiblichen Blütenstände (Marihuana) und das Harz der Hanfpflanze (Haschisch) sind als Rauschdrogen bekannt.

THC, genauer Δ9-THC, weist vier Stereoisomere auf, von denen (−)-Δ9-*trans*-THC, das auch als Dronabinol bezeichnet wird, die mit Abstand wichtigste Verbindung ist (○ Abb. 10.22).

THC stammt aus dem Polyketid- und Terpenstoffwechsel. Hexanoyl-CoA ist Startereinheit einer PKS III deren Produkt Olivetolsäure zu sein scheint. Olivetolsäure und Geranylgeranyldiphosphat werden enzymatisch zu Cannabigerolsäure addiert, die dann zur Tetrahydrocannabinolsäure (THCA) zyklisiert wird. THC liegt in der Pflanze überwiegend als THCA vor, die nicht-enzymatisch vor allem durch Wärme zu THC decarboxyliert.

**Target**
THC bindet als Partialagonist an die Cannabinoidrezeptoren $CB_1$ und $CB_2$.

**Pharmakologie**
Die transmembranären Cannabinoidrezeptoren kommen zwar überall im Körper vor, $CB_1$ dominiert aber auf zentralen und peripheren Neuronen, $CB_2$ auf Immunzellen. Beide sind G-Protein-gekoppelte Rezeptoren, die intrazellulär zur Inaktivierung der Adenylatcyclase führen. $CB_1$ ist vor allem präsynaptisch lokalisiert und für die Inhibierung der Freisetzung verschiedener Neurotransmitter verantwortlich (z. B. GABA, Glutamat, Noradrenalin, Serotonin, Dopamin). Neben der Verringerung der cAMP-Spiegel kommt es nach Aktivierung des $CB_1$-Rezeptors durch eine Beeinflussung von Kalium- und Calciumkanälen zur Abnahme der intrazellulären $K^+$- und $Ca^{2+}$-Konzentration sowie zur Aktivierung der MAP-Kinasen und der Phospholipase C. Die $K_i$-Werte für THC liegen für beide Rezeptoren im niedrigen zweistelligen nanomolaren Bereich. Die körpereigenen Liganden für $CB_1$ und $CB_2$ sind die Endocannabinoide Anandamid, 2-Arachidonylglycerol (2-AG) und 2-Arachidonylglycerolether (2-AGE), die als Vollagonisten wirken.

Neben den unten dargestellten therapeutischen Wirkungen besitzt THC eine breite Palette an akuten psychogenen Effekten, z. B. Euphorie, Redseligkeit, Bewusstseinsveränderungen, intensivere Wahrnehmungen, aber auch Sedierung, Angst und Beeinträchtigung des Gedächtnisses.

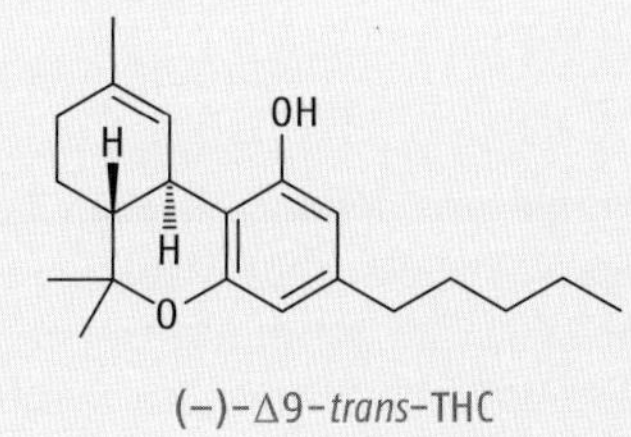

(−)-Δ9-*trans*-THC

○ **Abb. 10.22** (−)-Δ9-*trans*-Tetrahydrocannabinol (Dronabinol)

## Wirksamkeit, therapeutischer Einsatz

Die Diskussion um die Wirksamkeit von THC (bzw. Cannabis-Extrakten) wird kontrovers und oft nicht ganz rational geführt. Basis für eine wissenschaftlich fundierte Auseinandersetzung muss der klinische Evidenznachweis sein. In der Öffentlichkeit herrscht oft der Eindruck, dass es sich bei THC um einen therapeutisch hochwirksamen Stoff handelt, dessen breite Anwendung vielen Patienten bisher aufgrund des geltenden Betäubungsmittelrechts verwehrt wurde. Dies trifft bei nüchterner Betrachtung – die unerwünschten psychotropen Effekte sind hier unbedingt auszuklammern – allerdings so nicht zu. Cannabinoide scheinen Symptome verschiedener schwererer Erkrankungen positiv beeinflussen zu können, die zu erzielenden Effekte sind aber von einem therapeutischen Durchbruch weit entfernt. Klinische Studien liegen insbesondere für die Behandlung von Spasmen bei multipler Sklerose und bei chemotherapieinduziertem Erbrechen vor (siehe unten). Auch für die Wirksamkeit bei chronischen und neuropathischen Schmerzen gibt es Belege. Für alle anderen häufig diskutierten Anwendungsgebiete (z. B. Entzündungen, Schlafstörungen, Glaukom) sind die Evidenzen eher schwach.

Dronabinol ist in Deutschland bisher nicht als Fertigarzneimittel verfügbar, sondern wird als Rezepturarzneimittel (Betäubungsmittel-Rezept) in Form von Kapseln oder öligen Tropfen hergestellt. Als Bestandteil eines standardisierten Dickextrakts aus *Cannabis sativa*, der neben THC auch Cannabidiol enthält und den Namen Nabiximols trägt, steht es seit 2011 als Spray zur Anwendung in der Mundhöhle (Sativex®) zur Verfügung. Sativex® ist als Add-on-Therapie zur Verbesserung von mittelschweren bis schweren Spastiken bei multipler Sklerose (MS) zugelassen. Voraussetzung für die Behandlung ist, dass die MS-Patienten nicht angemessen auf eine andere antispastische Pharmakotherapie angesprochen haben, und Sativex® eine klinisch erhebliche Verbesserung der Symptomatik während eines Anfangstherapieversuchs gezeigt hat.

Das vollsynthetische THC-Derivat Nabilon (Canemes®) ist seit 2017 in Deutschland verfügbar. Zugelassen ist es zur Behandlung von Krebspatienten, die an Übelkeit und Erbrechen nach einer Chemotherapie leiden und nicht ausreichend auf andere antiemetische Therapien ansprechen.

## Geschichte

Die Arbeitsgruppe um den israelischen Forscher Raphael Mechoulam, Professor für Medizinische Chemie, konnte im Jahr 1964 THC nicht nur isolieren und seine Struktur aufklären, sondern auch eine Synthese präsentieren. 2010 wurde von dem Pharmazeuten Oliver Kayser an der TU Dortmund ein biotechnologisches Verfahren zur Produktion von THC vorgestellt.

## Cannabisblüten als Medizin

Mit dem Gesetz „Cannabis als Medizin" ist im März 2017 die arzneiliche Verwendung von Cannabis neu geregelt worden. Neben den bisher schon verfügbaren Dronabinol-Rezepturen und den Fertigarzneimitteln Sativex® (Nabiximols) und Canemes® (Nabilon), wird es im Einzelfall Patienten grundsätzlich ermöglicht, Cannabisblüten therapeutisch zu nutzen und von der gesetzlichen Krankenkasse erstattet zu bekommen. Voraussetzung ist neben der ärztlichen Verschreibung (Betäubungsmittelrezept) der Nachweis, dass eine schwere Erkrankung vorliegt, die durch andere Arzneimittel nicht adäquat therapiert werden kann, also das Fehlen einer Therapiealternative.

Aus pharmazeutischer Sicht problematisch ist zum einen die Auswahl der Cannabis-Sorte, zum anderen die Anwendungsart. Aus den zahlreichen Sorten, die sich in ihrem Gehalt an THC und Cannabidiol (CBD) stark unterscheiden, muss der Arzt eine Auswahl treffen, die aufgrund der unzureichenden Datenlage rational nur schlecht untermauert ist. Da in der Droge THC überwiegend als THC-Säure vorliegt, muss das Material vor der Anwendung aktiviert, d. h. erhitzt werden, um THC zu erhalten. Dies kann mittels Vaporisatoren erfolgen (inhalative Anwendung), aber auch durch Zubereitung als Tee oder als Gebäck (orale Zufuhr). Die Sinnhaftigkeit dieser Anwendungsarten darf aufgrund der mangelnden Dosiergenauigkeit pharmazeutisch durchaus in Frage gestellt werden.

Um die Versorgung mit Cannabisblüten in kontrollierter pharmazeutischer Qualität sicherzustellen, stellt das Gesetz den Anbau der Droge zu medizinischen Zwecken unter staatliche Kontrolle. Über den Anbau wacht die Cannabisagentur des Bundesinstituts für Arzneimittel und Medizinprodukte (BfArM). Um weitere Erkenntnisse über die Wirkung von Cannabis zu bekommen, ist mit der Verschreibung durch den Arzt eine wissenschaftliche Begleiterhebung verbunden.

## 10.1.17 Ursodesoxycholsäure

### Vorkommen, Struktur, Stoffklasse, Biosynthese

Ursodesoxycholsäure (UDCA, Urso) kommt in der Galle von Bären, insbesondere von asiatischen Schwarzbären, in hohen Konzentrationen vor. UDCA kann auch synthetisch hergestellt werden.

Ursodesoxycholsäure (UDCA) ist eine natürliche tertiäre Gallensäure (○ Abb. 10.23). Das Epimer Chenodesoxycholsäure besitzt eine vergleichbare therapeutische Wirkung wie UDCA. Chemisch ist UDCA ein Steroid, das über den Terpenstoffwechsel gebildet wird.

## Target

Gallensäurerezeptoren, beispielsweise der G-Protein-gekoppelte Plasmamembran-Rezeptor TGR5, der Gallensäuretransporter BSEP, und der Farnesyl-X-Rezeptor FXR, ein nukleärer Rezeptor, sind wichtige Zielstrukturen für die UDCA und verwandte Gallensäuren. Eine Hemmung der HMG-CoA-Reduktase wird ebenfalls diskutiert.

## Pharmakologie

UDCA wird passiv resorbiert, im enterohepatischen Kreislauf über die Galle ausgeschieden und teilweise über den Darm wieder aufgenommen.

UDCA fördert durch Aktivierung des Gallensäuretransporters BSEP die Gallensäuresekretion und hemmt die biliäre Cholesterolsekretion. Die Synthese von Cholesterol ist nach UDCA-Gabe durch Hemmung der HMG-CoA-Reduktase reduziert ebenso wie die Resorption von Cholesterol im Intestinum. In der Summe tragen diese Effekte zur Auflösung von Gallensteinen bei.

Darüber hinaus wirkt UDCA zytoprotektiv und immunmodulatorisch. Hier werden antioxidative und antiapoptotische Eigenschaften als zugrunde liegende Mechanismen diskutiert.

UDCA wird in vivo sehr rasch mit Taurin konjugiert, sodass einige pharmakologische Effekte, wie die Insertion und Aktivierung des Gallensäuretransporters BSEP in kanikulären Membranen und damit die Stimulation der Gallensekretion, der Tauroursodesoxycholsäure (TUDC) zugeschrieben werden.

**Abb. 10.23** Ursodesoxycholsäure und Chenodesoxycholsäure

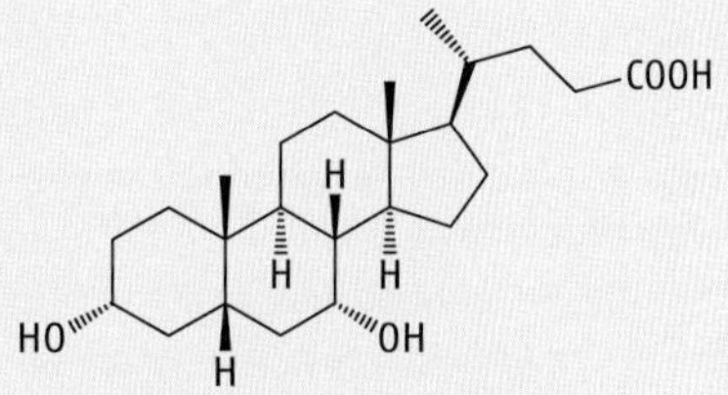

## Wirksamkeit, therapeutischer Einsatz

UDCA wird als Arzneistoff zur Auflösung von kleinen Cholesterol-Gallensteinen und zur Behandlung einer Reihe von Lebererkrankungen (z. B. primäre biliäre Zirrhose) eingesetzt. Die UDCA-Therapie ist die Therapie der Wahl bei einer primär sklerosierenden Cholangitis. Es wird außerdem bei intrahepatischer Schwangerschaftscholestase eingesetzt. Ob ein Einsatz bei anderen chronischen Lebererkrankungen, wie beispielsweise der Leberzirrhose, erfolgversprechend ist, wurde bis jetzt noch nicht endgültig geklärt.

---

**UDCA als Leitstruktur für synthetischer Derivate**

Der Farnesyl-X-Rezeptor (FXR), ein wichtiges Target der UDCA, spielt nicht nur eine Rolle in der Aufrechterhaltung der Gallensäuren-Homöostase, sondern kontrolliert auch wichtige Signalwege des Metabolismus, insbesondere des Fett- und Glucosestoffwechsels. Ähnliches wurde für den G-Protein-gekoppelten Plasmamembran-Rezeptor GP-BAR1/TGR5 gezeigt.

UDCA wird in neuerer Zeit als eine wertvolle Leitstruktur betrachtet, um Arzneistoffe gegen das metabolische Syndrom zu entwickeln. In diesem Zusammenhang sind unterschiedliche Derivate mit unterschiedlichen Target-Affinitäten charakterisiert worden. Neben dem sog. norUDCA weist das synthetische Gallensäurederivat Obeticholsäure (OCA) eine besonders hohe Affinität (Agonist) zum FXR Rezeptor auf und wird daher als Arzneistoff bei nichtalkoholischer Fettleber und möglicherweise anderen Facetten eines metabolischen Syndroms wie Diabetes Typ II entwickelt. Zur Behandlung der primären biliären Cholangitis ist OCA bereits in den USA zugelassen worden (Ocaliva[R]) und steht in Europa kurz vor der Zulassung.

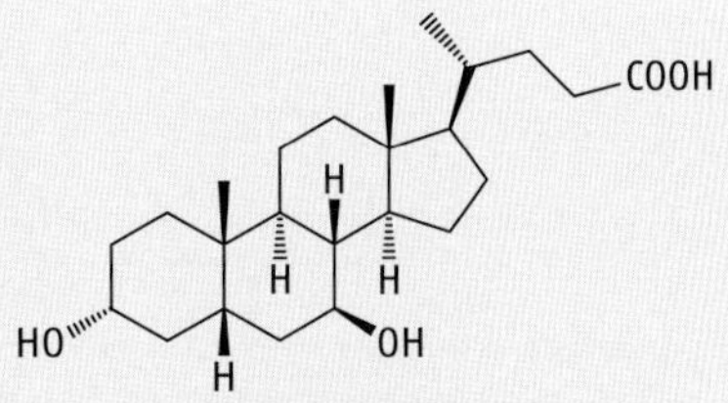

---

**Bärengalle in der traditionellen chinesischen Medizin**

Seit mehr als 1000 Jahren wird getrocknete Bärengalle in der traditionellen chinesischen Medizin (TCM) verwendet. Im staatlich-amtlichen chinesischen Arzneibuch wird beschrieben, dass Bärengalle in der traditionellen chinesischen Medizin bei Lebererkrankungen und Krämpfen angewendet wird. Bärengalle wird in China und anderen ost- und südostasiatischen Staaten durch Punktion der Gallenblase („Melken") von Bären gewonnen. Die Tiere werden auf Bärenfarmen gehalten, um die Jagd nach wild lebenden Bären zu reduzieren. Die zumeist zweimal tägliche Entnahme von Gallensaft stellt eine erhebliche Belastung für die Bären dar, die jährlich bis zu 2 kg getrocknete Galle geben. Obgleich der Hauptwirkstoff in der Bärengalle, die UDCA, durch chemische Synthese hergestellt werden kann und der Handel mit Bärenprodukten nach dem Washingtoner Artenschutz-Übereinkommen verboten ist, ist immer noch in vielen TCM-Medikamenten Bärengalle enthalten.

10

**o Abb. 10.24** Acarbose

Schätzungsweise werden zur Gewinnung von Galle in China bis zu 9000 Bären in über hundert Farmen gehalten. Um dies zu unterbinden wurde in Europa ein Schnelltest zum Nachweis von Bären-Proteinen entwickelt. Weiterhin hat das Europäische Parlament China im Rahmen der Olympischen Spiele in Peking (2008) öffentlich aufgefordert, die tierquälende Praxis der Bärengalle-Gewinnung und die Käfighaltung der Tiere auf engstem Raum in Gallebärenfarmen zu beenden.

### Geschichte
UDCA wurde 1927 von Shoda in Japan als ein Hauptbestandteil der Bärengalle des chinesischen Schwarzbären isoliert. 1936 wurde die chemische Struktur von UDCA durch Iwasaki aufgeklärt.

## 10.2 An Enzyme bindende Naturstoffe

### 10.2.1 Acarbose
**Vorkommen, Struktur, Stoffklasse, Biosynthese**
Acarbose kommt in verschiedenen Aktinomyceten vor und wird aus *Actinoplanes*-Stämmen gewonnen.

Acarbose wird als Pseudotetrasaccharid bezeichnet. Es besteht aus drei Glucose- und einem Cyclohexenyl-Molekül (o Abb. 10.24).

### Target
Acarbose hemmt α-Glucosidasen, die im Darm die Spaltung von Sacchariden katalysieren.

### Pharmakologie
Die Hemmung der Glucosidasen führt zu einer reduzierten Aufnahme von Glucose im Darm und als Folge zu einer verminderten Glucosekonzentration im Blut.

### Wirksamkeit, therapeutischer Einsatz
Die 1990 als Arzneimittel zugelassene Acarbose wird als orales Antidiabetikum primär bei nichtinsulinpflichtigen adipösen Typ-2-Diabetikern eingesetzt, wenn durch Diät oder körperliche Betätigung keine ausreichende Blutzuckereinstellung erreicht wird. Der Arzneistoff kann aber auch zusammen mit Sulfonylharnstoffen, Metformin oder Insulin eingenommen werden, wenn sich die Patienten nicht optimal einstellen lassen. Zu den häufigsten Nebenwirkungen gehören Verdauungsbeschwerden wie Blähungen, Darmgeräusche und Durchfall, die infolge der bakteriellen Gärung der Kohlenhydrate im Dickdarm auftreten.

### 10.2.2 Boswelliasäuren
**Vorkommen, Struktur, Stoffklasse, Biosynthese**
Boswelliasäuren kommen im Weihrauch (Olibanum), dem Harz der Weihrauchbäume (*Boswellia* spp., Burseraceae) vor. Der Indische Weihrauch (Olibanum indicum), der von *Boswellia serrata* (Salaibaum) stammt, ist im Europäischen Arzneibuch monographiert.

Boswelliasäuren (o Abb. 10.25) sind pentazyklische Triterpensäuren, die aus dem Isoprenstoffwechsel stammen. Wichtige Vertreter sind die α-Boswelliasäure, die β-Boswelliasäure und die Derivate 11-Keto-β-boswelliasäure (KBA) und 3-O-Acetyl-11-keto-β-boswelliasäure (AKBA).

### Target
Für AKBA wurde eine ganze Reihe an Targets postuliert, insbesondere die 5-Lipoxygenase (5-LO), aber auch die 12-LO, die Cyclooxygenase(COX)-1, die humane Leukozyten-Elastase (HLE) und die IκB-Kinase (IKK). Es zeigte sich allerdings, dass beispielsweise die im Plasma zu erreichenden Konzentrationen an AKBA für eine Hemmung der 5-LO zu niedrig sind. Mittlerweile wird davon ausgegangen, dass für die antiphlogistische Wirkung von Weihrauchharzextrakten eher die Inhibierung von Cathepsin G (eine für das Entzündungsgeschehen wichtige Serin-Protease) und der mikrosomalen Prostaglandin-E-Synthase-1 (mPGES-1) durch die β-Boswelliasäure verantwortlich ist.

### Pharmakologie
Die pharmakologische Aktivität von Weihrauchharzextrakten und isolierten Triterpensäuren wurde in zahlreichen In-vitro-Experimenten und auch in Tierversuchen nachgewiesen. Insbesondere die antiphlogistische Wirkung ist präklinisch belegt.

α-Boswelliasäure

β-Boswelliasäure

11-Keto-β-boswelliasäure (KBA)

3-O-Acetyl-11-keto-β-boswelliasäure (AKBA)

## Wirksamkeit, therapeutischer Einsatz

2002 hat die europäische Arzneimittel-Zulassungsbehörde EMA dem Weihrauchharzextrakt der Firma Pharmasan den Orphan-drug-Status für die Behandlung perifokaler Ödeme, die durch Gehirntumore bedingt sind, zuerkannt. 2006 wurde der Orphan-drug-Status auf Wunsch des Herstellers zurückgezogen. Eine Begründung hierfür ist nicht bekannt.

Weder das Weihrauchharz an sich, noch Extrakte oder isolierte Boswelliasäuren haben in Deutschland eine Zulassung als Arzneimittel. Zwar wurden zahlreiche klinische Studien, vor allem in den Indikationsgebieten Osteoarthritis, Morbus Crohn, Colitis ulcerosa, Hirntumore und Asthma durchgeführt, die durchaus eine Wirksamkeit erkennen lassen. Leider erfüllen sie aber nicht die Qualitätskriterien, die an zulassungsrelevante Studien zu stellen sind. Vor allem aufgrund ihrer oft sehr geringen Probandenzahl sind sie eher als Pilotstudien zu betrachten.

### Mythos Weihrauch

In den antiken Hochkulturen des Mittelmeerraums wurde Weihrauchharz bei religiösen Kulthandlungen verwendet. Der zeremonielle Gebrauch hat sich in der katholischen und orthodoxen Kirche bis in unsere Zeit erhalten. Das Harz wurde aber auch medizinisch gegen eine Vielzahl an Erkrankungen eingesetzt. Dioskurides hatte es z. B. in der Wundbehandlung, gegen Warzen und bei Atemwegs- und Darmerkrankungen empfohlen. Das Harz gehörte zu den teuersten und edelsten Kostbarkeiten und wurde über die Weihrauchstraße aus Südarabien importiert. Im Mittelalter war Weihrauchharz fester Bestandteil der Klostermedizin. In der neuzeitlichen traditionellen Medizin wurde es bei Schleimhautentzündungen des Mund und Rachens, chronischen Darmerkrankungen und bei Rheuma verwendet. Die komplex aufgebauten Boswelliasäuren wurden bereits 1898 durch Tschirch und Halbey entdeckt. Strukturell wurden sie allerdings erst in den 1960er und 70er Jahren aufgeklärt. Mit Beginn der Entwicklung chemisch-synthetischer Arzneistoffe Ende des 19. Jh. verlor das Harz seine Bedeutung, was schließlich auch dazu führte, dass die Weihrauchharz-Monographie Anfang des 20. Jh. aus dem Deutschen Arzneibuch verschwand. Erst Ende des 20. Jh. wurde wieder an Weihrauch geforscht. 1986 begann der Tübinger Pharmakologe H.P.T. Ammon sich intensiv mit den Inhaltsstoffen und Wirkungen des Weihrauchharzes auseinanderzusetzen. Seither wurden zahlreiche präklinische und auch klinische Studien durchgeführt und die Droge Olibanum indicum wurde 2007 wieder offizinell und in das Europäische Arzneibuch aufgenommen.

Allerdings haben die bisherigen Forschungen noch zu keinem zugelassenen Arzneimittel geführt. Der Mythos eines Wundermittels umgibt Weihrauch aber immer noch und die Geschäfte mit dem Harz florieren, vor allem im Internet, nach wie vor.

10

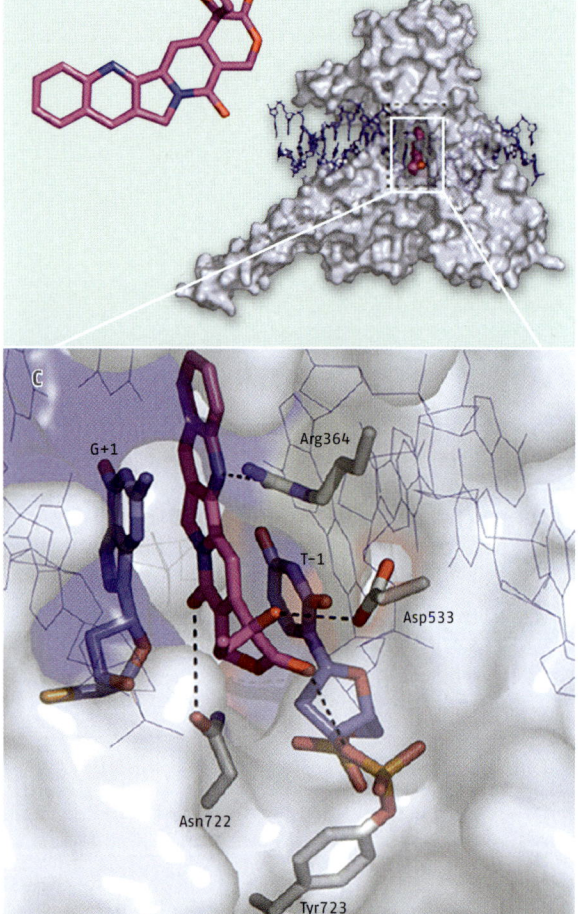

o **Abb. 10.26** Der Topoisomerase-I-Hemmer Camptothecin

o **Abb. 10.27** Bindung von Camptothecin (CPT) an Topo I und DNA. **A** Dreidimensionale Struktur von Camptothecin, **B** Bindungstasche von CPT in Topoisomerase I (grau), DNA-Helix (blau), CPT (lila), **C** Vergrößerung aus B: Interaktion zwischen CPT (lila), flankierende Basenpaare (T-1, G+1, blau) und Topo I (grau), Wasserstoffbindungen zu Arg 364, Asp 533, Tyr 723, Asn 722 gestrichelt

### 10.2.3 Camptothecin
#### Vorkommen, Struktur, Stoffklasse, Biosynthese
Camptothecin (CPT) kommt in der Rinde, dem Holz und den Samen des Baumes *Camptotheca acuminata* (Nyssaceae) vor.

Obwohl Camptothecin (o Abb. 10.26) eine Chinolinstruktur besitzt, gehört der Stoff biogenetisch zu den terpenoiden Indolalkaloiden und leitet sich von der Aminosäure Tryptophan und Secologanin ab.

#### Target
Camptothecin ist ein Hemmstoff der Topoisomerase I. Topoisomerasen sind Enzyme, die Überstrukturen der DNA regulieren und damit verantwortlich sind, dass Torsionsspannungen und Verwindungen vermieden werden. Topoisomerase I (Topo I) ist für die Regulation des Scherstresses des DNA-Doppelstranges verantwortlich. Interessant ist, dass Camptothecin sowohl an die Topo I bindet als auch an die DNA-Region, an der Topo I lokalisiert ist (o Abb. 10.27). Die Bindung von CPT an die DNA ist durch π-π Interaktionen des heterozyklischen Ringsystems von CPT und angrenzenden Nukleotidbasen bedingt. Die Interaktion der Ringe B, D und E des CPT mit einzelnen Aminosäuren der Topo I erfolgt über Wasserstoffbindungen.

#### Pharmakologie
Camptothecin gilt als Topo-I-Hemmstoff. Durch den oben beschriebenen dualen Angriffspunkt stabilisiert Camptothecin den Topo-I-DNA-Komplex und verhindert somit den Wiederverschluss (Re-Ligation) der DNA nach deren Entwindung durch Topo I. Da die DNA nicht wieder verschlossen wird, sind nicht nur Einzelstrangbrüche, sondern als Folge auch Doppelstrangbrüche möglich. Diese führen zum programmierten Zelltod (Apoptose). Camptothecin wirkt also zytotoxisch insbesondere auf Tumorzellen, da diese sich rasch teilen. Die Wirksamkeit von Camptothecin ist auf die S-Phase des Zellzyklus, der Phase in der auch die DNA-Synthese stattfindet, beschränkt.

Anzumerken ist, dass sehr wenige Stoffe bekannt sind, die selektiv die Topoisomerase I hemmen. Daher besitzt Camptothecin, neben seiner Eigenschaft eine wichtige Leitstruktur zur Entwicklung von Chemotherapeutika zu sein, auch eine große Bedeutung als chemisches Werkzeug.

#### Wirksamkeit, therapeutischer Einsatz
Camptothecin wirkt zytotoxisch auf proliferierende Zellen und wurde daher als Leitstruktur zur Entwicklung von Krebstherapeutika verwendet. Ausgehend vom Camptothecin wurden durch strukturelle Modifikationen neue Arzneistoffe entwickelt, die besser wasserlöslich sind und – wie im Falle von Topotecan und Irinotecan – zur Chemotherapie maligner Tumoren zugelassen wurden. Die strukturellen Modifikationen betreffen insbesondere die Substituenten des Chinolin-Ringsystems (o Abb. 10.28).

Topotecan ist als ein Second-Line-Therapeutikum bei Ovarialkarzinomen und bei kleinzelligen Bronchialkarzinomen zugelassen.

Irinotecan besitzt eine Zulassung als First-Line-Therapeutikum in Kombination mit den Standardtherapeutika 5-Fluoruracil und Folinsäure zur Behandlung des Kolonkarzinoms. Irinotecan ist ein klassisches Prodrug. Vor allem in der Leber kommt es durch eine Carboxylesterase zur Spaltung der Carbamatverbindung und es entsteht die aktivere (1000-fach aktiver) und lipophilere Form SN-38 (○ Abb. 10.28).

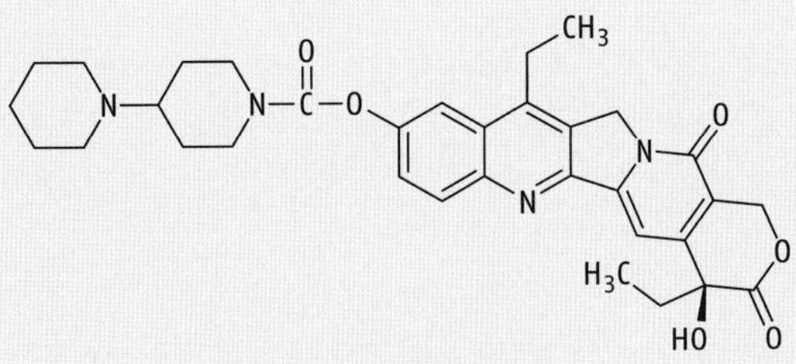

Irinotecan (Prodrug)

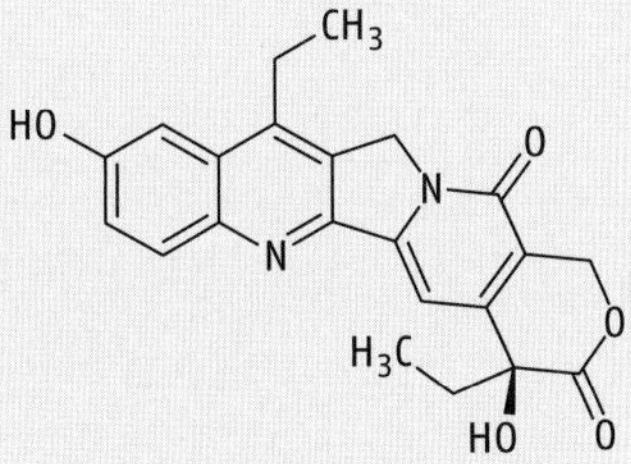

SN38 (aktivierter Metabolit)

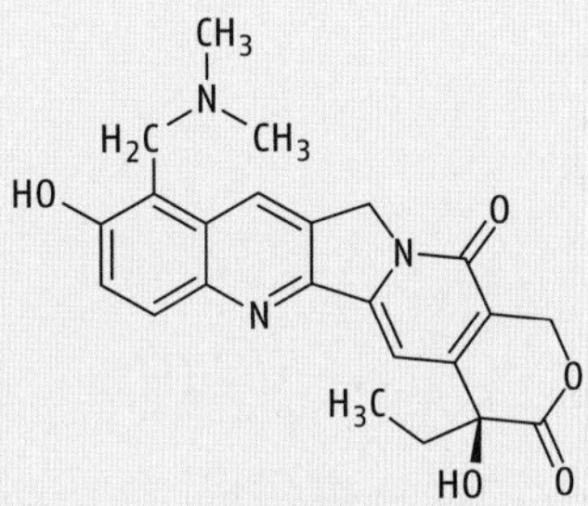

Topotecan

○ **Abb. 10.28** Irinotecan, SN38 und Topotecan

---

### Camptothecin – Entwicklungspotenzial und klinische Studien

Der relativ großen Zytotoxizität und schlechten Wasserlöslichkeit von Camptothecin wurde durch Veresterungen der Hydroxygruppe in Position 20 und Verknüpfung mit Polyethylenglycol (PEG) begegnet (○ Abb. 10.26). Die dabei entstandenen Konjugate sind nicht nur besser wasserlöslich, sondern sie reichern sich zusätzlich in Tumoren an. Beispiele hierfür sind die in der klinischen Erprobung befindlichen Arzneistoffe Pegamotecan und Protecan. Weiterhin werden neben Topotecan und Irinotecan Camptothecin-Derivate mit deutlich besserer Wasserlöslichkeit wie Exatecan Mesylate oder Lurtotecan entwickelt und klinisch getestet. Des Weiteren sind liposomale Formulierungen von Camptothecin und von neueren Derivaten wie dem Lurtotecan und Exatecan in klinischer Prüfung (Phasen II und III).

---

### Geschichte

Camptothecin wurde 1966 im Rahmen eines Screenings entdeckt, bei dem nach natürlich vorkommenden antitumoralen Substanzen gesucht wurde. Initiale Studien zeigten eine gute Aktivität gegen eine große Anzahl von Tumorzelllinien.

### 10.2.4 Dicumarol

#### Vorkommen, Struktur, Stoffklasse, Biosynthese

Dicumarol wurde als Fäulnisprodukt entdeckt, das durch mikrobiellen Befall (Schimmelpilze, z.B. *Aspergillus* oder *Penicillium*) von Pflanzen der Gattung Steinklee (*Melilotus*, Fabaceae) entsteht. Die Substanz kommt im Steinklee nicht natürlicherweise vor, sondern entsteht erst durch die Einwirkung der Mikroorganismen.

Dicumarol (○ Abb. 10.29) gehört zur Naturstoffklasse der Cumarine und ist ein Derivat des 4-Hydroxycumarins. Biosynthetisch wird es aus Melilotsäure (2-Hydroxyphenylpropansäure) oder *o*-Cumarsäure (2-Hydroxyzimtsäure) über die Zwischenstufe 4-Hydroxycumarin gebildet.

### Target

Dicumarol ist ein Inhibitor der Enzyme Vitamin-K-Epoxid-Reduktase und Vitamin-K-Chinon-Reduktase.

### Pharmakologie

Vitamin K ist in seiner Hydrochinon-Form ein Cofaktor der γ-Glutamylcarboxylase (○ Abb. 10.29). Dieses Enzym katalysiert die γ-Carboxylierung von Glutaminsäure-Resten (posttranslationale Modifizierung) der Gerinnungsfaktoren II (Prothrombin), VII, IX und X. Die Carboxylierung ist für die Aktivierung der Faktoren notwendig, da sie die Bildung eines Calcium-Komplexes zur Anheftung der Faktoren an Phospholipid-Oberflächen ermöglicht. Bei der Carboxylierungsreaktion wird der Cofaktor Vitamin K zur Chinon-Form und zum Epoxid oxidiert. In zwei Schritten wird das oxidierte Vitamin K durch die Vitamin-K-Epoxid-Reduktase und die Vitamin-K-Chinon-Reduktase wieder zur Ausgangsverbindung (Hydrochinon-Form) reduziert. Beide Enzyme werden durch Vitamin-K-Antagonisten inhibiert. Notabene: Cumarin und 4-Hydroxycumarin haben keine antikoagulative Wirkung.

10

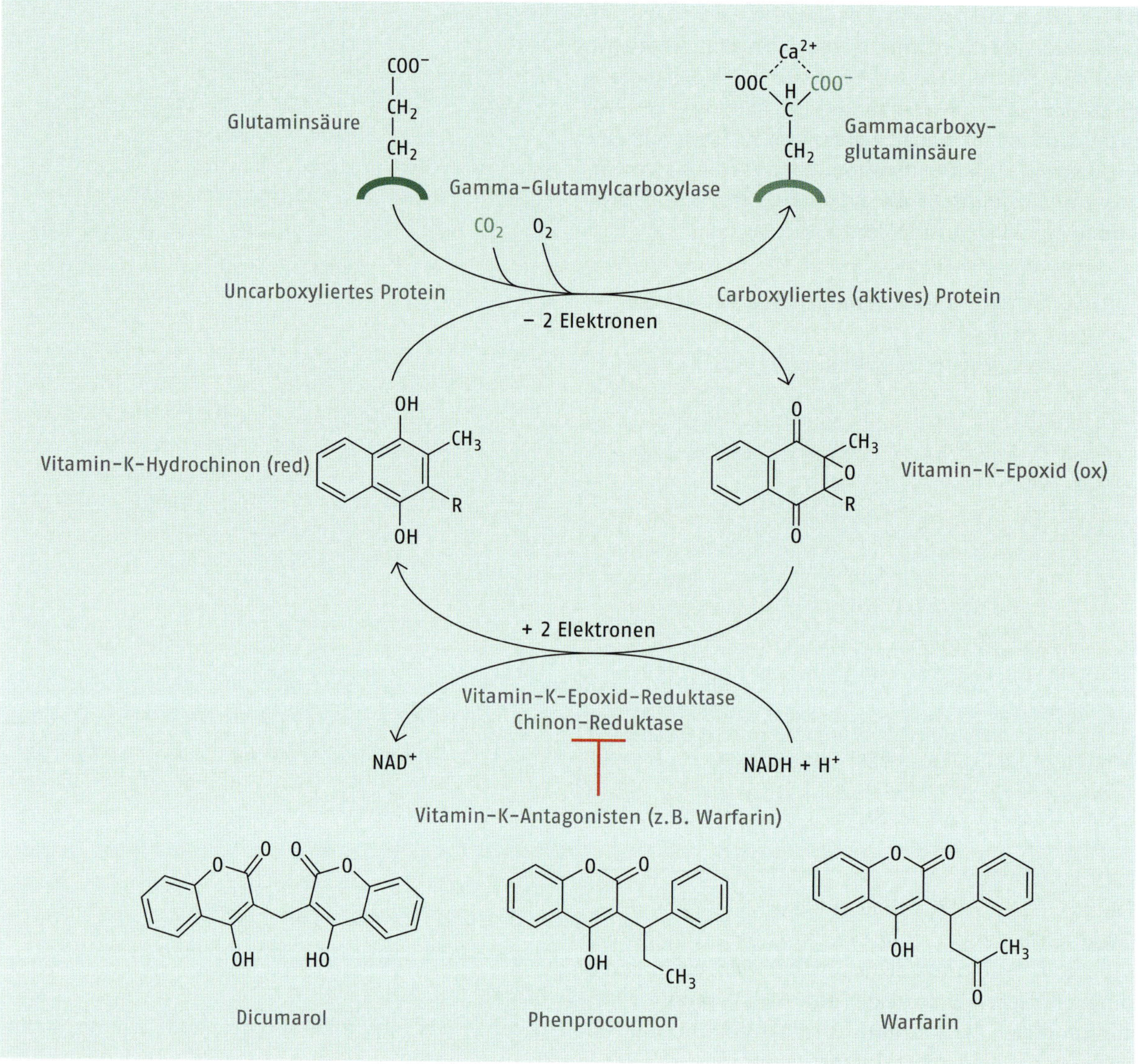

Glutaminsäure

Gamma-Glutamylcarboxylase

$CO_2$  $O_2$

Gammacarboxy-glutaminsäure

Uncarboxyliertes Protein

Carboxyliertes (aktives) Protein

– 2 Elektronen

Vitamin-K-Hydrochinon (red)

Vitamin-K-Epoxid (ox)

+ 2 Elektronen

Vitamin-K-Epoxid-Reduktase
Chinon-Reduktase

$NAD^+$

$NADH + H^+$

Vitamin-K-Antagonisten (z.B. Warfarin)

Dicumarol

Phenprocoumon

Warfarin

**o Abb. 10.29** Dicumarol, Phenprocoumon und Warfarin

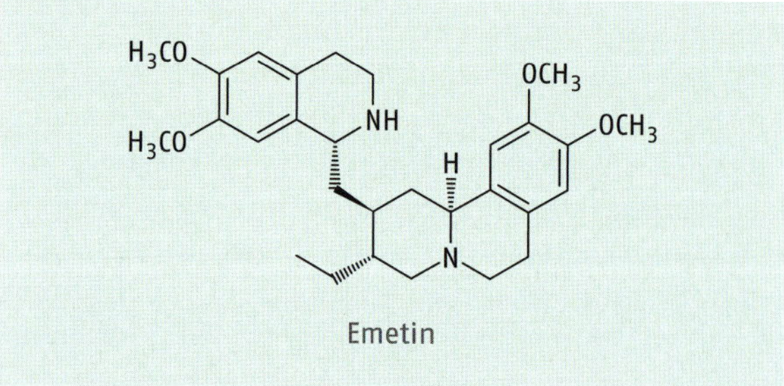

Emetin

**o Abb. 10.30** Emetin

## Wirksamkeit, therapeutischer Einsatz

Dicumarol ist nicht mehr im Handel. Anwendung finden die von Dicumarol abgeleiteten Arzneistoffe Phenprocoumon (o Abb. 10.29), das vor allem in Europa verbreitet ist, und Warfarin (o Abb. 10.29), das in den USA bevorzugt wird. Beide Stoffe sind zugelassen zur Prophylaxe und Therapie von Thrombosen und Embolien, sie

eignen sich zur Langzeitantikoagulation. In Deutschland werden ca. 1 Million Patienten mit Phenprocoumon behandelt. Als wichtige Krankheitsbilder sind Beinvenenthrombosen, Lungenembolien, Vorhofflimmern und Herzinfarkt zu nennen, auch Patienten mit künstlichen Herzklappen erhalten prophylaktisch Phenprocoumon.

### 10.2.5 **Emetin**

#### Vorkommen, Struktur, Stoffklasse, Biosynthese

Emetin, ein Tetrahydroisochinolinalkaloid kommt neben Cephaelin in der Brechwurzel (*Carapichea ipecacuanha*) vor. Die Brechwurzel, auch unter ihrem portugiesischen Trivialnamen Ipecacuanha oder spanisch Ipecacuana bekannt, gehört zur Familie der *Rubiaceae*.

Emetin (o Abb. 10.30) ist ein Alkaloid und gehört zur Unterklasse der terpenoiden Tetrahydroisochinoline. Ausgangsverbindung der Emetinbiosynthese sind Dopamin und Secologanin.

## Von der Sweet-Clover-Disease zu den Antikoagulanzien

In den 1920er Jahren tauchte auf den Grasebenen North Dakotas (USA) und Albertas (Kanada) fast gleichzeitig eine mysteriöse Erkrankung bei Rindern auf, bei der die Tiere aufgrund innerer Blutungen starben. Die Tierärzte F. W. Schofield und L. M. Roderick untersuchten diese Vorfälle und stellten fest, dass weder eine Infektion noch ein Nahrungsdefizit für den Tod der Rinder verantwortlich waren. Die Grundnahrung für Rinder bestand vor allem aus Steinklee-Heu und die Todesfälle waren vor allem in besonders feuchten Jahreszeiten zu beobachten, in denen das Heu durch die Luftfeuchtigkeit leicht verdarb. Da sich die Farmer kein anderes Futter leisten konnten, wurde es trotzdem verwendet. Die beiden Tierärzte fanden heraus, dass die Erkrankung, die als Sweet-Clover-Disease bekannt wurde, reversibel war. Bluttransfusionen oder das Absetzen des verdorbenen Heus konnte die Tiere retten. Roderick erkannte, dass es sich um eine Störung der Blutgerinnung handelte, konnte das verursa-chende Agens aber nicht identifizieren. Dies gelang erst im Labor des Biochemikers Karl P. Link: 1939 wurde Dicumarol als das verantwortliche Antikoagulans von Links Mitarbeiter Harold Campbell isoliert und Charles Huebner klärte die chemische Struktur auf. Nachdem Link auch entdeckt hatte, dass Vitamin K die antikoagulative Wirkung von Dicumarol aufheben kann, wurde die Substanz ab Beginn der 1940er Jahre klinisch eingesetzt. In der Folgezeit synthetisierte und erforschte Links Gruppe mehr als 100 verschiedene Cumarin-Derivate. Einer seiner Mitarbeiter, Mark Stahmann, konnte mithilfe der Wisconsin Alumni Research Foundation (WARF) ein interessantes Derivat entwickeln und zum Patent anmelden, das schließlich den Namen Warfarin bekam. Die Substanz wurde ab 1948 zunächst als Rattengift (Rodentizid) eingesetzt, ab 1954 dann auch medizinisch. Auch Phenprocoumon gehört zu den Cumarin-Derivaten, die im Labor von Karl Link entdeckt wurden.

## Target

Obwohl sicher ist, dass Emetin die Proteinbiosynthese hemmt, ist das genaue Target nicht bekannt. Interessanterweise konnte eine neue Arbeit zeigen, dass Emetin ein selektiver Hemmstoff der Serin-Hydrolase RBBP9 ist.

## Pharmakologie

Emetin zeigt ein pleiotropes Wirkspektrum. Emetin induziert Brechreiz. Als zugrunde liegende Mechanismen werden eine lokale Reizung der Magenschleimhaut, aber auch indirekte Effekte auf die Chemorezeptoren der Triggerzone im Zentralnervensystem diskutiert. In geringeren Dosen wirkt Emetin expektorierend, wobei ähnliche Mechanismen wie beim Auslösen des Erbrechens diskutiert werden. Emetin inhibiert die Proteinbiosynthese, indem es die Anlagerung der Aminoacyl-tRNA Moleküle (Aminoacyl-tRNA) an die 60S-Untereinheit eukaryotischer Ribosomen verhindert. Die Substanz wird daher in der Biochemie als Tool zur Proteinbiosynthese-Hemmung verwendet. Emetin wirkt außerdem antiprotozoal. Es hemmt die Teilung der vegetativen Formen der darmbewohnenden Nacktamöbe *Entamoeba histolytica*. Das 2,3-Dehydroderivat des Emetins hat weniger Nebenwirkungen und kann daher als Chemotherapeutikum gegen Amöbenruhr eingesetzt werden. Wegen seiner ausgeprägten Kardiotoxizität und emetischen Wirkung wird es allerdings nur noch selten verwendet. Emetin zeigt zytotoxische Effekte auf Tumorzellen. Das antitumorales Potenzial des Emetins wird aktuell erforscht. Es gibt zahlreiche Untersuchungen an Tumorzelllinien und in Tumortiermodellen, die zeigen, dass Emetin antiproliferative und Apoptose induzierende Effekte besitzt und die Angiogenese in Tumoren hemmt.

## Wirksamkeit, therapeutischer Einsatz

Eine Sirupzubereitung aus der Droge (Sirupus emeticus) wird als Brechmittel bei Kindern eingesetzt. Allerdings ist die enge therapeutische Breite dieser Zubereitungen zu beachten.

## Emetin – Rolle als chemisches Werkzeug

In einem Proteom basierten High Throughput Screening konnte 2009 eine neuartige Hydrolase (RBBP9) mithilfe von Emetin als „Probe" (▶ Kap. 8.2 vgl. Kapitel Targetfindung) identifiziert werden. Dies ist aus zweierlei Gründen sehr interessant: 1) Mit Hilfe von Emetin konnte diese bisher wenig charakterisierte Hydrolase als interessantes Tumortarget identifiziert werden. RBBP9 bindet an das Retinoblastoma-Protein (Rb-Protein), das eine wichtige Rolle in der Regulation des Zellzyklus spielt, und scheint sowohl bei der Ausbildung von Chemotherapie-Resistenzen als auch bei der Transformation von Leberepithelzellen von Bedeutung zu sein. 2) Aufgrund der Information, dass Emetin ein selektiver Hemmstoff der RBBP9 ist, lassen sich die antitumoralen Effekte von Emetin besser verstehen. Dies stellt wiederum die Basis für weiterführende kausale Untersuchungen zum antitumoralen Potenzial von Emetin dar.

## Geschichte

*Carapichea ipecacuanha* wurde 1672 zum ersten Mal nach Europa gebracht. Basierend auf den Arbeiten von J. F. Schweitzer wurde schnell bekannt, dass die Pflanze zur Behandlung der Ruhr eingesetzt werden kann.

**10**

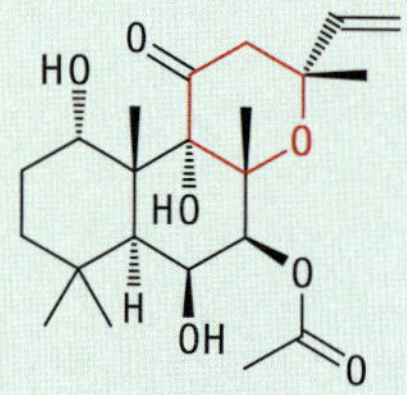

○ **Abb. 10.31** Forskolin. Der Tetrahydropyranring ist rot markiert.

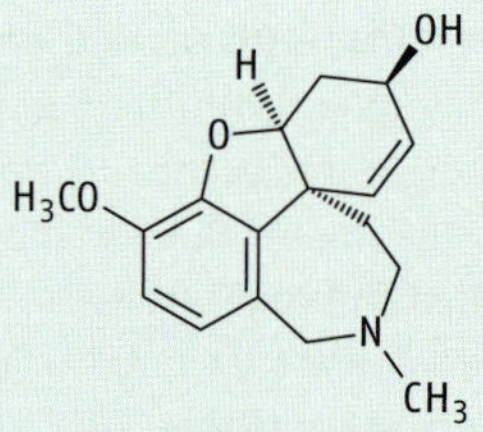

○ **Abb. 10.32** Galantamin

### 10.2.6 Forskolin

**Vorkommen, Struktur, Stoffklasse, Biosynthese**

Forskolin, das von *Coleus forskohlii* (nach neuer Systematik *Plectranthus barbatus*) gebildet wird, ist ein Diterpen, das einen ungewöhnlichen Tetrahydropyranring aufweist (○ Abb. 10.31). Es wird über den Terpenstoffwechsel gebildet.

**Target**

Forskolin ist ein nichtselektiver Stimulator von Isoenzymen der Gruppe der Adenylatcyclasen. Es aktiviert mit Ausnahme der Adenylylcyclase IX alle Isoenzyme in niedriger mikromolarer Konzentration.

---

**Forskolin zur Behandlung von Blasenentzündungen – eine Utopie?**

Das Blasenepithelgewebe ist eine wirkungsvolle Barriere, durch die Urin nicht durchdringen kann. Dadurch ist es an der Kontrolle des Urinvolumens in der Blase beteiligt. An der Kontrolle des Urinvolumens sind u. a. auch spezialisierte Vesikel beteiligt. Bei steigenden Urinmengen wird in der Blase cAMP freigesetzt. cAMP bewirkt, dass die erwähnten Vesikel an die Zelloberfläche gelangen, mit der Zellmembran fusionieren und dadurch die Vergrößerung der Blasenoberfläche bewirken. Nach dem Entleeren der Blase sinkt die cAMP-Konzentration. Beobachtet wird, dass die Vesikel aus der Membran gelöst werden und ins Innere der Zelle transportiert werden. Bei Blaseninfektionen mit *E. coli* kommen die Keime interessanterweise intrazellulär vor. 2007 wurde herausgefunden, dass die Keime die Vesikel ausnützen, um in das Zellinnere zu gelangen. In präklinischen Untersuchungen an Mäusen konnte gezeigt werden, dass Forskolin zu einer intrazellulären Erhöhung des cAMP-Spiegels führt. Als Folge reichern sich die Vesikel an der Oberfläche der Zellen an. Die in den Vesikeln vorkommenden Bakterien werden nun nicht mehr durch das Zellinnere geschützt bzw. werden nach außen transportiert und können effektiv bekämpft werden.

---

**Pharmakologie**

Durch Aktivierung von Adenylatcyclasen greift Forskolin in zahlreiche Signaltransduktionswege ein. Es entsteht in den Zellen cAMP, das u. a. einen positiv inotropen Effekt auf das Herz aufweist und vasodilatatorisch wirkt.

**Wirksamkeit, therapeutischer Einsatz**

Forskolin wird derzeit nicht als Arzneimittel eingesetzt. Es wird überwiegend experimentell als Modellsubstanz zur Erhöhung zellulärer cAMP-Spiegel in der biochemischen, medizinischen und pharmazeutischen Grundlagenforschung verwendet.

**Geschichte**

*Coleus forskohlii* wird in der indischen Volksmedizin schon seit langem als blutdrucksenkendes Kreislaufmittel, bei Asthma bronchiale, zur Behandlung des Grünen Stars (Glaukom) und bei Herzversagen eingesetzt. Forskolin wurde Ende der 1970er Jahre aus der Pflanze isoliert und seine Struktur aufgeklärt.

### 10.2.7 Galantamin

**Vorkommen, Struktur, Stoffklasse, Biosynthese**

Galantamin kommt im europäischen Kleinen oder Gewöhnlichen Schneeglöckchen (*Galanthus nivalis*) und im kaukasischen Woronow-Schneeglöckchen (*Galanthus woronowii*) vor, wurde aber auch in anderen Gattungen der Familie der Amaryllisgewächse (Amaryllidaceae) gefunden, z. B. in *Narcissus*- und *Leucojum*-Arten (Knotenblumen). Für Galantamin finden sich auch die Bezeichnungen Galanthamin, Lycoremin, Nivalin oder Jilkon.

Galantamin (○ Abb. 10.32) gehört zur den Amaryllidaceen-Alkaloiden. Es wird aus Tyramin und Dihydroxybenzaldehyd gebildet.

**Target**

Galantamin ist ein schwacher, selektiver, kompetitiv-reversibler Inhibitor des Enzyms Acetylcholinesterase (AChE). Ferner verstärkt es in niedrigen Konzentrationen die intrinsische Aktivität von Acetylcholin an nicotinergen Acetylcholinrezeptoren (nAChR), vor allem am α4β2-, α3β4- und α6β4-Subtyp, indem es allosterisch die ACh-Rezeptorbindungsstelle moduliert, sodass es zu einer Erhöhung der Öffnungswahrscheinlichkeit des Ionenkanals kommt.

### Pharmakologie

Galantamin erhöht die Konzentration des Neurotransmitters Acetylcholin, steigert also die Aktivität des cholinergen Systems und verbessert dadurch die kognitiven Fähigkeiten. Der Naturstoff besitzt eine hohe Bioverfügbarkeit (ca. 90 %), wird rasch resorbiert und überwindet die Blut-Hirn-Schranke. Der maximale Plasmaspiegel wird innerhalb von 1–2 h erreicht. Die terminale Halbwertszeit liegt bei ca. 8–10 h.

### Wirksamkeit, therapeutischer Einsatz

Galantamin ist zur symptomatischen Behandlung der leichten bis mittelschweren Demenz vom Alzheimer-Typ zugelassen. Es muss einschleichend dosiert werden. Die wichtigsten unerwünschten Wirkungen sind Übelkeit/Erbrechen, Durchfall, Schwindel, Somnolenz und Gewichtsverlust. Die Therapie wird nur so lange durchgeführt, wie ein therapeutischer Nutzen für den Patienten besteht.

In der Therapie der Alzheimer-Demenz ist der Naturstoff Galantamin von großer Bedeutung, da neben Galantamin lediglich drei weitere Arzneistoffe zur Verfügung stehen: der NMDA-Rezeptor-Antagonist Memantin und die AChE-Hemmer Donepezil und Rivastigmin. Für alle Stoffe gilt, dass sie nur symptomatisch wirken und der Therapieerfolg in seinem Ausmaß und seiner Dauer stark begrenzt ist: Die Erkrankung kann in ihrer Progression bestenfalls um ca. ein Jahr verzögert werden. Auf die neurodegenerativen Prozesse wird indes kein Einfluss genommen.

---

**Galantamin – eine osteuropäische Erfolgsgeschichte**

Das Schneeglöckchen ist keine überlieferte Heilpflanze. Erst nach dem zweiten Weltkrieg (1950er Jahre) kam Interesse für das Schneeglöckchen auf. Die ersten phytochemischen und pharmakologischen Versuche fanden in den zum damaligen Ostblock gehörenden Staaten UdSSR und Bulgarien statt. Daher wurde Galantamin auch erstmals aus dem Kaukasischen Schneeglöckchen *G. woronowii* isoliert. Wieso die Pflanze gerade in diesen Staaten und zu dieser Zeit beforscht wurde, ist bisher nicht geklärt. 1951 publizieren Mashkovsky und Kruglikova-Lvova (auf Russisch) ihre Ergebnisse zur AChE-inhibierenden Wirkung von Galantamin. Es folgten in den späten 1950er Jahren intensivere präklinische Untersuchungen. Außerdem wurde nach weiteren Pflanzen gesucht, in denen das Alkaloid vorkommt, wobei man auf verschiedene *Narcissus*- und *Leucojum*-Arten stieß. *Leucojum aestivum* (Sommerknotenblume,

---

Sommermärzenbecher) wurde die wichtigste Quelle für die Isolierung der Substanz. Die osteuropäischen Forscher waren an der Verwendung von Galantamin gegen Kinderlähmung (Poliomyelitis) interessiert. Galantaminhydrobromid (Nivalin®) stand ab 1958 in vielen Ostblockländern als Arzneimittel gegen Kinderlähmung und weitere neuromuskuläre Erkrankungen (z. B. Myasthenia gravis) zur Verfügung. Erst in den 1980er/90er Jahren begannen sich auch Forscher in Westeuropa im Zuge der Entwicklung von Alzheimer-Therapeutika mit Galantamin zu beschäftigen. Galantamin rückte durch seine cholinergen Eigenschaften und durch die Fähigkeit, die Blut-Hirn-Schranke zu überwinden, in den Fokus der Wissenschaft. In den 1990er Jahren wurden schließlich auch klinische Untersuchungen durchgeführt. Als ein großes Problem für die Einführung von Galantamin als Alzheimer-Therapeutikum erwies sich die Herstellung großer Mengen der Substanz. Die Isolierung aus Pflanzen lieferte zu geringe Ausbeuten, um den Bedarf zu decken. Erst 1997 wurde eine Lösung gefunden: Der österreichische Hersteller Sanochemia Pharmazeutika (Wien) entwickelte eine industriell durchführbare Synthese. Galantamin wurde in Deutschland im Jahr 2001 zugelassen.

---

### 10.2.8 Galegin

#### Vorkommen, Struktur, Stoffklasse, Biosynthese

Galegin kommt in der Geißraute, einer Giftpflanze mit dem botanischen Namen *Galega officinalis* (Fabaceae), vor. Therapeutisch wird heute ausschließlich das strukturell mit Galegin verwandte Biguanid Metformin, das synthetisch hergestellt wird, verwendet.

Galegin (● Abb. 10.33) ist ein Guanidinderivat und wird als Alkaloid aufgefasst, da es sich von der Aminosäure Arginin ableitet.

#### Target

Als primäres Target von Metformin wird der Komplex I (NADH-Dehydrogenase) der Atmungskette in den Mitochondrien angesehen. Trotz der vielen Jahrzehnte, die seit der Entwicklung von Metformin in den 1950er Jahren vergangen sind, ist sein Wirkmechanismus aber immer noch nicht vollständig aufgeklärt und daher Gegenstand aktueller Forschung.

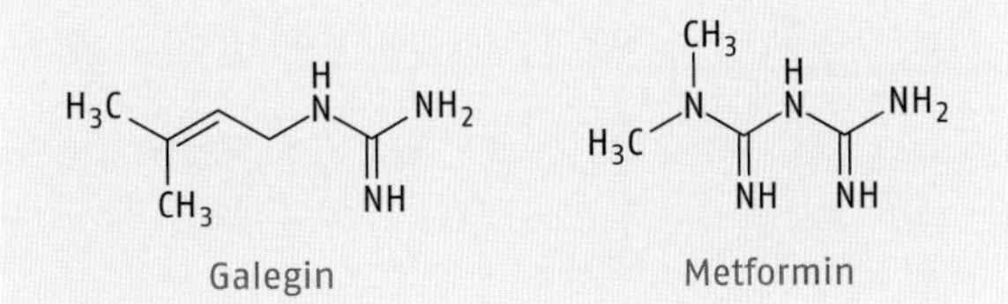

● **Abb. 10.33** Galegin und das strukturverwandte Biguanid Metformin

## Pharmakologie

Galegin wird therapeutisch nicht verwendet, Metformin hingegen wird als orales Antidiabetikum zur Behandlung des Typ-2-Diabetes eingesetzt. Es senkt die Glucosekonzentration im Blut der Diabetiker ohne eine Hypoglykämie auszulösen. Metformin weist ein pleiotropes Wirkspektrum auf, der Hauptmechanismus der Metformin-Wirkung scheint aber die Hemmung der hepatischen Gluconeogenese zu sein.

Metformin akkumuliert in der Leber aufgrund der dort vorhandenen stärkeren Expression des Membrantransporters OCT1 (*organic cation transporter 1*), der den Arzneistoff in die Hepatozyten einschleust. Die wichtigste Zielstruktur von Metformin scheint, wie oben erwähnt, der Komplex I der Atmungskette zu sein. Dieser biochemische Komplex, der in den Mitochondrien lokalisiert ist, produziert den universellen Energieträger Adenosintriphosphat (ATP). Durch die Substanz kommt es zu einer leichten Hemmung des Komplex I und damit der gesamten Atmungskette, was zu einer leicht reduzierten Produktion von ATP führt. Der Energiestatus des Hepatozyten wird moderat abgesenkt und es wird weniger Glucose über den stark energieabhängigen Biosyntheseweg der Gluconeogenese erzeugt. Insgesamt kommt es also zur geringeren Neubildung von Glucose in der Leber. Die Signalwege, die von der reduzierten ATP-Bildung zur Modulation der Gluconeogenese führen, sind sehr komplex und werden intensiv erforscht. Vor allem der Kinase AMPK (*AMP-activated protein kinase*) wurde hier eine große Rolle zugesprochen, allerdings weisen neuere Erkenntnisse auch auf wichtige AMPK-unabhängige Wege hin.

## Wirksamkeit, therapeutischer Einsatz

Metformin ist das am häufigsten verordnete orale Antidiabetikum. Weltweit werden ca. 120 Millionen Patienten damit behandelt. In großen klinischen Studien wurde nachgewiesen, dass Metformin insbesondere adipöse Typ-2-Diabetiker vor kardiovaskulären Ereignissen schützt und die Mortalität erniedrigt. Metformin besitzt aber noch weitere interessante Wirkungen: Die Substanz wird z. B. als Therapeutikum beim polyzystischen Ovarialsyndrom (PCOS) und gegen Tumorerkrankungen untersucht. Grundlage dafür ist die Hypothese, dass Metformin für die Tumorzelle wichtige metabolische Prozesse inhibieren kann.

### Guanidinderivate – blutzuckersenkendes Antimalaria-Mittel

Die Pflanze *Galega officinalis* wurde über Jahrhunderte hinweg volksmedizinisch als schweiß- und harntreibendes Mittel gegen Würmer, Verdauungsbeschwerden und Hautkrankheiten verwendet. Die Giftigkeit der Pflanze war bekannt und bereitete Probleme. Im Jahr 1656 berichtete der englische Botaniker und Arzt Nicolas Culpeper erstmals über die antidiabetische Wirkung von *Galega*. Der bioaktive Inhaltsstoff, das Guanidin-Alkaloid Galegin, wurde 1914 isoliert, die Strukturformel wurde 1923 aufgeklärt. Bereits 1927 wurde eine wissenschaftliche Arbeit zur blutzuckersenkenden Wirkung des isolierten Wirkstoffs Galegins publiziert. *Galega officinalis* enthält neben Galegin als weitere Hauptkomponente Guanidin. Auch Guanidin zeigte in Tierversuchen eine blutzuckersenkende Wirkung, war aber zu toxisch für Studien am Menschen. Galegin hingegen war zwar weniger toxisch, zeigte aber eine zu geringe Wirkung auf den Glucosespiegel. In den 1940er und 50er Jahren tauchten interessante Hinweise auf eine Blutzuckersenkung durch weitere Guanidin-Derivate auf: 1945 wurde das Biguanid Proguanil als neues Antimalaria-Mittel entdeckt. Bei Tierversuchen fiel jedoch auf, dass Proguanil den Blutglucosespiegel absenkt. Andere Guanidin-Derivate, darunter auch das Biguanid Flumamin (heute Metformin), wurden zu dieser Zeit auch zur Behandlung von Influenza und Malaria getestet. Dem französischen Diabetologen Jean Sterne (1909–1997) gelang der Durchbruch: Er untersuchte die antidiabetische Wirkung von Flumamin bzw. Metformin und weiteren Biguaniden. Metformin stellte sich als die beste Verbindung heraus und wurde in klinischen Studien getestet. Sterne veröffentlichte seine bahnbrechenden Erkenntnisse im Jahr 1957 und gab dem Metformin einen weiteren Namen: Glucophage (Glucose-Fresser).

### 10.2.9 Glycyrrhizin

#### Vorkommen, Struktur, Stoffklasse, Biosynthese

Glycyrrhizin kommt vor allem in der Wurzel der Süßholzpflanze (*Glycyrrhiza glabra*) vor. *Glycyrrhiza glabra* stellt eine typische Sammelart dar, die taxonomisch in verschiedene Unterarten und Varietäten gegliedert wird und auch hinsichtlich ihrer geografischen Herkunft klassifiziert werden kann.

Glycyrrhizin, auch als Glycyrrhizinsäure (GZ) bezeichnet, ist ein Triterpensaponin, das aus dem Aglykon Glycyrrhetinsäure (GA) und zwei Glucuronsäureresten (GlcA) als Zuckerbausteinen besteht (o Abb. 10.34). Glycyrrhetinsäure wird über den Terpenstoffwechsel gebildet. Glycyrrhizin wird im Verdauungstrakt durch

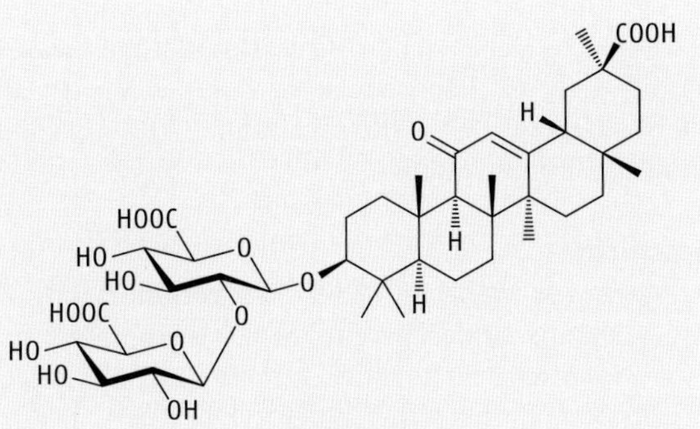

**Abb. 10.34** Das Triterpensaponin Glycyrrhizin (GZ)

bakterielle Aktivität zum Aglykon Glycyrrhetinsäure hydrolysiert. GZ ist bis zu 170-mal süßer als Rohrzucker.

### Target

Seit langem ist bekannt, dass GZ und GA die Aktivität der 11β-Hydroxycorticoid-Dehydrogenase hemmen. Da dieses Enzym für den Abbau von Cortisol zu Cortison verantwortlich ist, besitzen GZ und GA eine

indirekte Corticoidwirkung. Ferner wurden die Cyclooxygenase-2 und die 5-Lipoxygenase sowie die Caseinkinase als weitere direkte Zielstrukturen von GZ und GA beschrieben. Leberzellmembranen scheinen bevorzugt Bindungsstellen für GZ aufzuweisen, die aber noch nicht näher identifiziert sind. Neuere Arbeiten zeigen, dass GZ an das DNA bindende Protein *high mobility group protein B1* (HMGB1) bindet und dessen proinflammatorische transkriptionelle Aktivität inhibiert.

### Pharmakologie

Die durch Glycyrrhizin bzw. das im Darm entstehende Aglykon Glycyrrhetinsäure bedingte Hemmung der 11β-Hydroxycorticoid-Dehydrogenase führt zu einem erhöhten Cortisolspiegel im Körper, da dieses Enzym die Umwandlung von Cortisol in Cortison katalysiert. Cortisol bindet an Mineralocorticoidrezeptoren und kann in der Folge das in geringeren Konzentrationen vorliegende Aldosteron verdrängen. GZ bzw. GA können typische Erscheinungen des Hyperaldosteronismus wie Wasser- und Natrium-Retention, erhöhte Kalium-Ausscheidung hervorrufen, und den Säuregehalt des Blutes verändern. Bluthochdruck oder Ödembil-

---

**Lakritze – Fluch oder Segen?**

Bereits um 2800 v. Chr. wurde Süßholz (*Glycyrrhiza glabra*) in der chinesischen Medizin verwendet. Es wird im Codex Hammurabi, im Papyrus Eber, in den Schriften von Theophrast und Plinius und den Büchern von Hildegard von Bingen bei zahlreichen Erkrankungen empfohlen. Süßholz als geschätztes Heilmittel hat auch Eingang in unsere bildreiche Sprache gefunden: Wer einem Mitmenschen schmeicheln will, kann es mit „Süßholzraspeln" versuchen.

Süßholz hat eine lange Tradition in der Herstellung von Lakritze: Dazu werden traditionell im Herbst die Nebenwurzeln des Süßholzstrauchs gewonnen, zerkleinert und mit kochendem Wasser ausgekocht und eingedämpft. Erhalten wird die Blocklakritze, eine schwarze, glasartige Masse, die mit Wasser, Mehl, Zucker, Glucosesirup, Ölen und Geschmacks- und Farbstoffen gekocht und wiederum schonend eingedampft wird. Hochwertige Rohprodukte können mit Gewürzen, Ammoniumchlorid (Salmiak) als salzig-bitterem Geschmacksverstärker oder ätherischen Ölen, vor allem Anisöl, geschmacklich verbessert werden. Unter dem Motto „Ein schwarzer Mund ist dem Magen gesund" warb die Firma Haribo Ende der Fünfziger Jahre um die Gunst der Käufer und konstruierte eine Lakritzschneckenaufrollmaschine, um die immer noch sehr verbreitete und beliebte Lakritze in Schneckenform effizient herzustellen.

Es zeigte sich aber auch bald, dass übermäßiger Genuss von Lakritze zu ernsten Nebenwirkungen führen kann. In der Folge wurden einige Studien und Risikobewertungen durchgeführt. Schon früh wies z. B. eine neuseeländische Studie, in der 14 Probanden zwischen 20 und 46 Jahren 4 Wochen lang täglich 100 bzw. 200 g Lakritze aßen, auf die Problematik hin: Nach einiger Zeit traten die ersten Ödembildungen im Gesicht und in den Extremitäten auf, die in einigen Fällen so stark wurden, dass einige Probanden die Studie abbrachen. Es gab auch immer wieder alarmierende Fallbeschreibungen, z. B. die folgende: „Ein 38-jähriger Mann wurde wegen Herzrhythmusstörungen hospitalisiert. Alle therapeutischen Ansätze blieben erfolglos. Wegen des sich verschlechternden Zustands des Patienten erfolgte die erneute Bestimmung der Laborwerte, wobei ein niedriger Kalium-Serumspiegel festgestellt wurde. Befragen des Patienten ergab, dass er während der Hospitalisierung täglich 400 g Lakritzbonbons gegessen hatte. Nach Beendigung des Lakritzkonsums kam es zur Normalisierung des Kaliumspiegels und Beschwerdefreiheit."

Obwohl derzeit noch keine gesetzlichen Höchstgrenzen für Glycyrrhizin festgelegt worden sind, warnt das Bundesinstitut für Risikobewertung dennoch vor übermäßigem Lakritzgenuss. Lakritzprodukte, die mehr als 200 mg Glycyrrhizin pro 100 g Lakritze enthalten, müssen in Deutschland als Starklakritze gekennzeichnet sein.

10

dung und unter Umständen Rhabdomyolyse, Myopathie und Nierenversagen sind schwerwiegende Folgeerscheinungen.

Die Erkenntnis, dass Glycyrrhizin an den Transkriptionsfaktor HMGB1 bindet und seine Funktion inhibiert, eröffnet interessante pharmakologische Zusammenhänge für GZ. HMGB1 gehört zu den *High-mobility-group*-Proteinen, die physiologisch als Gefahrensignale im Körper fungieren, da sie von abgestorbenen Zellen aus dem Nukleus freigesetzt werden und physiologisch als körpereigene Alarmstoffe dienen. HMGB1 kann an unterschiedliche Rezeptoren insbesondere in Immunzellen (z. B. den Toll-like Rezeptoren, TLRs) binden und Entzündungsreaktionen auslösen. HMGB1 besitzt zytokinartige Funktionen und ist neben IL-33 ein „Chromatin-assoziiertes Zytokin", das proinflammatorisch wirkt. HMGB1 ist ein wichtiger Regulator bei unterschiedlichen Erkrankungen wie Krebs, Sepsis oder Arthritis und stellt damit ein interessantes therapeutisches Target dar.

HMGB1-Inhibitoren haben daher großes therapeutisches Potenzial. Es wurden eine Reihe von „small molecule" Inhibitoren, die auch als CRIDS (*cytokine release inhibitory drugs*) bezeichnet werden, identifiziert. GZ nimmt dabei insofern eine Sonderstellung ein, als GZ direkt an HMGB1 bindet und damit nicht die Freisetzung von HMGB1 aus Zellen (wie andere Inhibitoren) hemmt, sondern direkt seine extrazellulären Aktivitäten. GZ ist somit auch ein sehr wertvolles Werkzeug, um die Effekte von HMGB1 zu untersuchen.

Neuere Untersuchungen zeigen auch eine mögliche Wirkung von GZ gegen unterschiedliche Viren (z. B. Herpes-Viren und Hepatitis-Viren). Die zugrunde liegenden Wirkmechanismen sind nicht eindeutig geklärt. Dabei könnte die spezifische Inhibierung des HMGB1 durch GZ ebenfalls eine Rolle spielen. Die mit diesen Viruserkrankungen einhergehenden Gewebe- und Organschäden könnten durch Hemmung von HMGB1 durch GZ reduziert werden und einen wesentlichen molekularen Mechanismus der antiviralen Eigenschaften des GZ darstellen.

### Wirksamkeit, therapeutischer Einsatz

Der Einsatz von GZ zur Behandlung von Magen- und Duodenalgeschwüren sowie bei Gastritis wird insbesondere in älterer Literatur beschrieben und kann auf seine Effekte im Steroidhaushalt zurückgeführt werden. Denkbar ist auch, dass die GZ-bedingte Blockade des HMGB1 an der antiulzerogenen Wirkung von GZ beteiligt ist. Eine lange Therapiedauer ist aufgrund der negativen Auswirkungen der GZ-induzierten indirekten Corticoidwirkung nicht angezeigt und bei Lebererkrankungen (Leberzirrhose, cholestatischen Erkrankungen), Hypertonie, Niereninsuffizienz oder auch während der Schwangerschaft kontraindiziert.

Viel Interesse zieht die antivirale Wirksamkeit von GZ auf sich. Dabei stehen Viruserkrankungen wie Hepatitis A, B, C, Kaposi-Sarkom (Herpes-Virus), aber auch in neuerer Zeit SARS und damit SARS-assoziierte Corona-Viren im Fokus.

### Geschichte

Arbeiten zur Isolierung und Strukturaufklärung des Glycyrrhizins fanden bereits im 19. Jahrhundert statt. Eine wissenschaftlich eindrucksvolle Beschreibung der Inhaltsstoffe finden sich in einer Arbeit von A. Tschirch und H. Cederberg aus dem Jahre 1907.

## 10.2.10 Lipstatin
### Vorkommen, Struktur, Stoffklasse, Biosynthese

Lipstatin wurde erstmals aus dem Actinobacterium *Streptomyces toxytricini* isoliert. Die Entdeckung der Substanz durch Mitarbeiter des Pharmaunternehmens F. Hoffmann-La Roche (Basel, Schweiz) wurde im Jahr 1987 publiziert.

Lipstatin (●Abb. 10.35) setzt sich biosynthetisch aus zwei Fettsäuren und einer Aminosäure zusammen. Die Ausgangsstoffe sind die zweifach ungesättigte C18-Fettsäure Linolsäure, die Caprylsäure (Octansäure) und die Aminosäure Leucin (●Abb. 10.35). Die Octansäure wird durch das Enzym Acetyl-CoA-Carboxylase (ACC) carboxyliert. Mittels β-Oxidation wird die Linolsäure zur zweifach ungesättigten C14-Säure verkürzt. Beide Produkte werden dann in einer Claisen-Kondensation zum β-Lacton umgesetzt. Nach einer Hydroxylierung wird die OH-Gruppe mit *N*-Formyl-Leucin zu Lipstatin verestert.

Der Arzneistoff Orlistat (●Abb. 10.35) ist das Tetrahydroderivat des Lipstatins.

### Target

Lipstatin und Orlistat sind irreversible Inhibitoren gastrischer und pankreatischer Lipasen (Lipstatin $IC_{50}$: 0,14 µM, Orlistat $IC_{50}$: 0,36 µM). Die langanhaltende Hemmung kommt durch eine Veresterung eines Serinrests im katalytischen Zentrum der Lipasen zustande, wobei das β-Lacton in Lipstatin/Orlistat die reaktive Gruppe für diese Veresterung darstellt (●Abb. 10.36). Der Arzneistoff-Lipase-Ester wird nur extrem langsam durch Wasser hydrolysiert, sodass die Enzymhemmung sehr lange andauert.

### Pharmakologie

Durch die Hemmung der Lipasen können Triglyceride nicht mehr zu freien Fettsäuren und Monoacylglyceriden abgebaut werden. Dies führt zu einer verringerten Fett- und damit Kalorienaufnahme. Orlistat wird praktisch nicht resorbiert. Der Stoff wird primär in der Darmwand metabolisiert, die Metaboliten sind durch Öffnung des Lactonrings pharmakologisch nicht mehr aktiv.

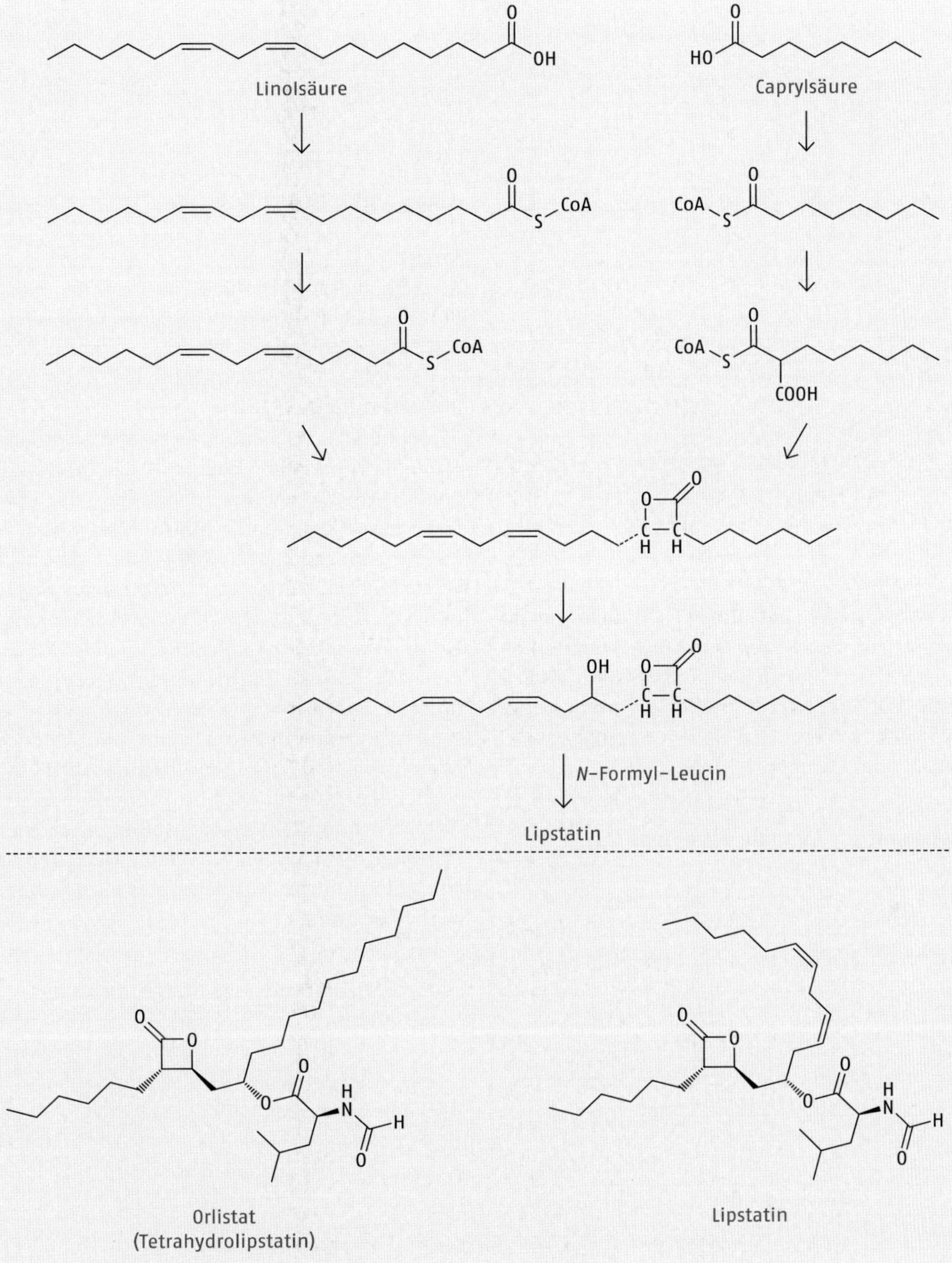

**Abb. 10.35** Lipstatin und Orlistat und Biosynthese von Lipstatin

## Wirksamkeit, therapeutischer Einsatz

Orlistat wurde 1998 in der EU zugelassen. Der Arzneistoff ist, in Verbindung mit einer hypokalorischen Kost, zugelassen zur Behandlung der Adipositas (BMI $\geq 30\,kg/m^2$) oder von übergewichtigen Personen mit einem BMI $\geq 28\,kg/m^2$ und begleitenden Risikofaktoren. Orlistat wirkt nicht bei allen Patienten: Wenn nach 12-wöchiger Behandlung nicht mindestens eine Körpergewichtsreduktion von 5 % eingetreten ist, soll die

Behandlung nicht weitergeführt werden. Eine Cochrane-Metaanalyse ergab, dass Orlistat-behandelte Patienten nach einem Jahr im Durchschnitt 2,7 kg mehr an Gewicht verloren hatten als die Placebo-Gruppe (in der aufgrund der Begleitmaßnahmen auch eine Gewichtsreduktion zu verzeichnen war). Die häufigsten Nebenwirkungen von Orlistat sind Bauchschmerzen, Flatulenz, flüssige Stühle, Kopfschmerzen und Infektionen der Atemwege.

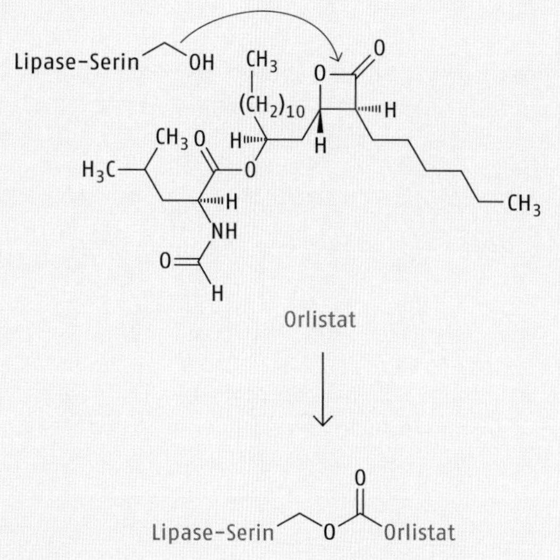

**Abb.10.36** Mechanismus der Lipase-Hemmung durch Orlistat

Seit 2009 steht Orlistat auch als OTC-Arzneimittel zur Verfügung. Es ist zugelassen zur Gewichtsreduktion von Erwachsenen mit einem BMI > 28 kg/m² und soll in Verbindung mit einer fett- und kalorienreduzierten Diät angewendet werden. Die Anwendungsdauer soll 6 Monate nicht überschreiten.

### Ein Naturstoff zur Therapie der Adipositas?

Lipasehemmer kommen in der Natur sehr zahlreich und weit verbreitet vor. Sie wurden aus Bakterien, Pilzen, Algen und Pflanzen isoliert. Klinisch angewendet wird bisher allerdings nur das Lipstatinderivat Orlistat. Stoffe zur Bekämpfung der Adipositas werden in den Medien gerne als „Diät-Pillen" bezeichnet. Ein Arzneimittel alleine ist jedoch nicht in der Lage, Übergewicht und Adipositas erfolgreich zu bekämpfen. Bewusste Ernährung, Kalorienreduktion und körperliche Betätigung sind nach wie vor die wichtigsten Voraussetzungen zur Gewichtsreduktion. Durch Orlistat erfolgt zwar eine gegenüber Placebo signifikante, aber dennoch nur sehr mäßige Gewichtsreduktion. Darüber hinaus wirkt der Arzneistoff nicht bei allen Patienten und kann so starke gastrointestinale Nebenwirkungen hervorrufen, dass die Therapie abgebrochen wird.

## 10.2.11 Mycophenolsäure
### Vorkommen, Struktur, Stoffklasse, Biosynthese
Mycophenolsäure wird von *Penicillium brevicompactum* gebildet (○ Abb. 10.37). Die Mycophenolsäure ist ein aromatisches Polyketid das mittels PKS III gebildet wird.

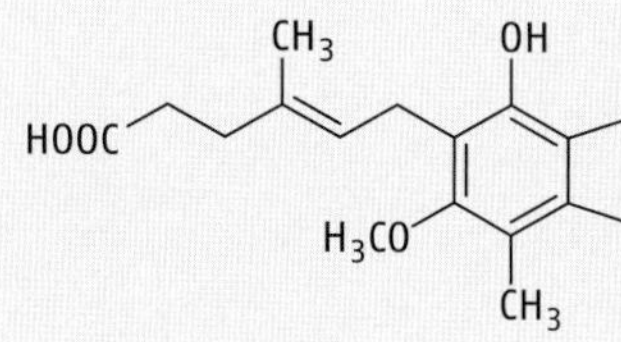

**Abb.10.37** Mycophenolsäure

### Target
Mycophenolsäure ist ein Hemmstoff der Inosinmonophosphat-Dehydrogenase, einem essenziellen Enzym des Purinstoffwechsels.

### Pharmakologie
Mycophenolsäure hemmt selektiv das Enzym Inosinmonophosphat-Dehydrogenase, das Inosinmonophosphat (IMP) zu Xanthosinmonophosphat (XMP) oxidiert. Diese Reaktion ist für die Biosynthese von Guanosinmonophosphat (GMP) und damit für alle Guanosin-Nukleotide essenziell. Da für die Proliferation von Lymphozyten (B- und T-Lymphozyten) die De-novo-Synthese von Purinen unerlässlich ist (andere Zellarten können Purine durch Wiederverwertungsprozesse generieren), wirkt Mycophenolsäure selektiv inhibierend auf das Wachstum und Überleben von Lymphozyten. Ein Ester der Mycophenolsäure, das Mycophenolat-Mofetil, wird als Immunsuppressivum zur Unterdrückung der Organabstoßung nach Nieren- und Herztransplantationen verwendet. Nach Verabreichung entsteht im Körper aus dem Ester wieder die freie Mycophenolsäure.

### Mycophenolsäure – zentrales Zulassungsverfahren
Mycophenolsäure ist eines der ersten Medikamente, das in einem zentralen Zulassungsverfahren für 15 Länder zugelassen wurde. 1893 entdeckte, isolierte und kristallisierte der italienische Arzt und Mikrobiologe B. Gosio Mycophenolsäure aus einem Pilz. Er beobachtete, dass die Verbindung Milzbranderreger in ihrem Wachstum hemmt. Einige Jahre später entdeckte H. Florey die Verbindung erneut, erkannte Gosios Leistung jedoch mit den Worten an: „Mycophenolic acid enjoys the distinction of being the first antibiotic produced by a mould to be crystallised". Aus Mycophenolsäure wurde vom Pharmaunternehmen Syntex Mycophenolat-Mofetil entwickelt. Nach der Übernahme durch die Firma Roche wurde es im Mai 1995 unter dem Namen CellCept in den USA zugelassen. In Europa erfolgte die Zulassung in einem zentralen Verfahren gleichzeitig für 15 Länder.

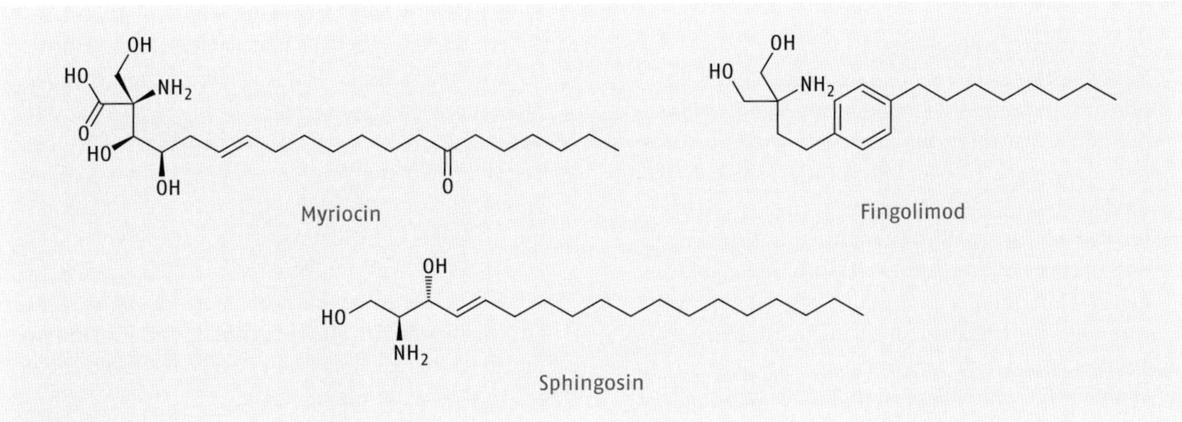

**Abb. 10.38** Myriocin, Fingolimod und Sphingosin

### Geschichte

Nach seiner Isolierung im Jahr 1893 wurde die Struktur der Mycophenolsäure 1952 aufgeklärt. In den 1980er Jahren wurde das Mycophenolat-Mofetil entwickelt, das 1995 als Arzneistoff zugelassen wurde.

### 10.2.12 Myriocin

#### Vorkommen, Struktur, Stoffklasse, Biosynthese

Myriocin wurde aus dem thermophilen Pilz *Myriococcum albomyces* (Ascomycota) isoliert.

Chemisch stellt Myriocin eine α-Aminosäure mit einer langen, lipophilen Seitenkette dar (Abb. 10.38). Aus Myriocin leitet sich das chemisch synthetisierte Fingolimod ab.

### Target

Myriocin hemmt das Enzym Serin-Palmitoyl-Transferase (SPT), das den ersten Schritt in der Biosynthese von Sphingosin katalysiert. Das von Myriocin abgeleitete Fingolimod hingegen stellt ein Prodrug dar und wird, analog zum endogenen Sphingosin, von der Sphingosin-Kinase 2 phosphoryliert. Fingolimodphosphat wirkt – analog zu dem aus Sphingosin gebildeten Liganden Sphingosin-1-phosphat (S1P) – als Agonist an S1P-Rezeptoren (S1PR).

### Pharmakologie

Bedeutsam für die Wirkung von Fingolimod ist vor allem der S1P-Rezeptor-Subtyp S1PR1. Neben vielen anderen biologischen Effekten vermittelt dieser Rezeptor, der auf T- und B-Lymphozyten vorkommt, die Auswanderung dieser Immunzellen aus peripheren lymphatischen Organen ins Blut. Die Bindung von Fingolimodphosphat führt zu Internalisierung und Abbau des Rezeptors. Das Signal für die Auswanderung wird von den Zellen also nicht mehr wahrgenommen, folglich sinkt die Zahl der im Blut zirkulierenden Lymphozyten. Die immunsuppressive Wirkung von Fingolimod beruht somit auf der Erzeugung einer Lymphopenie.

### Wirksamkeit, therapeutischer Einsatz

Fingolimod wurde in Europa im Jahr 2011 zur Behandlung der hochaktiven, schubförmig-remittierend verlaufenden multiplen Sklerose (MS) bei zwei Gruppen von Patienten zugelassen: Es wird zum einen bei MS-Patienten eingesetzt, die eine hohe Aktivität der Erkrankung trotz Therapie mit IFN-β aufweisen, zum anderen bei Patienten, die an einer besonders rasch fortschreitenden und schweren Form der schubförmig-remittierenden MS leiden. Der Arzneistoff kommt also als Zweitlinien-Therapeutikum zum Einsatz. Myriocin wird in der Forschung als Werkzeug zur Inhibierung der Sphingosin-Biosynthese eingesetzt.

### Geschichte

Myriocin wurde erstmals im Jahr 1972 beschrieben. Der Stoff wurde aus dem thermophilen Pilz *Myriococcum albomyces* (Ascomycota) isoliert und zunächst auf eine mögliche antimykotische und antibakterielle Wirkung getestet. Myriocin hemmte das Wachstum des Hefepilzes *Candida albicans*, antibakterielle Effekte konnten allerdings nicht nachgewiesen werden. Nach dieser Erstbeschreibung blieb die Substanz zwei Jahrzehnte lang unbeachtet, bis sie schließlich im Jahr 1994 völlig überraschend wiederentdeckt wurde: In einem Screening, in dem nach neuen immunsuppressiven Stoffen gesucht wurde, wurde Myriocin im Kulturüberstand des Pilzes *Isaria sinclairii* (Ascomycota) gefunden. Erstaunlich war, dass sich Myriocin im Vergleich zum etablierten Immunsuppressivum Ciclosporin als 10-fach potenter erwies. Ciclosporin, das nach Markteinführung im Jahr 1983 die Möglichkeit der Organtransplantation revolutionierte, weist eine im Vergleich zu Myriocin sehr viel komplexere chemische Struktur auf, sodass die Motivation, Myriocin zu einem Arzneistoff zu entwickeln, sehr groß war.

10

### Von Myriocin zu Fingolimod

Myriocin, eine α-Aminosäure mit einer langen, lipophilen Seitenkette, ist amphiphil, kann Biomembranen nur schlecht überwinden und weist eine niedrige Bioverfügbarkeit auf. Die wichtigste Aufgabe bei der Entwicklung eines Arzneistoffs aus der Leitstruktur Myriocin war somit klar definiert. Neben der Verbesserung der Bioverfügbarkeit ging es aber auch um die **Vereinfachung der Struktur**. Interessanterweise wurden diese Aufgaben angegangen, ohne die Zielstruktur oder den Wirkmechanismus der Substanz zu kennen. Um die immunsuppressive Wirkung der schrittweise optimierten Derivate testen zu können, wurde neben einem zellbasierten Assay vor allem ein relativ aufwendiges Tiermodell verwendet. Durch detaillierte Erfassung der Struktur-Aktivitätsbeziehungen gelang es, den kleinstmöglichen Pharmakophor zu ermitteln. Erstaunlicherweise waren viele der vereinfachten Derivate immer noch potenter als Ciclosporin. Der Durchbruch gelang 1995, nur ein Jahr nach der Entdeckung der immunsuppressiven Wirkung von Myriocin, mit der Synthese des Derivats FTY720, das später den Namen Fingolimod bekam. Die Carbonsäurefunktion und alle Chiralitätszentren konnten beseitigt werden, die lipophile Seitenkette wurde gekürzt und schließlich wurde ein Phenylring eingeführt. Zudem zeigte Fingolimod eine gegenüber Myriocin stark verringerte Toxizität.

### Ein neues immunsuppressives Wirkprinzip

Im Rahmen der medizinalchemischen Optimierung von Myriocin wurde rasch erkannt, dass die Substanz eine gewisse Ähnlichkeit zur körpereigenen Substanz Sphingosin besitzt. Der Aminoalkohol Sphingosin ist ein Bestandteil der Sphingolipide, die wichtige Bausteine der Zellmembran darstellen (Membranlipide). Er wird im Körper aus Palmitoyl-Coenzym A und Serin synthetisiert. Es wurde zudem entdeckt, dass Myriocin-Derivate, im Gegensatz zu Ciclosporin, die Produktion von IL-2 nicht beeinflussten, sodass insgesamt von einem neuen immunsuppressiven Wirkprinzip ausgegangen werden konnte.

○ **Abb. 10.39** Physostigmin

1995 gelang es, die Zielstruktur von Myriocin aufzuklären: Der Naturstoff hemmt das Enzym Serin-Palmitoyl-Transferase (SPT), das den ersten Schritt in der Biosynthese des Sphingosins katalysiert. Nach der Optimierung des Myriocins wurde festgestellt, dass das Enzym SPT von Fingolimod nicht mehr gehemmt wurde. Während Myriocin im Tierversuch immunsuppressiv wirkte ohne die Zahl der Lymphozyten im Blut zu verändern, senkten vereinfachte Derivate sowohl die Menge der B- als auch der T-Lymphozyten stark ab. Der Wirkmechanismus musste sich also verändert haben. Wäre lediglich die Messung der Enzymaktivität von SPT als Readout-Parameter zur Optimierung von Myriocin genutzt worden, wäre Fingolimod nicht entdeckt worden.

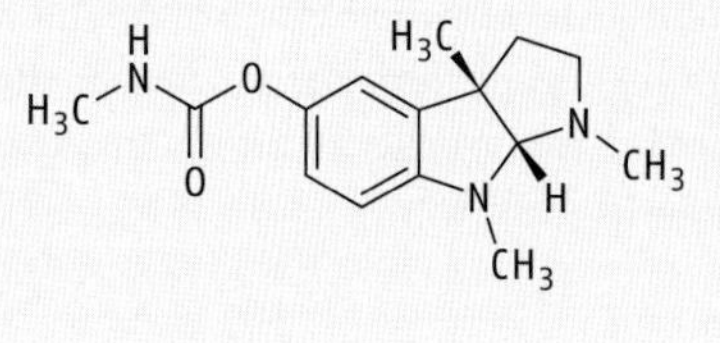

## 10.2.13 Physostigmin
### Vorkommen, Struktur, Stoffklasse, Biosynthese

Die Samen der Kalabarbohne, *Physostigma venenosum* (Fabaceae), einer in Westafrika beheimateten Kletterpflanze (Liane), enthalten Physostigmin als Hauptalkaloid. Kalabar ist eine Stadt in Nigeria, die am Mündungsgebiet des Calabar-Flusses und des Cross River in den Atlantik liegt.

Physostigmin (○ Abb. 10.39), auch als Eserin bezeichnet, ist ein Pyrroloindolalkaloid. Ausgangpunkt der Biosynthese ist Tryptamin.

### Target

Physostigmin ist ein reversibler Inhibitor des Enzyms Acetylcholinesterase (AChE), das den Ester Acetylcholin (ACh) hydrolytisch in die Produkte Acetat und Cholin spaltet. AChE gehört zur Gruppe der Serinhydrolasen. Der Mechanismus der Inhibition ist bekannt (○ Abb. 10.40): Es kommt durch Physostigmin zu einer Carbamoylierung der OH-Gruppe des Serins der katalytischen Triade im aktiven Zentrum der AChE. Die carbamoylierte AChE ist gehemmt und kann kein Acetylcholin mehr spalten. Die Reversibilität der Hemmung beruht darauf, dass der Carbaminsäure-Serinester hydrolytisch gespalten werden kann. Allerdings erfolgt diese Hydrolyse langsamer als bei der Reaktion mit Acetylcholin, bei der Serinrest acetyliert wird (○ Abb. 10.40).

### Pharmakologie

ACh dient als Neurotransmitter im ZNS, an der neuromuskulären Endplatte und im vegetativen Nervensystem. Physostigmin als Inhibitor der AChE erhöht die Konzentration an ACh in der unmittelbaren Nähe seiner Rezeptoren.

## Wirksamkeit, therapeutischer Einsatz

Physostigmin ist zur Behandlung postoperativ auftretender Störungen, z. B. dem zentralen anticholinergen Syndrom, dem verzögerten postoperativen Erwachen und Kältezittern zugelassen. Außerdem kommt es als Antidot bei Vergiftungen/Überdosierungen mit parasympatholytisch wirkenden Substanzen zum Einsatz (z. B. Tropanalkaloide, Fliegenpilz, trizyklische Antidepressiva, Neuroleptika, etc.).

### Die Gottesurteilsbohne

Die Kalabarbohne ist auch als Gottesurteilsbohne bekannt. Diese Bezeichnung ist darauf zurückzuführen, dass ihre Samen von den Eingeborenen Westafrikas verwendet wurden, um sie Personen, die eines Verbrechens beschuldigt wurden, zu verabreichen. Starb der Verdächtige, war das Gottesurteil gefällt und die Person schuldig. Kam es zum Erbrechen der verabreichten Samen und damit nicht zur tödlichen Vergiftung, galt die Unschuld als erwiesen. Physostigmin, das toxische Prinzip der Kalabarbohne, konnte im Jahr 1864 durch Julius Jobst und Oswald Hesse erstmals aus den Samen der Pflanze isoliert werden.

### Physostigmin als pharmakologisches Werkzeug

Physostigmin kam als pharmakologisches Werkzeug durch den Frankfurter Pharmakologen Otto Loewi zu großem Ruhm. Loewi erkannte im Jahr 1921, dass die Übertragung von Nervenimpulsen nicht nur elektrisch, sondern auch mit Hilfe eines chemischen Stoffes geschieht. Henry Dale konnte um 1930 die chemische Natur des Stoffes aus Loewis Experimenten aufklären und Acetylcholin als Transmittersubstanz identifizieren. An der bahnbrechenden und 1936 mit dem Nobelpreis für Medizin gekrönten Erkenntnis, dass es eine chemische Neurotransmission gibt, war Physostigmin unmittelbar beteiligt: 1926, ein Jahr nachdem die chemische Struktur des Physostigmins durch Edgar Stedman und George Barger aufgeklärt war, publizierte Loewi zusammen mit Ernst Navratil einen Artikel über den Mechanismus der Vaguswirkung des Naturstoffs. Das Alkaloid hemmte die Vaguswirkung im Froschherz-Modell und ebenso die Wirkung von Acetylcholin. Die beiden Wissenschaftler entdeckten, dass es ein Enzym, die Acetylcholinesterase, gibt, das Acetylcholin abbaut und durch Physostigmin gehemmt werden kann.

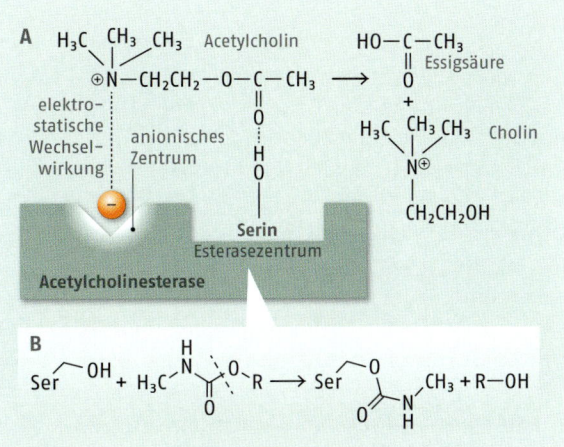

**Abb. 10.40** Wirkmechanismus des Physostigmins. A Funktion einer Acetylcholinesterase, B Reversible Carbamoylierung von Serin durch Physostigmin

### Physostigmin: Leitstruktur für indirekte Parasympathomimetika

Aus der Leitstruktur Physostigmin wurde zunächst in den 1930er Jahren der Arzneistoff **Neostigmin** entwickelt, gefolgt von **Pyridostigmin** (1945) und **Distigmin** (1957), (Abb. 10.41). Gemeinsames chemisches Strukturmerkmal dieser synthetischen Verbindungen ist der quartäre und somit permanent geladene Stickstoff und die Carbaminestergruppe. Aufgrund der permanenten Ladung sind diese Substanzen nicht mehr in der Lage, über die Blut-Hirn-Schranke in das ZNS zu gelangen. **Rivastigmin** hingegen, ein weiteres Derivat des Physostigmins, ist ZNS-gängig und wird gegen Alzheimer- und Parkinson-Demenz eingesetzt. Es wurde von der in Wien geborenen Pharmakologin Marta Weinstock-Rosin, Professorin an der School of Pharmacy der Hebräischen Universität Jerusalem, Mitte der 1980er Jahre entwickelt.

### 10.2.14 Mevastatin und Lovastatin

#### Vorkommen, Struktur, Stoffklasse, Biosynthese

Mevastatin wird von *Penicillium citrinum*, Lovastatin von *Aspergillus terreus* und auch von einigen anderen Pilzen (z. B. *Monascus ruber*, *Pleurotus ostreatus*) gebildet.

Beide Substanzen (Abb. 10.42) sind Polyketidderivate, deren Cylohexanringe nach einem durch die Diels-Alder-Reaktion bekannten Mechanismus gebildet werden. Sie gehören zur Gruppe der Monacoline und gelten als Leitstrukturen für die Entwicklung der Statine wie Simvastatin, Pravastatin oder Fluvastatin (Abb. 10.42).

#### Target

Lovastatin und Mevastatin wirken als HMG-CoA-Reduktase-Inhibitoren. HMG-CoA-Reduktasen katalysieren im Menschen den geschwindigkeitsbestimmenden

**10**

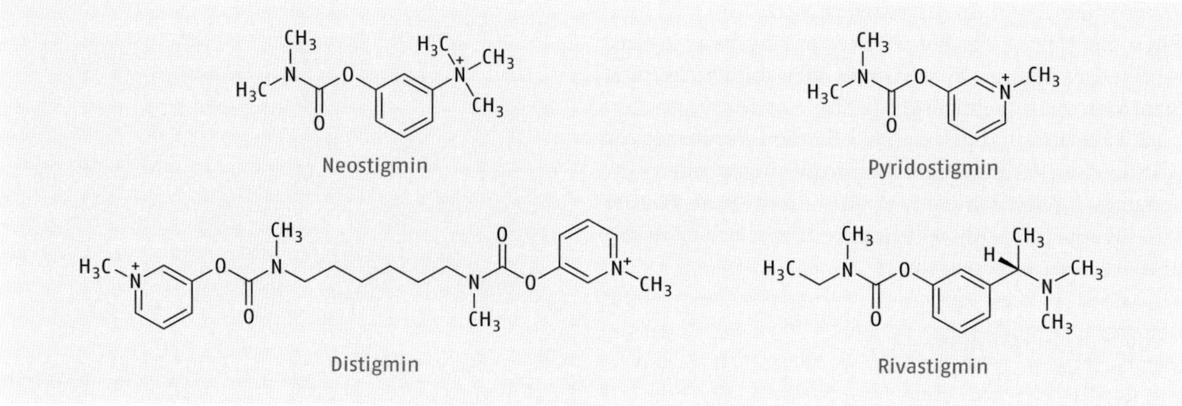

○ **Abb. 10.41** Neostigmin, Pyridostigmin, Distigmin, Rivastigmin

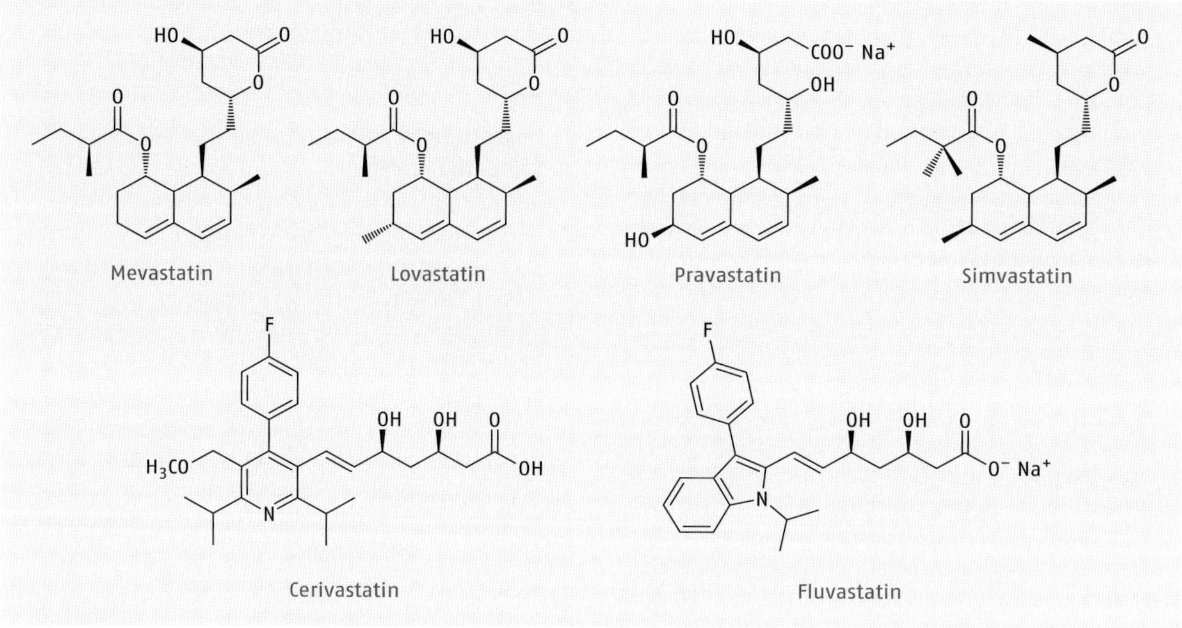

○ **Abb. 10.42** Mevastatin und Lovastatin und einige synthetisch hergestellte Statine

Schritt von 3-Hydroxy-3-methyl-glutaryl-CoA zu Mevalonat während der Cholesterolbiosynthese.

### Pharmakologie

Die Hemmung der HMG-CoA-Reduktase führt zur Unterdrückung der Cholesterolbiosynthese. Der Mangel an Cholesterol in den Zellen führt zu einer vermehrten Produktion von LDL-Rezeptoren (Low-Density-Lipoprotein-Rezeptoren) und als Folge zu einer Reduktion von LDL-Cholesterol und Gesamtcholesterol im Plasma. LDL ist ein Lipoprotein, das Cholesterol binden und transportieren kann. Wenn sich zu viel LDL-Cholesterol im Blut befindet, können Ablagerungen in den Gefäßwänden die Folge sein, es entsteht Arteriosklerose. Somit kann durch Hemmung der HMG-CoA-Reduktase die Konzentration an LDL-Cholesterol im Blut verringert und damit das Risiko der Arteriosklerose reduziert werden.

### Wirksamkeit, therapeutischer Einsatz

Lovastatin senkt den Blutfettspiegel und kann daher bei Fettstoffwechselstörungen zur Senkung eines erhöhten Cholesterolspiegels im Blut (Hypercholesterolämie) eingesetzt werden, wenn eine fettarme und cholesterolarme Diät, eine Gewichtsabnahme und körperliches Training den Cholesterolspiegel nicht ausreichend verringern konnten.

Neben Lovastatin sind zahlreiche andere Statine entwickelt worden. Beispiele sind Simvastatin, Pravastatin, Pitavastatin, Fluvastatin, Atorvastatin und Rosuvastatin. Unterschiede gibt es hinsichtlich ihrer Bioverfügbarkeit bei Einnahme zusammen mit Nahrungsmitteln. Während bei Simvastatin und Rosuvastatin die Bioverfügbarkeit durch Nahrungsmittel nicht beeinflusst wird, sinkt sie bei Pravastatin, Pitavastatin, Fluvastatin und Atorvastatin und steigt bei Lovastatin.

Weitere Unterschiede beziehen sich auf das Erreichen maximaler Plasmakonzentrationen und die Plasmaeiweißbindung. Die maximale Plasmakonzentration von Simvastatin, Pravastatin, Pitavastatin, Fluvastatin und Atorvastatin ist bereits nach 2 Stunden erreicht, die von Lovastatin und Rosuvastatin nach 4 Stunden. Die Plasmaeiweißbindung beträgt bei Lovastatin, Simvastatin, Pitavastatin, Fluvastatin und Atorvastatin 95 %, bei Pravastatin und Rosuvastatin liegt sie bei 55 bzw. 88 %.

Die Gabe von Statinen soll nach zahlreichen wissenschaftlichen Studien zu einer deutlichen Verringerung der Häufigkeit des Infarkttodes führen. Dabei werden relative Risikoreduktionen von 20–40 % angegeben.

**Der Lipobay®-Skandal**

Ein Statin, das von der Firma Bayer unter dem Namen Lipobay® vertrieben wurde, ist das Cerivastatin. Es wurde 1997 in den USA und auch in Europa zugelassen. Bereits 1998 wurde der erste Todesfall im Zusammenhang mit der Einnahme von Cerivastatin berichtet. In den folgenden Jahren kommt es zu weiteren Todesfällen (52 Todesfälle wurden bekannt). 2001 wurde das Medikament schließlich vom Markt genommen. In den folgenden Jahren verliert die Firma Bayer einige Gerichtsprozesse und muss Opfern Entschädigungen zahlen. Bekannt wird, dass Cerivastatin in Kombination mit Gemfibrozil, einer ebenfalls lipidsenkenden Substanz, zu einer Zerstörung von Muskelgewebe (Rhabdomyolyse) und als Folge zu Nierenversagen führt.

## Geschichte

A. Endo isolierte 1976 aus *Penicillium citrinum* das Mevastatin (Compactin), 1979 gelingt ihm bei seinen Arbeiten mit *Monascus ruber* die Entdeckung des Lovastatins (Monacolin K). Interessanterweise wurde der mit *Monascus ruber* fermentierte rote Reis in der traditionellen chinesischen Medizin bereits im 16. Jahrhundert zur Behandlung von Herzbeschwerden verwendet. Lovastatin wurde 1987 von der FDA als Arzneimittel zugelassen, Mevastatin wird aufgrund von Nebenwirkungen nicht verwendet.

### 10.2.15 Rohitukin

#### Vorkommen, Struktur, Stoffklasse, Biosynthese

Rohitukin wurde aus *Amoora rohituka*, *Dysoxylum binectariferum* und *Schumanniophyton problematicum* isoliert.

Rohitukin ist ein Chromenderivat, das wahrscheinlich über den Shikimatstoffwechsel gebildet wird, es war Leitstruktur für die Entwicklung des Flavopiridols (⊙ Abb. 10.43).

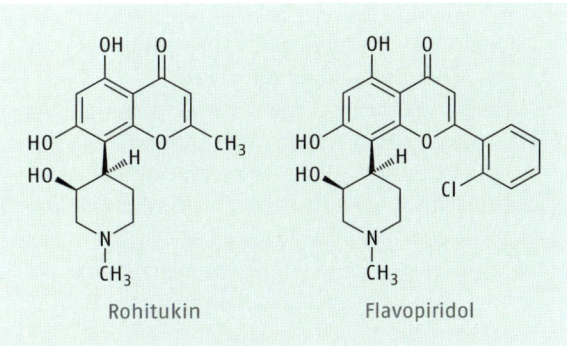

⊙ **Abb. 10.43** Das Chromenderivat Rohitukin und das daraus entwickelte Flavopiridol

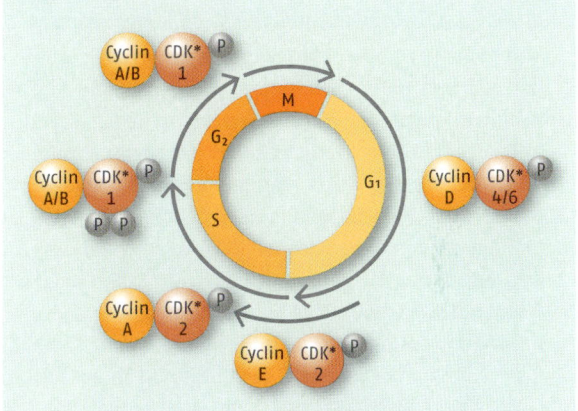

⊙ **Abb. 10.44** Regulation des Zellzyklus durch CDKs

### Target

Flavopiridol und Rohitukin inhibieren verschiedene Cyclin-abhängige Kinasen (CDK) mit unterschiedlicher Potenz.

### Pharmakologie

CDKs sind essenzielle Faktoren, die den Zellzyklus (⊙ Abb. 10.44) und damit die Zellproliferation regulieren. Außerdem spielen sie auch eine Rolle in der Regulation der Transkription. CDK-Inhibitoren werden daher als Antitumor-Arzneistoffe intensiv untersucht. Weitere Einsatzgebiete sind Entzündungs- und Infektionskrankheiten, wobei hierbei sowohl die Effekte auf Zellwachstum (Parasiten) als auch auf die Regulation der Transkription (Entzündungsfaktoren) eine Rolle spielen.

### Wirksamkeit, therapeutischer Einsatz

Flavopiridol (Alvocidib) hat kürzlich von der FDA die Zulassung als Orphan Drug zur Behandlung der akuten myeloischen Leukämie erhalten.

10

**Flavopiridol – Prototyp eines CDK-Inhibitors und essenzielles chemisches Werkzeug**

Lange galt das Dogma, dass für Inhibitoren, die die ATP-Bindungstasche von Enzymen adressieren, keine Selektivität erwartet werden kann. Die Entwicklung der CDK-Inhibitoren lehrte besseres. Ihr Einsatz eröffnete ein sehr attraktives Entwicklungsfeld, das der Kinase-Inhibitoren als Arzneistoffe. Flavopiridol und das synthetisch hergestellte Purinderivat Roscovitin (Seliciclib) beschreiben die erste Generation von CDK-Inhibitoren, die relativ wenig selektiv in ihrem CDK-Profil ist und mit nur moderaten Affinitäten an ihre Targets binden. Die experimentelle Verwendung dieser Stoffe führte zu einer rapiden Entwicklung der CDK-Biologie und -Pharmakologie. 2001 wurde den Wissenschaftlern Leland H. Hartwell, R. Timothy (Tim) Hunt und Paul M. Nurse der **Nobelpreis für Medizin** zum Thema „Kontrolle des Zellzyklus" verliehen. Beispielsweise konnte durch den Einsatz der beiden Stoffe gezeigt werden, dass es CDKs gibt, die weniger den Zellzyklus regulieren, als vielmehr eine wichtige Rolle in der Transkription besitzen, z. B. CDK7 und CDK9. CDK5 beispielsweise hat ganz essenzielle Funktionen in der neuronalen Entwicklung und spielt für den Zellzyklus keine Rolle. Noch immer werden CDK-Inhibitoren als äußerst wertvolle chemische Werkzeuge im Labor verwendet. Ausgehend von den Leitstrukturen Flavopiridol und Roscovitin wurden in der Folge CDK-Inhibitoren mit verbesserter Selektivität und gesteigerter Potenz entwickelt. Ein Beispiel ist Dinaciclib, das gegen CDK1, -2, -5 und -9 gerichtet ist und in Phase-III-Studien insbesondere bei refraktärer chronisch-lymphatischer Leukämie (CLL) getestet wird. Palbociclib ist ein weiteres Beispiel der zweiten Generation von CDK-Inhibitoren, wobei hier eine erhöhte Selektivität gegen CDK4 und CDK6 erreicht wurde. Durch Einsatz dieses Stoffs wurde gezeigt, dass CDK4 und CDK6 wichtige Funktionen in bestimmten Tumoren besitzen.

### Geschichte

Die Entwicklung von Flavopiridol geht, wie bereits erwähnt, auf das Rohitukin zurück, einem Chromonalkaloid aus der Pflanze *Dysoxylum binectariferum* (Meliaceae), welche phylogenetisch mit der ayurvedischen Arzneipflanze *Dysoxylum malabaricum* verwandt ist und zur Behandlung von rheumatoider Arthritis eingesetzt wird.

### 10.2.16 Salicylsäure

**Vorkommen, Struktur, Stoffklasse, Biosynthese**

Salicylsäure (o Abb. 10.45) kommt als Methylester (Methylsalicylat) in ätherischen Ölen verschiedener Pflanzen vor, z. B. in vielen Heidekrautgewächsen (Ericaceae) wie Scheinbeere (*Gaultheria*) oder Wintergrün (*Pyrola*) und auch in einigen Birkenarten wie der Zucker-Birke (*Betula lenta*, Betulaceae). Die Substanz trägt auch die Bezeichnung Spiersäure, da sie im Mädesüß (Spierstrauch, Gattung *Filipendula*, Rosaceae) gefunden wurde. In der Rinde von Weidegewächsen (*Salix*) finden sich vor allem Derivate des Salicylalkohols, wohingegen Salicylsäure nur in Spuren vorhanden ist.

Salicylsäure gehört innerhalb der Gruppe der Phenolcarbonsäuren zu den Hydroxybenzoesäuren (*ortho*-Hydroxybenzoesäure). Generell werden Salicylate über den Shikimatstoffwechsel gebildet.

### Target

Salicylsäure ist nur ein schwacher (kompetitiver) Hemmstoff der Cyclooxygenase 1 (COX-1) und COX-2. Die synthetische Acetylsalicylsäure, die das Acetylierungsprodukt der Salicylsäure darstellt, hemmt hingegen beide COX-Isoformen irreversibel durch Acetylierung des Serinrests 530 (COX-1) bzw. 516 (COX-2).

Die Acetylierung dieses Serinrests läuft folgendermaßen ab: Zunächst diffundiert ASS in den Reaktionskanal des aktiven Zentrums der COX. Dort interagiert die Carboxylatgruppe von ASS zunächst mit Arg-120 und Tyr-355 der COX. Die Bindung ist im Gegensatz zu anderen sauren NSAID (*non steroidal anti-inflammatory drugs*) nicht besonders stark und ASS kann sich weiter in das Reaktionszentrum hinein bewegen, wodurch es in die Nähe des Serinrests 530 gelangt. Durch den Tyrosinrest 385 der COX wird die Acetyl-Carbo-

Salicylsäure        Salicylsäure-methylester        Salicylalkohol        Salicin        Salicortin

o **Abb. 10.45** Salicylsäure und -derivate

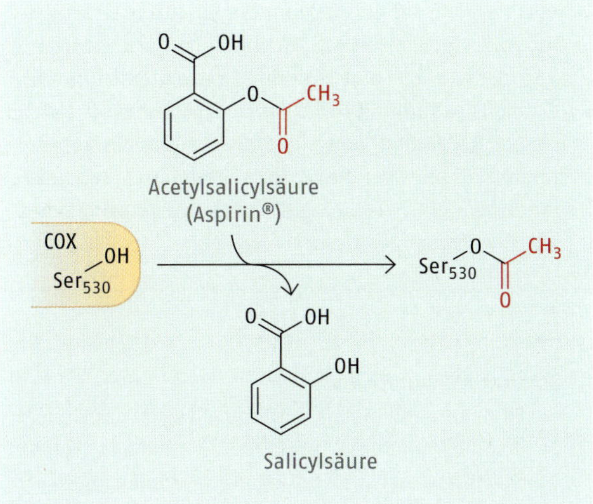

**Abb. 10.46** ASS acetyliert den Serinrest 530 der COX-1

nyl-Funktion von ASS stark polarisiert und in geeignete Position zum Ser-530 gebracht, sodass letztlich die Umesterung stattfinden kann (● Abb. 10.46).

COX-1 und -2 sind in unserem Körper unterschiedlich verteilt und ihre Expression wird unterschiedlich reguliert. Während COX-1 konstitutiv exprimiert wird, z. B. im Magen, der Niere und in Thrombozyten, kann die Expression von COX-2 durch verschiedene Stimuli (z. B. Zytokine, Endotoxine) in unterschiedlichsten Zellen sehr schnell induziert werden. Mittlerweile ist bekannt, dass auch von der COX-2 eine konstitutiv exprimierte Form existiert, die z. B. im Rückenmark, im vaskulären Endothel, in der Niere und im Uterus vorkommt.

### Pharmakologie

Die COX-Enzyme katalysieren die Umwandlung von Arachidonsäure in Prostaglandin $H_2$ ($PGH_2$), das die Vorstufe weiterer Prostaglandine (z. B. $PGE_2$, $PGD_2$) darstellt. Diese Mediatoren haben wichtige physiologische und pathophysiologische Funktionen. Sie sensibilisieren Nozizeptoren und induzieren Fieber. Ferner erhöhen sie die Magenschleimproduktion und senken die Magensäurebildung. In der Niere steuern sie die Durchblutung und die Ausscheidung von Natriumionen. Eine unselektive COX1- und -2-Hemmung durch ASS wirkt sich auf alle diese Systeme aus. Die gewünschten Effekte sind Analgesie und Fiebersenkung. Als Nebenwirkungen treten eine Schädigung der Magenschleimhaut, verringerte Nierendurchblutung und Ödembildung auf.

ASS hat eine große Bedeutung als Hemmstoff der Thrombozytenaggregation erlangt. Das von $PGH_2$ abgeleitete Prostacyclin ($PGI_2$) und Thromboxan $A_2$ ($TXA_2$) regulieren die Plättchenaggregation gegenläufig. Prostacyclin wird von Endothelzellen produziert und hemmt die Aggregation, während $TXA_2$ von Thrombozyten gebildet wird und die Aggregation fördert. Im Normalfall sind die beiden Mediatoren im Gleichgewicht. ASS verschiebt dieses Gleichgewicht. Durch die irreversible Inhibierung der COX-1 in Thrombozyten, die nur in sehr geringem Maße zur Neuexpression von Proteinen befähigt sind, kommt es nach Hemmung der $TXA_2$-Produktion zu einer langanhaltenden Hemmung der Thrombozytenaggregation (7–12 Tage). Endothelzellen können den Ausfall der COX-Enzymaktivität durch Neuexpression der Enzyme kompensieren und dadurch die Produktion von Prostacyclin, welches auch zur Hemmung der Thrombozytenaggregation beiträgt, aufrechterhalten. Für die Auslösung des aggregationshemmenden Effekts reichen bereits niedrige ASS-Dosen (ab 50 mg), die noch keine analgetische Wirkung zeigen, aus.

### Wirksamkeit, therapeutischer Einsatz

Acetylsalicylsäure ist eines der am meisten eingesetzten Analgetika, Antipyretika und Antiphlogistika. Eine sehr große Bedeutung hat es auch als Arzneimittel zur Hemmung der Thrombozytenaggregation im Rahmen der Sekundärprophylaxe von Myokard- und Hirninfarkt oder bei instabiler Angina pectoris.

Methylsalicylat wird als Bestandteil von Externa, z. B. als Badezusatz, zur Linderung von Muskel- und Gelenkschmerzen eingesetzt. Auch Salicylsäure wird heutzutage nur noch topisch angewendet. Sie wirkt keratolytisch und kann z. B. bei Akne oder in höheren Konzentrationen auch zur Beseitigung von Hühneraugen und Warzen verwendet werden.

### Geschichte

Die Weidenrinde wurde bereits in den alten Hochkulturen Ägyptens, Vorderasiens und Indiens zur Behandlung von Schmerzen und fiebriger Erkrankungen genutzt. In der Antike wird sie in vielen Schriften, z. B. von Hippokrates, Dioskurides oder Galen, erwähnt. Klöster bewahrten die volksheilkundliche Verwendung der Weidenrinde während des Mittelalters. Edward Stone, ein englischer Geistlicher, berichtete als erster neuzeitlicher Forscher 1763 über seine positiven Erfahrungen bei der Verabreichung von Weidenrinde gegen Fieber.

1828 gelang Johann Andreas Buchner, Apotheker und Professor an der Universität München, die Isolierung von Salicin aus der Weidenrinde. Bereits 1832/33 wendete der Arzt Julius Vincenz von Krombholz in Prag Salicin klinisch bei rheumatischem Fieber an. Als Entdecker der Salicylsäure gilt der italienische Chemiker Raffaele Piria. Er stellte 1838 erstmals Salicylsäure aus Salicin her. 1860 entdeckte der Chemiker Adolph Kolbe einen Weg zur Synthese von Salicylsäure aus Phenolat und Kohlendioxid, die großtechnisch genutzt werden konnte.

Die medizinische Anwendung der Salicylsäure als Analgetikum und Antipyretikum hatte ihren Höhepunkt im letzten Drittel des 19. Jh. Da die Therapie aber mit einer sehr schlechten Verträglichkeit und oft starken Neben-

10

wirkungen (Gastrointestinaltrakt, Nieren) einherging, wurde versucht, die Substanz chemisch zu verbessern. Insbesondere mit der Acetylierungsreaktion wurde viel experimentiert, unter anderem durch Charles Frédéric Gerhardt, Hugo von Gilm, Karl Kraut und Hugo Schiff. 1897 gelang Felix Hoffman wohl unter Mitwirkung von Arthur Eichengrün im Bayer-Werk in Elberfeld (Wuppertal) die Synthese von sehr reiner Acetylsalicylsäure aus Acetanhydrid und Salicylsäure. Bereits 1898 prüfte der Internist Kurt Witthauer die klinische Wirkung von ASS im Diakonissenhaus in Halle/Saale. Witthauer prägte auch den Namen Aspirin (acetylierte Spiersäure). Als Arzneimittel kam es 1899 auf den Markt.

Wie die Wirkung von ASS zustande kommt, blieb viele Jahrzehnte lang unbekannt. Erst 1971 konnte der britische Biochemiker John Vane (1921–2004) den Wirkmechanismus aufklären. Er wies nach, dass ASS die Synthese von Prostaglandinen reduzierte. 1982 wurde ihm gemeinsam mit Sune Bergström und Bengt Samuelsson der Medizin-Nobelpreis für die bahnbrechenden Forschungsarbeiten zur biologischen Rolle der Prostaglandine und zum Wirkmechanismus von ASS verliehen. Die Cyclooxygenase wurde erstmals 1967 von Samuelsson beschrieben, das aufgereinigte und aktive Enzym wurde schließlich 1976 isoliert. 1991 wurde nachgewiesen, dass zwei Isoformen, COX-1 und COX-2, existieren.

### Coxibe – eine neue Arzneistoffklasse

In den 1990er Jahren wurde erkannt, dass die entzündungs- und schmerzhemmende Wirkung von ASS und anderen NSAID vor allem durch die Blockade der induzierbaren COX-2 vermittelt wird, die Nebenwirkungen (Schäden an der Magenschleimhaut, verringerte Nierendurchblutung, Thrombozytenaggregationshemmung) jedoch durch die Inhibierung der konstitutiven COX-1. Aus dieser Überlegung heraus entstand die Entwicklung selektiver COX-2-Hemmer. Bereits 1999 wurde der erste Vertreter der Arzneistoffklasse der Coxibe, das Rofecoxib, zugelassen. Es folgten Celecoxib, Parecoxib und Etoricoxib. Rofecoxib wurde allerdings 2004 wegen erhöhter kardio- und zerebrovaskulärer Risiken (Herzinfarkte, Schlaganfälle) vom Markt genommen. Zwar ist bei den Coxiben in der Tat die Rate gastrointestinaler Nebenwirkungen geringer als bei anderen NSAID, dahingegen ist das Risiko für vaskuläre Nebenwirkungen erhöht, was allerdings auch bei anderen NSAID der Fall ist. Ausgehend von diesen Fakten hat die Entwicklung der Coxibe den Wunsch nach besseren COX-Inhibitoren nicht wirklich erfüllt.

Auf dem deutschen Markt befinden sich derzeit drei Coxibe, deren Nutzen-Risiko-Profil als vertretbar angesehen wird: Celecoxib und Etoricoxib können zur symptomatischen Linderung der Beschwerden bei degenerativen Gelenkerkrankungen (Osteoarthritis), rheumatoider Arthritis, Gichtarthritis und Morbus Bechterew eingesetzt werden. Parecoxib ist nur zur Kurzzeitbehandlung postoperativer Schmerzen zugelassen. Bei Patienten mit kardiovaskulären Risikofaktoren (z. B. Bluthochdruck, Hyperlipidämie, Diabetes) muss vor der Anwendung eine strenge Nutzen-Risiko-Abwägung vorgenommen werden.

### Schützt ASS vor Krebs?

Die Einnahme von niedrig dosierter ASS senkt das Risiko, an Krebs zu erkranken. Dieser Zusammenhang wurde durch retrospektive Auswertungen von Studien abgeleitet, die die Einnahme von ASS zur Prophylaxe kardiovaskulärer Ereignisse untersuchten. Beim Vergleich der Todesursachen fiel auf, dass in der ASS-Gruppe deutlich weniger Studienteilnehmer an Krebs verstarben. Je nach Studie, Laufzeit und Fokus der Auswertung war die Zahl der Krebstoten um 15–46 % reduziert. Insbesondere das Risiko an einem Adenokarzinom (Darm, Lunge, Brust) zu versterben war vermindert.

Welche Erklärungsansätze gibt es für dieses Phänomen? In den meisten Fällen ist nicht der Primärtumor, sondern die Metastasenbildung für den Tod verantwortlich. Da Thrombozyten an Metastasierungsprozessen beteiligt sein können, wird vermutet, dass die Hemmung der Thrombozytenaggregation durch ASS die Metastasierung von Tumoren verringern kann. Neben der Wirkung auf Thrombozyten wird auch eine direkte Wirkung von ASS auf entstehende Tumorzellen diskutiert, da COX-2 für die Entwicklung und die Progression bestimmter Tumorarten, z. B. von Dickdarmkrebs, von Bedeutung ist. Seit Ende 2015 wird ein weiterer Mechanismus diskutiert: Der ASS-Metabolit Salicylsäure reduziert die Bildung von 2-Hydroxyglutarsäure durch eine Hemmung des Enzyms Hydroxysäure-Oxosäure-Transhydrogenase (HOT). 2-Hydroxyglutarsäure scheint ein sogenannter Onkometabolit zu sein, der die Tumorentstehung fördert.

Trotz dieser Erkenntnisse reicht die Datenlage bisher nicht aus, um eine ASS-Gabe als generelle Tumorprophylaxe zu empfehlen. Insbesondere ist der NNT-Wert (*number needed to treat*) zu berücksichtigen: Berechnungen aus einer Metaanalyse ergaben beispielsweise, dass 29 Personen mehr als 5 Jahre ASS einnehmen müssten, damit nach 20 Jahren ein krebsbedingter Todesfall (vor allem Dickdarmtumore) verhindert wird. Der Effekt scheint zudem altersabhängig zu sein, denn Vorteile durch die Therapie waren erst ab dem 55. Lebensjahr zu beobachten. Weitere Untersuchungen sind sicherlich sinnvoll.

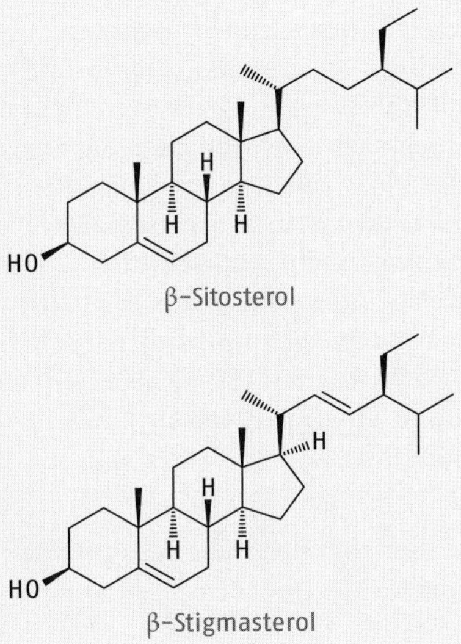

**Abb. 10.47** β-Sitosterol und β-Stigmasterol

### 10.2.17 β-Sitosterol und β-Stigmasterol
**Vorkommen, Struktur, Stoffklasse, Biosynthese**
β-Sitosterol und β-Stigmasterol kommen in Pflanzen ubiquitär vor. Pflanzen, die besonders viel β-Sitosterol und β-Stigmasterol enthalten, sind *Annona cherimola*, *Crataegus laevigata* und *Nigella sativa*.

β-Sitosterol und β-Stigmasterol gehören zu den Steroiden, die über den Isoprenstoffwechsel gebildet werden (**o** Abb. 10.47). Sie gehören zur Gruppe der Phytosterole.

**Target**
Das Target von β-Sitosterol ist die Testosteron-5α-Reduktase.

**Pharmakologie**
β-Sitosterol wirkt schwach antiandrogen. Über eine Hemmung der Testosteron-5α-Reduktase wird die Umwandlung von Testosteron in das biologisch wirksame Dihydrotestosteron unterbunden. Beschrieben wurde auch, dass β-Sitosterol den Prostaglandinstoffwechsel in der Prostata beeinflusst. Diskutiert wird, dass β-Sitosterin schwach antiandrogen über eine Hemmung der Testosteron-5α-Reduktase wirkt, wodurch die Umwandlung des Testosterons in das biologisch wirksame Dihydrotestosteron unterbunden wird.

**Wirksamkeit, therapeutischer Einsatz**
β-Sitosterol und β-Stigmasterol sollen die Resorption von Cholesterol aus dem Magen-Darm-Trakt verringern und in der Folge soll es zu einer Senkung des Blutcholesterolspiegels kommen. Eingesetzt wird β-Sitosterol zur symptomatischen Behandlung einer beginnenden Prostatavergrößerung. Es ist jedoch anzumerken, dass in verschiedenen Studien β-Sitosterol keinen Einfluss auf das Prostatavolumen hatte.

**Geschichte**
Ein Gemisch aus verschiedenen Phytosterolen wurde zum ersten Mal 1897 aus Weizenkeimöl isoliert. Die genaue Erforschung der Pflanzenöstrogene fand dann zwischen 1926 und 1933 statt. In dieser Zeit konnte auch Sitosterol isoliert und charakterisiert werden.

---

**Umsetzung von pflanzlichen Steroiden zu wertvollen Arzneistoffen**

Es gibt etwa 300 zugelassene steroidale Arzneistoffe, von denen pro Jahr etwa 100 000 Tonnen hergestellt werden, und die einen Jahresumsatz von 10 Milliarden US-Dollar haben.

Eine wirtschaftlich rentable Synthese eines Steroids bedarf einer preiswerten Ausgangsverbindung. Zu diesen gehören die pflanzlichen Sterole β-Sitosterol, β-Stigmasterol, Campesterol und Brassicasterol. Ihre Bedeutung liegt darin, dass sie ähnlich wie das Steroid Diosgenin Ausgangsmaterial für die Herstellung von therapeutisch einsetzbaren Steroiden sind.

Heute werden pflanzlichen Sterole verwendet, um biotechnologisch durch verschiedene Actinobacteria (z. B. *Mycobacterium* sp. VKM Ac-1815D, *Rhodococcus rhodochrous* DSM 43269) in 4-Androsten-3,17-dion und 1,4-Androstadien-3,17-dion umgesetzt zu werden. Beide Verbindungen sind Ausgangsmaterial für die Synthese von Steroiden. **o** Abb. 10.48 zeigt die biotechnologische Herstellung von 4-Androsten-3,17-dion aus β-Sitosterol durch *Rhodococcus rhodochrous* DSM 43269.

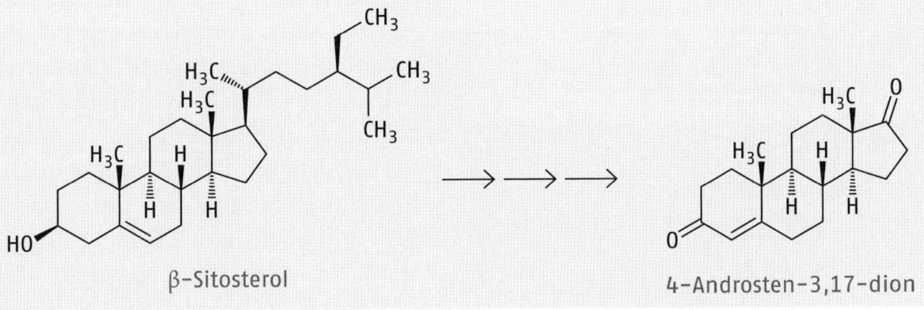

---

**Abb. 10.48** β-Sitosterol-Katabolismus durch *Rhodococcus rhodochrous* DSM 43269

## 10.3 An Transportproteine bindende Naturstoffe

### 10.3.1 Ajmalin

#### Vorkommen, Struktur, Stoffklasse, Biosynthese

Ajmalin kommt insbesondere in Wurzeln verschiedener *Rauvolfia*-Arten vor. Die offizinelle Art *Rauvolfia serpentina* (Indische Schlangenwurzel) ist ein immergrüner Strauch, der vor allem in Indien oder benachbarten Ländern des tropischen Asiens beheimatet ist.

Ajmalin ist ein Alkaloid und lässt sich in die Strukturklasse terpenoider Indolalkaloide einordnen (● Abb. 10.49). Ausgangsverbindung für die Ajmalinbiosynthese ist L-Tryptophan.

#### Target

Ajmalin bindet an Natriumkanäle, blockiert diese und verhindert den schnellen Natriumeinstrom in die Zelle (Klasse-IA-Antiarrhythmikum).

#### Pharmakologie

Ajmalin ist aufgrund der Blockade von Natriumkanälen am Myokard ein Klasse-I-Antiarrhythmikum, das durch die Hemmung des Einstroms von $Na^+$-Ionen in die Zellen eine rasche Depolarisierung am Beginn des Aktionspotenzials verzögert und durch Verringerung der Leitungsgeschwindigkeit zu einer Herabsetzung der Erregbarkeit des Myokards und des gesamten Reizleitungssystems des Herzens führt. Die Klasse der Natriumkanalblocker kann hinsichtlich ihrer Vertreter auf Grundlage ihrer unterschiedlichen Effekte auf Aktionspotenzialdauer, der Frequenzabhängigkeit ihrer Wirkung sowie der Unterschiede auf die Hemmung des schnellen Natriumeinstroms in der Phase 0 des Aktionspotenzials noch weiter in Klasse IA, IB und IC unterteilt werden. Zu den Klasse-IA-Stoffen gehört auch das Chinidin, ein Indolalkaloid, das in der Rinde von *Cinchona*-Arten (Rubiaceae) vorkommt.

#### Wirksamkeit, therapeutischer Einsatz

Ajmalin als Klasse-IA-Stoff kann bei vorsichtiger Indikationsstellung ebenso wie Chinidin bei Vorhofflattern und -flimmern, bei supraventrikulären Tachykardien, wenn sie behandlungsbedürftig sind, sowie bei lebensbedrohlichen ventrikulären Tachykardien sowie Extra-

Ajmalin

● Abb. 10.49 Ajmalin

systolen eingesetzt werden. Ajmalin ist als verschreibungspflichtiges Arzneimittel zugelassen.

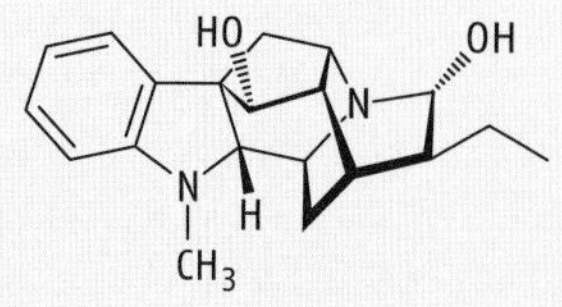

Aufgrund der schlechten oralen Verfügbarkeit wird Ajmalin ausschließlich durch intravenöse Injektion verabreicht. Es besitzt eine sehr kurze, umverteilungsbedingte initiale Plasmahalbwertszeit von 12–15 min. Die Elimination erfolgt zu 90 % hepatisch. Die übrigen 10 % werden über die Nieren ausgeschieden.

Als Nebenwirkung sind paradox proarrhythmische Effekte des Ajmalin, die insbesondere bei Patienten mit einer koronaren Herzkrankheit auftreten können, beschrieben und reduzieren seinen Einsatz als probates Antiarrhythmikum.

---

**Ajmalin-Test zum Nachweis des Brugada-Syndroms**

Ajmalin hat neben seiner therapeutischen Rolle auch eine wichtige diagnostische Funktion (Ajmalin-Test). Bei Verdacht auf eine stumme, versteckte Form des Brugada-Syndroms, einer kongenitalen Ionenkanalerkrankung des Herzens, bei der das Gen für spannungsabhängige kardiale Natriumkanäle (Nav) mutiert ist, aber keine Auffälligkeiten im EKG auftreten, kann durch kontrollierte intravenöse Gabe von Ajmalin in manchen Fällen der Defekt demaskiert und in der Folge im EKG identifiziert werden.

---

#### Geschichte

*Rauvolfia serpentina* (Indische Schlangenwurzel) wurde in der indischen Volksmedizin, lange bevor sie in Europa bekannt wurde, bei Schlangenbissen (vgl. Namengebung), Insektenstichen, damit verbundenem Fieber und später auch bei Hypertonie und Epilepsie verwendet. Pharmakognostisch wurden *Rauvolfia*-Arten in Deutschland erst um 1955 näher untersucht, obgleich beispielsweise Ajmalin bereits 1932 vom pakistanischen Wissenschaftler S. Siddiqui aus der Pflanze isoliert wurde.

### 10.3.2 Capsaicin

#### Vorkommen, Struktur, Stoffklasse, Biosynthese

Capsaicin kommt in den Früchten verschiedener Arten der Gattung Paprika (*Capsicum*, Solanaceae) vor. Die am meisten verbreitete Art ist *Capsicum annuum*.

Capsaicin (● Abb. 10.50) gehört zu den Alkaloiden, die den Stickstoff über eine Transaminierungsreaktion erhalten. Capsaicin ist das Amid einer Fettsäure (*trans*-8-Methyl-6-nonensäure) mit Vanillylamin. Die Fettsäure entsteht aus dem Abbau von Valin über die Zwischenstufe Isobutyryl-CoA durch die Fettsäuresynthese und anschließende Desaturierung. Vanillylamin stammt biosynthetisch aus dem Phenylpropanstoffwechsel und wird über die Zwischenstufen Kaffeesäure, Ferulasäure und Vanillin gebildet.

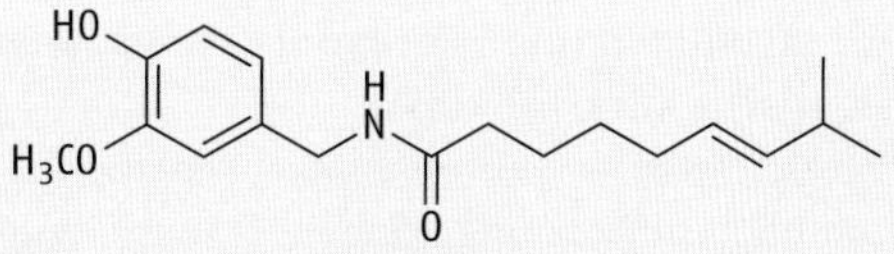

**Abb. 10.50** Capsaicin

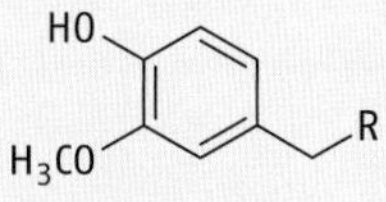

**Abb. 10.51** Vanillylgruppe

## Capsaicin – das scharfe Prinzip des Paprikas

Weltweit gibt es in den unterschiedlichen Kulturkreisen eine sehr lange Tradition in der volksmedizinischen Verwendung von Capsaicin-haltigen Auszügen, z. B. bei Halsschmerzen oder Rücken- und Gelenkschmerzen. Die Verwendung der Paprikapflanze als Nahrungslieferant für die Ureinwohner Mittel- und Südamerikas kann archäologisch bis ins 8. Jahrtausend v. Chr. zurückverfolgt werden. Erste Zuchtformen wurden für das 6. Jahrtausend v. Chr. nachgewiesen. Die Heimat der Gattung *Capsicum* wird in Bolivien vermutet. Nach Europa gelangte Paprika erst mit Christoph Columbus im 15. Jh. n. Chr. Die Kultivierung und Zucht von *Capsicum* hat im Laufe der Jahrhunderte zahlreiche Formen, Größen, Farben und Schärfegrade hervorgebracht: Gemüsepaprika, Chili, Peperoni etc. Capsaicin ist, neben anderen strukturähnlichen Verbindungen wie dem Dihydrocapsaicin oder Nordihydrocapsaicin, der für die Schärfe hauptverantwortliche Stoff. Die schärfsten Paprikasorten können einen Capsaicin-Gehalt von 10 % erreichen, Cayenne enthält bis zu 0,3 %. Schärfegrade lassen sich mithilfe der Scoville-Skala quantifizieren, wobei reines Capsaicin einen Wert von 16 Millionen aufweist. Zum Vergleich: Tabasco (rot) liegt im Bereich von 2500–5000.

## Target

Capsaicin ist ein hochselektiver Agonist für TRPV1 (*transient receptor potential vanilloid subtype 1*). Die Familie der TRPV-Kanäle bekam ihren Namen von den Vanilloiden, also Verbindungen, die eine Vanillylgruppe (4-Hydroxy-3-methoxybenzyl-Gruppe, ○ Abb. 10.51) besitzen.

An TRPV1 binden neben Capsaicin auch weitere natürliche Scharfstoffe, z. B. Piperin (Hauptalkaloid des schwarzen Pfeffers), 6-Gingerol (aus Ingwer) oder Resiniferatoxin, ein ultrapotenter Scharfstoff aus der Pflanze *Euphorbia resinifera* mit einem Scoville-Wert von 16 Milliarden. Mit der Identifizierung der genauen Bindungsstelle des TRPV1 für Capsaicin haben sich viele Forschergruppen ausführlich beschäftigt. TRPV1-Kanäle sind aus vier Untereinheiten aufgebaut, wobei jede Untereinheit aus sechs transmembranären Helices (TM1–6) besteht. Strukturbiologische Daten und Ergebnisse aus ortsspezifischen Mutagenese-Experimenten zeigen, dass die Bindung von Capsaicin in der TM4-TM5-Linker-Region mit Beteiligung zweier Aminosäurereste aus der TM3-Region zustande kommt.

## Pharmakologie

TRPV1 ist ein nicht-selektiver Kationenkanal, der auf Hitze (> 45 °C) und niedrigen pH-Wert (< pH 5,5) re-

agiert. TRPV1 dient der Schmerzwahrnehmung und ist vornehmlich in Nozizeptoren, also freien sensorischen Nervenendigungen, aber auch im ZNS lokalisiert. Der Kanal leitet hauptsächlich Calciumionen und ist deutlich weniger durchlässig für Natriumionen. Seine Aktivierung bewirkt einen Calcium-Einstrom in die Zelle und damit eine Depolarisierung der Zellmembran, wodurch vor allem die Ausschüttung von Neurotransmittern beeinflusst wird. TRPV1 wird auch von endogenen Lipiden (Endovanilloiden) aktiviert, z. B. von dem Endocannabinoid Anandamid oder 12- und 15-HPETE (Hydroxyperoxyeicosatetraensäure). Nach einer kutanen Capsaicin-Exposition kommt es im Rahmen des Ersteffekts zu Erwärmung, Brennen, Stechen und Erythembildung. Sekundär werden die Nozizeptoren über einen langen Zeitraum deutlich weniger empfindlich für Reize unterschiedlichster Natur (Desensibilisierung, refraktärer Status) und es kommt zu einer Schmerzlinderung. Dieser Effekt ist reversibel, die zugrunde liegenden Mechanismen der Desensibilisierung sind aber bisher noch nicht genau bekannt. Beobachtet wurde aber z. B. eine Verringerung der Konzentration an Schmerzmediatoren (z. B. Substanz P) und eine Erhöhung analgetisch wirkender Neuropeptide (z. B. Galanin).

## Wirksamkeit, therapeutischer Einsatz

Hochdosiertes Capsaicin (8 %) in Form eines kutanen Pflasters ist zur Behandlung neuropathischer Schmerzen, die z. B. nach einer Gürtelrose (Zoster) auftreten können, bei nicht diabetischen Erwachsenen zugelassen und unterliegt der Verschreibungspflicht. Capsaicin und Pseudocapsaicin (Nonivamid) werden in niedrigen Dosierungen als Salben und Pflaster (Wärmesalbe/-pflaster) bei rheumatischen Beschwerden, Gelenkschmerzen und Muskelverspannungen genutzt. Capsaicin findet auch Anwendung als Reizstoff in Pfeffersprays.

10

**TRPV1-Agonisten und -Antagonisten als neue analgetische Wirkstoffklasse**

TRPV1-Agonisten wirken durch den Effekt der Nozizeptor-Desensibilisierung schmerzlindernd. Folglich wurden und werden, neben Capsaicin, auch andere TRPV1-Agonisten klinisch getestet, so z. B. der TRPV1-Superagonist Resiniferatoxin (o Abb. 10.52) bei Patienten mit schwer zu behandelnden Tumorschmerzen oder auch die Substanz Zucapsaicin (*cis*-Isomer des Capsaicins). Viele Pharmaunternehmen haben bald nach der Entdeckung von TRPV1 damit begonnen, Antagonisten zu entwickeln und klinisch zu testen. Beispiele sind die Verbindungen SB705498 (o Abb. 10.52), AMG517, ABT102 oder AZD1386. Die anfängliche Euphorie aufgrund des neuen analgetischen Targets wurde aber durch Nebenwirkungen, vor allem Hyperthermie und verminderte Wahrnehmung von Wärme- bzw. Hitzereizen, stark getrübt. Daher wird intensiv nach Substanzen gesucht, die diese Nebenwirkungen nicht aufweisen (TRPV1-Antagonisten der 2. Generation). Bei der Entwicklung dieser Stoffe wird versucht, die verschiedenen Modalitäten der Ionenkanalaktivierung auszunutzen, um z. B. die Blockade der Hitzeaktivierung des Kanals zu vermeiden. Beispiele für diese Stoffe sind PHE-377, ABT628 oder AMG8562 (o Abb. 10.52).

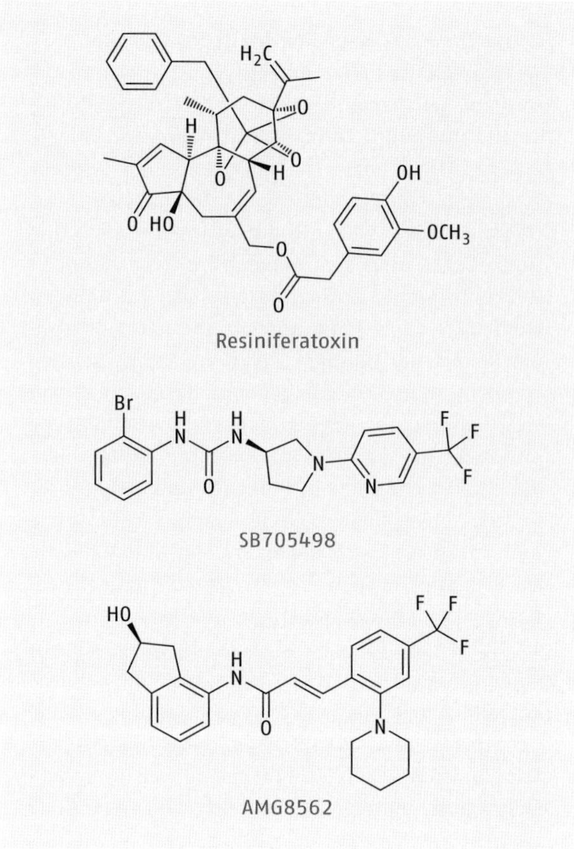


o **Abb. 10.52** Resiniferatoxin, SB705498 und AMG8562

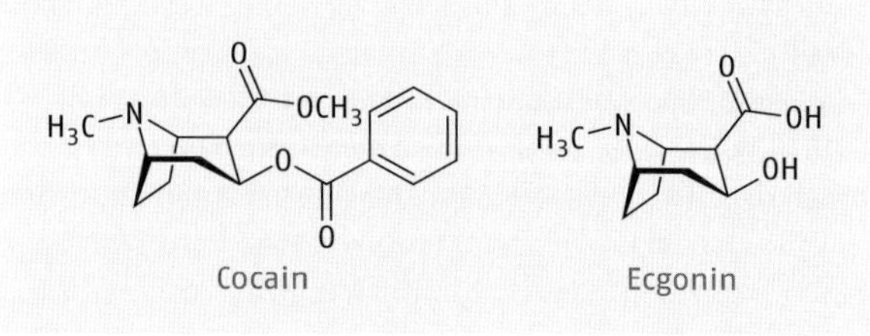


o **Abb. 10.53** Cocain und Ecgonin

**Geschichte**

Die Isolierung des in Paprika enthaltenen Schärfeprinzips (ein Substanzgemisch) erfolgte im Jahr 1816 durch Christian Friedrich Buchholz. Er nannte den „Stoff" Capsicin. 1876 isolierte und benannte John Cloud Tresh schließlich die Reinsubstanz Capsaicin. Die chemische Struktur wurde erst im Jahr 1930 durch Ernst Späth und Stephen Darling vollständig aufgeklärt, ihnen gelang auch die Totalsynthese. Dass die Schärfewirkung von Paprika durch ein Substanzgemisch erzeugt wird, wurde 1961 durch S. Kosuge und Y. Inagaki erkannt, die die Bezeichnung Capsaicinoide prägten.

Einen Durchbruch in der Capsaicin-Forschung brachten die molekularbiologischen Untersuchungen von David Julius: Im Jahr 1997 gelang es ihm, die molekulare Zielstruktur von Capsaicin, den TRPV1 (damals als Capsaicin- oder Vanilloid-Rezeptor bezeichnet), aufzuklären und zu klonieren.

### 10.3.3 Cocain

**Vorkommen, Struktur, Stoffklasse, Biosynthese**

Cocain wird nur von wenigen Arten der Gattung *Erythroxylum* (Erythroxylaceae) produziert. Am bedeutendsten ist der in den Andenregionen Südamerikas beheimatete Kokastrauch *Erythroxylum coca*.

Cocain (o Abb. 10.53) ist ein Tropanalkaloid, das aus der Aminosäure L-Ornithin aufgebaut wird. Beim Tropansystem des Cocains handelt es sich um das Ecgonin (o Abb. 10.53), das aus einer Pseudotropin (3β-Tropanol)-Einheit besteht, die an Position 2 eine Carbonsäurefunktion trägt. Im Cocain ist das Ecgonin-System an der Carbonsäure mit Methanol und an der 3-OH-Gruppe mit Benzoesäure verestert.

**Target**

Cocain bindet an neuronale Transporter für die Monoamine Serotonin (*serotonin transporter*, SERT), Dopamin (*dopamine active transporter*, DAT) und Noradrenalin (*norepinephrine transporter*, NET) und blockiert diese. Außerdem inhibiert Cocain spannungsabhängige Natriumkanäle der Nervenzellen.

## Cocain – Leitstruktur für Lokalanästhetika

Der große Durchbruch der Substanz fand in den Jahren 1884/85 statt: Der österreichische Augenarzt Carl Koller, angeregt durch eine Idee Sigmund Freuds, führte durch die Verwendung von Cocain die erste schmerzfreie Augenoperation durch. Fast gleichzeitig gelang dem amerikanischen Chirurgen William Halsted die erste Lokalanästhesie im zahnmedizinischen Bereich.

Die psychotropen und sucherzeugenden Eigenschaften des Cocains erzwangen die Suche nach neuen Lokalanästhetika, die diese unerwünschten Wirkungen nicht aufwiesen. 1904 gelang es dem deutschen Chemiker Alfred Einhorn den von Cocain abgeleiteten ersten Vertreter der synthetischen Lokalanästhetika herzustellen, das Procain (oAbb. 10.54).

Procain kam unter dem Handelsnamen Novocain (novus = neu, cain von Cocain) auf den Markt. Die gemeinsamen chemischen Strukturelemente von Procain und Cocain sind der Benzoesäure-Ester und das tertiäre Amin. Nachdem Nils Löfgren und Bengt Lindqvist 1943 die Substanz Lidocain synthetisiert und das grundsätzliche chemische Bauprinzip für Lokalanästhetika erkannt hatten, wurde die Entwicklung einer ganzen Familie von lokalanästhetisch wirkenden Substanzen ermöglicht.

Wichtige Arzneistoffe neben Lidocain sind Etidocain, Mepivacain, Bupivacain, Ropivacain und Articain. Die Lokalanästhesie, eine örtliche Betäubung ohne Ausschaltung des Bewusstseins, ist aus unserem heutigen medizinischen Alltag nicht mehr wegzudenken.

Monoamin-Transporter und Natriumkanäle sind als molekulare Targets von Cocain zwar seit langem bekannt, doch sind die genauen Bindungsstellen von Cocain noch nicht zweifelsfrei identifiziert. Das liegt im Wesentlichen daran, dass die dreidimensionalen Strukturen der humanen Transporter und Natriumkanäle noch nicht oder nicht vollständig aufgeklärt sind. Es wurden jedoch Mutationsanalysen und In-silico-Methoden (*Docking*) angewendet, um sich der Bindungsstelle des Cocains anzunähern. Zudem wurde das bakterielle Protein LeuTAa genutzt, das eine gewisse Homologie zu DAT aufweist und somit als Modellsystem für die Interaktion von Stoffen mit dem Transporter dienen kann. Ein Fortschritt in diesem Bereich gelang im Jahr 2013, als die Struktur eines Kokristalls des Antidepressivums Nortriptylin mit dem DAT aus dem eukaryonten Modellorganismus *Drosophila melanogaster* (Fruchtfliege) publiziert wurde.

### Pharmakologie

Die zentralnervösen Wirkungen des Cocains kommen durch die Hemmung der Wiederaufnahme (Reuptake) der o. g. Neurotransmitter (vor allem Dopamin) in präsynaptische Neuronen zustande, was eine Erhöhung der Neurotransmitterkonzentration im synaptischen Spalt zur Folge hat. Cocain bewirkt eine Steigerung des Sympathikustonus, es erhöht die Herzfrequenz, wirkt vasokonstriktorisch und steigert den Blutdruck. Durch die Blockade spannungsabhängiger Natriumkanäle in nozizeptiven Nervenfasern wirkt es als Lokalanästhetikum und verhindert die Bildung und Weiterleitung von Aktionspotenzialen und somit die Schmerzempfindung.

### Wirksamkeit, therapeutischer Einsatz

Therapeutisch darf Cocain bis zu einer gesetzlich definierten Höchstkonzentration (20%ige Lösung, 2%ige Salbe) nur noch bei Eingriffen am Kopf als Lokalanästhetikum verwendet werden. Cocain ist als starkes Stimulans ein weltweit verbreitetes, illegales Suchtmittel, das eine sehr starke psychische Abhängigkeit erzeugt.

### Geschichte

Kokablätter werden seit vielen Jahrhunderten von Bewohnern der südamerikanischen Andenregion bei rituellen Handlungen und als Genussmittel gekaut. Die spanischen Eroberer machten sich ab dem 16. Jahrhundert die antriebs- und leistungssteigernde Wirkung des Kokakauens zu nutze. Nach Europa kamen die ersten Kokasträucher erst Mitte des 18. Jh. Die Isolierung des Cocains aus Kokablättern erfolgte Mitte des 19. Jh. und wird mehreren Wissenschaftlern unabhängig voneinander zugeschrieben: Albert Niemann, Friedrich Gädke und Paolo Mantegazza.

Der Chemiker und spätere Nobelpreisträger Richard Willstätter klärte 1898 die molekulare Struktur der Substanz auf. Ende des 19. Jh. wurde Cocain legal gehandelt, war weit verbreitet (u. a. als Bestandteil von Coca-Cola) und wurde sogar medizinisch zur Behandlung der Morphinsucht eingesetzt. Erst zu Beginn des 20. Jahrhunderts begann man, der Gefährlichkeit der Substanz Rechnung zu tragen, sie aus Genuss- und Arz-

**o Abb. 10.54** Das Lokalanästhetikum Procain

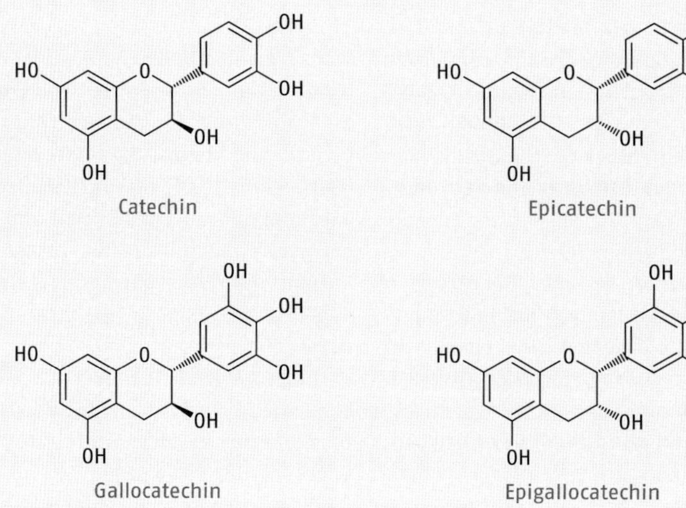

**Abb. 10.55** Crofelemer-Monomere

neimitteln zu verbannen und ihre Verwendung unter Strafe zu stellen.

### 10.3.4 Crofelemer bzw. oligomere Procyanidine

**Vorkommen, Struktur, Stoffklasse, Biosynthese**

Crofelemer wird aus dem Harz des südamerikanischen Baumes *Croton lechleri* (Euphorbiaceae) gewonnen. Aufgrund seiner tiefroten Farbe wird das Harz auch als Drachenblut bezeichnet. Dieser Begriff wird allerdings auch auf rotfarbige Harze vieler anderer Pflanzengattungen aus unterschiedlichen Familien (z. B. *Daemonorops, Dracaena, Pterocarpus*) angewendet.

Crofelemer ist eine komplexe Mischung verschiedener oligomerer Procyanidine (OPC). Es besteht aus den monomeren Bausteinen Catechin, Epicatechin, Gallocatechin und Epigallocatechin, die in zufälliger Abfolge miteinander verknüpft sind (Abb. 10.55).

Die Zahl an verknüpften Bausteinen liegt im Bereich von 5–7,5 (Durchschnittswert). Die vier Monomere gehören innerhalb der Naturstoffklasse der Flavonoide zu den Flavan-3-olen. Ihre wasserlöslichen Polymere werden der Gruppe der kondensierten Gerbstoffe (Catechingerbstoffe) zugeordnet. Die einzelnen Monomere werden über den Shikimat- und Polyketidstoffwechselweg gebildet.

**Target**

Gerbstoffe sind durch ihre Bindungsfähigkeit an Proteine charakterisiert, wodurch die Eigenschaften der Proteine stark verändert werden: Ihr Quellvermögen (Wasserbindung) wird reduziert und lösliche Proteine werden aggregiert und/oder ausgefällt. Letztendlich kommt es zur Denaturierung der Proteine.

Für Crofelemer konnte durch neuere In-vitro-Untersuchungen gezeigt werden, dass es an zwei verschiedene Chloridkanäle im Darm (luminale Seite der Enterozyten) bindet und sie hemmt, den CFTR-Kanal (*cystic fibrosis transmembrane conductance regulator*) und den calciumaktivierten Chloridkanal (CaCC) TMEM16A (*transmembrane member 16A*).

**Pharmakologie**

Die durchfallhemmende Wirkung von oral applizierten Gerbstoffen wurde bisher durch unspezifische Mechanismen erklärt, z. B. durch Ausbildung einer schützenden Koagulationsmembran auf der Darmschleimhaut oder durch Denaturierung bakterieller Proteine. Mit der Entdeckung der Interaktion der OPCs mit den oben genannten Chloridkanälen sind die antidiarrhöischen Effekte besser erklärbar: Crofelemer wirkt antisekretorisch, da der Efflux von Chloridionen (und damit von Wasser) aus den Enterozyten in das Darmlumen gehemmt wird. Die beim Durchfall auftretende Flüssigkeitsansammlung im Darmlumen wird somit verringert. In Stuhlproben von Patienten, die mit Crofelemer behandelt wurden, konnte tatsächlich eine verringerte Chloridkonzentration nachgewiesen werden, was den Wirkmechanismus sehr plausibel erscheinen lässt. Crofelemer hat keinen Einfluss auf die Darmmotilität und wird nicht resorbiert.

**Wirksamkeit, therapeutischer Einsatz**

Eine antiretrovirale HIV-Therapie ist bei bis zu 15 % der Patienten mit Durchfällen assoziiert, die so gravierend sein können, dass die Therapie eingeschränkt oder abgebrochen wird. Vor allem die Protease-Inhibitoren weisen diese Nebenwirkung auf. Crofelemer (Fulyzaq®) wurde 2012 in den USA zur Behandlung der Diarrhö im Rahmen der antiretroviralen HIV-Therapie zugelassen. Die FDA hat damit zum ersten Mal einem oral anzuwendenden Phytopharmakon die Zulassung erteilt.

Nach Veregen®, einem Grüntee-Extrakt zur topischen Behandlung von Genitalwarzen, ist Fulyzaq® das zweite Phytopharmakon, das von der FDA zugelassen wurde. In Europa ist Crofelemer bisher als Arzneimittel nicht verfügbar. Aufgrund des Wirkmechanismus kann davon ausgegangen werden, dass der Einsatz von Crofelemer auch bei anderen Durchfallerkrankungen möglich und sinnvoll ist.

### Geschichte

„Drachenblut" findet schon in den Schriften des Dioskurides im 1. Jh. n. Chr. Erwähnung. Es wurde zur Wundbehandlung, gegen Durchfall und zur Einbalsamierung genutzt. Die Verwendung von OPC-reichen Pflanzen zur Durchfallbehandlung hat eine jahrtausendealte Tradition. Mit den Inhaltsstoffen des Drachenbluts aus *Croton lechleri* begann man sich Ende der 1970er Jahre zu beschäftigen. Es wurden viele Stoffe aus unterschiedlichen Naturstoffklassen isoliert und auch präklinisch untersucht. 1994 wurden die ersten Untersuchungen des OPC-Komplexes SP-303 (Crofelemer) publiziert. Zunächst fanden die antiviralen Effekte Interesse, die sich jedoch in klinischen Untersuchungen nicht bestätigen ließen. Schließlich wurde die Wirkung bei Durchfallerkrankungen untersucht: Die erste klinische Studie zu SP-303 bei HIV-Therapie-assoziierter Diarrhö wurde 1999 veröffentlicht.

### 10.3.5 Digitoxin

#### Vorkommen, Struktur, Stoffklasse, Biosynthese

Digitoxin wurde erstmals 1875 aus dem Roten Fingergut, *Digitalis purpurea*, isoliert. Herzwirksame Steroide wurden in vielen Pflanzenfamilien gefunden, z.B. in den Ranunculaceae (*Adonis vernalis*, Frühlings-Adonisröschen, *Helleborus niger*, Christrose), den Plantaginaceae (*Digitalis purpurea*, *Digitalis lanata*, Wolliger Fingerhut), den Apocynaceae (*Nerium oleander*, Oleander, *Strophanthus*-Arten) oder den Asparagaceae (*Drimia maritima*, Weiße Meerzwiebel, *Convallaria majalis*, Maiglöckchen). Auch in Tieren (z.B. Schlangen und Kröten) und im Menschen wurden endogene herzwirksame Steroide nachgewiesen.

Herzwirksame Steroide wie das Digitoxin (○ Abb. 10.56) bestehen aus einem Steroidgrundgerüst (Cardenolid-Aglykon), das an der 3-OH-Position mit verschieden langen Zuckerketten (Mono- bis Tetrasaccharide) verknüpft ist. Das Steroidgerüst wird über den Terpenstoffwechsel gebildet.

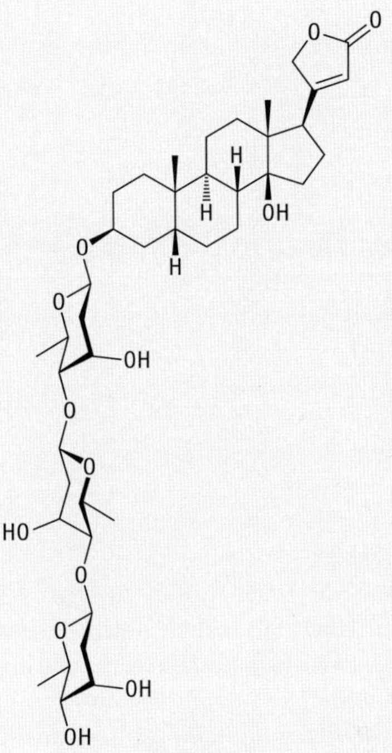

### Target

Primäre Zielstruktur der herzwirksamen Steroide ist die kardiale Na+/K+-ATPase (○ Abb. 10.57). Dieses in der Zellmembran verankerte Enzym nutzt die Energie des ATPs von Herzmuskelzellen, um drei Natriumionen aus dem Zytosol über die Zellmembran nach außen

○ **Abb. 10.56** Das herzwirksame Steroidglykosid Digitoxin

und zwei Kaliumionen von außen in das Zellinnere zu transportieren (Antiport). Es ist damit zentral für die Aufrechterhaltung des Membranpotenzials und der intra- und extrazellulären Ionenkonzentrationen von Zellen.

Durch die Hemmung des Enzyms steigt die intrazelluläre Natriumkonzentration leicht an, der Gradient zwischen außen (hoch) und innen (niedrig) wird flacher. Durch den flacheren Gradienten wird die Aktivität des Na+/Ca2+-Austauschers reduziert, der normalerweise Calcium nach außen und Natrium nach innen transportiert. Die Erhöhung der intrazellulären Natrium-Konzentration bewirkt eine Steigerung der intrazellulären Calciumkonzentration, die letztendlich zum positiv inotropen Effekt führt.

Der strukturelle Aufbau der Na+/K+-ATPase und die Bindungsstelle für herzwirksame Steroide wurde intensiv untersucht. Das Enzym besteht aus einer großen α-Untereinheit, die für den Ionentransport und die ATP-Hydrolyse zuständig ist, und einer kleinen β-Untereinheit, die als Chaperon fungiert. Herzwirksame Steroide binden an der α-Untereinheit und die Bindungstasche reicht in die transmembranäre Region des Enzyms hinein. Von beiden Untereinheiten sind bisher je vier Isoformen bekannt. Die Kristallstruktur des Enzyms mit gebundenem Ouabain (g-Strophanthin) ist seit 2013 bekannt.

**10**

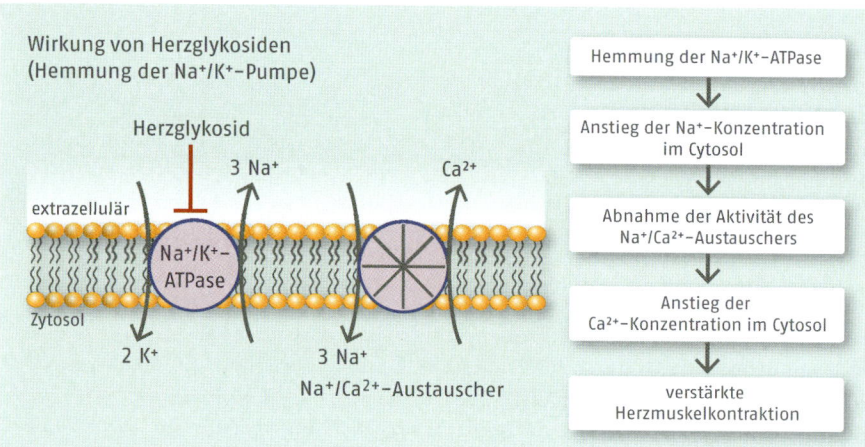

**Wirkung von Herzglykosiden (Hemmung der Na⁺/K⁺-Pumpe)**

Herzglykosid

3 Na⁺     Ca²⁺

extrazellulär

Na⁺/K⁺-ATPase

Zytosol

2 K⁺     3 Na⁺

Na⁺/Ca²⁺-Austauscher

**Abb. 10.57**
Funktion der kardialen Na⁺/K⁺-ATPase

Hemmung der Na⁺/K⁺-ATPase

Anstieg der Na⁺-Konzentration im Cytosol

Abnahme der Aktivität des Na⁺/Ca²⁺-Austauschers

Anstieg der Ca²⁺-Konzentration im Cytosol

verstärkte Herzmuskelkontraktion

## Pharmakologie

Herzwirksame Steroide führen zu einer Vielzahl von Effekten am Herz. Sie wirken positiv inotrop (Steigerung der Kontraktionskraft), negativ chronotrop (Abnahme der Schlagfrequenz), negativ dromotrop (Verzögerung der Erregungsleitung) und positiv bathmotrop (Steigerung der Erregbarkeit).

In den 1990er Jahren wurde entdeckt, dass der menschliche Körper herzwirksame Steroide produziert. Die Forschungen zum endogenen System haben gezeigt, dass die Substanzen als Hormone und die Na⁺/K⁺-ATPase als ihr Rezeptor betrachtet werden können. Ihre Wirkungen beruhen aber nicht nur auf der Hemmung der Na⁺/K⁺-ATPase, denn das Enzym fungiert nicht nur als Ionenpumpe, sondern auch als Sig-

### Digitalis – Gratwanderung zwischen Gift und Heilmittel

Die erste Beschreibung der arzneilichen Verwendung einer Pflanze, die herzwirksame Steroide enthält, findet sich im Papyrus Ebers ca. 1600 v. Chr., in dem die Heilwirkung der Meerzwiebel (*Drimia maritima*) erwähnt wird. Im Corpus Hippocraticum, einer Sammlung antiker medizinischer Texte (ca. 400 v. Chr.), wird die Meerzwiebel zur Diurese empfohlen. Um 500 n. Chr. wird von der äußerlichen Verwendung von Digitalisblättern gegen Hautentzündungen und Abszesse berichtet, im 13. Jh. wird Digitalis in einer medizinischen Schrift aus Wales zur Behandlung von Kopfschmerzen und Krämpfen erwähnt. Die Anwendung gegen die „Wassersucht" beschreibt 1543 der Arzt und Botaniker Leonhard Fuchs, der im Übrigen dem Fingerhut auch den Namen Digitalis gab. Große Bedeutung erlangte Digitalis aber nicht, da häufig tödliche Vergiftungen auftraten.
Erst im 18. Jh. wurde der Pflanze wieder Aufmerksamkeit geschenkt: Der britische Arzt William Withering beschäftigte sich sehr ausführlich mit Digitalis und publizierte 1785 seine Erkenntnisse über die medizinische Verwendung. In dieser Arbeit wird auch die Therapie der „Wassersucht" beschrieben. Withering wusste zwar nicht, dass die Grundlage dieses Symptoms eine Herzinsuffizienz war. Aber durch die genauen Zubereitungs- und Dosierungsangaben war seiner Therapie großer Erfolg beschieden und sie konnte sich verbreiten. Durch Witherings Studien wurde der Rote Fingerhut zu einer

anerkannten Arzneipflanze. Allerdings kam die Pflanze bald wieder in Verruf, als versucht wurde, sie zum Allheilmittel zu machen.
Erst Ende des 19. Jh. wurde erneut wissenschaftlich an ihr gearbeitet. 1875 isolierte der Pharmakologe Oswald Schmiedeberg in Straßburg mehrere Substanzen aus Digitalisblättern, darunter Digitoxin, erstmals in reiner Form. Der Arzt Ludwig Traube führte im gleichen Jahr die Digitalis-Therapie auf wissenschaftlicher Grundlage an der Charité in Berlin ein. 1904 beschreibt der Berliner Internist Albert Fraenkel die klinische Wirkung von Herzglykosiden und setzt 1906 erstmals Strophanthin zur intravenösen Therapie der Herzinsuffizienz ein. Hans Schatzmann erkannte 1953, dass Herzglykoside den transmembranären Na⁺/K⁺-Transport in Erythrozyten inhibieren. Der dänische Arzt und Biophysiker Jens Christian Skou entdeckte schließlich 1957 die Na⁺/K⁺-ATPase, wofür ihm 1997 der Nobelpreis für Chemie verliehen wurde. Als Target der Herzglykoside („Digitalisrezeptor") wurde die Na⁺/K⁺-ATPase 1965 durch den deutschen Pharmakologen Kurt Repke identifiziert. Die Rolle des Na⁺/Ca²⁺-Austauschers für die Steigerung der intrazellulären Calciumkonzentration in Herzmuskelzellen entdeckten Reuter und Seitz 1968 in Mainz. 2002 konnte die grundsätzliche Bedeutung des Austauschers durch Gen-Deletionsexperimente bestätigt werden.

**Renaissance einer totgeglaubten Naturstoffklasse**
Ob herzwirksame Steroide heutzutage eine Zulassung als Arzneimittel erhielten, ist mehr als fraglich. Nach Maßstäben der evidenzbasierten Medizin ist deren Wirksamkeit bei Herzinsuffizienz nämlich nicht erwiesen, und das nicht nur wegen der geringen therapeutischen Breite der Substanzen. Die positiven Effekte auf die Symptomatik der Erkrankung sind zwar offensichtlich, allerdings häuften sich in den letzten Jahrzehnten die Hinweise, dass herzwirksame Steroide sich ungünstig auf die Mortalität, das härteste Kriterium zur Beurteilung der Therapie-Effektivität, auswirken könnten. Ihr Nutzen-/Risikoprofil wurde immer strenger hinterfragt, weshalb ihr Einsatz in den letzten Jahren stetig zurückging. Mit dem langsamen Rückgang ihrer klinischen Verwendung wurde auch ihre weitere phytochemische und pharmakologische Erforschung als nicht mehr zeitgemäß betrachtet. Eine 2015 publizierte

Metaanalyse, die die Studienlage zu Digoxin auswertete, ergab schließlich ein klares Bild: Durch herzwirksame Steroide wird das Mortalitätsrisiko bei Vorhofflimmern um 29 % und bei Herzinsuffizienz um 14 % erhöht.
Gleichzeitig zu ihrem Niedergang begann aber auch ihre Renaissance in einem ganz anderen Bereich. Bereits in den 1980er Jahren wurden erste Studien publiziert, die auf einen positiven Einfluss einer Digitoxin-Therapie auf Krebserkrankungen hinwiesen. Allerdings wurden diese Ergebnisse damals nicht besonders beachtet. Der Durchbruch gelang erst mit einer größer angelegten Untersuchung zur Jahrtausendwende, in der erkannt wurde, dass eine Digitoxin-Therapie mit dem verringerten Auftreten von Leukämien und urologischen Tumoren korreliert. Seither wird auf dem Gebiet der antitumoralen Wirkung der Herzglykoside sehr intensiv geforscht.

nal-Plattform (Signalosom). Es wirkt an vielen zellulären Signalprozessen mit, die zu Genexpressionsveränderungen führen. Die endogenen herzwirksamen Steroide sind an der Kontrolle der Herzfunktion, des Blutdrucks und des Elektrolythaushalts beteiligt. Außerdem können sie die Proliferations- und Differenzierungsprozesse von Herzmuskelzellen und glatten Muskelzellen regulieren.

Herzwirksame Steroide zeichnen sich durch eine sehr enge therapeutische Breite aus, d. h. die therapeutisch effektive Dosis und diejenige, die zu toxischen Wirkungen führt, liegen recht eng beieinander. Die Toxizität äußert sich vor allem in Herzrhythmusstörungen, ferner kommt es zu einem veränderten Farbsehen (grün-gelb), Benommenheit, Kopfschmerzen, Übelkeit und Erbrechen. Außerdem sind herzwirksame Steroide durch ein hohes Interaktionspotenzial mit vielen Arzneistoffen gekennzeichnet.

### Wirksamkeit, therapeutischer Einsatz
Herzwirksame Steroide haben für die Therapie der Herzinsuffizienz heute nur noch eine untergeordnete Bedeutung. Die Leitlinie gibt als einzige Indikation für herzwirksame Steroide chronisches, tachyarrhythmisches Vorhofflimmern an. Bei Sinusrhythmus gelten die Stoffe nur noch als Reservemittel.

### 10.3.6 Ginkgolide
#### Vorkommen, Struktur, Stoffklasse, Biosynthese
Ginkgolide kommen ausschließlich im Baum *Ginkgo biloba* vor, dem einzigen Vertreter der Ordnung der Ginkgoales.
Die Ginkgolide (o Abb. 10.58) gehören zur Naturstoffklasse der Diterpene. Es handelt sich um sehr kom-

plexe, stark oxidierte Verbindungen aus sechs fünfgliedrigen Ringen. Drei der sechs Ringsysteme sind zyklische Ester (Lactone). Ein Ringsystem stellt ein Tetrahydrofuran dar. Die *tert*-Butylgruppe ist ein besonderes Merkmal der Ginkgolide, da sie in Naturstoffen sehr selten vorkommt.

Die Substanz Bilobalid, die auch in *Ginkgo biloba* vorkommt, ist ein Sesquiterpen-Trilacton. Im Gegensatz zu den Ginkgoliden enthält es keinen Tetrahydrofuran-Ring. Ginkgolide werden über den Terpenstoffwechsel gebildet.

#### Target
Für Ginkgolide sind mehrere molekulare Angriffspunkte postuliert worden. Die Datenlage ist allerdings noch zu dürftig, um von abgesicherten Targets zu sprechen.

Ginkgolide wirken, je nach Ginkgolid-Typ in unterschiedlichem Ausmaß, antagonistisch an Glycinrezeptoren (GlyR) und auch an GABA$_A$-Rezeptoren auf Neuronen. Bei beiden Rezeptoren handelt es sich um ligandengesteuerte Ionenkanäle, deren Aktivierung zu einem Einstrom von Chloridionen in das Zytoplasma führt. Durch die resultierende Hyperpolarisation der Zellmembran wird die Erregbarkeit der Neuronen herabgesetzt.

Ginkgolide stellen auch Antagonisten am G-Protein-gekoppelten Rezeptor für den Plättchen-aktivierenden Faktor (PAF) dar. Das Phospholipid PAF führt nicht nur zu einer Aggregation von Thrombozyten, sondern ist auch ein wichtiger proinflammatorischer Mediator.

Ferner wurde nachgewiesen, dass Ginkgolide agonistische Aktivität an Pregnan-X-Rezeptoren (PXR) entfalten. PXR sind nukleäre Rezeptoren, die durch endogene Substanzen (z. B. Gallensäuren, Steroidhormone), aber auch durch viele Xenobiotika (z. B. Rifampicin) aktiviert

10

**o Abb. 10.58** Ginkgolide

werden können und zur Expression von Proteinen führen, die insbesondere der Entgiftung dienen.

Welche Bedeutung diese Ginkgolid-Zielstrukturen letztendlich im Rahmen der therapeutischen Gesamtwirkung von Ginkgoblätterextrakten besitzen, ist nicht genau geklärt.

### Pharmakologie

In verschiedenen Tiermodellen und auch in Zellkulturversuchen wurden vielfältige pharmakologische Effekte von Ginkgoextrakten beobachtet. Die Extrakte reduzieren die Bildung, Aggregation und Neurotoxizität von Amyloid-β. Hierbei handelt es sich um ein Gemisch aus zwei Peptiden, das als Ablagerung im Gehirn von Alzheimer-Patienten nachgewiesen wurde. Ginkgo-Inhaltsstoffe verbessern weiterhin den mitochondrialen Metabolismus, schützen die Mitochondrien und Membranlipide von Nervenzellen vor oxidativem Stress und können die Apoptose von Neuronen verhindern. Die bei der Demenz stark eingeschränkte Fähigkeit von Synapsen, sich strukturell optimal an wechselnde Bedürfnisse anzupassen (neuronale Plastizität) scheint günstig beeinflusst zu werden. Ferner wirken sich Ginkgoextrakte positiv auf die Rheologie des Bluts aus, sie senken den Blutdruck, erweitern Blutgefäße und erhöhen den zerebralen Blutfluss. Trotz des PAF-Antagonismus scheinen Ginkgoextrakte keine ausgeprägte gerinnungshemmende Wirkung zu haben. Dennoch wird

bei der gleichzeitigen Behandlung mit Gerinnungshemmern zur Vorsicht geraten. Auch antiinflammatorische Eigenschaften werden ihnen zugeschrieben.

Im Wesentlichen werden drei Inhaltsstoff-Gruppen für das biologische Profil von Ginkgoextrakten verantwortlich gemacht: Diterpene wie die Ginkgolide, Sesquiterpene wie das Bilobalid sowie Flavonoide. Ob die in vitro und in vivo am Tier beobachteten pharmakologischen Effekte auch im menschlichen Organismus zur Wirksamkeit der Ginkgoextrakte beitragen, lässt sich nicht abschließend beantworten.

Die Datenlage zur Pharmakokinetik der Ginkgolide ist nicht besonders umfangreich. Es lässt sich aber zumindest sagen, dass die Stoffe nach oraler Applikation resorbiert und im Plasma nachgewiesen werden können. Auch ihre ZNS-Gängigkeit wurde nachgewiesen.

### Wirksamkeit, therapeutischer Einsatz

Ginkgolide werden nicht als isolierte Reinstoffe verwendet, sondern stellen wirksamkeitsmitbestimmende Inhaltsstoffe von Extrakten aus Ginkgoblättern dar. Laut EMA können für die Therapie der altersabhängigen Einschränkung kognitiver Fähigkeiten sowie leichter Demenzformen Trockenextrakte aus Ginkgoblättern verwendet werden, die ein Droge-Extrakt-Verhältnis von 35–67:1 aufweisen und mit dem Extraktionsmittel Aceton 60 % hergestellt werden. Die auf dem Markt befindlichen Extrakte sind auf einen bestimmten Gehalt an Ginkgoliden/Bilobalid oder Flavonoiden eingestellt, gleichzeitig werden unerwünschte Stoffe, z. B. toxische Ginkgolsäuren, abgereichert. Die beiden präklinisch und klinisch am besten untersuchten Extrakte tragen die Bezeichnungen EGb 761 und LI 1370.

### Geschichte

Die Verwendung von Ginkgoblättern ist eng mit Willmar Schwabe jun. (1907–1983), dem Enkel des Gründers des gleichnamigen Unternehmens, verbunden. 1965 kam mit Tebonin® das erste Ginkgo-Arzneimittel auf den Markt. Die Isolierung von Stoffen aus Ginkgo gelang zwar bereits 1932, die genaue Strukturaufklärung der Ginkgolide A, B und C erfolgte aber erst im Jahr 1967 durch den japanischen Chemiker Koji Nakanishi. Die Richtigkeit der Strukturen wurde im gleichen Jahr durch Kei Obake mittels Röntgenstrukturanalyse bestätigt. 1987 wurde erstmals das Ginkgolid J beschrieben, 2001 dann Ginkgolid K und L und 2011 schließlich die Ginkgolide P und Q.

---

#### Ginkgo bei Alzheimer-Demenz

Wie steht es um die Evidenz der Wirksamkeit von Ginkgoextrakten bei Demenz? Den Präparaten wurde vorgeworfen, dass sie bis dato keinen relevanten therapeutischen Nutzen gezeigt haben. Eine 2009 publizierte Cochrane-Metaanalyse ergab, dass die Anwendung von Ginkgopräparaten sicher ist und keine über Placeboniveau hinausgehenden Nebenwirkungsraten zu erwarten sind. Das IQWiG (Institut für Qualität und Wirtschaftlichkeit im Gesundheitssystem) stellte in seinem 2008 veröffentlichten Statement zu Ginkgo fest, dass für das Therapieziel „Aktivitäten des täglichen Lebens" ein Nutzen besteht. Für eine Verbesserung der kognitiven Leistungen und der allgemeinen psychopathologischen Symptome wurde das Prädikat „Hinweis auf einen Nutzen" vergeben. Seither ist die Evidenzbasis weiter gewachsen. Die Zahl und vor allem auch die Qualität der durchgeführten klinischen Studien nahm zu. Aufgrund der Datenlage wurde in der Anfang 2016 aktualisierten Version der S3-Leitlinie „Demenzen" folgendes Statement zu Ginkgo aufgenommen: „Es gibt Hinweise für die Wirksamkeit von Ginkgo biloba EGb 761® auf Kognition bei Patienten mit leichter bis mittelgradiger Alzheimer-Demenz oder vaskulärer Demenz und nichtpsychotischen Verhaltenssymptomen. Eine Behandlung kann erwogen werden." EGb 761® wird explizit erwähnt, da die klinischen Studien fast ausschließlich mit diesem Extrakt durchgeführt wurden. Mit der Aktualisierung der Leitlinie rückt ein pflanzliches Vielstoffgemisch damit erstmals in die offiziell empfohlenen Behandlungsmöglichkeiten bei Alzheimer-Demenz auf.

---

### 10.3.7 Menthol

#### Vorkommen, Struktur, Stoffklasse, Biosynthese

(–)-Menthol (Levomenthol) kommt in größeren Mengen im ätherischen Öl einiger Arten der Gattung *Mentha* (Familie: Lamiaceae) vor, insbesondere in der Pfefferminze (*Mentha × piperita*) und der Ackerminze (*Mentha arvensis*). Auch in anderen Vertretern der Familie Lamiaceae sind (–)-Menthol und/oder andere Stereoisomere des Menthols anzutreffen (● Abb. 10.59).

Menthol ist ein monozyklischer Monoterpenalkohol. Das Molekül enthält drei Stereozentren, sodass acht verschiedene Stereoisomere existieren (● Abb. 10.59). (–)-Menthol (1*R*, 3*R*, 4*S*) ist das häufigste und pharmazeutisch wichtigste Stereoisomer. Gebildet wird Menthol über den Terpenstoffwechsel.

#### Target

Menthol hat mehrere Zielstrukturen, es interagiert mit vier Typen von Rezeptoren/Ionenkanälen:

1. Die Substanz wirkt als Agonist des Kanals TRPM8 (*transient receptor potential melastatin family member 8*), der auch als CMR1 (*cold and menthol receptor 1*) bezeichnet wird.
2. Niedrige Konzentrationen Menthol aktivieren den Subtyp A1 der TRP-Familie, wohingegen höhere Konzentrationen (> 250 µM) zu einer Inaktivierung von TRPA1 führen.
3. Die spannungsabhängigen Natriumkanäle $Na_V1.8$ und $Na_V1.9$ werden durch Menthol blockiert.
4. Menthol aktiviert außerdem den $GABA_A$-Rezeptor.
5. Menthol wirkt als schwacher Agonist am κ-Opioid-Rezeptor (KOR).

Die vier wichtigsten Zielstrukturen von Menthol und die von diesen Targets ausgehenden pharmakologischen Effekte sind in ● Abb. 10.60 zusammengefasst.

#### Pharmakologie

Die hervorstechendste Wirkung von Menthol ist die der Auslösung eines Kälteempfindens auf der Haut und Schleimhaut. Kältesensitive afferente Nervenfasern sind für die sensorische Wahrnehmung von Kälte zuständig. Die freien Endigungen dieser Fasern (Nozizeptoren) exprimieren auf ihrer Zellmembran TRPM8, einen Ionenkanal für $Ca^{2+}$ und $Na^+$. Temperaturen ≤ 26 °C sowie Menthol aktivieren diesen Kanal, wodurch ein Aktionspotenzial ausgelöst und die Nervenfaser aktiviert wird.

Die Auslösung des Kälteempfindens scheint auch mit der analgetischen Wirkung des Menthols gekoppelt zu sein, allerdings kann dieser Effekt bisher nicht genau erklärt werden. Der schmerzstillende Effekt ist zudem mit der lokalanästhetischen Wirkung assoziiert, die auf der Hemmung der oben beschriebenen spannungsabhängigen Natriumkanäle beruht. Therapeutisch inter-

**10**

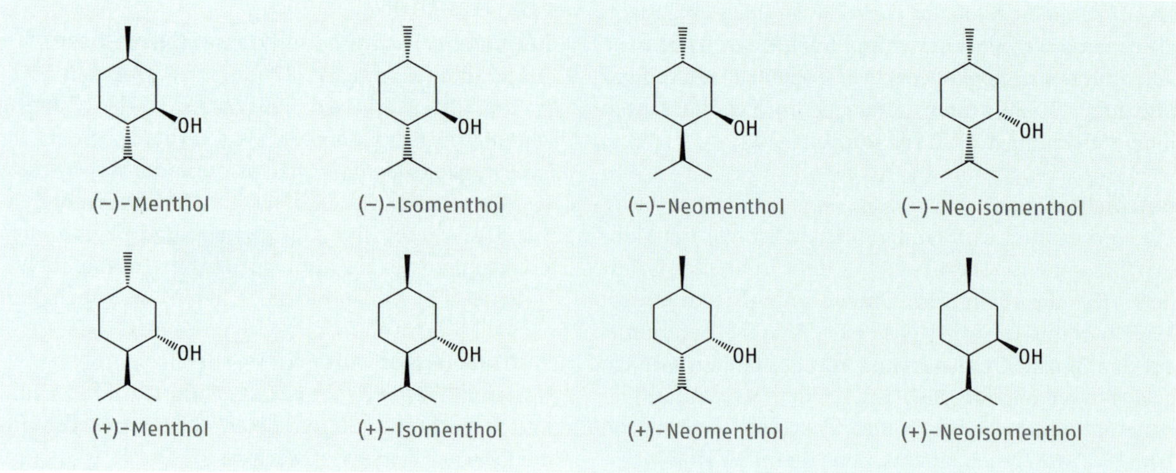

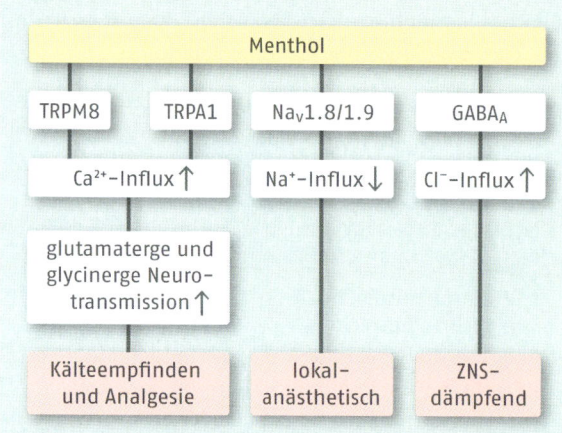

**Abb. 10.59** Stereoisomere des Menthols

**Abb. 10.60** Die wichtigsten Zielstrukturen von Menthol

### Geschichte

Verschiedene Minze-Arten und somit auch Menthol werden seit mehr als drei Jahrtausenden in der traditionellen Medizin verwendet. Als Indikationen finden sich Krämpfe, Kopfschmerzen, Beschwerden der Atemwege und des Magen-Darm-Trakts. Dieses Spektrum überlappt erstaunlich gut mit dem der modernen Schulmedizin. Die Pfefferminze, die wir heute kennen und nutzen, ist eine wohl zufällig entstandene Kreuzung aus den beiden Minze-Arten *Mentha spicata* und *M. aquatica*. Sie wurde erst Ende des 17. Jahrhunderts durch den englischen Botaniker John Ray entdeckt. Die Isolierung des Menthols als kühlend wirkendes Prinzip des Pfefferminzöls gelang dem deutschen Arzt und Chemiker Hieronymus David Gaub im Jahr 1771.

essant ist weiterhin die nachgewiesene antipruriginöse (juckreizlindernde) Wirkung.

Generell ist Menthol sowohl oral als auch topisch gut verträglich. Problematisch ist die Verwendung von Menthol allerdings bei Kindern (insbesondere bei solcher unter sechs Jahren), sowie bei Patienten, die an Asthma oder chronisch obstruktiver Lungenerkrankung (COPD) leiden, da es durch die Applikation der Substanz zu Atemwegsverengungen kommen kann.

### Wirksamkeit, therapeutischer Einsatz

Pfefferminzöl und Menthol sind Bestandteile einer großen Zahl von Präparaten gegen Erkältung, gastrointestinale Beschwerden, Muskel- und Gelenk- oder Kopfschmerzen. Klinische Studien haben sich insbesondere mit dem Einsatz von Menthol/Pfefferminzöl beim Reizdarmsyndrom beschäftigt und die Wirksamkeit bei dieser Indikation nachgewiesen.

Neben der pharmazeutischen Anwendung wird Menthol auch sehr stark im kosmetischen und im Lebensmittel-Bereich verarbeitet, sodass es sich um einen der am häufigsten verwendeten Naturstoffe handelt: Im Jahr 2007 wurden weltweit etwa 19 000 Tonnen Menthol produziert.

---

### Menthol und die Entdeckung des Kälterezeptors

Mit der kühlenden Wirkung des Menthols beschäftigte sich der deutsche Mediziner Alfred Goldscheider Ende des 19. Jahrhunderts. Im Jahr 1886 postulierte er, dass die Substanz eventuell mit Thermorezeptoren wechselwirken könnte. Die Entdeckung der Zielstruktur erfolgte allerdings erst zu Beginn des 21. Jahrhunderts: Sowohl die Gruppe von David Julius (University of California, San Francisco) als auch die von Ardem Patapoutian (The Scripps Research Institute, La Jolla) arbeitete unabhängig voneinander an der Identifizierung des Mentholrezeptors. Beide publizierten im Jahr 2002 ihre Ergebnisse über die Klonierung und Charakterisierung des Mentholrezeptors TRPM8, der zunächst als CMR1 bezeichnet wurde. Damit war fünf Jahre nach Entdeckung von TRPV1 als „Hitzerezeptor" und Target von Capsaicin (▶Kap. 10.3.2) das Prinzip der Kältewahrnehmung und die Zielstruktur von Menthol gelöst. Beide Naturstoffe kamen also im Sinne der chemischen Biologie als Werkzeuge zum Einsatz, um die grundlegende Rolle der TRP-Kanäle für die Thermozeption (Temperaturwahrnehmung) aufzuklären.

### 10.3.8 Phlorizin

**Vorkommen, Struktur, Stoffklasse, Biosynthese**

Phlorizin kommt hauptsächlich in der Pflanzengattung *Malus* (Apfelbäume) vor, die zur Familie der Rosaceae gehört. Der Naturstoff findet sich vor allem in der Wurzelrinde, in Blättern und in jungen Trieben. Auch Äpfel und Apfelsaft enthalten Phlorizin, sodass die Substanz Bestandteil unserer Nahrung ist.

Phlorizin (o Abb. 10.61) gehört zu den Flavonoiden. Es ist das Glucosid des Aglykons Phloretin, mit einem Dihydrochalkon als Grundkörper. Flavonoide gehen aus zwei Biosynthesewegen hervor, dem Shikimisäurestoffwechsel und dem Polyketidweg.

**Target**

Phlorizin ist ein spezifischer und kompetitiver Inhibitor der Glucosetransporter SGLT1 und SGLT2. Die Abkürzung SGLT steht für *sodium dependent glucose co-transporter*, es handelt sich also um transmembranäre Symport-Systeme. Phlorizin diente als Leitsubstanz für die Entwicklung einer völlig neuen Arzneistoffklasse zur Behandlung des Typ-2-Diabetes, der Gliflozine. Diese wurden so entwickelt, dass sie selektiv nur noch SGLT2 inhibieren.

o **Abb. 10.61** Phlorizin

**Pharmakologie**

Phlorizin konkurriert mit Glucose um die Bindung an beide Transporterproteine. SGLT1 transportiert ein Glucosemolekül zusammen mit zwei Natriumionen und weist eine hohe Glucoseaffinität, aber niedrige Transportkapazität auf. Im Gegensatz dazu besitzt SGLT2 eine niedrige Affinität, hohe Kapazität und benötigt pro Glucosemolekül nur ein Natrium-Ion für den Symport. Beide Transporter kommen im proximalen Tubulus der Niere vor, SGLT1 vorwiegend im S1-Segment, SGLT2 im S1- und S2-Segment. SGLT1 wird zusätzlich im Bürstensaum des Dünndarms exprimiert und stellt den wichtigsten Transporter für die Re-

---

**Phlorizin – Wegbereiter einer neuen Arzneistoffklasse**

Phlorizin wurde erstmals 1835 aus der Rinde von Apfelbäumen isoliert. 1888 beschrieb von Mering in einer Veröffentlichung, dass Phlorizin eine Glucosurie hervorruft. Da die Ausscheidung von Glucose über den Harn ein typisches Symptom des Diabetes mellitus ist und Diabetes zur damaligen Zeit als Nierenerkrankung angesehen wurde (Insulin wurde erst 1921 entdeckt), wurde Phlorizin genutzt, um in Tiermodellen einen humanen Diabetes nachzustellen („Scheindiabetes"). Erst in den 1930er Jahren wurde erkannt, dass der Grund für die Glucosurie darin liegt, dass die Substanz in der Niere die Rückresorption von Glucose hemmt.

Phlorizin ist ein gutes Beispiel für den **Tool-Charakter** von Naturstoffen, denn die Experimente mit der Substanz trugen ganz entscheidend zum Verständnis der Nierenphysiologie bei: Mithilfe von Phlorizin wurde die glomeruläre Filtrationsrate und der renale Blutfluss gemessen. In den 1960er und 1970er Jahren konnte schließlich nachgewiesen werden, dass der Naturstoff den transmembranären Glucosetransport von Zellen beeinflusst, die Transportermoleküle blieben aber vorerst unbekannt. Ab 1980 wurde Phlorizin als mögliches antidiabetisches Therapeutikum genauer untersucht. Leider stellte sich heraus, dass die Substanz mit größeren Nachteilen behaftet ist: Als *O*-Glykosid wird das Molekül im Darm rasch zu Glucose und Phloretin hydrolysiert, sodass sich eine sehr geringe orale Bioverfügbarkeit ergibt.

Ende der 1980er Jahre gelang die Klonierung und Sequenzierung der Transporter und es konnte mit ihrer genaueren Charakterisierung begonnen werden. Es wurde erkannt, dass Phlorizin unselektiv beide Transporter hemmt. Eine Blockade von SGLT1 wurde aber aufgrund der Bedeutung für die intestinale Glucoseresorption als unerwünscht angesehen. Ab Mitte der 1990er Jahre standen die ersten selektiven SGLT2-Inhibitoren zur Verfügung. Das Ziel, eine **neue Arzneistoffklasse** mit völlig neuem Angriffspunkt zur Behandlung des Typ-2-Diabetes zu entwickeln, wurde offensiv angegangen: In der Tat gelang es, die Nachteile der Leitstruktur Phlorizin zu beseitigen. Das *O*-Glucosid wurde zu einem *C*-Glucosyl umgebaut und die Phloretin-Struktur so verändert, dass selektiv nur noch SGLT2 als Target adressiert wird. Der so entstandene Arzneistoff Dapagliflozin (o Abb. 10.62) ist seit 2012 in Europa zugelassen, Canagliflozin und Empagliflozin folgten 2014. Weitere Substanzen befinden sich in der Pipeline oder besitzen Zulassungen in den USA oder Japan.

Interessanterweise wird aktuell wieder der erste Ansatz, neben SGLT2 auch SGLT1 und damit auch die intestinale Glucoseresorption zu inhibieren (also wie bei der Leitsubstanz Phlorizin), verfolgt. Die sich in der Entwicklung befindende Substanz Sotagliflozin wird derzeit klinisch getestet.

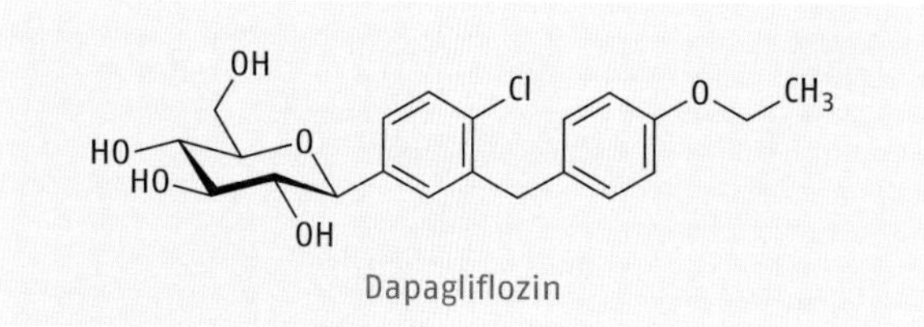

**Abb. 10.62** Dapagliflozin

sorption von Glucose aus dem Darm dar. In der Niere sind beide Proteine für die fast vollständige Rückresorption (> 99 %) von Glucose aus dem Primärharn verantwortlich. 90 % der Rückresorption wird dabei von SGLT2 übernommen.

Für die Diabetes-Therapie wurden ausgehend vom Phlorizin SGLT2-spezifische Inhibitoren, die Gliflozine, entwickelt und zugelassen, z. B. Dapagliflozin, Canagliflozin oder Empagliflozin. Die vom Insulin unabhängig wirkenden Gliflozine vermindern die renale Glucoserückresorption, was zu einer Glucosurie und zu einem Absinken des Blutzuckerspiegels führt. Die selektive Hemmung von SGLT2 bewirkt, dass Glucose weiterhin, wenn auch unter einem höheren Energieaufwand, durch SGLT1 rückresorbiert werden kann. Dadurch wird eine Hypoglykämie weitgehend umgangen. Aufgrund der Glucosurie besteht bei Einnahme der Gliflozine aber eine erhöhte Anfälligkeit für Infektionen des Urogenitaltrakts.

### Wirksamkeit, therapeutischer Einsatz

Verwendet werden die Gliflozine für die Pharmakotherapie des Typ-2-Diabetes. Sie können als Monotherapie oder auch in Kombination mit anderen blutzuckersenkenden Arzneimitteln einschließlich Insulin verwendet werden. Als Monotherapie kommen sie dann zum Einsatz, wenn Metformin oder Glibenclamid nicht vertragen werden. Gliflozine senken den $HbA_{1c}$-Wert, ein Maß für Langzeit-Glucosespiegel, und wirken sich positiv auf das Körpergewicht und den Blutdruck aus. Langzeitstudien, die Aussagen zum Einfluss auf Morbidität und Mortalität zulassen, stehen noch nicht zur Verfügung.

### 10.3.9 Tetrodotoxin

#### Vorkommen, Struktur, Stoffklasse, Biosynthese

Nicht nur Fische der Tetraodontidae (Kugelfische) enthalten Tetrodotoxin, sondern auch einige Wassermolche, Meereswürmer, Meeresschnecken, Frösche und Oktopusse. Diskutiert wird jedoch weiterhin, dass die Tiere das Toxin gar nicht selbst produzieren, sondern Bakterien der Gattung *Pseudomonas* oder *Pseudoalteromonas*, die in den Tieren gefunden wurden.

Tetrodotoxin ist formal ein Purinalkaloid (**o** Abb. 10.63), dessen Biosynthese aber bisher nicht aufgeklärt ist.

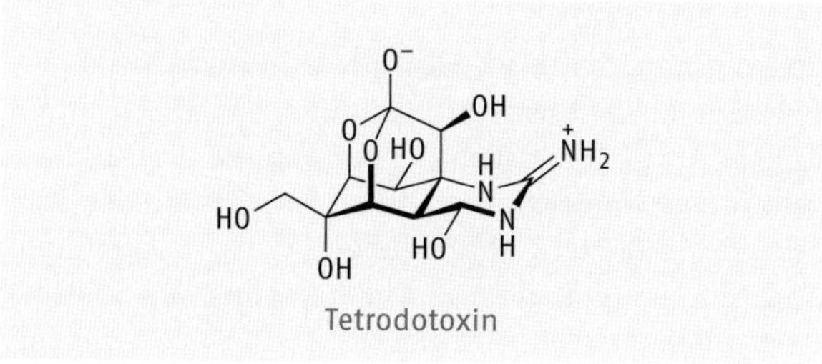

**Abb. 10.63** Tetrodotoxin

### Target

Tetrodotoxin blockiert spannungsaktivierte Natriumkanäle in Neuronen. Natriumkanäle sind Ionenkanäle, die eine spezifische und mehr oder weniger selektive Leitfähigkeit für Natriumionen aufweisen. Sie können spannungsaktiviert oder nicht spannungsaktiviert sein.

### Pharmakologie

Das Tetrodotoxin blockiert hochselektiv spannungsabhängige Natriumkanäle, wodurch es bei Vergiftungen zu sensorischen und motorischen Lähmungen bis hin zum Atemstillstand kommt. Aufgrund der hohen Selektivität gegenüber spannungsabhängigen Natriumkanälen könnte Tetrodotoxin auch eine Leitsubstanz für Analgetika sein.

### Wirksamkeit, therapeutischer Einsatz

In ersten klinischen Studien, in denen Patienten mit schwerwiegendem Tumorschmerz mit Tetrodotoxin behandelt wurden, konnte eine deutliche Reduktion der Schmerzintensität beobachtet werden.

---

#### Rätselhafte Tetrodotoxin-Biosynthese

Tetrodotoxin weist eine einzigartige Molekülstruktur auf. Tetrodotoxin wird formal zu den Purinalkaloiden gezählt. Charakteristisch sind ein 2,4-Dioxoadamantanring und das Vorkommen von mehreren freien OH-Gruppen. Schon vor vielen Jahren wurde angenommen, dass Tetrodotoxin von symbiontisch mit den Tieren lebenden Bakterien gebildet wird. In einzelnen Fällen konnten sogar Bakterien aus den Kugelfischen isoliert werden, die Tetrodotoxin produzierten. Leider nahm die Produktionsrate dieser Bakterien sehr schnell ab, möglicherweise deshalb, weil sie nicht mehr in Symbiose mit den Tieren lebten. Die Biosynthese verläuft wahrscheinlich über L-Arginin, das als Ausgangsmaterial für die Guanidinium-Struktur gilt. Weitere Kohlenstoffatome des Moleküls könnten aus dem Kohlenhydratstoffwechsel (z.B. Apiose) aus dem Terpenstoffwechsel (z.B. aus Isopentyl-CoA), aber auch aus dem Polyketidstoffwechsel stammen (**o** Abb. 10.64). Eine Reihe von Oxygenasen könnte zudem an der Biosynthese beteiligt sein.

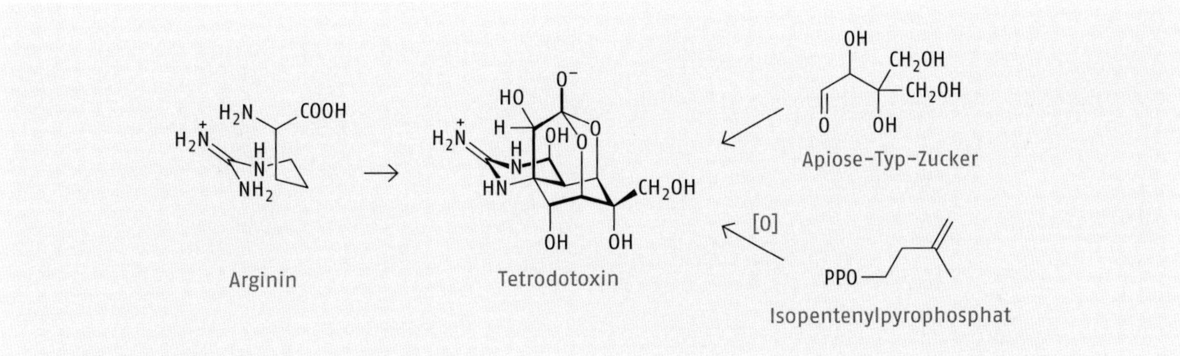

○ **Abb. 10.64** L-Arginin und Isopentenylpyrophosphat als mögliche Biosynthesevorstufen des Tetrodotoxins

## Geschichte

Die Toxizität von Kugelfischen war bereits 2500 Jahre v. Chr. in Ägypten bekannt. Genaue Beschreibungen zur Toxizität dieser Fische finden sich im ältesten chinesischen Kräuterbuch (Pen tsao chin). Heute ist bekannt, dass diese Toxizität auf das Nervengift Tetrodotoxin, das 1950 zum ersten Mal aus den Ovarien von Kugelfischen isoliert wurde, zurückzuführen ist.

### 10.3.10 Thapsigargin

**Vorkommen, Struktur, Stoffklasse, Biosynthese**

Thapsigargin wurde aus der im südlichen Mittelmeerraum beheimateten Pflanze *Thapsia garganica* L. (Apiaceae) isoliert. Die Pflanze trägt auch die Bezeichnungen Gargano-Purgier-Dolde und „Karotte des Todes", sie ist giftig.

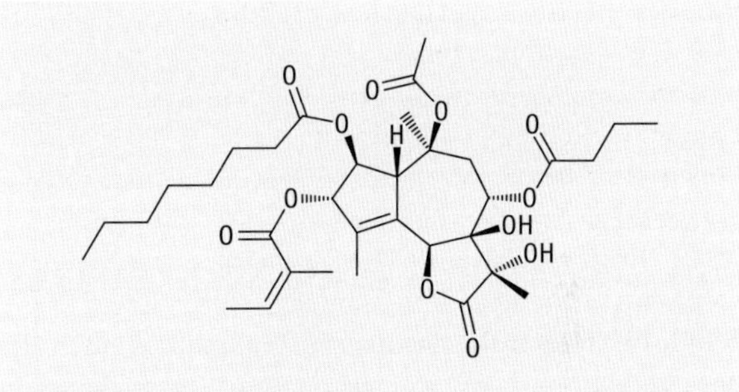

○ **Abb. 10.65** Thapsigargin

Thapsigargin (○ Abb. 10.65) gehört zur Naturstoffklasse der Sesquiterpene. Es wird über den Terpenstoffwechsel gebildet.

---

### Vom Thapsigargin zum Mipsagargin

Die medizinische Verwendung von *Thapsia garganica* gegen Erkältungen, Fieber und rheumatische Beschwerden lässt sich bis in die Antike zurückverfolgen. Auch die starke hautreizende Wirkung ist seit langem bekannt.

Erst um 1980 wurde das bioaktive Prinzip isoliert, das Sesquiterpenlacton Thapsigargin. Die Substanz zeigte interessante Effekte, z. B. die Blockade der Freisetzung von Histamin aus Mastzellen. Allerdings wurde auch rasch die starke Toxizität des Thapsigargins erkannt, die mit einer Beeinflussung des zytosolischen Calciumspiegels einherging. Bis zur Aufklärung des molekularen Targets vergingen allerdings noch 10 Jahre. 1990 wurde schließlich entdeckt, dass Thapsigargin ein irreversibler Inhibitor des Enzyms SERCA ist. Als **molekulares Werkzeug** zur Untersuchung des zellulären Calcium-Signalings hat die Substanz in der zellbiologischen Forschung seither wertvolle Dienste geleistet.

Aufgrund der zytotoxischen Wirkung wurde der Ansatz verfolgt, Thapsigargin als Zytostatikum zu verwenden. Aufgrund der extremen Zytotoxizität stand von Anfang an fest, dass Thapsigargin nur mittels eines Drug-Targeting-Verfahrens (zielgenaue Anreicherung eines Stoffes am Wirkort) zu einem Arzneimittel entwickelt werden kann. Nachdem im Jahr 2006 mittels Röntgenstrukturanalyse der Thapsigargin-SERCA-Komplex analysiert war, stand die strukturelle Information zur Verfügung, um Thapsigargin an einer geeigneten Position des Moleküls chemisch so zu modifizieren, dass die SERCA-inhibierende Wirkung erhalten bleibt und gleichzeitig ein Targeting von Tumorzellen möglich wird. Man entschied sich dafür, das Glykoprotein PSMA (Prostata-spezifisches Membran-Antigen) zum Targeting zu nutzen, da es auf den Endothelzellen neu gebildeter Blutgefäße in vielen soliden Tumoren überexprimiert ist. PSMA hat enzymatische Funktion, es wirkt als Carboxypeptidase und spaltet vom C-Terminus eines Proteins die Aminosäure Glutamat ab. Das Prodrug Mipsagargin (○ Abb. 10.66) ist durch Hinzufügen von vier Glutaminsäureresten so hydrophil, dass es nicht in Zellen eindringen und somit keine Wirkung auf die SERCA ausüben kann. Erst nachdem durch das Enzym PSMA die vier Glutaminsäurereste des Prodrugs abgespalten werden, ist das restliche Molekül lipophil genug, um in die Zelle einzudringen, die SERCA zu inhibieren und Apoptose auszulösen.

**10**

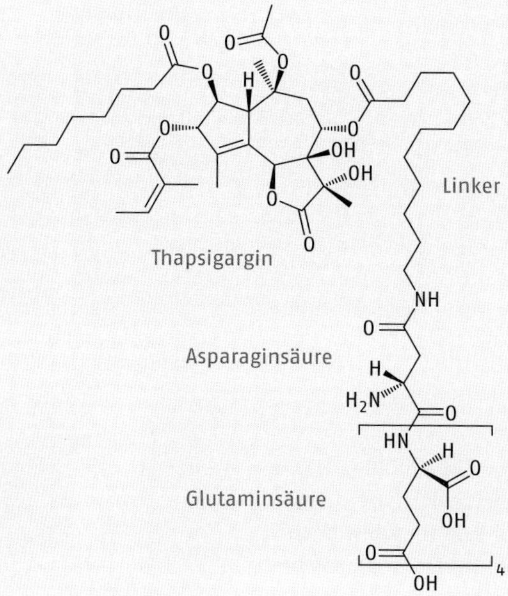

**Abb. 10.66** Mipsagargin, ein PSMA-aktiviertes Thapsigargin-Prodrug

Neben Thapsigargin produziert *T. garganica* auch die eng verwandten Sesquiterpenlactone Thapsigargicin und verschiedene Thapsivillosinderivate, die sich voneinander nur durch unterschiedliche Substituenten am Guajanolid-Grundkörper unterscheiden. Die Biosynthese des Thapsigargins ist noch nicht aufgeklärt.

**Target**

Thapsigargin ist ein irreversibler, potenter Inhibitor der Calcium-ATPase des sarkoplasmatischen/endoplasmatischen Retikulums (SERCA).

**Pharmakologie**

Das Enzym SERCA pumpt unter ATP-Verbrauch $Ca^{2+}$-Ionen aus dem Zytosol in das endoplasmatische Retikulum (ER). Das ER stellt den wichtigsten zellulären $Ca^{2+}$-Speicher dar. Die Hemmung der SERCA bewirkt einen Anstieg der zytosolischen $Ca^{2+}$-Konzentration und die Auslösung des „Store-Operated Calcium

Entry" (SOCE): Calciumkanäle in der Zellmembran öffnen sich und der zytosolische $Ca^{2+}$-Spiegel wird noch weiter erhöht. Die Überflutung der Zelle mit Calcium führt letztendlich zur Auslösung des programmierten Zelltods (Apoptose). Thapsigargin zeigt in allen Säugetierzellen eine ausgeprägte zytotoxische Wirkung, was seine therapeutische Anwendung nicht erlaubt.

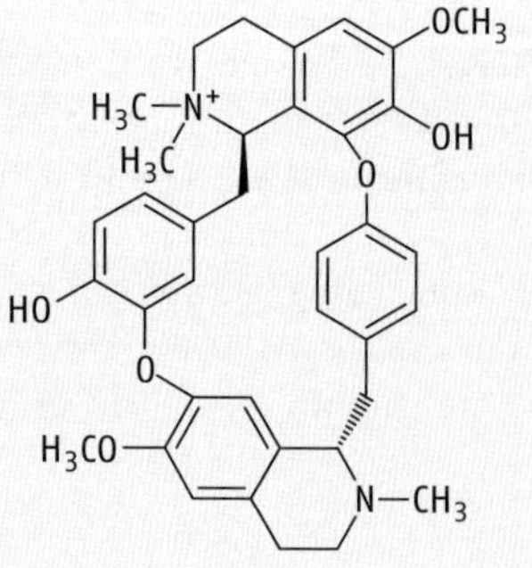

### 10.3.11 Tubocurarin

**Vorkommen, Struktur, Stoffklasse, Biosynthese**

Curare ist die Sammelbezeichnung verschiedener Pfeilgifte, die von Ureinwohnern Südamerikas zur Jagd benutzt und aus unterschiedlichen Lianenarten gewonnen wurden. Tubocurare kommt vor allem im Behaarten Knorpelbaum *Chondrodendron tomentosum* (Menispermaceae), aber auch in anderen *Chondrodendron*-Arten vor. Das spanische Wort „tubo" bedeutet Röhre und weist auf die Lagerung dieser Curare-Art in Bambusröhren hin. Der Hauptinhaltsstoff von Tubocurare ist das Tubocurarin, der Prototyp der Gruppe der nichtdepolarisierenden Muskelrelaxanzien.

Tubocurarin (Abb. 10.67) gehört zur Gruppe der modifizierten Benzylisochinolinalkaloide. Es stellt ein Dimer aus zwei Benzyltetrahydroisochinolin-Einheiten dar, die über Etherbrücken miteinander verbunden sind. Tubocurarin wird biosynthetisch, wie alle Benzylisochinolinalkaloide, aus zwei Tyrosinen aufgebaut.

**Target**

Tubocurarin ist ein kompetitiver Antagonist nicotinischer Acetylcholinrezeptoren der motorischen Endplatte, an der Nervenimpulse auf Muskelfasern übertra-

Tubocurarin

**Abb. 10.67** Tubocurarin

## Vom Pfeilgift zu nichtdepolarisierenden Muskelrelaxanzien

Der Geschichtsschreiber Petrus Martyr von Angleria beschrieb 1516 erstmals die Verwendung von Pfeilgiften durch die südamerikanischen Ureinwohner. Alexander von Humboldt brachte 1803 als Erster Curare nach Europa mit. Bereits 1814 experimentierte der britische Entdecker Charles Waterton mit dem Gift: Er untersuchte die Wirkung an Eseln und stellte fest, dass durch eine Beatmung der Tiere die Vergiftung trotz der Muskellähmung nicht tödlich verlief. Im gleichen Zeitraum führte auch der britische Chirurg Benjamin Collins Brodie Tierexperimente durch und bemerkte, dass Curare zwar eine Lähmung der Atemmuskulatur, nicht aber des Herzmuskels hervorruft.

Mitte des 19. Jahrhunderts wurde erstmals versucht, Erkrankungen mit erhöhtem Muskeltonus, z. B. Tetanus- und Strychnin-Vergiftungen mit Curare zu behandeln. Dem französischen Arzt Claude Bernard, Begründer der experimentellen Physiologie, und dem Schweizer Anatom Albert von Kölliker gelang es in den 1850er Jahren den Ort der Wirkung von Curare auf die Stelle zwischen dem motorischen Nerv und dem Muskel einzugrenzen. Anfang des 20. Jahrhunderts wurde damit begonnen, Curare sowie den Reinstoff Tubocurarin, der 1935 von dem britischen Chemiker Harold King isoliert und in seiner chemischen Struktur aufgeklärt wurde, intensiver zu erforschen. Es leistete als **Werkzeug-Substanz** einen entscheidenden Beitrag zur Entdeckung und zum Verständnis der Neurotransmission an der motorischen Endplatte.

Die deutschen Mediziner Rudolf Boehm und Arthur Läwen, Wegbereiter der modernen Anästhesiologie, beschäftigten sich in ihren Arbeiten intensiv mit Curare. Läwen setzte bereits 1912 Curare bei einer Operation ein, um die Bauchdeckenspannung zu erniedrigen. Läwens wichtige Erkenntnisse gerieten in Vergessenheit. Erst 30 Jahre später führten die kanadischen Anästhesiologen Harold Griffith und Enid Johnson, vermutlich ohne Kenntnis der Arbeiten von Läwens, Tubocurarin schließlich endgültig in die Klinik ein.

In den darauffolgenden Jahrzehnten wurden die Struktur-Aktivitäts-Beziehungen von Liganden am nicotinischen Acetylcholinrezeptor genau untersucht. Auf Grundlage dieses Wissen wurden neue nichtdepolarisierende Muskelrelaxanzien entwickelt. Ziel war zum einen die Verkürzung des Wirkungseintritts und der Wirkzeit, um eine bessere Steuerbarkeit des muskelrelaxierenden Effekts während der Anästhesie zu erreichen. Tubocurarin weist eine Wirkdauer von ca. 60–80 min auf. Zum anderen wurde versucht, typische Nebenwirkungen, z. B. eine Histaminfreisetzung, zu reduzieren. Zwei Stoffgruppen kommen zum Einsatz: Benzylisochinolin- und Steroidderivate. Das Benzylisochinolin Atracurium kam 1987 auf den Markt, Mivacurium und Cisatracurium stehen seit 1996 zur Verfügung. Vertreter der Steroidderivate sind Pancuronium (1967), Vecuronium (1983) und Rocuronium (1995).

---

gen werden. Es handelt sich bei diesen Rezeptoren um ligandengesteuerte Ionenkanäle, die überwiegend Natrium und Kalium leiten. Acetylcholin führt zur Öffnung des Kanals, was eine Depolarisation der Zellmembran zur Folge hat. Tubocurarin besetzt die Bindungsstelle des Acetylcholins ohne den Rezeptor zu aktivieren, es besitzt also keine intrinsische Aktivität, sodass auch keine Depolarisation ausgelöst wird.

### Pharmakologie

Tubocurarin gehört zu den peripheren Muskelrelaxanzien. Aufgrund der Hemmung der Signalweiterleitung zwischen Nerv und Muskel wird es als neuromuskulär blockierender Stoff bezeichnet. Als Antagonist an nicotinischen Acetylcholinrezeptoren ist es ein nichtdepolarisierendes Muskelrelaxans (Agonisten erzeugen eine Depolarisation). Letztendlich führt Tubocurarin zu einer Lähmung der quergestreiften Muskulatur, wobei Augen-, Finger- und Zehenmuskeln sowie die Zunge besonders empfindlich reagieren und sich die Lähmung hier als erstes bemerkbar macht.

Das Pfeilgift Tubocurarin, das aufgrund der eintretenden Atemlähmung tödlich wirkt, muss direkt in den Kreislauf der Beute gelangen, um seine Wirkung zu entfalten, oral oder kutan wird die Substanz aufgrund ihrer Polarität fast nicht resorbiert. Das mit einem giftbehandelten Pfeil erlegte Tier kann also ohne Gefahr einer Intoxikation verzehrt werden.

### Wirksamkeit, therapeutischer Einsatz

Periphere Muskelrelaxanzien werden im Rahmen der Anästhesie eingesetzt, um eine Erschlaffung der Muskulatur herbeizuführen, die insbesondere bei Operationen im Brustkorb oder Bauchraum sowie zur Erleichterung der Intubation nötig ist. Außerdem finden sie Anwendung bei der psychiatrischen Elektrokrampftherapie (z. B. bei Schizophrenie und schwerer Depression) sowie bei Wundstarrkrampf und Strychnin-Vergiftungen, wenn andere Maßnahmen (insbesondere Benzodiazepine) nicht ausreichend wirken. Tubocurarin wurde fast 50 Jahre lang klinisch eingesetzt, dann aber von den neuentwickelten Substanzen verdrängt.

**10**

## 10.4 An das Zytoskelett bindende Naturstoffe

Das Kapitel unterteilt sich in Naturstoffe, die an Tubulin binden und damit Funktionen der Mikrotubuli beeinflussen und Naturstoffe, die Aktin als Zielstruktur besitzen und damit auf Mikrofilamente wirken.

**Tubulin bindende Substanzen:** Sie werden eingeteilt in Stoffe, die das Mikrotubulisystem destabilisieren und in solche, die es stabilisieren (◻ Tab. 7.4). Die hierfür verantwortlichen Gründe sind nicht im Detail geklärt. Bekannt sind aber unterschiedliche Bindungsstellen und Bindungsmodi der jeweiligen Naturstoffe an Mikrotubuli. Es sind drei grundsätzlich unterschiedliche Bindungsstellen beschrieben: Die Bindungsstelle des Colchicins, das zwischen α- und β-Tubulin an das Tubulin Dimer bindet. Die Bindungsstelle der Vincaalkaloide (Vinblastin) ist am β-Tubulin in der Nähe von GTP am Mikrotubuli-(+)-Ende zu finden. Die Bindungsstelle des stabilisierenden Pacitaxel an β-Tubulin ist dagegen entlang der inneren Fläche der Mikrotubuli lokalisiert und zwar in einem Bereich, der für die laterale Anordnung der Tubulinmoleküle im Mikrotubulus verantwortlich ist (o Abb. 10.68).

Unabhängig von der exakten Bindungsstelle der Substanzen werden durch Tubulin bindende Stoffe generell die physiologischen Funktionen des Mikrotubuligerüsts in der Zelle beeinflusst. Tubulin bindende Substanzen hemmen den Auf- bzw. Abbau des Spindelapparats einer Zelle und damit seine Zellteilung. Die Stoffe beeinflussen aber auch die Dynamik der Mikrotubuli und damit zahlreiche weitere Funktionen des Tubulinzytoskeletts (▸ Kap. 9) wie Zellbeweglichkeit (Migration), Phagozytose sowie Trans-

port und Rekrutierungsprozesse und somit unterschiedliche Signaltransduktionswege der Zelle. Tubulin bindende Stoffe werden in der Krebstherapie eingesetzt. Zu den Tubulin bindenden Substanzen gehören die hier beschriebenen Wirkstoffe Colchicin, Combretastatin A-4, Discodermolid, Epothilon, Halichondrin B, Paclitaxel, Podophyllotoxin und Vincaalkaloide.

**Aktin bindende Stoffe:** Ähnlich wie bei den Tubulin bindenden Substanzen können bei den Aktin bindenden Substanzen F-Aktin depolymerisierende und G-Aktin polymerisierende Stoffe unterschieden werden (◻ Tab. 7.5).

Aktin bindende Substanzen beeinflussen die Dynamik des Aktinzytoskeletts. In der Konsequenz üben Aktin bindende Stoffe Effekte auf die unterschiedlichen Funktionen der Aktinfilamente in der Zelle aus. Im Gegensatz zu den Tubulin bindenden Stoffen haben Aktin bindende Substanzen noch keine klinische Verwendung gefunden. Sie sind aber wichtige chemische Werkzeuge in der Zellbiologie, um die Funktion der Mikrofilamente zu verstehen. Zu den Aktin bindenden Stoffen gehören die in diesem Buch beschriebenen Latrunculin, Cytochalasin, Phalloidin und Chondramid.

### 10.4.1 Colchicin
#### Vorkommen, Struktur, Stoffklasse, Biosynthese
Colchicin ist das Hauptalkaloid der Knollen und Samen der Herbstzeitlose *Colchicum autumnale* L. aus der Familie der Colchicaceae. Colchicin findet sich aber auch in den Blüten. Bisher wurden etwa 40 Tropolonalkaloide aus *Colchicum*-Arten isoliert.

Colchicin ist ein Phenylethylisochinolinalkaloid (o Abb. 10.69), das aus Dopamin und einem sich aus Phenylalanin ableitenden 4-Hydroxydihydro-Zimtaldehyd-Molekül gebildet wird.

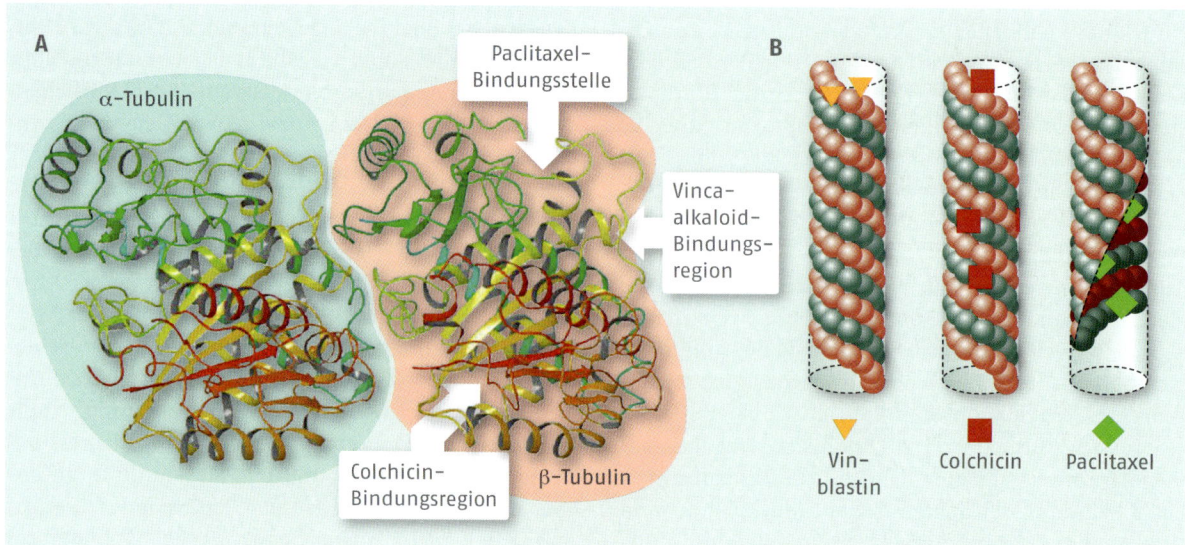

**o Abb. 10.68** Bindungsstellen wichtiger Tubulin bindender Stoffe. **A** Bindungsseite von Paclitaxel, Vincaalkaloiden und Colchicin an β-Tubulin, **B** Position der Bindung von Paclitxel, Colchicin und Vinblastin am Mikrotubulus

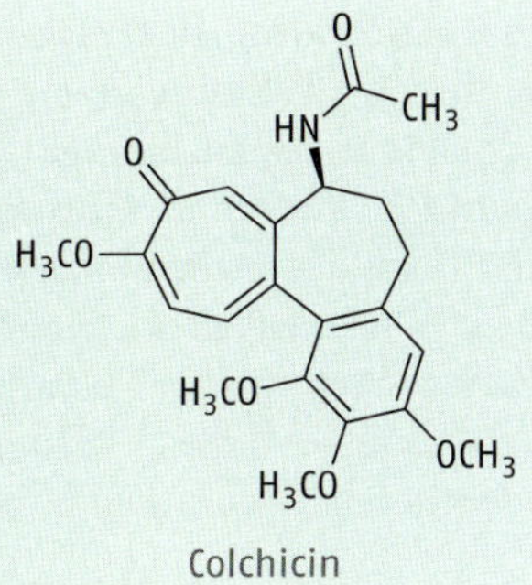

○ **Abb. 10.69** Colchicin.

### Target
Colchicin bindet an dimeres Tubulin, das aus α- und β-Tubulin besteht (▶ Kap. 7.1.4), und damit an die Mikrotubuli einer Zelle.

### Pharmakologie
Colchicin beeinflusst als Tubulin bindende Substanz die Funktionen des Mikrotubulisystems in der Zelle wie zu Beginn des Kapitels erläutert. Der Einsatz von Colchicin als Spindelgift in der Tumortherapie ist aufgrund hoher allgemeiner Toxizität obsolet. Colchicin wird jedoch seit langem zur Behandlung von Gichtanfällen eingesetzt. Seine Wirksamkeit ist hier auf die Beeinflussung Mikrotubuli-gesteuerter Prozesse wie Phagozytose und intrazellulärem Transport zurückzuführen. Gicht ist ein Stoffwechselleiden, das mit einer erhöhten

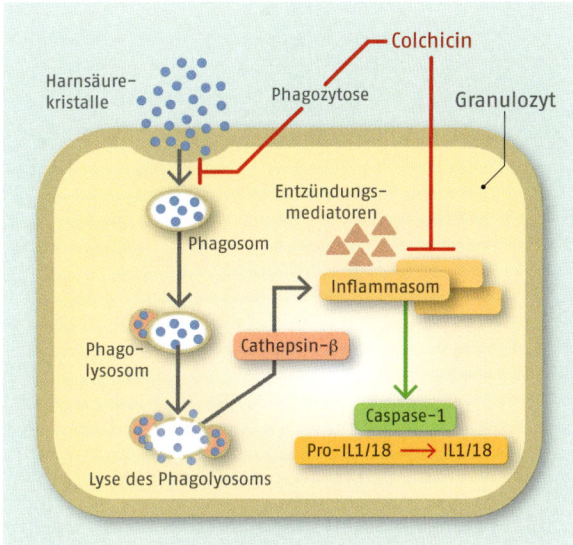

○ **Abb. 10.70** Wirkmechanismus von Colchicin bei Gicht

Harnsäureproduktion und Ausfallen von Natriumuratkristallen in den Gelenken einhergeht. Die Uratkristalle wirken als Fremdkörper und lösen im Rahmen einer angeborenen Immunantwort eine Entzündungsreaktion aus. An Orten, an denen sich Uratkristalle ablagern, kommt es zur Einwanderung von neutrophilen Granulozyten, die in der Folge die Kristalle phagozytieren (○ Abb. 10.70). Mit der Phagozytose der Uratkristalle wird ein Circulus vitiosus eingeleitet: Nach der Bildung von uratkristallbeladenen Phagosomen und in

---

### Erweiterte Einsatzgebiete für Colchicin

Neben seiner Stellung bei der Behandlung eines Gichtanfalls wird Colchicin als potentes Mittel bei unterschiedlichen Erkrankungen des Herzens (akute Koronar-Erkrankungen, Vorhofflimmern), die mit einer Entzündung einhergehen können, und bei anderen inflammatorischen Erkrankungen (familiäres mediterranes Fieber, Morbus Bechterew, Pericarditis) eingesetzt. Colchicin ist Therapeutikum der Wahl bei **familiärem Mittelmeerfieber** (FMF, auch als familiäre rekurrente Polyserositis) bezeichnet. Das familiäre Mittelmeerfieber ist eine autosomal-rezessiv vererbte Erkrankung, die gehäuft bei Bewohnern der östlichen Mittelmeerregion auftritt. Hierbei handelt es sich um eine chronische Erkrankung, die durch sporadisch auftretende Fieberschübe mit begleitender Entzündung der Brusthöhle, der Bauchfellhöhle oder des Herzbeutels charakterisiert ist. Die häufigste Komplikation des familiären Mittelmeerfiebers ist eine **Amyloidose**. Hierbei lagern sich körpereigene, aber veränderte Eiweiße kontinuierlich als winzige Eiweißfäden (Amyloide) im gesamten Körper ab, wodurch die Lebenserwartung der Patienten stark verkürzt wird. Colchicin wird **prophylaktisch** zur Verrin-

gerung der Häufigkeit der Fieberschübe eingesetzt und beugt daher auch der Entwicklung der Amyloidose vor. Dies wird mit der hemmenden Wirkung von Colchicin auf die neutrophilen Granulozyten und inflammatorischer Signalwege (z. B. NF-κB- oder Inflammasom-Aktivierung) erklärt. Colchicin wird ebenfalls als Second-line-Medikament zur Behandlung von **Pericarditis** herangezogen und zur Therapie weiterer kardiovaskulärer Erkrankungen in klinischen Studien erprobt. Antiinflammatorische Wirkmechanismen werden auch hier als Gründe der positiven Effekte von Colchicin bei Pericarditis, aber auch bei **postoperativem Vorhofflimmern**, bei dem ein Entzündungsprozess zugrunde liegt, angenommen. Es gibt in neuerer Zeit interessante Hinweise, dass Colchicin über die Beeinflussung der Tubulin-Polymerisierung unterschiedliche Kanäle (Mechano-gated, L-type I (Ca)) insbesondere an Herzmuskelzellen blockieren kann. Colchicin wird aufgrund seines antiinflammatorischen Wirkprofils und seiner Langzeitverträglichkeit in Niedrigdosen auch zur Behandlung von Patienten mit stabiler koronarer Herzerkrankung eingesetzt.

**10**

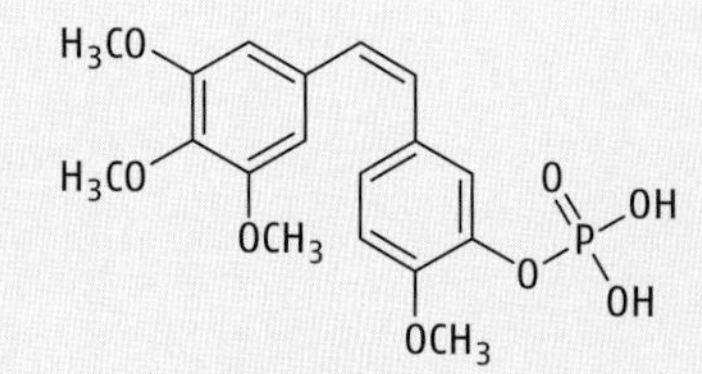

**○ Abb. 10.71** Combretastatin-A-4-phosphat

der Folge Phagolysosomen kommt es zur Freisetzung lysosomaler Enzyme, Cathepsinen, die die Phagolysosomen-Membran zerstören können und damit eine Freisetzung von Uratkristallen bewirken. Gleichzeitig werden durch Aktivierung des Inflammasoms entzündliche Prozesse stimuliert und aufrechterhalten. Colchicin unterbricht den Teufelskreis an Stellen, an denen mechanistisch Mikrotubulistrukturen beteiligt sind:

1. Es hemmt die Einwanderung neutrophiler Granulozyten an den Ort der Entzündung.
2. Es inhibiert den Phagozytoseprozess durch Hemmung des vesikulären Transports.
3. Es hemmt den Aufbau des Inflammasoms und damit die Freisetzung von Entzündungsmediatoren wie IL-1 oder IL-18.

**Wirksamkeit, therapeutischer Einsatz**
Colchicin wird beim akuten Gichtanfall eingesetzt. Nach oraler Gabe wird es gut resorbiert, bindet moderat an Albumin und weist eine lange Halbwertszeit auf. Es kann sich in Leukozyten anreichern und einen lokalen Pool bilden. Colchicin wird im Wesentlichen über die Leber ausgeschieden und hat eine relativ geringe therapeutische Breite, mit hauptsächlich gastrointestinalen Beschwerden als Nebenwirkungen.

Bezüglich der Behandlung des akuten Gichtanfalls gibt es bis heute erstaunlicherweise nur zwei publizierte randomisierte, Placebo-kontrollierte klinische Studien. Sowohl hochdosiertes wie auch niedrigdosiertes Colchicin zeigte Schmerzlinderung im Vergleich zur Placebogruppe. Allerdings war die Behandlung mit hohen Dosen Colchicin mit stärkeren Nebenwirkungen, vor allem Durchfällen und Erbrechen, assoziiert. Daher stellt nur eine Niedrig-Dosis-Therapie mit Colchicin eine probate Möglichkeit der Behandlung des akuten Gichtanfalls dar. Patienten, die Colchicin gut tolerieren können, profitieren jedoch über Jahre von seiner potenten antientzündlichen Wirkung, was mit NSAID und Glucocorticoiden nicht möglich ist.

**Geschichte**
Die Geschichte der Verwendung von Colchicin ist über 2000 Jahre alt. Der Beleg für eine Behandlung von Gicht mit Colchicin reicht ins Jahr 600 unserer Zeit, als Alexander von Tralles die Pflanze zur Behandlung empfahl. Seine stark abführende Wirkung war u. a. ein Grund dafür, warum Colchicin, obgleich es sehr gut einen akuten Gichtanfall lindern konnte, als Arzneistoff für lange Zeit verschwand. Erst Anton von Stoerk (1731–1803), Leibmedicus der Kaiserin Maria Theresia in Wien, führte Colchicin wieder in die Therapie ein. Er erforschte erstmals umfassend die Wirkungen und setzte 1763 die therapeutisch wirksame Dosis für das Alkaloid fest.

### 10.4.2 Combretastatin A-4
**Vorkommen, Struktur, Stoffklasse, Biosynthese**
Combretastatin A-4 kommt neben weiteren Derivaten in der Rinde von *Combretum caffrum*, einer afrikanischen Weidenart vor.

Combretastatin (○ Abb. 10.71) gehört zur den natürlich vorkommenden Stilbenen und leitet sich sowohl aus dem Acetat- als auch Shikimatstoffwechsel ab. Combretastatin-A-4-phosphat (CA-4-P) ist eine chemisch derivatisierte Verbindung, die im Körper als Prodrug reagiert.

**Target**
Combretastatin A-4 bindet an die β-Untereinheit von Tubulin und zwar im Bereich der Colchicin-Bindungsstelle. Die Substanz verhindert die Polymerisierung von Tubulin und damit die Ausbildung und Dynamik von Mikrotubuli.

**Pharmakologie**
Als Tubulin-Hemmstoff besitzt Combretastatin antiproliferierende Eigenschaften auf Tumorzellen. In hohen Dosen als Bolus verabreicht wirkt Combretastatin interessanterweise aber vor allem auf die Endothelzellen der Tumorgefäße. Es führt zu einer raschen Änderung ihrer Form, was einen Zusammenbruch der Gefäßstrukturen bedingt und damit zu einer akuten Minderversorgung des Tumors mit Blut und nachfolgender Nekrose führt. Dieser Wirkmechanismus wird als *vascular disruption* bezeichnet, der ein neues Prinzip der Tumortherapie darstellt, indem er sich vom klassischen Prinzip der Angiogenesehemmung unterscheidet, die den Aufbau von Gefäßen inhibiert (○ Abb. 10.72).

**Wirksamkeit und klinische Studien**
Combretastatin und vor allem das Prodrug Combretastatin-A-4-phosphat (CA-4-P) ist als Prototyp eines *vascular disrupting agent* entwickelt worden und wird derzeit in Phase-III-Studien in Kombination mit klassischen Chemotherapeutika wie Carboplatin oder Doxorubicin bei soliden Tumoren (z. B. Schilddrüsentumoren) getestet.

Aufgrund seines antiangiogenen Wirkprofils wird Combretastatin auch in klinischen Studien bei der altersbedingten neovaskulären Makula-Degeneration getestet.

> **Exkurs in die Forschung – photoaktivierbare Tubulin-Binder**
>
> Leitstrukturen von Colchicin bzw. Combretastatin wurden herangezogen, um durch Licht aktivierbare antitumorale Stoffe zu entwickeln, die ein selektives Tumor-Targeting durch Licht ermöglichen könnten. Das grundsätzliche Prinzip ist in ○Abb. 10.73 dargestellt.

### Geschichte

Combretastatin-haltige Pflanzen haben eine lange Tradition in der afrikanischen Medizin. Erst 1970 konnte in einer vom NCI geförderten Studie gezeigt werden, dass die Wurzelborke von *Combretum caffrum* zytotoxische Aktivität gegen eine Leukämie-Zelllinie aufweist. G. R. Pettit isolierte anschließend das Combretastatin aus der Pflanze.

### 10.4.3 Discodermolid

**Vorkommen, Struktur, Stoffklasse, Biosynthese**

Discodermolid wird von dem in der Karibik lebenden Schwamm *Discodermia dissoluta* in sehr geringen Mengen (0,002 %) produziert.

Discodermolid (○Abb. 10.74) ist ein Polyketid und wird entsprechend auf dem Polyketidsyntheseweg gebildet.

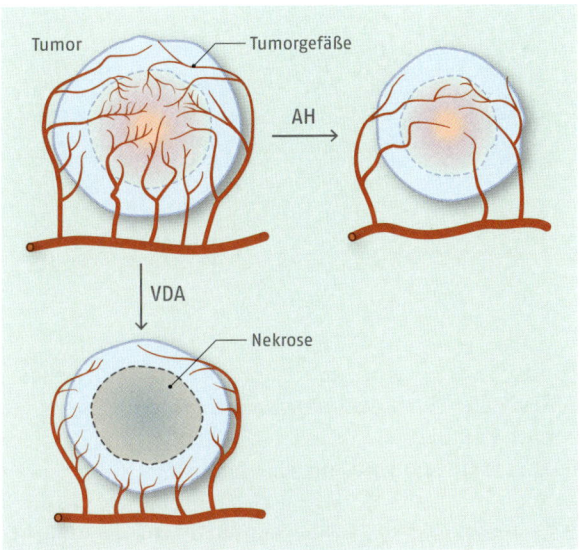

○ **Abb. 10.72** Wirkungsweise der *vascular disrupting agents* (VDA) im Vergleich zur Wirkungsweise der Angiogenesehemmer (AH). VDA zerstören bestehende Gefäße im Tumor, was zum massiven Zelltod im Zentrum des Tumors führt (zentrale Nekrose). AH hemmen die Neubildung von Gefäßen im Tumor und hemmen damit sein Wachstum.

### Target

Discodermolid bindet an Tubulin und gehört zu der Gruppe von Substanzen, die die Paclitaxel-Bindungsstelle adressieren. Die Bindungsart von Discodermolid unterscheidet sich von Paclitaxel, ist aber der von Epothilon (○Abb. 10.76) sehr ähnlich. Es bindet an die M-Loop-Domäne des β-Tubulins, verknüpft diese mit

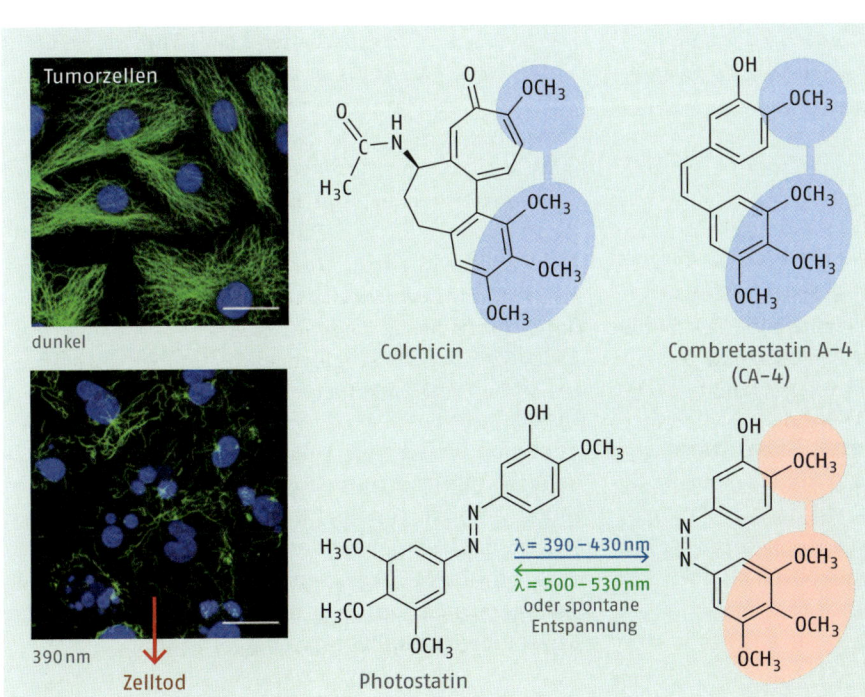

○ **Abb. 10.73** Prinzip der photoaktivierbaren Tubulin-Binder (Photostatine). Photostatin ändert seine Konformation nach Exposition mit blauem Licht (390–430 nm) und besitzt dann ein ähnliches Pharmakophor wie Colchicin und Combretastatin A-4. Dies führt zu einer Zerstörung des Mikrotubuligerüsts, welches durch Einstrahlung von Licht in spezifischer Wellenlänge reguliert werden kann. Grün: Mikrotubuli, blau: Zellkern (Borowiak et al., Cell, 2015)

10

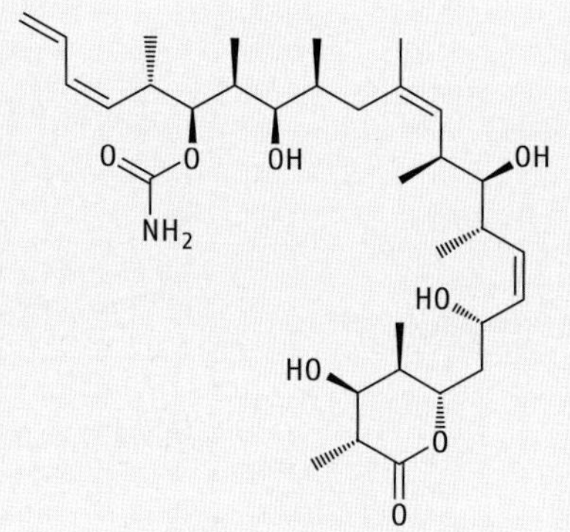

**Abb. 10.74** Das Polyketid Discodermolid

verschiedenen Helix-Strukturen des Moleküls und stabilisiert somit die Mikrotubulistruktur.

### Pharmakologie

Discodermolid bindet an Mikrotubuli und hemmt den
Abbau ähnlich wie der Prototyp Paclitaxel. Die funktio-
nalen Konsequenzen sind wie schon erwähnt Hemmung der Zellteilung und Induktion von Zelltod. Bedingt durch Störung der Mikrotubulidynamik sind weitere zelluläre Effekte wie Hemmung der Motilität und
Migration, Inhibierung von Transportprozessen und
Signalkaskaden zu beobachten.

---

**Discodermolid und Paclitaxel – Einsatz als
Kombinationstherapeutikum?**

Discodermolid bindet an der Paclitaxel-Bindungsstelle, jedoch in anderer Weise. Es wird daher postuliert, dass die Kombination beider Tubulin-Binder
eine erhöhte Wirksamkeit und verringertes Risiko
einer Resistenzbildung nach sich ziehen könnte.

---

### Geschichte

Discodermolid wurde 1990 aus dem karibischen marinen
Schwamm *Discodermia dissoluta* isoliert. Nachdem Fer-
mentationsversuche erfolglos blieben, wurde ein Synthe-
severfahren zur Herstellung der Substanz etabliert.

### 10.4.4  Epothilon

**Vorkommen, Struktur, Stoffklasse, Biosynthese**

Epothilone (A-F) werden von dem Myxobakterium *Sorangium cellulosum* produziert.

Epothilone (○ Abb. 10.75) sind 16-gliedrige Makrolide, bei deren Biosynthese sowohl NRPS als auch PKS
eine wichtige Rolle spielen (▶ Kap. 4.13).

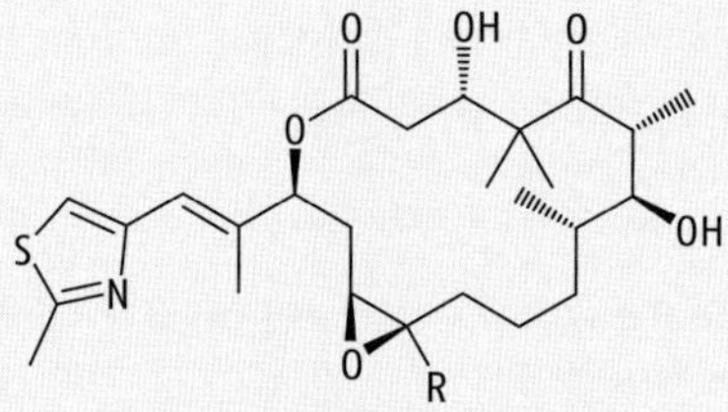

R = H      Epothilon A
R = CH₃    Epothilon B

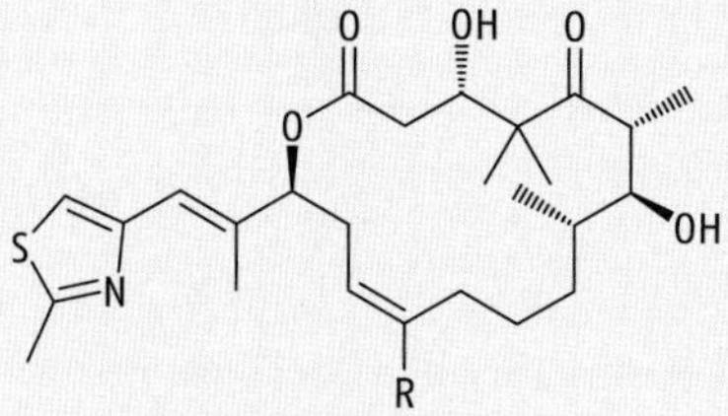

R = H      Epothilon C
R = CH₃    Epothilon D

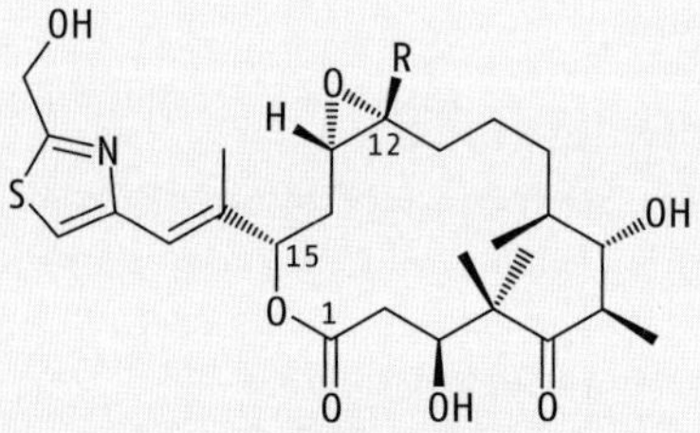

R = H      Epothilon E
R = CH₃    Epothilon F

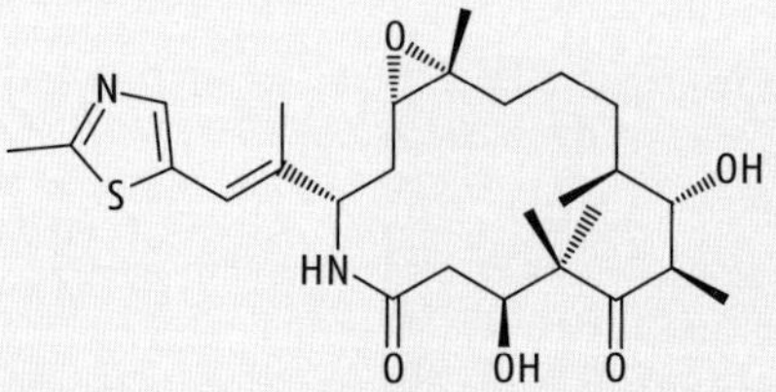

Ixabepilon

**Abb. 10.75** Epothilone A bis F und das semisynthetische Derivat Ixabepilon

### Target

Epothilon bindet an β-Tubulin im Bereich der Paclita-
xel-Bindungstasche an der luminalen Seite der Mikrotubuli. Epothilon bedingt wie Paclitaxel und andere sta-
bilisierende Tubulin-Binder dabei eine Konformationsänderung der M-Loop-Domäne, was eine Stabilisierung
der lateralen Anordnung der β-Tubulin-Einheiten im
Mikrotubulus zur Folge hat (○ Abb. 10.76).

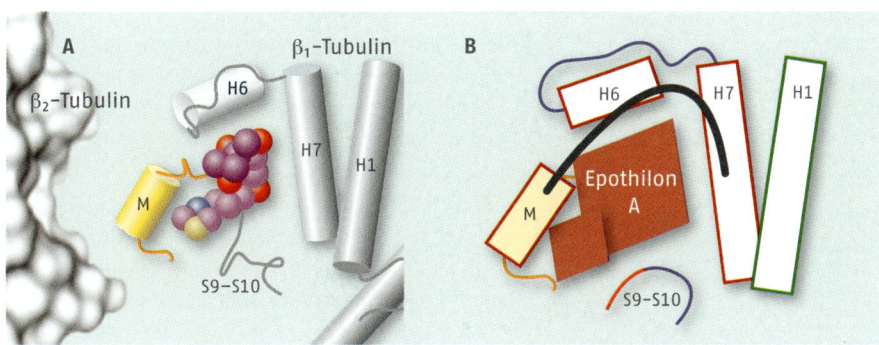

● **Abb. 10.76** Bindungsmodus von Epothilon. A Die Helix-Domänen, die die Bindungsstelle des Epothilons ausmachen, sind als Zylinder dargestellt. Die β-Tubulin-Einheit des angrenzenden Protofilaments ist links gezeigt. B Schematische Wiedergabe der Verknüpfungen der Bindungsstrukturen durch Epothilon

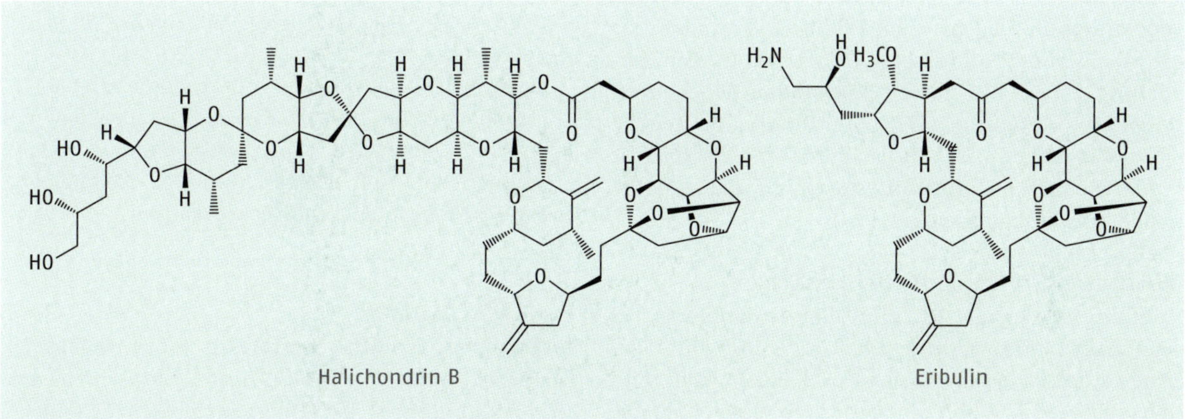

● **Abb. 10.77** Halichondrin B und sein synthetisches Derivat Eribulin

## Pharmakologie

Nach der Entdeckung von Paclitaxel war Epothilon die erste beschriebene Substanz, die den gleichen Wirkungsmechanismus wie Paclitaxel besaß. Verdrängungsstudien ergaben, dass Epothilon sogar als kompetitiver Inhibitor von Paclitaxel wirkt. Ähnlich wie andere Tubulin bindende Stoffe verändert Epothilon die Dynamik der Mikrotubuli, behindert die Zellteilung, induziert Apoptose und hat Einfluss auf die Migration von Zellen und deren intrazellulären Transportmechanismen.

## Wirksamkeit, therapeutischer Einsatz

Ixabepilon, ein semisynthetisches Analogon von Epothilon, ist von der FDA in den USA als Monotherapeutikum bei Brustkrebs sowie in Kombination mit anderen Chemotherapeutika bei metastasierendem Brustkrebs zugelassen, wenn eine Behandlung mit Paclitaxel und Anthrazyklinen nicht erfolgreich war.

## Geschichte

Epothilon B wurde von Hans Reichenbach, Gerhard Höfle und Mitarbeitern an der Gesellschaft für Biotechnologische Forschung (GBF) in Braunschweig im Myxobacterium *Sorangium cellulosum* entdeckt und daraus isoliert. 1993 wurde die Substanz patentiert, 1996 gelangen die Strukturaufklärung und die Totalsynthese der Substanz. 2007 wurde mit Ixabepilon ein semisyn-

thetisches Analogon von Epothilon von der FDA als Chemotherapeutikum bei Mammakarzinomen zugelassen.

### Ixabepilon/Epothilon – das bessere Paclitaxel?

Epothilon hat im Vergleich zu Paclitaxel einige wesentliche Vorteile. Die Substanz ist durch Fermentation in großen Mengen verfügbar, synthetisch leichter zugänglich und es ist verhältnismäßig einfach, chemisch Derivate zu generieren. Außerdem ist Epothilon im Vergleich zu Paclitaxel deutlich besser wasserlöslich (30-fach). Der größte Vorteil liegt aber darin, dass Epothilon auch an chemoresistenten Zellen aktiv ist, da es im Vergleich zu Paclitaxel ein deutlich schwächeres Substrat für P-Glykoprotein ist, und damit nicht aus der Tumorzelle gepumpt wird.

## 10.4.5 Halichondrin B
### Vorkommen, Struktur, Stoffklasse, Biosynthese

Halichondrin B (● Abb. 10.77) wurde erstmals 1986 aus dem marinem Schwamm *Halichondria okadai* isoliert und in der Folge auch in anderen Meeresschwämmen gefunden.

Halichondrin ist ein Polyethermakrolid, das mittels PKS I gebildet wird. Mit Eribulin (● Abb. 10.77) wurde

**10**

1997 ein synthetisches Derivat dieses Naturstoffes entwickelt, das eine einfachere, aber immer noch relativ komplexe Molekülstruktur besitzt.

### Target
Halichondrin und Eribulin besitzen einen ähnlichen Bindungsmodus an Mikrotubuli wie die Vincaalkaloide. Sie binden an β-Tubulin und zwar am (+)-Ende des Mikrotubulus.

### Pharmakologie
Die Substanzen sind in der Lage, Tubulin-Moleküle zu sequestrieren und sie „unproduktiv" für den Aufbau von Mikrotubuli zu machen. Dadurch verhindern sie das Wachsen der Mikrotubuli, jedoch nicht deren Verkürzung. Sie gehören zu den Mikrotubuli-depolymerisierenden Substanzen. Wie alle Tubulin bindenden Substanzen beeinflussen Halichondrin und Eribulin die Funktionen des Mikrotubulisystems und spielen daher in der Tumortherapie eine Rolle (o Abb. 10.78).

### Wirksamkeit, therapeutischer Einsatz
Eribulin ist derzeit als Third-line-Behandlung bei Mammakarzinomen, die gegen Taxane und Anthrazykline refraktär sind, zugelassen. Gegenwärtig wird untersucht, ob Eribulin in einer Kombinationstherapie mit HER2-Antagonisten eingesetzt werden kann, sowie bei anderen Tumorarten, z. B. dem kleinzelligen Bronchialkarzinom.

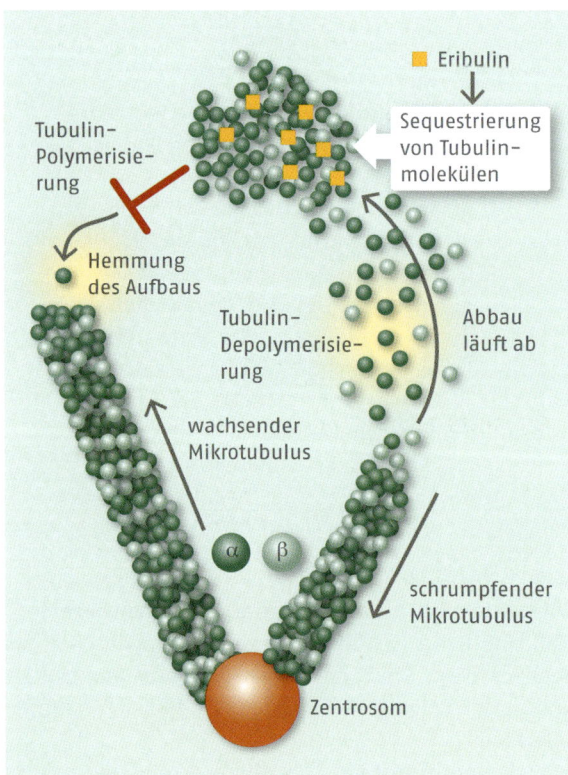

o **Abb. 10.78** Wirkmechanismus von Eribulin

---

### Eribulin – Prototyp eines Naturstofffragments
Eine große Herausforderung in der Entwicklung von Naturstoffen als Wirkstoffe ist deren Verfügbarkeit in Mengen, die es erlauben, präklinische und klinische Untersuchungen durchzuführen. Halichondrin B ist hier ein exzellentes Beispiel. Selbst die optimierten Totalsynthesen waren für eine Weiterentwicklung der Substanz als Wirkstoff nicht brauchbar. Es wurde die Strategie verfolgt, vom Naturstoff abgeleitete Fragmente, die sich durch eine geringere Komplexität und damit kürzerer Synthesesequenzen auszeichnen, zu entwickeln. Diese Strategie war im Falle des Halichondrin sehr erfolgreich. Mit Eribulin, einem deutlich einfacheren Derivat, wurde 2010 ein **Naturstofffragment** zur Behandlung des metastasierenden Mammakarzinoms von der FDA zugelassen. Eribulin gehört zu den ersten Arzneistoffen, die aus einem marinen Naturstoff entwickelt wurden und deren **Bereitstellungsproblematik** gelöst wurde.

## 10.4.6 Paclitaxel
### Vorkommen, Struktur, Stoffklasse, Biosynthese
Paclitaxel, das u. a. in *Taxus brevifolia* und *Taxus baccata* vorkommt, ist ein Diterpen, dessen Seitenkette über den Shikimatstoffwechsel gebildet wird. Es gehört zur Naturstoffgruppe der Taxane (o Abb. 10.79).

Die Substanz wurde ursprünglich als Taxol bezeichnet. Nachdem das erste Arzneimittel ebenfalls unter dem Namen Taxol® lizensiert worden war, wurde die Substanz später als Paclitaxel bezeichnet. In diesem Buch haben wir uns dieser Nomenklatur angepasst.

### Target
Paclitaxel bindet an einer Stelle am β-Tubulin, die sich von den Vincaalkaloiden und Colchicin unterscheidet (o Abb. 10.68). Paclitaxel ist der Prototyp einer Mikrotubuli stabilisierenden Substanz. Inzwischen wurde aufgeklärt, wie es zur Stabilisierung der Mikrotubuli durch Paclitaxel kommt: Die Bindetasche für Paclitaxel weist neben den helikalen Domänen H1, H6 und H7 eine M-Loop-Domäne auf (o Abb. 10.80). Diese ist wichtig für die laterale Anordnung der Tubulinmoleküle im Mikrotubulus. Paclitaxel, aber auch andere Mikrotubuli-stabilisierende Stoffe, z. B. Epothilone oder Discodermolid, binden in diese Bindetasche, wenn gleich an unterschiedlichen Stellen. Allgemein entscheidend für eine Polmerisierung der Tubulinmoleküle ist aber eine Modifikation der räumlichen Anordnung der M-Loop-Domäne durch die entsprechenden Stoffe.

### Pharmakologie
Taxane führen wie oben ausgeführt zu einer Polymerisierung bzw. Stabilisierung der Mikrotubuli und damit zur Interferenz der Mikrotubulidynamik. Dies hat wie schon

### Paclitaxel – Leitstruktur für semisynthetisch hergestellte Substanzen

Nach der Entdeckung und Strukturaufklärung von Paclitaxel in den 1970er Jahren stagnierte die Entwicklung der Substanz durch Schwierigkeiten ihrer Bereitstellung, da sie in der Rinde der pazifischen Eibe in nur sehr geringen Mengen vorkommt. 1981 entwickelte eine französische Gruppe von Wissenschaftlern eine Synthesestrategie, mit der es möglich war, aus einer Vorstufe, dem 10-Deacetylbaccatin III, das von den Nadeln (nachwachsende Quelle) auch anderer Eibenarten (heimischer) in größeren Mengen produziert wird, Paclitaxel (Taxol®) semisynthetisch herzustellen. Dabei konnte auch Docetaxel (Taxotere®), ein Seitenketten-Analogon von Paclitaxel, das ähnlich potent und besser wasserlöslich als Paclitaxel ist, gewonnen werden. Nachdem es gelang, Paclitaxel direkt aus Eiben-Zellkulturen zu gewinnen, ist diese Herstellungsmethode seit 2002 nun der industrielle Standard. Neben den Taxanen der 1. Generation, im wesentlichen Paclitaxel und Docetaxel (○Abb. 10.79), gibt es eine Reihe von weiteren Analoga (2. Generation), deren Entwicklung darauf abzielte, die Wasserlöslichkeit zu erhöhen und Resistenzbildung bzw. Wirkverlust zu reduzieren. Dazu gehören Cabazitaxel, Larotaxel und Ortataxel sowie Docohexaenylpaclitaxel. Prodrug-Entwicklung bzw. Verpackung in wasserlösliche Partikel sowie Strukturveränderungen, die die Bindung an ABC-Transporter und MDR-Protein verringern, sind grundlegende Strategien, die zur Verbesserung der Wirksamkeit der Taxane herangezogen werden. Taxane werden bei unterschiedlichsten Tumorarten klinisch eingesetzt bzw. erprobt (■Tab. 10.5).

erwähnt zur Folge, dass Taxane die unterschiedlichen Aufgaben des Mikrotubulisystems beeinflussen. Taxane hemmen daher die Zellteilung und damit die Proliferation von Zellen. Sie inhibieren Migration und Invasion von Zellen und reduzieren damit nicht nur Metastasierungsprozesse von Tumorzellen, sondern besitzen auch antiangiogenetisches Potenzial. Neben Mikrotubuli werden immer wieder weitere Targets für Paclitaxel postuliert, aber bisher nicht eindeutig identifiziert.

### Wirksamkeit, therapeutischer Einsatz

Paclitaxel und Docetaxel werden vor allem bei soliden Tumoren wie Mamma-, Ovarial-, Prostata- oder Bronchialkarzinom eingesetzt. Ihre schlechte Wasserlöslichkeit stellt eine große Herausforderung dar. Diese macht die Verwendung von Lösungsvermittlern notwendig (Cremophore, Ethanol), was wiederum zu schwerwiegenden Überempfindlichkeitsreaktionen führen kann. Zur Lösung dieser Problematik werden/wurden Formulierungen entwickelt, die den Wirkstoff mit wasserlöslichen Partikeln umhüllt (z. B. Albumin oder Liposomen-basierte Paclitaxel-Partikel). Weiterhin ist eine schnell auftretende Resistenz der Tumoren ein großes Problem. Ein Grund hierfür ist die Tatsache, dass Ta

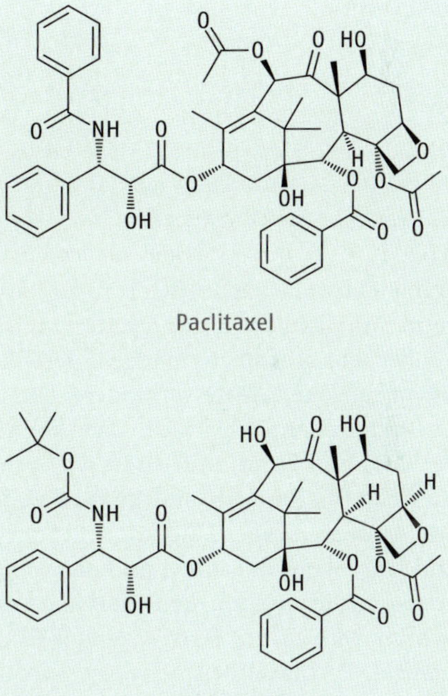

○ **Abb. 10.79** Paclitaxel und Docetaxel

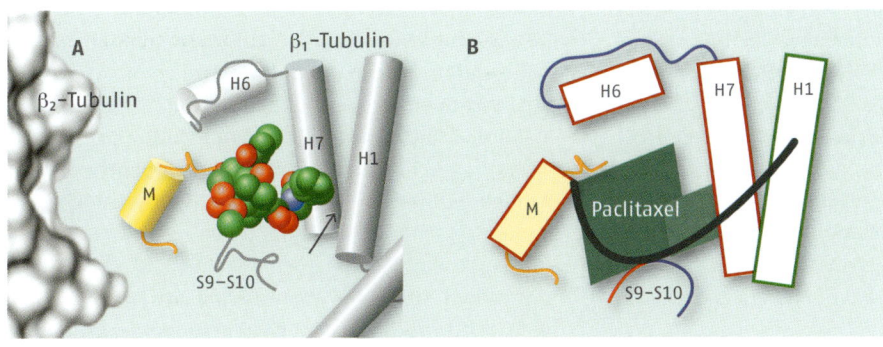

**10**

○ **Abb. 10.80** Bindungsmodus von Paclitaxel. **A** Die Helix-Domänen, die die Bindungsstelle des Paclitaxels ausmachen, sind als Zylinder dargestellt. Die β-Tubulin-Einheit des angrenzenden Protofilaments ist links gezeigt. **B** Schematische Wiedergabe der Verknüpfungen der Bindungsstrukturen durch Paclitaxel

□ **Tab. 10.5** Paclitaxelderivate in klinischen Studien

| Name | Hersteller | Entwicklungsphase | Wirkstoffbeschreibung | Indikation (auch noch nicht zugelassene Indikation) |
|---|---|---|---|---|
| Cabazitaxel | Sanofi | Zugelassen für die Behandlung von Prostatakrebs | Semisynthetisches Derivat von Paclitaxel | Prostatakrebs, Brustkrebs |
| Nab-Paclitaxel | Celgene | Zugelassen für die Behandlung von Brustkrebs | An Nanopartikel- und Albumin-gebundenes Paclitaxel | Brustkrebs, NSCLC (non small cell lung cancer), Pankreaskrebs, Eierstockkrebs |
| Dj-927 | Genta | Phase II | Paclitaxel-Analogon | Speiseröhrenkrebs, Melanome, NSCLC, Blasenkrebs |
| Paclitaxel-poliglumex CT-2103 | Cell therapeutics | Phase III | Prodrug | NSCLC, Eierstockkrebs, Glioblastom, Speiseröhrenkrebs |
| Endo-TAG + Paclitaxel | MedGene | Phase II | Liposomal verpacktes Paclitaxel | Pankreaskrebs, Brustkrebs |
| XRP-9881 | Sanofi | Phase II | Analogon | NSCLC, Brustkrebs |
| Polymeric micellar Paclitaxel | Samyang Genex Co | Phase II | Cremophorfreies Paclitaxel | NSCLC, Brustkrebs, Gastritis |
| Docosahexaenoyl-paclitaxel | Protarga | Abgeschlossene Phase III | Prodrug | NSCLC, Melanome |
| BMS-184476 | Bristol-Myers-Squibb | | Analogon | NSCLC, Brustkrebs |

xane häufig Substrate der ABC-Transporterpumpen sind, die in Tumorzellen überexprimiert sind. Taxane werden daher sehr schnell aus der Zelle geschleust und damit therapeutische Effekte verhindert. Die neu entwickelten Paclitaxel-Analoga (z. B. Cabazitaxel, Larotaxel oder Ortataxel) sind zum einen viel schlechtere Substrate der ABC-Pumpen und können zudem teilweise oral gegeben werden. Sie können zum Teil die Blut-Hirn-Schranke überwinden und daher ggf. Hirnmetastasen erreichen. Neben der Onkologie werden Taxane auch im Bereich der Herz-Kreislauf-Erkrankungen eingesetzt. Paclitaxel beispielsweise wird lokal als antiproliferierende Substanz in Stents zur Behebung und Vorbeugung von Gefäßverengungen eingesetzt.

### Geschichte

1962 wurden im Rahmen eines Screeningprogramms des NCI Rindenproben der Pazifischen Eibe (*Taxus brevifolia*) gesammelt und auf Aktivität gegen Tumorzellen positiv getestet. 1966 konnte Paclitaxel in sehr geringer Ausbeute (0,004 %) in reiner Form isoliert werden. 1971 gelang die Strukturaufklärung von Paclitaxel, 1979 konnte der einzigartige Wirkmechanismus von Paclitaxel aufgeklärt werden. 1985 gelang die partialsynthetische Herstellung des Paclitaxels aus Vorstufen pflanzlichen Ursprungs. 1992 wurde Paclitaxel als Arzneistoff zugelassen.

**Paclitaxel – Hoffnung bei Querschnittslähmung**

Im Tiermodell konnte gezeigt werden, dass geringe Mengen von Paclitaxel durchtrennte Nervenzellen wieder zum Wachstum anregen können – eine kleine Sensation für diesen Prototyp eines Mikrotubulin-stabilisierenden und damit antitumoralen Wirkstoff.

Diese Entdeckung wurde 2012 von Wissenschaftlern am Deutschen Zentrum für Neurodegenerative Erkrankungen (DZNE) in Bonn gemacht und könnte bahnbrechend in der Behandlung von Verletzungen des Rückenmarks sein.

Mikrotubuli, die Zielstrukturen von Paclitaxel, sind für die komplexen Vorgänge des Wachstums von Axonen sehr wichtig, insbesondere für ihre Stabilität innerhalb der sogenannten Wachstumszone, in der Nervenfortsätze wachsen. Mikrotubuli stehen hierbei in enger Wechselwirkung mit Aktinfilamenten, die notwendig sind, um die Nervenfortsätze nach vorne auszurichten. Dies ist nur möglich, wenn Mikrotubuli stabil und Aktinfilamente instabil genug sind. Nach Verletzungen im Rückenmark sind Mikrotubuli in den Axonen zerbrochen und instabil – das Axon kann dementsprechend nicht mehr wachsen.

Die Hypothese der Wissenschaftler am DZNE war nun, dass allein durch die Stabilisierung der Mikrotubuli die Wachstumsfähigkeit der Axone wiederhergestellt werden könnte. Paclitaxel ist eine etablierte Substanz, die Mikrotubuli stabilisiert, sie diente daher als wichtiges Werkzeug, diese Annahme zu untersuchen. Die Forscher am DZNE konnten in der Tat zeigen, dass die Gabe von geringen Mengen von Paclitaxel das Zellskelett so beeinflusst, dass ein Nervenwachstum ermöglicht wird. Es wird sich zeigen, wie sich dieser Einsatz von Paclitaxel weiterentwickelt und ob dieser Effekt auch am Patienten auftritt.

**○ Abb. 10.81** Podophyllotoxin

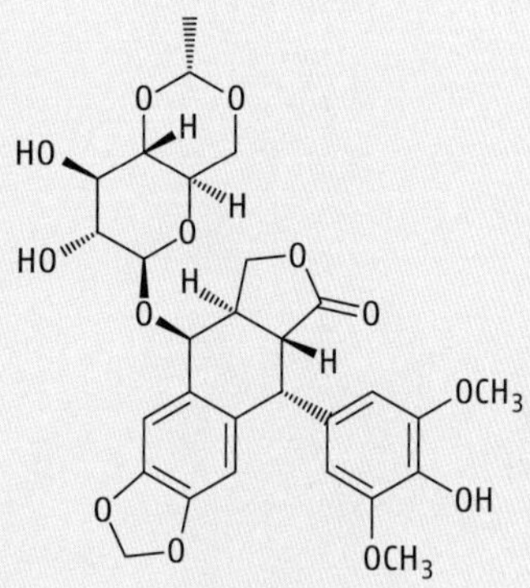

### 10.4.7 Podophyllotoxin

**Vorkommen, Struktur, Stoffklasse, Biosynthese**
Podophyllotoxin wird vor allem aus dem Wurzelstock von *Podophyllum emodi* (Berberidaceae) gewonnen.

Podophyllotoxin stellt ein Lignan dar, das über den Shikimatstoffwechsel gebildet wird (○ Abb. 10.81).

**Target**
Podophyllotoxine binden ähnlich wie Colchicin an Tubulin-Dimere.

**Pharmakologie**
Podophyllotoxine führen bei Warzen zu einer Wachstumshemmung und zur Nekrose.

**Wirksamkeit, therapeutischer Einsatz**
Podophyllotoxin ist zur topischen Anwendung für die Behandlung von Feigwarzen im äußeren Genitalbereich, die durch humane Papillomviren (HPV) verursacht werden, als Arzneistoff zugelassen. Der exakte Wirkmechanismus ist nicht vollständig verstanden. Bei topischer Verabreichung werden starke lokale Reaktionen wie Erosionen und Erytheme der Schleimhäute beobachtet. Vermutet werden hierbei direkte toxische Effekt auf die mit Viren befallenen Epithelzellen wie auch immunmodulierende Effekte, die zur Wirksamkeit beitragen. Aufgrund seiner generellen Toxizität wird Podophyllotoxin jedoch inzwischen nur noch als Third-line-Therapeutikum bei Genitalwarzen betrachtet.

**○ Abb. 10.82** Die semisynthetischen Derivate Etoposid und Teniposid

**Podophyllotoxin – Leitstruktur für Etoposid und Teniposid**
Podophyllotoxin war Leitstruktur für die Entwicklung von semisynthetischen Derivaten, wie die der 4'-Demethyl-epipodophyllotoxin-Glykosid-Serie (Etoposid, Teniposid, ○Abb. 10.82). Interessanterweise binden die Derivate an eine andere Zielstruktur als die Muttersubstanz. Sie sind Hemmstoffe der Topoisomerase II und haben ihren festen Platz in der Onkologie. Derzeit werden aber gezielt auch weitere Tubulin bindende Podophyllotoxin-Derivate entwickelt in der Hoffnung, Tumoren behandeln zu können, die gegen andere Tubulin-Antagonisten resistent sind.

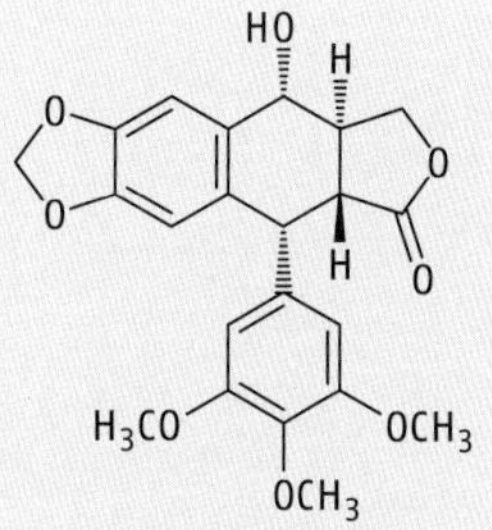

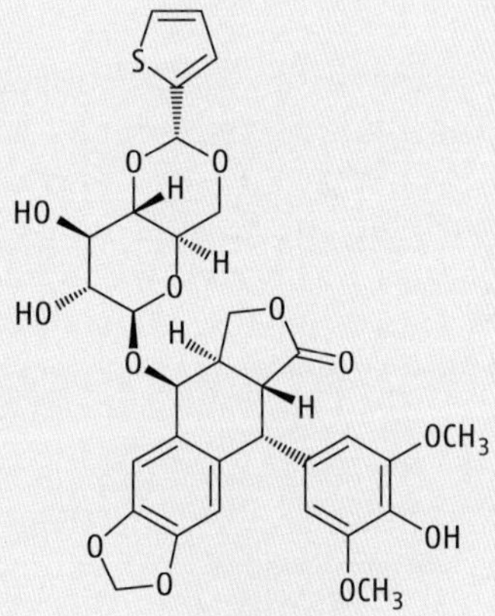

**Geschichte**
Bereits 1884 wurde aus *Podophyllum peltatum* und anderen *Podophyllum*-Arten das Harz Podophyllin isoliert. Das Harz enthält einen hohen Anteil von Lignanen, darunter hauptsächlich das Podophyllotoxin. 1942 wurde die Anwendung von Podophyllin/Podophyllotoxin bei Feigwarzen beschrieben. In der Volksmedizin ist Podophyllotoxin schon früh als Mittel gegen Tumoren beschrieben worden, die Anwendung als Tumor-Therapeutikum setzte sich aufgrund der hohen Toxizität allerdings nicht durch.

10

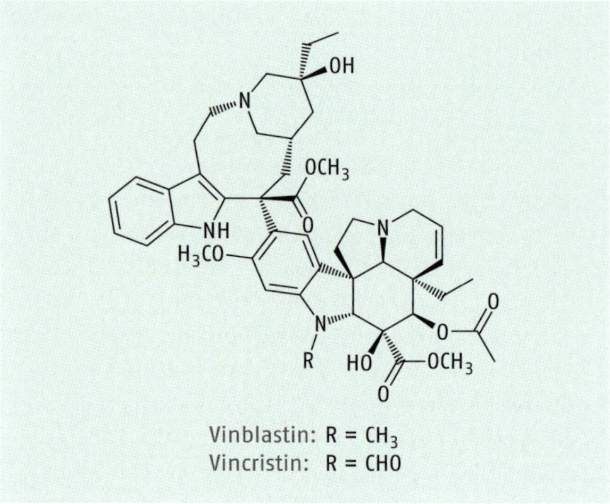

**Abb. 10.83** Vinblastin und Vincristin

Vinblastin: R = CH$_3$
Vincristin: R = CHO

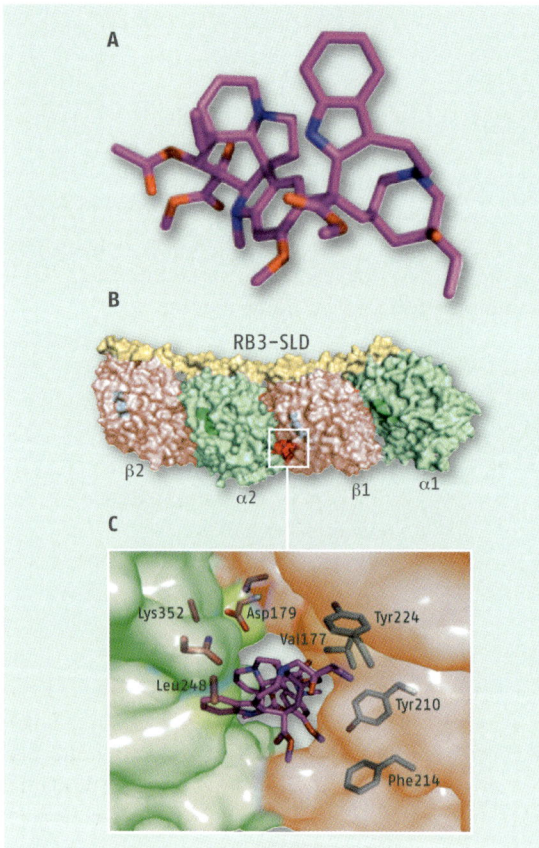

**Abb. 10.84** Bindungsstelle von Vinblastin. **A** Dreidimensionale Struktur von Vinblastin, blau: Stickstoff, rot: Sauerstoff, magenta: Kohlenstoff. **B** Vinblastin bindet zwischen einer α-Untereinheit und einer β-Untereinheit von zwei Tubulin α-β-Heterodimeren. **C** Interaktionen von Vinblastin mit spezifischen Aminosäuren an der Bindungsstelle

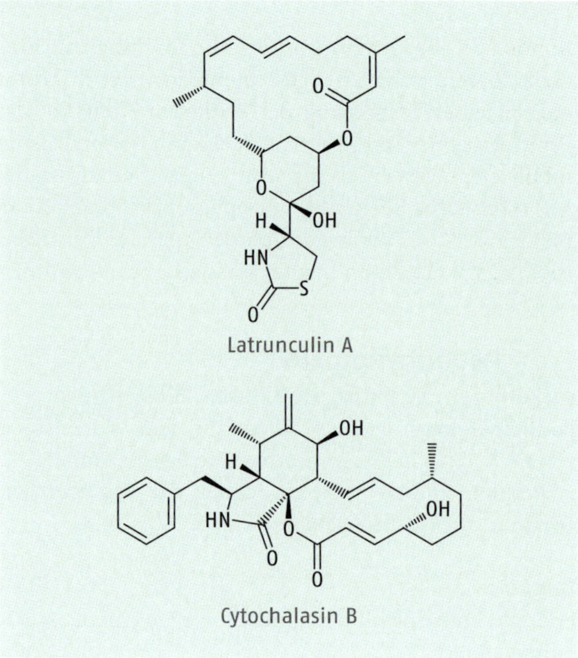

Latrunculin A

Cytochalasin B

**Abb. 10.85** Die Makrolide Latrunculin A und Cytochalasin B

### 10.4.8 Vincaalkaloide

**Vorkommen, Struktur, Stoffklasse, Biosynthese**

Vincaalkaloide werden von *Catharanthus roseus* (Apocynaceae) gebildet. Hauptinhaltsstoffe sind Vincristin und Vinblastin.

Vincaalkaloide gehören zu den terpenoiden Indolalkaloiden mit Tryptamin-Struktur (Abb. 10.83). Dabei ist die Verknüpfung von Tryptamin mit dem aus dem Terpenstoffwechsel stammenden Secologanin ein zentraler Biosyntheseschritt dieser Alkaloide.

**Target**

Hauptzielstruktur der Vincaalkaloide ist Tubulin und damit der Mikrotubulusapparat der Zelle. Wie zu Beginn des Kapitels erwähnt binden die Alkaloide an β-Tubulin in der Nähe von GTP am (+)-Ende des Mikrotubulus und beschreiben eine der drei etablierten Bindungsstellen für Tubulin bindende Stoffe. (Abb. 10.68). Die genaue Bindungsstelle der Vincaalkaloide wurde erst 2005 für Vinblastin durch Röntgenstrukturanalyse aufgeklärt und unterscheidet sich von der Position, an der Colchicin und Paclitaxel, zwei weitere Prototypen von Tubulin bindenden Naturstoffen, angreifen (Abb. 10.68). Vinblastin führt einen Keil an der Verbindung zweier Tubulinmoleküle α- und β-Tubulin ein, der mit der Assemblierung der Tubulinmoleküle interferiert (Abb. 10.84).

## Pharmakologie

In hohen Konzentrationen führt die Bindung von Vincaalkaloiden entlang der gesamten Länge der Mikrotubuli zu einer Zerstörung der seitlichen Kontakte der Protofilamente. Das resultiert in einer massiven Mikrotubuli-Depolymerisierung und einer Reduktion der Mikrotubulimasse in der Interphase, die dann nicht mehr zur Ausbildung des Spindelapparates verfügbar ist. Vincaalkaloide sind daher klassische Spindelgifte.

### Mitose Hemmung – Grundlage der Antitumorwirkung von Tubulin bindenden Stoffen?

In neuerer Zeit wird jedoch bezweifelt, dass die Hemmung der Zellteilung (mitotischer Arrest) durch Vincaalkaloide den ausschlaggebenden Grund für den klinischen Erfolg als Antitumormittel darstellt. Klinisch relevante Konzentrationen sind, wie inzwischen bekannt ist, deutlich geringer als die für den Mitoseblock verantwortlichen. Moderate Konzentrationen von Vincaalkaloiden, gebunden an das (+)-Ende der Mikrotubuli, bedingen eine Reduktion in der Mikrotubulidynamik und induzieren unabhängig von Effekten auf die Mitose Prozesse wie Apoptose oder hemmen Migration und Invasion von Zellen. Darauf beruht beispielsweise auch das antiangiogenetische Potenzial von Tubulin bindenden Stoffen. Molekulare Mechanismen, die diesen Effekten zugrunde liegen, reichen von der Beeinflussung von Transportprozessen und damit der Aktivierung von Signalmolekülen wie kleinen GTPasen (Rac, RhoA, Cdc42) bis zur Hemmung von Transkriptionsfaktoren oder Kinasenaktivierungskaskaden wie die der Mitogen-aktivierten Proteinkinasen (MAPK).

### Wirksamkeit, therapeutischer Einsatz

Zumeist werden die Vincaalkaloide in Kombination mit anderen Chemotherapeutika verwendet (vgl. CHOP-Chemotherapie-Schema zur Behandlung von malignen Lymphomen: Cyclophosphamid, Hydroxydaunorubicin, Vincristin (Oncovin), Prednisolon).

Vincaalkaloide haben eine Reihe von schwerwiegenden Nebenwirkungen wie toxische Effekte auf unterschiedliche Blutzellen, gastrointestinale Beschwerden, neurotoxische Wirkungen (Reflexverlust, Parästhesie). Wie viele andere Chemotherapeutika induzieren Vincaalkaloide Multi-Drug-Resistenz-Mechanismen, die Behandlungserfolge nach mehrfacher Applikation stark reduzieren können. Die zugrunde liegenden Mechanismen sind vielfältig und reichen von der Induktion von Effluxpumpen-Proteinen wie P-Glykoprotein (P-gp) und anderen auf der Plasmamembran von Tumorzellen vorkommenden Pumpen bis hin zu Veränderungen der Expression von Tubulin-Subtypen, was zu einer ver-

minderten Bindung an Mikrotubuli und zum Wirkverlust führen kann.

### Vincaalkaloide – die Suche nach einem rentablen Produktionsverfahren

Obgleich die Vincaalkaloide schon seit Jahren erfolgreich klinisch eingesetzt werden, gewinnt man vor allem Vincristin und Vinblastin immer noch aus der Pflanze. Eine der ganz großen Aufgaben ist die einfache und praktikable Bereitstellung der Alkaloide in Mengen, die für weitere Semisynthesen und andere Strategien notwendig sind. Dazu sind die Klärung des Biosyntheseweges und die Anwendung von modernen biosynthetischen Technologien von großer Bedeutung. Dies sind auch aus wissenschaftlicher Sicht große Herausforderungen.

### Geschichte

Vinblastin wurde als erstes Vincaalkaloid 1958 isoliert. Zusammen mit Vincristin wurde es in den späten 1950er Jahren in die Klinik eingeführt. Semisynthetische Vincaalkaloide wie Vindesin, Vinorelbine und zuletzt 1997 das Vinflumin wurden in der Folge entwickelt und werden heute zur Behandlung einer Reihe von unterschiedlichen Tumoren eingesetzt.

### 10.4.9 Latrunculin und Cytochalasin
#### Vorkommen, Struktur, Stoffklasse, Biosynthese

Latrunculin A wurde aus dem im Roten Meer lebenden marinen Schwamm *Negombata magnifica* (o Abb. 10.86A), Cytochalasin B wurde ursprünglich aus dem Pilz *Helminthosporium dematioideum* isoliert.

Latrunculin A sowie Cytochalasin B (o Abb. 10.85) sind Makrolide, die mittels PKS I gebildet werden.

#### Target

Latrunculin A bindet an monomeres G-Aktin und verhindert den Aufbau des filamentösen F-Aktins. Cytochalasin B bindet bevorzugt an F-Aktin und verhindert den weiteren Aufbau am schnell wachsenden Ende des F-Aktinfilaments. Cytochalasin B führt daher zu einer Verkürzung der F-Aktinfilamente.

#### Pharmakologie

Latrunculin A und Cytochalasin B gehören zu den Aktin depolymerisierenden Substanzen. Latrunculin A fängt die Aktin-Monomere nach Dissoziation vom Polymer ab. Cytochalasin hingegen bindet am Filament und stört die Interaktion der Aktin-Monomere (o Abb. 10.86).

Die Substanzen hemmen die Aktindynamik der Zelle. In der Folge kommt es zu einer eingeschränkten Kontraktilität der Zelle mit Auswirkungen auf die Zell-

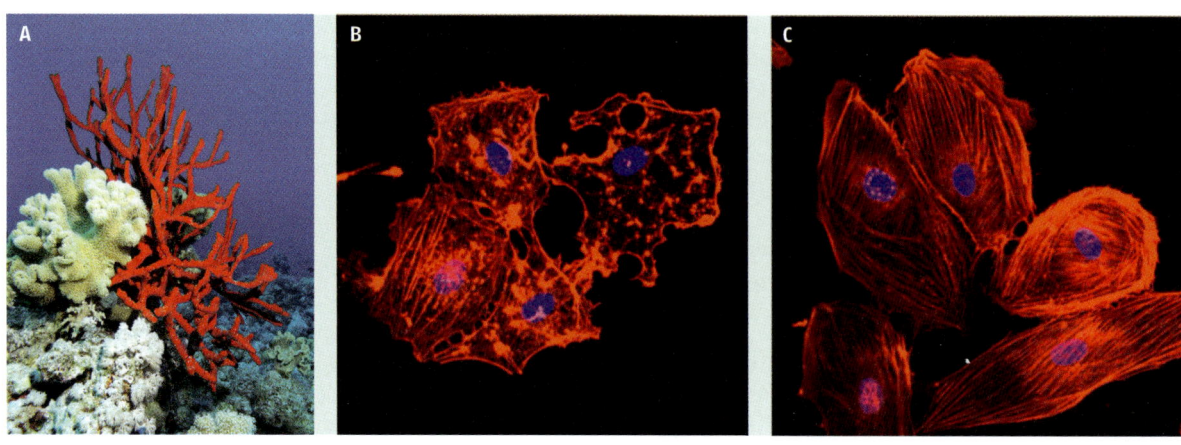

**⊙ Abb. 10.86** **A** Der im Roten Meer lebende Schwamm *Negombata magnifica*, **B** Effekt von Latrunculin auf das Aktinzytoskelett von humanen Endothelzellen, **C** Kontrolle (Rhodamin–Phalloidin–Färbung, rot = Aktinzytoskelett, blau = Zellkern).

Phalloidin

Chondramid-Grundgerüst

A: R¹ = OCH₃, R² = H
B: R¹ = OCH₃, R² = Cl
C: R¹ = H,    R² = H
D: R¹ = H,    R² = Cl

**⊙ Abb. 10.87** Die kompetitiven Liganden Phalloidin und Chondramid A–D

beweglichkeit und Zellteilung. Weitere Prozesse der Zelle, die durch das Aktinzytoskelett reguliert werden, z. B. Adhäsion, Transportmechanismen und Exozytoseprozesse, werden ebenfalls beeinflusst. Beide Substanzen werden als wertvolle Tools in der Forschung eingesetzt, um die Funktionen und Regulation des Aktinzytoskeletts zu studieren.

### Wirksamkeit, therapeutischer Einsatz
Beide Substanzen werden derzeit nicht als Arzneimittel eingesetzt.

### Geschichte
Latrunculin wurde 1983 im Seeschwamm *Negombata magnifica* (⊙ Abb. 10.86) entdeckt. Latrunculin ist Inhaltsstoff einer rötlichen Flüssigkeit, die vom Schwamm ausgestoßen wird. Aus dieser Flüssigkeit wurden 1983 die Toxine Latrunculin A und B, und später auch C, M, G und H isoliert. 1986 gelang die erste Synthese von Latrunculin B und 1990 die Synthese von Latrunculin A.

Cytochalasine wurden 1967 zum ersten Mal beschrieben. In den 1970er Jahren wurden zahlreiche Studien zum Wirkmechanismus der Substanz durchgeführt.

### 10.4.10 Phalloidin und Chondramide
#### Vorkommen, Struktur, Stoffklasse, Biosynthese
Phalloidin ist ein Giftstoff des grünen und des weißen Knollenblätterpilzes (*Amanita phalloides*), die Chondramide (A-D) wurden aus dem Myxobakterium *Chondromyces crocatus* isoliert.

Das aus sieben Aminosäuren aufgebaute Phalloidin ist ein NRPS-Derivat, und die aus einem Tripeptid- und einer Polyketideinheit bestehenden Chondramide werden über ein NRPS-PKS-System gebildet (⊙ Abb. 10.87).

### Target
Chondramide und Phalloidin binden in sehr ähnlicher Weise an Aktin. Sie können sich gegenseitig aus der Bindung an Aktin verdrängen und werden daher als kompetitive Liganden bezeichnet. Die Art der Bindung ist gut untersucht. Für Chondramid C ist beispielsweise gezeigt worden, dass es sich an eine Tasche

bindet, die sich am Kontaktpunkt von drei Aktinprotein-Monomeren im polymeren F-Aktinfilament ausbildet (○ Abb. 10.88). Chondramid C ist damit in der Lage, die Stabilität der Filamente durch Quervernetzung zu erhöhen.

### Pharmakologie

Aufgrund ihres Bindungsmodus gehören beide Substanzen zu den Aktin stabilisierenden Substanzen. Sie hemmen die Aktindynamik der Zelle, was ähnliche Folgen hat wie schon für die Aktin destabilisierenden Stoffe beschrieben: Zelltod, Wachstumshemmung, Hemmung von Migration/Invasion, Inhibierung von Transportmechanismen und Störung der Kontraktilität der Zelle. Beide Substanzen werden vorwiegend als Werkzeuge eingesetzt, um Funktionen und Regulation des Aktinzytoskeletts zu studieren. Das grundsätzliche Potenzial von Aktin bindenden Substanzen (depolymerisierende wie auch polymerisierende Vertreter) in der Behandlung von Tumoren, wird in präklinischen Experimenten intensiv untersucht.

---

### Phalloidin – Prototyp eines chemischen Werkzeuges

Aufgrund der hohen Affinität des Phalloidins zu Aktin und der Möglichkeit, Derivate mit unterschiedlichen Fluoreszenzfarbstoffen zu synthetisieren, wird vor allem Phalloidin als Werkzeug in der Zellbiologie eingesetzt, um das Aktinzytoskelett darzustellen sowie seine Funktionen und Regulation besser zu verstehen.

---

### Geschichte

Phalloidin wurde 1937 von F. Lynen und U. Wieland gefunden, die Struktur wurde von T. Wieland ermittelt. Die Chondramide wurden 1995 isoliert.

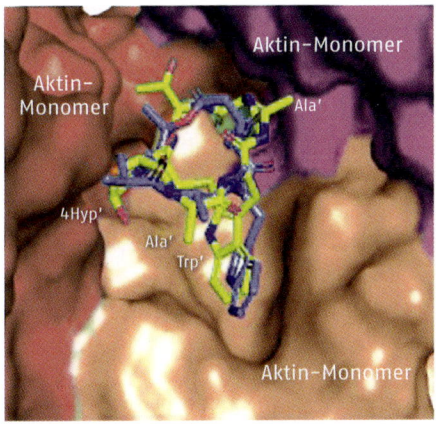

○ **Abb. 10.88** Bindungsmodi von Chondramid C (blau) und Phalloidin (gelb) an der Kontaktfläche der drei Aktin-Monomere (rot, violett, orange) an F-Aktin

## 10.5 An DNA bindende Naturstoffe

### 10.5.1 Doxorubicin

#### Vorkommen, Struktur, Stoffklasse, Biosynthese

Doxorubicin wird aus *Streptomyces peucetius* var. *caesius* und aus *Streptomyces coeruleorubidus* gewonnen.

Doxorubicin (○ Abb. 10.89) ist ein aromatisches Polyketid (Anthrazyklinderivat), das mittels PKS II gebildet wird.

#### Target

Doxorubicin wirkt als DNA-Interkalator (○ Abb. 10.90). Darüber hinaus hemmt es auch die Topoisomerase II.

#### Pharmakologie

Doxorubicin ist wie das chemisch sehr ähnliche Daunorubicin ein Zytostatikum aus der Gruppe der Anthrazyklin-Antibiotika. Doxorubicin blockiert aufgrund seiner DNA-interkalierenden und Topoisomerase-II-hemmenden Eigenschaften die DNA- und RNA-Synthese der Zelle und ruft damit den Zelltod hervor.

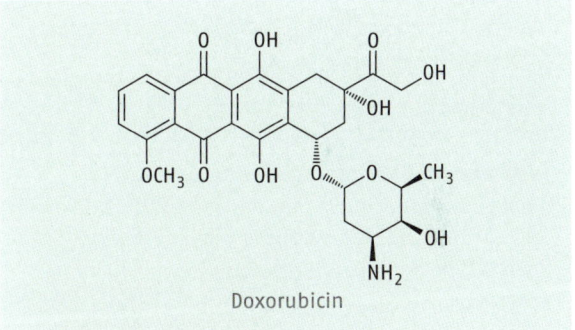

○ **Abb. 10.89** Doxorubicin

**10**

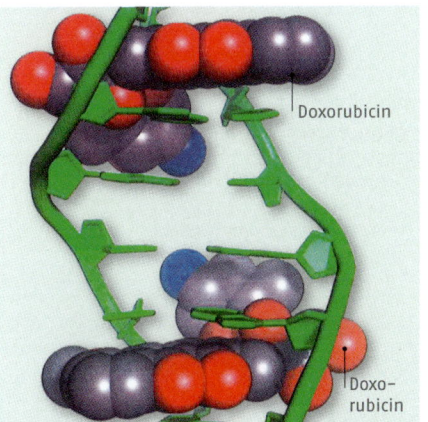

○ **Abb. 10.90** Interaktionen von zwei Molekülen Doxorubicin und DNA. Quelle: Fred Hutch News Service, 22.04.2015. Zentner G.E., Doxorubicin gives active promoters a break.

## Wirksamkeit, therapeutischer Einsatz

Doxorubicin findet als Zytostatikum bei der Behandlung von Tumoren Anwendung, z. B. bei Mammakarzinomen, Bronchialkarzinomen und Lymphomen.

---

### Die herzschädigende Wirkung von Doxorubicin

Schon lange bekannt ist, dass Doxorubicin eine herzschädigende Wirkung aufweist. Ebenfalls lange bekannt ist, dass Anthrazykline wie Doxorubicin neben ihrer Interaktion mit DNA auch an Topoisomerasen II binden und so die Zellteilung hemmen. Topoisomerasen II lassen sich in Topoisomerasen II$\alpha$ und Topoisomerasen II$\beta$ unterteilen. In schnell teilenden Zellen (Tumorzellen) wird vor allem das Topoisomerase-II$\alpha$-Gen stark exprimiert, in Herzmuskelzellen findet sich hingegen nur die Topoisomerase II$\beta$. Ein Forscherteam am Cancer Center in Houston, USA, konnte zeigen, dass gentechnologisch veränderte Mäuse, die keine Topoisomerase II$\beta$ bilden können, während und nach einer Doxorubicin-Therapie keine Herzinsuffizienz entwickelten. Außerdem konnten die Wissenschaftler zeigen, dass die Hemmung der Topoisomerase II$\beta$ durch Doxorubicin eine DNA-Schädigung und die Bildung von Sauerstoffradikalen nach sich zieht, was, ähnlich wie bei einer Tumorzelle, zum Zelltod führt. Ziel der Forschung in den nächsten Jahren könnte die Entwicklung selektiver Topoisomerasen-II$\alpha$-Hemmstoffe sein.

---

### Weitere mit DNA interagierende Zytostatika

Neben Doxorubicin werden das sehr ähnliche Daunorubicin, das Polyketid Mithramycin, das NRPS-Derivat Actinomycin D und das Aziridinderivat Mitomycin als Zytostatika eingesetzt. Es konnte für alle Substanzen gezeigt werden, dass sie mit DNA interkalieren bzw. an sie binden. In ◻Tab. 10.6 sind die Indikationen dieser Naturstoffe dargestellt.

---

◻ **Tab. 10.6** Indikationen von Doxorubicin, Daunorubicin, Mithramycin, Actinomycin D und Mitomycin

| Verbindung | Indikationen (Erkrankungen) |
| --- | --- |
| Doxorubicin | Mammakarzinom, Bronchialkarzinom, Lymphom |
| Daunorubicin | Leukämie |
| Mithramycin | Hodenkrebs, Morbus Paget |
| Actinomycin D | Leukämie und Lymphom |
| Mitomycin | Glaukom, Adenokarzinom, Kolorektalkarzinom, Harnblasenkarzinom |

## Geschichte

Daunorubicin und Doxorubicin wurden 1950 von Farmitalia Research Laboratories aus *Streptomyces peucetius* isoliert. Der Name der roten Verbindungen leitet sich vom Wort „Daunos" ab, einem vorrömischen Stamm, der das Castel del Monte, in der die Streptomyceten-Stamm gefunden worden war, einst bewohnte, und dem Wort „Rubin", der roten Varietät des Minerals Korund. Schnell wurde die zytostatische Aktivität beider Verbindungen erkannt. 1967 wurden dann jedoch die kardiotoxischen Effekte von Daunorubicin festgestellt.

### 10.5.2 Ecteinascidin

#### Vorkommen, Struktur, Stoffklasse, Biosynthese

Ecteinascidin (ET-743, Trabectedin, ◻ Abb. 10.91), das in der Seescheide *Ecteinascidia turbinata* vorkommt, ist ein Tetrahydroisochinolinalkaloid marinen Ursprungs. Die Struktur von Ecteinascidin 743 ist äußerst komplex. ET-743 besteht aus drei Tetrahydroisochinolin-Einheiten, acht Ringen, darunter ein zehngliedriger heterozyklischer Ring mit einem Cysteinrest und sieben chiralen Zentren. Es wird angenommen, dass die Biosynthese von ET-743 die Dimerisierung von zwei Tyrosinresten beinhaltet, um den pentazyklischen Kern des Moleküls zu bilden.

#### Target

ET-743 bindet an DNA und zwar kovalent an Guanin (N2) im Bereich der kleinen Furche, was zu einer Beugung der kleinen Furche in Richtung der großen Furche führt.

#### Pharmakologie

ET-743 zeichnet sich durch interessante Wirkmechanismen aus. Durch die Bindung der Substanz an DNA und induzierter Biegung wird ein DNA-Schaden mit nachgeschalteter Reparaturkaskade induziert. Es kommt in der Folge zu DNA-Doppelstrangbrüchen und einer Blockade des Zellzyklus sowie der Induktion von Apoptose. Die Bindung von ET-743 an die DNA verhindert aber auch die Bindung von bestimmten Transkriptionsfaktoren, die im Zusammenhang mit Tumorwachstum, Angiogenese und Metastasierung eine Rolle spielen. Es konnte weiterhin gezeigt werden, dass ET-743 Einfluss auf das Tumorstroma nimmt und Zellen wie Makrophagen, dendritische Zellen oder Gefäßzellen, die das Tumorwachstum unterstützen, in Aktivität bzw. Wachstum hemmt.

#### Wirksamkeit, therapeutischer Einsatz

ET-743 zeigt sehr gute Wirksamkeit bei fortgeschrittenem Weichteilsarkom und Ovarialkarzinom. Bei letzterem wird es in Kombination mit liposomalem Doxorubicin klinisch eingesetzt. Es wurde 2007 von der EMA zugelassen. Es erfolgen aktuell klinische Studien zum

Einsatz von ET-743 zur Therapie von Brust- und Prostatakarzinomen.

> **Erstes Arzneimittel aus dem Meer**
> ET-743 ist der erste marine, hochkomplexe Naturstoff, der als Antitumor-Therapeutikum zugelassen ist. Die Bereitstellung genügender Mengen für präklinische und klinische Untersuchungen war durch eine gangbare Totalsynthese möglich gemacht worden. Die Entwicklung einer Semisynthese, die von einer einfach zugänglichen Vorstufe (Cyanosafracin B) ausgeht, erleichtert die industrielle Herstellung des Naturstoffs (●Abb. 10.91).

### Geschichte

Ecteinascidin (ET-743) wurde 1969 im Rahmen eines Screening-Programms des National Cancer Institutes (NCI) entdeckt. Dabei zeigte ein Extrakt aus der Seescheide *Ecteinascidia turbinata* starke antikarzinogene Eigenschaften. Die dafür verantwortliche Substanz, das Ecteinascidin 743, wurde erst 1984 von K.L. Rinehart charakterisiert. Zunächst wurde versucht, ET-743 durch Züchtung der Seescheide in Aquakulturen bereitzustellen, was sich aber aufgrund der sehr geringen Ausbeuten als wenig rentabel zeigte. Der Arbeitsgruppe von E.J. Corey gelang 1996 die Synthese dieses komplexen Naturstoffs, die in den Jahren danach weiter vereinfacht wurde. Die Synthesestrategie war wesentlich inspiriert von dem vorgeschlagenen Biosyntheseweg. Neue Wege zur Totalsynthese von ET-743 waren und sind immer noch eine Herausforderung für die synthetische Chemie.

### 10.5.3 Methoxsalen
#### Vorkommen, Struktur, Stoffklasse, Biosynthese
8-Methoxsalen (8-MOP) kommt in einigen Pflanzen aus der Familie der Doldenblütler (Apiaceae) vor, z.B. im Riesenbärenklau (*Heracleum mantegazzianum*), der Echten Engelwurz (*Angelica archangelica*) oder der Großen Knorpelmöhre (*Ammi majus*). Auch Pflanzen aus der Familie der Rautengewächse (Rutaceae) enthalten Methoxsalen, z.B. die Zitrusfrucht Bergamotte (*Citrus × lemon*).

Methoxsalen (●Abb. 10.92) gehört innerhalb der Naturstoffklasse der Cumarine zur Unterklasse der linearen Furanocumarine. Die Substanz wird auch als 8-Methoxypsoralen (8-MOP), Xanthotoxin oder Ammoidin bezeichnet. Methoxsalen geht biosynthetisch aus zwei Stoffwechselwegen hervor, aus dem Shikimatstoffwechsel und dem Terpenstoffwechsel.

### Target
Methoxsalen interkaliert in die DNA und wirkt nach Photoaktivierung durch UV-Licht als Alkylans, das ko-

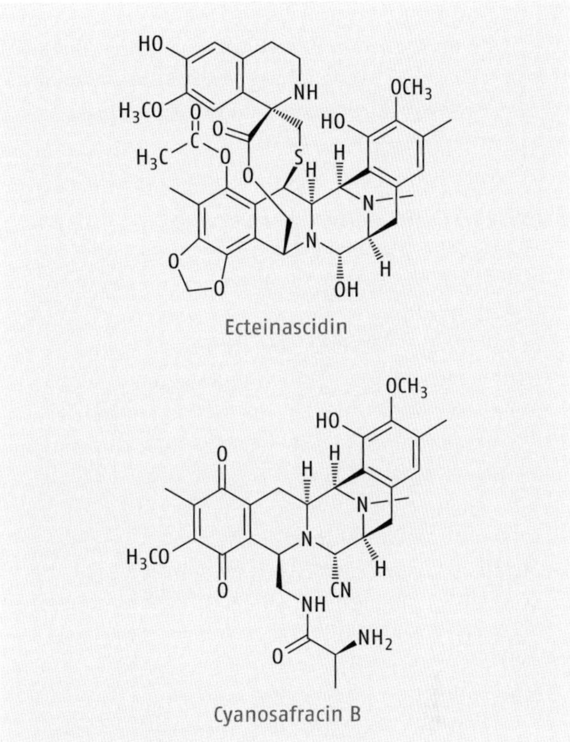

**○ Abb. 10.91** Ecteinascidin (ET-743, Trabectedin) und Cyanosafracin B

valent an DNA-Pyrimidine (Cytosin, Thymin), aber auch an RNA, Proteine und Biomembranen bindet.

### Pharmakologie
Als planare Substanz interkaliert Methoxsalen in die DNA-Doppelhelix. Durch UV-Licht reagiert das interkalierte Methoxsalen mit den Pyrimidinbasen und bildet Monoaddukte, die durch UV-Licht zu DNA-Cross-Links (Quervernetzungen der gegenläufigen DNA-Einzelstränge) weiter reagieren können (● Abb. 10.93).

Bei der UV-katalysierten Reaktion mit der DNA, aber auch mit anderen zellulären Strukturen, kann es zur Bildung von hochreaktivem Singulett-Sauerstoff kommen. Die Folge des DNA-Cross-Linking ist eine Hemmung der DNA-Synthese und damit der Zellproliferation. Der programmierte Zelltod (Apoptose) wird ausgelöst. Die Zahl der Langerhans-Zellen (dendritische Zellen der Epidermis) sowie der kutanen T-Lymphozyten und Mastzellen wird vermindert, das zelluläre Immunsystem in der Haut wird supprimiert.

### Wirksamkeit, therapeutischer Einsatz
Methoxsalen (Meladinine®) wird zur oralen Einnahme und als Lösung zur topischen Applikation ausschließlich im Rahmen der PUVA-Therapie (Psoralen + UVA), einer dermatologischen Photochemotherapie, verwendet. Diese Behandlungsform kommt bei schweren Formen der Psoriasis, beim kutanen T-Zell-Lymphom und bei Vitiligo zum Einsatz. Nach Einnahme bzw. kutaner

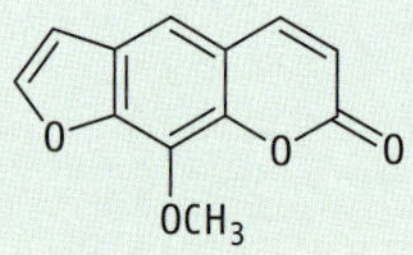

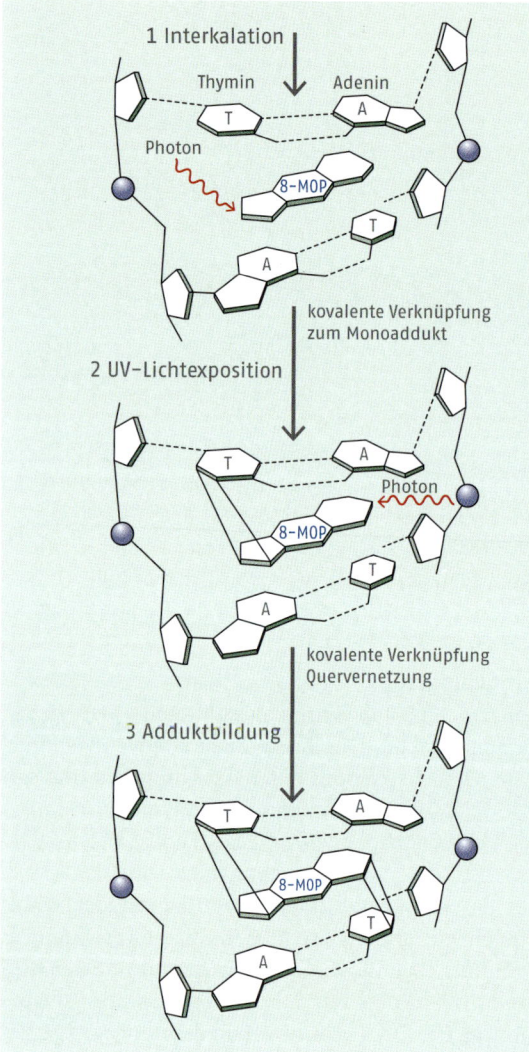

**Abb. 10.92** Methoxsalen (8-MOP)

**Abb. 10.93** Interkalation von Methoxsalen (8-MOP) in die DNA und Bildung eines Addukts mit der DNA nach UV-Bestrahlung

Applikation von Methoxsalen wird das betroffene Hautareal mit UVA-Licht (320–400 nm) bestrahlt, die Behandlung wird in bestimmten Intervallen wiederholt.

## Furanocumarine – lange bekannte Hauttherapeutika

Schriftliche Überlieferungen über die Verwendung von Furanocumarin-haltigen Pflanzen zur Behandlung von Hauterkrankungen finden sich in verschiedenen alten Hochkulturen (z. B. Indien, Persien). 1834 wurde das erste Furanocumarin, Bergapten (5-Methoxypsoralen), von Kalbrunner aus dem Bergamottöl isoliert. Die Isolierung von Methoxsalen erfolgte im Jahr 1911, die chemische Struktur und eine Synthese wurden 1933 veröffentlicht. Dass die Substanz (und andere Furanocumarine) das bioaktive Prinzip der photosensibilisierenden Wirkung verschiedener Pflanzen darstellen, wurde im Jahr 1938 durch den Arzt Hans Kuske (dermatologische Klinik Bern) entdeckt. Intensive Untersuchungen der pharmakologischen Effekte von Methoxsalen bei Vitiligo fanden in den 1940er Jahren an der Universität Kairo statt. Diese Arbeiten führten rasch zur Einführung eines Methoxsalen-haltigen Arzneimittels in Ägypten. Erst eine Dekade später wurde die Substanz in den USA ins Visier genommen und klinisch getestet. 1952 wurde Psoralen in Kombination mit Sonnenlicht in die Vitiligo-Therapie eingeführt. Nun begannen die intensive Erforschung der Furanocumarine hinsichtlich ihrer Wirkmechanismen und Toxizität sowie die Entwicklung geeigneter intensiver, monochromatischer Lichtquellen.

## 10.6 Naturstoffe mit bisher unbekannten Targets

### 10.6.1 Betulinsäure

**Vorkommen, Struktur, Stoffklasse, Biosynthese**

Betulinsäure (BA) bzw. ihre Vorstufe β-Betulin kommt in der Rinde vieler höherer Pflanzen, insbesondere in den namengebenden Birkengewächsen (Betulaceae), aber auch Plantanengewächsen vor.

Betulinsäure (Abb. 10.94) gehört zur Stoffklasse der Terpene; sie ist eine pentazyklische Triterpencarbonsäure vom Lupan-Typ, die aus Betulin durch Oxidation am C-28 entsteht. In der Pflanze dient BA als niedermolekulares Terpenoid der Hemmung von Vermehrung und Ausbreitung parasitärer Mikroorganismen, wozu BA unmittelbar nach einer solchen Infektion verstärkt produziert wird.

**Pharmakologie**

In-vitro- und In-vivo-Studien zeigen vielfältige Wirkungen von Betulinsäure. Sowohl im Zusammenhang mit dem Epstein-Barr-Virus als auch mit dem humanen Immun-Defizienz-Virus (HIV) konnten antivirale Eigen-

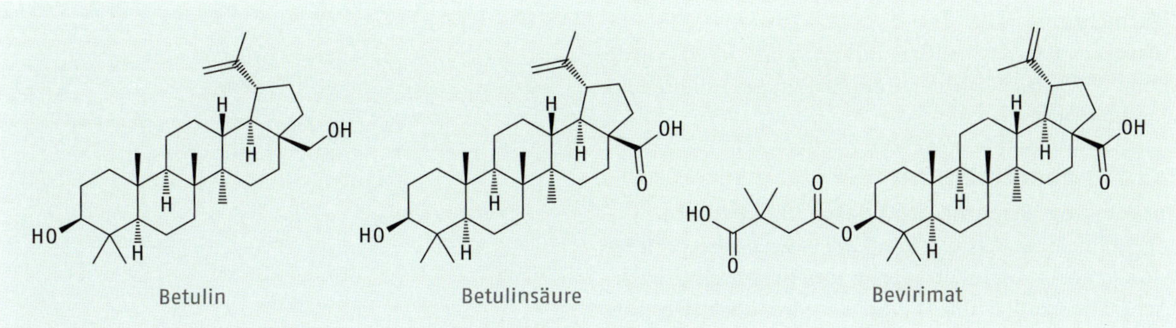

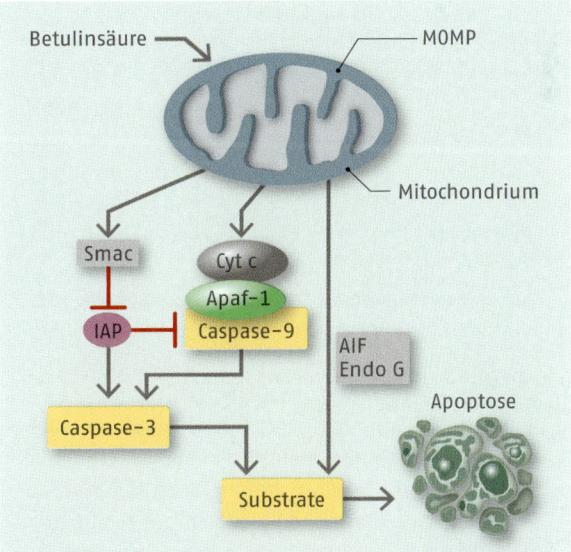

**Abb.10.94** Betulin, Betulinsäure und das Betulinsäurederivat Bevirimat

Betulin    Betulinsäure    Bevirimat

schaften der BA nachgewiesen werden. Außerdem ist ein optimiertes BA-Derivat Ausgangssubstanz für HIV-Therapeutika, die sich in klinischer Testung der Phase II befinden. Betulinsäure ist wirksam gegen Dermatophyten (Hautfadenpilze) und Plasmodien, die einzelligen parasitären Auslöser von Malaria. Betulinsäure wirkt leberprotektiv und hat ein antiinflammatorisches Wirkspektrum. Des Weiteren wird berichtet, dass Betulinsäure Einfluss auf das Proteasom nimmt. Eine sehr prominente und gut untersuchte Wirkung von Betulinsäure ist jedoch seine Apoptose induzierende Wirkung, die dem Stoff ein antitumorales Potenzial zuschreibt. Dabei nimmt Betulinsäure eine Sonderrolle ein: Der Stoff ist ein Prototyp einer Substanz, die den intrinsischen Apoptosesignalweg durch direkte Effekte auf das Mitochondrium auszulösen in der Lage ist. Betulinsäure hat daher einen Tool-Charakter um Apoptosemechanismen zu untersuchen. Abb. 10.95 zeigt Faktoren, die durch Betulinsäure auf dem Weg zum Zelltod beeinflusst werden.

### Wirksamkeit, therapeutischer Einsatz

Die antivirale Wirksamkeit von Betulinsäure ist gut dokumentiert. Ein Betulinsäure-Derivat (3-O-3',3'-Dimethylsuccinyl-betulinsäure, Bevirimat) (Abb. 10.94) wird in einer Phase-II-Studie als HIV-Therapeutikum in der Klinik erprobt. Aber auch ihr antitumorales Potenzial wird klinisch getestet. Derzeit wird Betulinsäure an der Universität von Illinois (Chicago, USA) in einer klinischen Phase I/II Studie an Patienten mit dysplastischen melanozytären Nävi zur topischen Anwendung als 20%ige Salbe getestet. Dysplastische melanozytäre Nävi sind wuchernde atypische Melanozyten mit unregelmäßigem Aussehen, welche als Vorläufer des malignen Melanoms gelten.

Mit Episalvan®, das einen hochangereicherten Extrakt der Birkenrinde (72–88 % Betulin) darstellt, ist bereits ein Phytotherapeutikum von der EMA zugelassen. Es wird lokal auf Wunden aufgetragen und scheint durch Modulationen verschiedener proinflammatorischer Mediatoren zu Beginn einer Wundheilung Keratinozyten bei der Wiederherstellung des beschädigten Hautepithels zu unterstützen. Das Phytotherapeutikum wird zur beschleunigten Wundheilung der oberen Hautschichten eingesetzt.

### Leitstruktur aus der Birke

Die Betulinsäure ist zum einen ein wichtiges chemisches Werkzeug, um apoptotische Signalwege zu untersuchen. Zum anderen stellt Betulinsäure eine wichtige Lead-Struktur für neuartige Krebstherapeutika, aber auch für Virostatika dar. Betulinsäure wird chemisch abgewandelt, um insbesondere die Wasserlöslichkeit und das Wirkpotenzial zu erhöhen. Einführung von Seitenketten z.B. an C-3, C-19 oder C-28 veränderten die Pharmakokinetik. Initial wurden Betulin und Betulinsäure von der Fa. Biosolutions Halle GmbH hergestellt, das Patent wurde dann von der Fa. Boehringer Ingelheim GmbH mit dem Ziel übernommen, nebenwirkungsärmere und potentere Betulinsäure-Derivate zu entwickeln. Diese sollen insbesondere bei Hirntumoren und Melanomen getestet werden.

**Abb.10.95** Vorgeschlagene Signalwege der Betulinsäure-induzierten Apoptose. Betulinsäure wirkt in direkter Art auf Mitochondrien, die ihr Membranpotenzial verlieren und in der Folge proapoptotische Faktoren (AIF, Endo G, Cyt c, SMAC) freisetzen, was zur Aktivierung von Caspasen und letztlich zur Apoptose führt. **MOMP** *mitochondrial outer membrane permeabilization*, **IAP** *inhibitor of apoptosis proteins*

## Geschichte

Aus der Rinde der weißen Birke (*Betula alba*) wurde schon 1788 das Vorläuferprodukt Betulin isoliert und charakterisiert.

### 10.6.2 Ingenolmebutat
#### Vorkommen, Struktur, Stoffklasse, Biosynthese

Ingenolmebutat, das u. a. von *Euphorbia peplus* gebildet wird, gehört zu den Diterpenen und besitzt eine bizyklische-Struktur (○ Abb. 10.96). Es wird über den Terpenstoffwechsel gebildet. Formal ist die Substanz ein Ester aus Ingenol und Angelikasäure.

#### Pharmakologie

Der Wirkmechanismus von Ingenolmebutat ist nicht vollständig geklärt. In niedrigen Konzentrationen bewirkt es eine Aktivierung der Proteinase C-gamma in hohen Konzentrationen führt es zum Zelltod.

#### Wirksamkeit, therapeutischer Einsatz

Ingenolmebutat ist als Arzneistoff zur topischen Behandlung der aktinischen Keratose zugelassen. Die aktinische Keratose ist gekennzeichnet durch eine gesteigerte Verhornung der Oberhaut. Sie ist zurückzuführen auf das Einwirken von UV-Strahlen und gilt als Hautkrebs-Vorstufe. Neueste Studien haben gezeigt, dass Ingenolmebutat erfolgreich zur Behandlung des Morbus Bowen eingesetzt werden kann (siehe Kasten).

---

#### Heller Hautkrebs

Der helle Hautkrebs wird unterschieden in Basalzellkrebs, Stachelzellkrebs und die aktinische Keratose.

Die häufigste Form von hellem Hautkrebs ist der Basalzellkrebs (Basaliom). Er tritt vor allem bei Menschen im Alter zwischen 50 und 60 Jahren auf. Der Basalzellkrebs entwickelt sich sehr langsam, bildet keine Metastasen und ist operativ gut behandelbar. Unbehandelt führt er zu einer Zerstörung von Haut-, Knorpel- und Knochenzellen.

Der Stachelzellkrebs (Plattenzellkarzinom) ist der zweithäufigste Typ von Hautkrebs, er tritt vor allem bei Männern um das 70. Lebensjahr auf. Der Tumor entsteht aus Zellen der mittleren Schicht der Oberhaut und ist auf UV-Strahlen zurückzuführen. Der Stachelzellkrebs kann Metastasen auch in inneren Organen bilden. Eine Sonderform stellt der Morbus Bowen dar. Hierbei handelt es sich um scharf begrenzte, oberflächliche, rote Hautveränderungen, die sehr groß werden können und damit auch ein kosmetisches Problem darstellen.

Die aktinische Keratose entsteht aus entarteten Keratinozyten. Sie gilt als noch nicht invasiv und noch nicht Metastasen bildend, sie kann sich jedoch zu einem späteren Zeitpunkt zu einem Plattenzellkarzinom entwickeln.

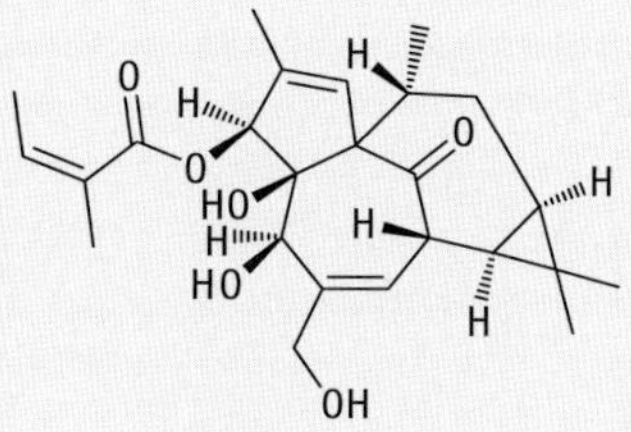

---

Ingenolmebutat

○ **Abb. 10.96** Das bizyklische Diterpen Ingenolmebutat

## Geschichte

Der Milchsaft von *Euphorbia*-Arten wird seit Jahrhunderten in der Naturheilkunde als Hautmittel eingesetzt. 1968 wurde Ingenolmebutat aus *Euphorbia ingens* isoliert und seine Struktur aufgeklärt. Später wurde der Inhaltsstoff auch in anderen *Euphorbia*-Arten gefunden. Seit 2012 ist ein Ingenolmebutat-haltiges Gel als Arzneimittel zur Behandlung der aktinischen Keratose zugelassen.

### 10.6.3 Sennoside und andere Anthrachinone
#### Vorkommen, Struktur, Stoffklasse, Biosynthese

Anthrachinone werden von verschiedenen Pflanzen gebildet. Pharmazeutisch relevant sind Sennesblätter und -früchte (*Cassia angustifolia* und *Cassia senna*), Faulbaumrinde (*Frangula alnus*), Cascararinde (*Rhamnus purshiana*), Rhabarberwurzel (*Rheum palmatum* und *Rheum officinale*) und Aloe (*Aloe ferox* und *Aloe barbadensis*).

Sennoside (○ Abb. 10.97) sind Polyketide, die mittels PKS III gebildet werden. Sie kommen als *O*-Glykoside in den Pflanzen vor.

#### Pharmakologie

Anthrachinone haben einen laxierenden Effekt. Dieser beruht bei den Sennosiden vorwiegend auf einer Beeinflussung der Kolonmotilität. Daraus resultiert eine beschleunigte Darmpassage und aufgrund der verkürzten Kontaktzeit eine Verminderung der Flüssigkeitsresorption. Zusätzlich werden durch eine Stimulierung der aktiven Chloridsekretion Wasser und Elektrolyte sezerniert. Hier wird eine Hemmung der $Na^+/K^+$-ATPase diskutiert. Die in der Pflanze vorkommenden Glykoside werden im oberen Magen-Darm-Trakt weder gespalten noch resorbiert. Im Dickdarm werden sie durch bakterielle Enzyme in ihre Anthrone gespalten, welche die eigentliche Wirkform darstellen.

#### Wirksamkeit, therapeutischer Einsatz

Sennoside werden vor Darmuntersuchungen zur Darmentleerung eingesetzt. Sie werden nach S2k-Leitlinie auch bei chronischer Obstipation eingesetzt. Bei unsachgemäßer Anwendung kann der Einsatz von Anthrachinonen zu einem Elektrolytverlust führen sowie Gewöhnung und Abhängigkeit verursachen.

## Geschichte

Die ersten medizinischen Beschreibungen über Senna stammen aus dem 8. Jahrhundert. Im Mittelalter galt Senna als geeignetes Mittel bei Infektionskrankheiten wie Lepra, bei Magenerkrankungen und Augenleiden. Erst zu Beginn des 16. Jahrhunderts gewann die Pflanze an Bedeutung als Laxans. Fast alle anderen derzeit als Abführdrogen zugelassenen Pflanzen werden zum ersten Mal im Mittelalter als Laxans beschrieben.

---

### Sennoside – zu Unrecht gesundheitsschädlich

Wie bei allen Abführmitteln kann es bei der Verwendung von Sennosiden bei missbräuchlichem Einsatz, also Einnahme über einen längeren Zeitraum oder überdosierte Einnahme, zu gesundheitsschädigenden Nebenwirkungen kommen.

Interessanterweise zeigen Tierversuche, bei denen Sennoside über einen längeren Zeitpunkt eingesetzt wurden, keine spezifischen toxischen Effekte, und auch keine neuronalen Veränderungen in den intestinalen Nervenplexi. Weiterhin wurde keine Hypokaliämie festgestellt. In anderen Untersuchungen erwiesen sich Sennoside und ihr aktiver Metabolit Rheinanthron in einem breiten Spektrum an Genotoxizitätstests in vitro und in vivo als unbedenklich.

In einer gemeinsam von der Deutschen Gesellschaft für Neurogastroenterologie und Motilität (DGNM) und der Deutschen Gesellschaft für Verdauungs- und Stoffwechselkrankheiten (DGVS) herausgegebenen Leitlinie werden Anthrachinone als sichere Arzneistoffe bezeichnet und zur Anwendung bei chronischer Obstipation empfohlen.

---

## 10.6.4 Silybin

### Vorkommen, Struktur, Stoffklasse, Biosynthese

Silybin kommt neben anderen ähnlichen Flavanolderivaten in der Frucht der Mariendistel (*Silybum marianum*) vor, die der Familie der Asteraceae angehört. Die Droge stammt aus Kulturen insbesondere aus Argentinien und enthält außer Flavanolderivaten, die unter dem Oberbegriff Silymarin zusammengefasst werden, fettes Öl, Phytosterole und diverse Coniferylalkohole.

Silybin kommt als Diastereoisomerenpaar (Silybin A und B) vor und weist eine benzodioxanartige Verknüpfung auf (o Abb. 10.98). Die Flavonoide der Mariendistel werden aufgrund ihrer besonderen Struktur Flavonolignane genannt, obgleich sie keine klassischen Lignane darstellen (keine β,β-verknüpften dimeren Phenylpropane). Silybin ist die Hauptwirksubstanz von Silymarin. Silybine werden über den Shikimat- und den Acetatstoffwechsel gebildet.

Sennosid A: R = COOH
Sennosid C: R = CH$_2$OH

Sennosid B: R = COOH
Sennosid D: R = CH$_2$OH

o **Abb. 10.97** Sennoside

### Pharmakologie

Hauptinhaltsstoff von *S. marianum* ist Silymarin, ein Gemisch aus vier Isomeren mit Silybin als der biologisch aktivsten Form.

Silybin hat nach oraler Gabe eine niedrige Bioverfügbarkeit, wird rasch glucuronidiert und über die Niere ausgeschieden. Die gemessenen Plasmakonzentrationen nach therapeutischen Dosen von Silymarin sind im nanomolaren Bereich zu finden. Eine Beeinflussung der Funktion der Metabolismusenzyme CYP3A4 und UGT1A1 sowie eine Hemmung von P-Glykoprotein durch Silybin sind beschrieben.

Silybin als Hauptbestandteil von Silymarin und dem Extrakt aus der Mariendistel zeigt vor allem leberschützende Effekte. Der leberprotektive Effekt resultiert wahrscheinlich einerseits aus der Zunahme der ribosomalen Proteinsynthese durch erhöhte Produktion und Aktivität von ribosomaler RNA (rRNA). Dies erhöht durch Neubildung von Hepatozyten die regenerativen Fähigkeiten der Leber. Andererseits konnte gezeigt werden, dass Silymarin/Silybin Zellmembranen stabilisiert und dadurch der Eintritt von Toxinen gehemmt wird. Des Weiteren werden Radikalfänger- bzw. Antioxidans-

**10**

funktionen für die protektive Wirkung von Silybin verantwortlich gemacht.

Im Detail konnte diesbezüglich gezeigt werden, dass Silymarin nur im Darm freie Radikale abfangen kann sowie freies Eisen und Kupfer bindet. Viel wichtiger scheint die Eigenschaft von Silymarin zu sein, die Bildung von freien Radikalen zu verhindern. Dies geschieht durch Hemmung von ROS-produzierenden Enzymen oder der Gewährleistung der Integrität von Mitochondrien. Wichtig ist auch die Tatsache, dass Silymarin durch Aktivierung von endogenen antioxidativen Enzymen und nichtenzymatischen Antioxidanzien ein optimales Redox-Gleichgewicht in der Zelle herstellen kann. Dabei scheint vor allem die Aktivierung des Transkriptionsfaktors Nrf2 die treibende Kraft zu sein.

Silymarin weist antiinflammatorische Eigenschaften auf, die beispielsweise über die Hemmung des NF-κB-Signalwegs als Mechanismus erklärbar sind. Interessanterweise wurde darüber hinaus gezeigt, dass Silymarin eine Reihe von Genen, die für zytoprotektive Proteine codieren, aktivieren kann. Zu nennen sind hier Hitzeschock-Proteine, Thioredoxin und Sirtuine.

Sehr aktuell ist im Moment auch die Frage, wie sich das Mikrobiom des Darms nach Gabe von Silymarin verändert und inwieweit sich daraus krankheitsvorbeugende Effekte beobachten und postulieren lassen.

**Wirksamkeit, therapeutischer Einsatz**
Zur therapeutischen Anwendung kommt vor allem ein standardisierter Extrakt aus *Silybum marianum,* wobei hierbei Silymarin als wirksamkeitsbestimmendes Stoffgemisch betrachtet wird.

Eine wichtige Indikation für Silymarinzubereitungen ist der toxische Leberschaden insbesondere nach Aufnahme von Pilzgiften. Hier ist die Wirksamkeit an-

hand von zahlreichen Fallbeispielen dokumentiert. Etwa 90 % aller auftretenden Pilzvergiftungen sind auf Amatoxine zurückzuführen, die unter anderem im Knollenblätterpilz (*Amanita phalloides*) enthalten sind. Amatoxine können schon einige Stunden nach der Einnahme Abdominalkrämpfe, Erbrechen und eine Cholera-ähnliche Diarrhö bewirken. Akutes Nieren- und Leberversagen führt dann zum Tod. Es gibt zahlreiche Fallberichte, bei denen Patienten mit einer Amatoxinvergiftung mit Legalon® SIL, einem Silibinin-Salz, behandelt wurden. Bei diesen etwa 1500 dokumentierten Fällen verringerte sich die Mortalitätsrate auf weniger als 10 %. Silibinin interagiert mit spezifischen Leber-Transportproteinen und verhindert so die intrazelluläre Wiederaufnahme von Amatoxinen. Dabei wird auch der enterohepatische Kreislauf der Toxine unterbunden, was insbesondere bei Patienten mit schwerster Amatoxinvergiftung sehr wichtig sein kann. Mariendistel-Präparate mit Silybin als Hauptwirkstoff sind das Mittel der Wahl bei akuter Amatoxin-bedingter Lebervergiftung.

Des Weiteren gibt es eine Reihe wichtiger älterer Studien, die die Wirksamkeit bei chronischen Leberschäden untersuchten. In neuerer Zeit wurden auch Studien publiziert, die den Einsatz von Silybin/Silymarin bzw. Mariendistel-Extrakten bei Chemotherapie-bedingter Hepatotoxizität bei Kindern, bei Hepatitis C sowie bei nichtalkoholischer Fettlebererkrankung analysierten.

Die Chemotherapie-bedingte Hepatotoxizität ist eine häufige Begleiterscheinung insbesondere bei Kindern; sie kann z. B. im Falle von an akuter lymphoblastischer Leukämie (ALL) erkrankten Kindern zum Therapieabbruch führen. Eine doppelblinde, randomisierte, placebokontrollierte Studie an 50 Patienten, die an ALL litten, zeigte, dass die Gabe von Mariendistel-Extrakt eine wirksame und sichere Supportiv-Behandlung sein kann.

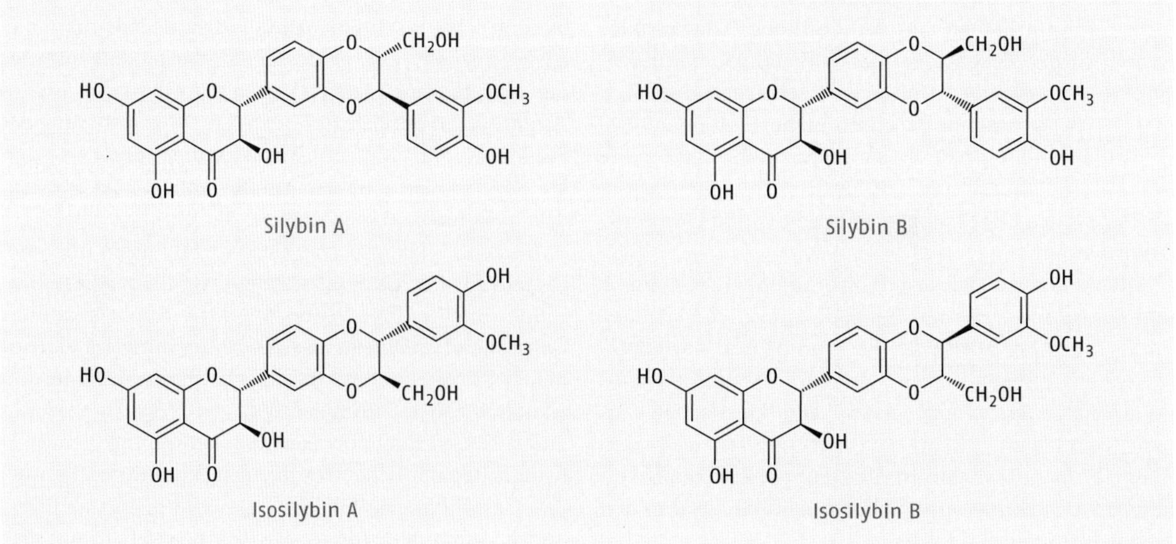

○ **Abb. 10.98** Bestandteile von Silymarin

Einige Untersuchungen belegen, dass eine Behandlung mit Silymarin bei Patienten mit chronischer Hepatitis C wirksam ist, jedoch gibt es auch Studien, die dies nicht unterstützen. Ähnlich ist die Datenlage beim Einsatz von Silymarin bei Leberfibrose und nichtalkoholischer Fettleber.

Wie in einer Monographie des Herbal Medicinal Product Committee (HMPC) der European Medicines Agency (EMA) dargelegt ist die Evidenz des Einsatzes von Silymarin bei alkoholbedingten Leberschäden jedoch am größten.

Fazit: Aufgrund der großen therapeutischen Breite scheint Silymarin als Adjuvans bei Lebererkrankungen sinnvoll, die Leitlinien zur Behandlung der Fettleber und Leberfibrose empfehlen eine Behandlung mit Silymarin aufgrund der Datenlage jedoch bisher nicht.

### Geschichte

Leonhart Fuchs (1501–1566) verwies schon in seinem New Kreüterbuch (1543) auf die Wirkung der Mariendistel gegen Gifte. Aber erst als 1949 der Nachweis der hepatoprotektiven Wirkung im Tierversuch gelang und in der Folge durch Hildebert Wagner und Rudolf Hänsel an der Universität München Silymarin (1969) isoliert werden konnte, begann die systematische Erforschung der Inhaltsstoffe, und Zubereitungen aus Mariendistelfrüchten.

## 10.7 Naturstoffe mit weiteren Targets

### 10.7.1 Ciclosporin und Tacrolimus
#### Vorkommen, Struktur, Stoffklasse, Biosynthese
Ciclosporin wird von dem Fadenpilz *Tolypocladium inflatum* und Tacrolimus von *Streptomyces tsukubaensis* gebildet.

Ciclosporin ist ein zyklisches Undecapeptid. Es wird mittels NRPS gebildet. Tacrolimus ist das Produkt eines NRPS-PKS-Systems (**○** Abb. 10.99).

### Target
Beide Substanzen, obgleich strukturell unterschiedlich, adressieren dasselbe Target, Calcineurin, eine ubiquitär vorkommende Calmodulin-aktivierte Serin-Phosphatase (**○** Abb. 10.100). Ciclosporin wie auch Tacrolimus binden und inhibieren Calcineurin nicht direkt, sondern bilden mit Proteinen der Familie der Immunophiline Komplexe, die dann Calcineurin hemmen. Cyclophiline binden Ciclosporin und die FK bindenden Proteine (FKBP) binden Tacrolimus. Cyclophiline und FKBP kommen vor allem in T-Lymphozyten in großen Mengen vor, sind aber strukturell nicht verwandt. Beide Proteinfamilien besitzen jedoch eine cis-trans-Propyl-Peptidyl-Isomerase-Aktivität, die bedingt, dass nach Bindung von Ciclosporin oder Tacrolimus ihre Affinität zu Calcineurin deutlich gesteigert wird. Die Phosphatase-Aktivität von Calcineurin wird durch diese Komplexe gehemmt. Ciclosporin wie auch Tacrolimus sind Prototypen für sog. *interfacial inhibitors* das heißt für Substanzen, die makromolekulare Komplexe als Zielstrukturen adressieren und dadurch spezifische biologische Effekte hervorrufen.

### Pharmakologie
Das Target von Ciclosporin bzw. Tacrolimus, Calcineurin, spielt eine wichtige Rolle bei der Aktivierung von T-Lymphozyten. Die Phosphatase dephosphoryliert den für die T-Zellaktivierung wichtigen Transkriptionsfaktor NFAT (*nuclear factor of activated T cells*). Dies ist die Voraussetzung, dass NFAT in den Zellkern transloziert und dort in Kombination mit anderen Transkriptionsfaktoren (z. B. AP-1) die Transkription unter-

Tacrolimus

Ciclosporin

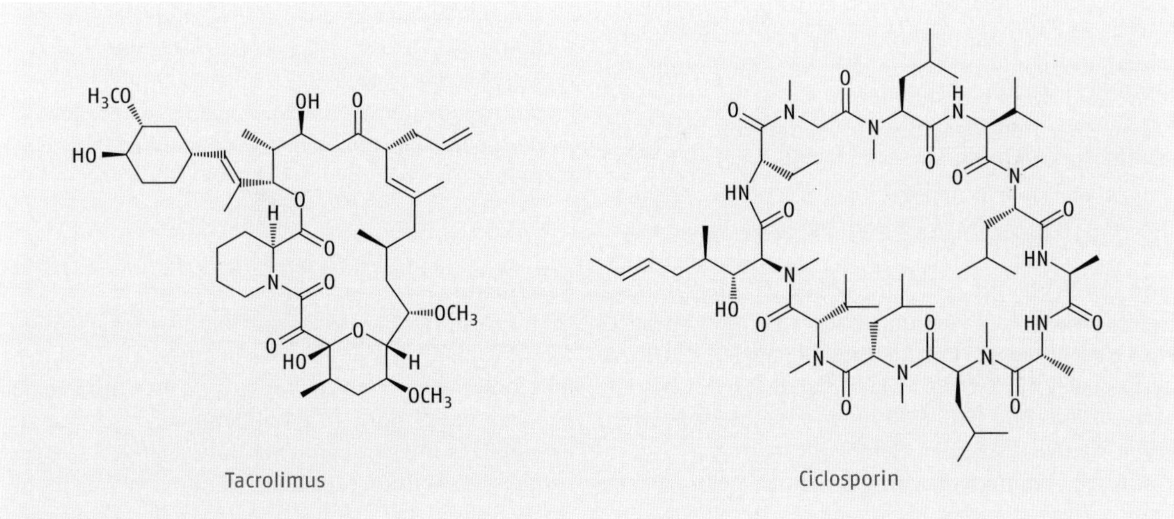

**○** **Abb. 10.99** Tacrolimus und Ciclosporin

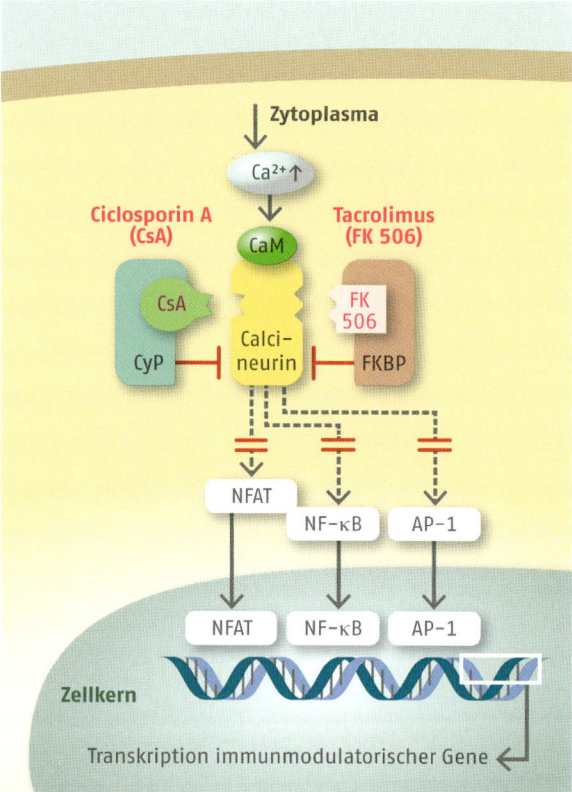

● **Abb. 10.100** Wirkmechanismus von Ciclosporin und Tacrolimus am Beispiel einer T-Zelle. Ciclosporin und Tacrolimus bilden mit Cyclophilin (CyP) bzw. FK-Bindungsprotein
(FKBP) Komplexe, die dann die Phosphatase Calcineurin,
die durch Ca und Calmodulin (CaM) stimuliert wird, hemmen. In der Folge kommt es zur Inhibierung einer Reihe
von Transkriptionsfaktoren (NFAT, NF−κB, AP−1), die für die
Expression von Entzündungsfaktoren und anderer im-
munmodulatorischer Proteine verantwortlich sind.

schiedlicher Gene wie IL-2, IL-4 oder CD40L, die für
die Proliferation und Aktivierung von T-Zellen von Bedeutung sind, bedingt (●Abb. 10.100). Ciclosporin-
bzw. Tacrolimus-Immunophilin-Komplexe verhindern
durch Hemmung von Calcineurin die Aktivierung von
NFAT und damit die Aktivierung der T-Lymphozyten.
Neben einer Hemmung der Produktion von IL-2, welche für die immunsuppressive Wirkung wichtig ist, bedingen Ciclosporin und Tacrolimus eine Hochregula-
tion von TGF-β, das wiederum ein stark immunsuppressives Profil besitzt. TGF-β verursacht allerdings
auch fibrotische Prozesse, eine wichtige Nebenwirkung
insbesondere von Tacrolimus, aber auch von Ciclosporin. Neben diesen Calcineurin-abhängigen Effekten
gibt es auch Effekte auf MAPK-Signalwege, insbesondere auf JNK und p38, die zu den immunsuppressiven
Eigenschaften der beiden Naturstoffe beitragen.

Ciclosporin bindet auch an P-Glykoprotein-170, ein
Transportprotein, das insbesondere für eine Multi-
drug-Resistenz bei unterschiedlichsten Tumoren mit-
verantwortlich ist. Durch die Hemmung von P-Glyko-
protein-170 verhindert Ciclosporin einen schnellen
Export von Chemotherapeutika aus der Tumorzelle
und potenziert damit ihre Wirksamkeit.

Ciclosporin und Tacrolimus werden durch das Cyto-
chrom-P450-Isoenzym 3A4 (CYP3A4) verstoffwech-
selt. Daher sind folgenschwere Wechselwirkungen mit
CYP3A-Induktoren wie beispielsweise Johanniskraut-
extrakt oder Grapefruitsaft zu beachten.

Tacrolimus wird in der Biochemie auch als chemisches Werkzeug zur chemisch-induzierten Dimerisierung von bestimmten Fusionsproteinen eingesetzt.

### Wirksamkeit, therapeutischer Einsatz

Ciclosporin wurde ursprünglich als Immunsuppressivum bei Organtransplantationen zugelassen. Heute
wird es darüber hinaus sehr erfolgreich bei Autoimmunerkrankungen und chronischen Entzündungen
eingesetzt. So werden schwere, therapieresistente Formen der atopischen Dermatitis und Psoriasis sowie Colitis ulcerosa, Morbus Crohn und Glomerulonephritis
mit Ciclosporin behandelt.

Tacrolimus wird zur Abstoßungsbehandlung verwendet, wenn andere Immunsuppressiva keine Wirksamkeit zeigen. Es wird außerdem – ähnlich wie Ciclosporin – bei therapierefraktären Formen von Autoimmunerkrankungen (z.B. Colitis ulcerosa, Morbus
Crohn, Glomerulonephritis, Myasthenia gravis) eingesetzt, ebenso in Form von Salben zur äußerlichen Behandlung des atopischen Ekzems.

### Herausforderungen der immunsuppressiven Therapie

Die Calcineurin-Inhibitoren Ciclosporin und Tacrolimus haben neben ihren hervorragenden therapeutisch genutzten immunsuppressiven Eigenschaften,
auch eine Reihe von Nebenwirkungen. Diese umfassen eine Beeinträchtigung der Nierenfunktion, Bluthochdruck, Tremor, Müdigkeit, Missempfindungen,
Zahnfleischgeschwüre und zahlreiche Magen-Darm-
Beschwerden. Daher ist man weiterhin auf der Suche
nach potenten, aber nebenwirkungsarmen Immunsuppressiva.

### Geschichte

Ciclosporin wurde 1971 im Rahmen eines Screening-Programms, in dem nach antibiotisch aktiven
und immunsuppressiven Stoffen gesucht wurde, in den
Laboren von Sandoz in Basel gefunden. Extrakte des
Fadenpilzes *Tolypocladium inflatum* zeigten eine starke
suppressive Wirkung auf die Aktivität von T-Lymphozyten ohne dabei signifikante Toxizität aufzuweisen.
Aufgrund dieses beeindruckenden Wirkprofils wurde

das therapeutische Potenzial von Ciclosporin als Immunsuppressivum bei Organtransplantationen sehr rasch in Tiermodellen und ersten klinischen Studien untersucht. Nur 13 Jahre nach seiner Entdeckung wurde es von der FDA zur Behandlung von Transplantatabstoßungen zugelassen. Für die Transplantationsmedizin war die Entdeckung und Entwicklung von Ciclosporin in jedem Fall eine Revolution, da dadurch Transplantationen dauerhaft erfolgreich waren.

Tacrolimus wurde in den frühen 1980er Jahren von Fujisawa Pharmaceuticals ebenfalls im Rahmen eines Screenings von Extrakten aus unterschiedlichen Streptomyceten-Stämmen entdeckt. Es wurde 1984 aus dem Bodenbakterium *Streptomyces tsukubaensis* isoliert und lief dabei unter dem Code FK506. Tacrolimus ist das Akronym für *Tsukuba macrolide immunosuppressive*. Bei Tacrolimus war die klinische Entwicklung ebenfalls rasant. 1987 wurden seine biologischen Effekte und die Ergebnisse von ersten Tiermodellen veröffentlicht. Tacrolimus ist seit 1994 bei Lebertransplantationen als Immunsuppressivum zugelassen.

### 10.7.2 Geldanamycin

#### Vorkommen, Struktur, Stoffklasse, Biosynthese
Geldanamycin wurde erstmals 1970 aus *Streptomyces hygroscopicus* isoliert und zunächst als Antibiotikum beschrieben.

Geldanamycin (○ Abb. 10.101) ist ein 19-gliedriges Makrolactam, das einen am C17 methoxysubstituierten Benzochinonring besitzt. Es wird daher auch als benzochinoides Ansamycin bezeichnet. Die charakteristische aliphatische Kette bildet eine Art Henkel (lat. *ansa*). Sie ist ein strukturelles Merkmal für die Stoffklasse der Ansamycine zu denen beispielsweise auch das antibiotisch wirkende Rifamycin B als ein prominenter Vertreter gehört. Gebildet wird Geldanamycin mittels PKS I.

#### Target
Geldanamycin bindet kompetitiv an die ATP-Bindungstasche des Hitzeschockproteins HSP90, blockiert die Bindung von ATP und verhindert die Hydrolyse von ATP und damit die Energiebereitstellung. HSP90 kann dann seine Funktion als Chaperon nicht mehr ausführen. Chaperone haben die Aufgabe, neu synthetisierte Proteine zur korrekten Faltung zu bringen (○ Abb. 10.102).

#### Pharmakologie
Die Zielstruktur, die Geldanamycin adressiert, ist ein Hitzeschockprotein und zwar HSP90. Hitzeschockproteine sind molekulare Chaperone, die unter bestimmten Stressbedingungen in den Zellen vermehrt gebildet werden und die Aggregation von Proteinen verhindern bzw. bei ihrer Rückfaltung assistieren und so die Zelle vor Schädigung und Zelltod schützen.

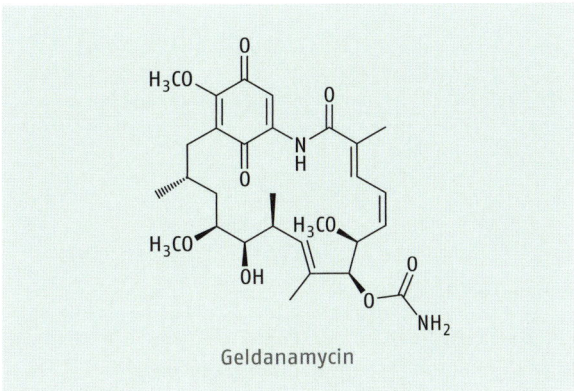

○ **Abb. 10.101** Das benzochinoide Ansamyin Geldanamycin

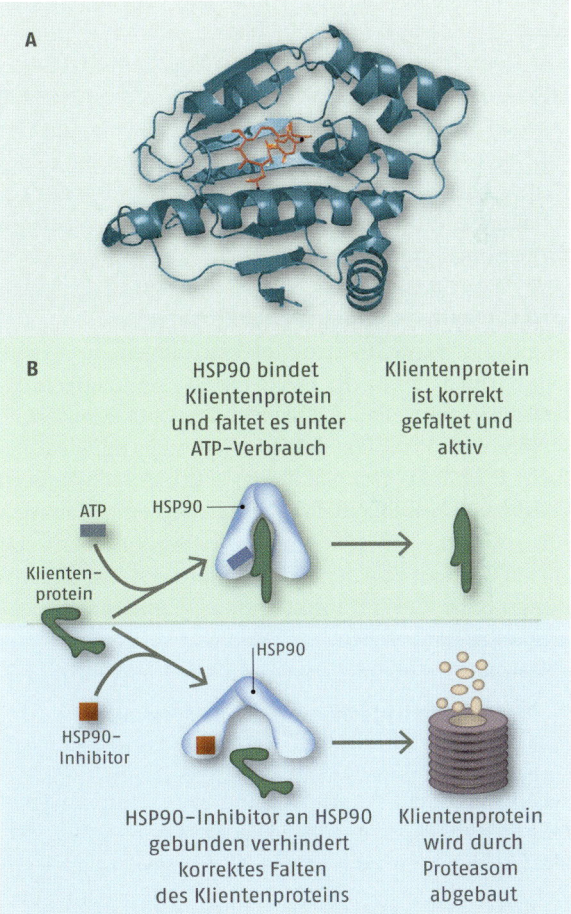

○ **Abb. 10.102** A Bindung von Geldanamycin (rot) an HSP90, B Wirkmechanismus von HSP90 (oben) und Wirkmechanismus des HSP90-Inhibitors Geldanamycin (unten)

HSP90 ist ein Chaperon, das sowohl für Reifung und Faltung neuentstandener Proteine als auch für eine Rückfaltung beschädigter Proteine verantwortlich ist. HSP90 ist für eine richtige Faltung von mehr als 200 Proteinen (Klientenproteine) verantwortlich, darunter sehr viele Proteine, die eine Rolle im Tumorgeschehen

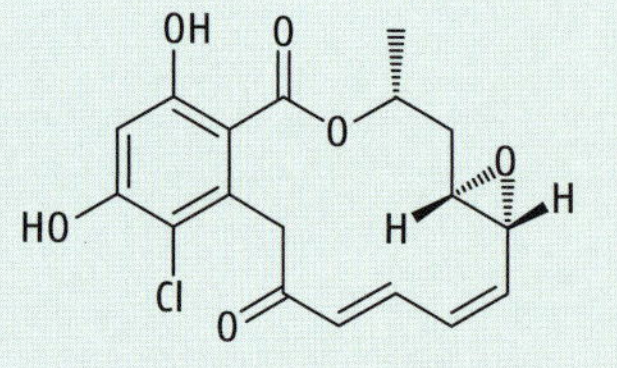

OH O

HO

Cl

O

Radicicol

○ **Abb. 10.103** Radicicol

spielen. Der Prozess der Proteinreifung und Faltung bzw. Rückfaltung ist ein Kreislauf, der durch ATP-Hydrolyse angetrieben wird. Zu faltendes bzw. beschädigtes Protein wird an HSP90 gebunden (○ Abb. 10.102 B). ATP wird rekrutiert, hydrolysiert und stabilisiert HSP90 in seiner aktiven Form. Das Klientenprotein wird gefaltet bzw. rückgefaltet, verlässt den Chaperon-Komplex und hinterlässt wieder einsatzfähiges HSP90-Homodimer. Bindet Geldanamycin an HSP90 beladen mit Klientenprotein, wird die Bindung und Hydrolyse von ATP verhindert und es kommt zu keiner Reifung des Klientenproteins bzw. Rückfaltung des geschädigten Proteins. Das besagte Protein wird dann proteasomal abgebaut.

### Wirksamkeit, therapeutischer Einsatz

Es gibt zahlreiche In-vitro-Untersuchungen, die zeigen, dass Geldanamycin die Proliferation von unterschiedlichsten Tumorzellen inhibiert und Apoptose auslöst.

Interessant ist, dass Tumorzellen nicht nur deutlich mehr HSP90 als gesunde Zellen exprimieren, sondern dieses auch ausschließlich als Heteroprotein zusammen mit anderen Chaperonen mit einer erhöhten Affinität für ATP. Damit zeigen HSP90-Inhibitoren, die die Bindungstasche für ATP adressieren, eine inhärente Selektivität für Tumorzellen.

---

### Proteinabbau als therapeutisches Prinzip

Das Beispiel von Geldanamycin zeigt ein neuartiges Konzept für die Entwicklung von Therapeutika, nämlich die gezielte Induktion des Proteinabbaus. Neben Geldanamycin gibt es weitere Naturstoffe, z. B. Radicicol (○ Abb. 10.103), die über eine HSP90-Bindung zum gezielten Proteinabbau führen. Radicicol ist ein Naturstoff, der 1953 aus *Monosporium bonorden* isoliert wurde und neben antitumoralen Effekten gegen Pilzinfektionen wirksam ist. Radicicol verhindert ebenso wie Geldanamycin die Bindung von ATP an HSP90, zeigte jedoch nur eine sehr geringe In-vivo-Wirksamkeit. Es wurde dennoch als Leitstruktur für die Entwicklung weiterer HSP90-Inhibitoren verwendet. Radicicol-Derivate werden bereits in klinischen Studien getestet, ebenso wie Purinanaloga, die erwartungsgemäß die ATP-Bindungstasche adressieren.

---

Stoffe, die selektiv Proteine zum Abbau führen, sind attraktive Arzneistoffe. Solch spezifische Abbauinduktoren haben häufig den Vorteil, dass nicht nur eine bestimmte Funktion des Zielmoleküls, z. B. die Kinaseaktivität wie etwa bei Enzyminhibitoren, gestört wird, sondern auch andere biologische Funktionen des Moleküls eliminiert werden können. Der induzierte Abbau stellt auch eine vielversprechende Strategie bei der Entwicklung von Therapieresistenzen dar, z. B. ließe sich ein Resistenzmechanismus wie die erhöhte Expression oder die Mutation eines Proteins durch Induktion des Proteinabbaus durch niedermolekulare Substanzen überwinden.

Es gibt zahlreiche Arbeiten, die eindrucksvoll zeigen, dass durch Geldanamycin eine Reihe essenzieller onkogener Proteine verstärkt abgebaut werden. Die präklinische Datenlage unterstreicht das Potenzial von Geldanamycin als Prototyp eines HSP90-Hemmstoffes, ein innovatives Chemotherapeutikum darzustellen. Geldanamycin eignet sich jedoch aufgrund seiner Hepatotoxizität und der schlechten Wasserlöslichkeit nicht direkt zum Einsatz als Chemotherapeutikum. Vor allem dem Benzochinonring wird die leberschädigende Wirkung zugesprochen. Daher wurden eine Reihe von Derivaten mit variabler Substitution am Chinonteil wie 17-AAG (Tanespimycin), 17-DMAG (Alvespimycin) und 17-AG (Retaspimycin) auf ihre Wirksamkeit bei unterschiedlichen Tumoren und ihren Signalkaskaden präklinisch, aber auch in klinischen Studien (Phase I bis III) untersucht. Inzwischen sind auch vollsynthetische HSP90-Inhibitoren entwickelt worden, die sich beispielsweise auf ein Puringrundgerüst (PU-H71) gründen oder Isoxazolderivate (NVP-AUY922117, SNX-5422, PF-04929113) darstellen.

### 10.7.3 Helenalin und Parthenolid
#### Vorkommen, Struktur, Stoffklasse, Biosynthese

Helenalin kommt in einigen Pflanzen der Familie der Asteraceae vor, vor allem in *Arnica montana*. Parthenolid wurde ursprünglich aus den Sprossen von Mutterkraut (*Tanacetum parthenium*), einer Pflanze der Familie der Asteraceae isoliert. Beide Substanzen sind Sesquiterpenlactone, die sich aus dem Terpenstoffwechsel ableiten (○ Abb. 10.104).

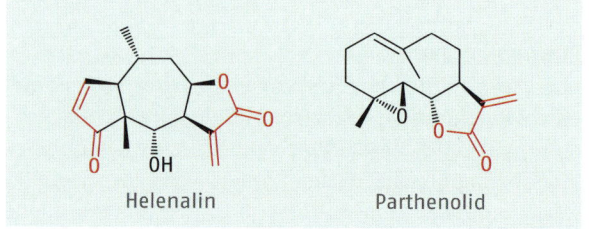

Helenalin                    Parthenolid

○ **Abb. 10.104** Die Sesquiterpenlactone Helenalin und Parthenolid

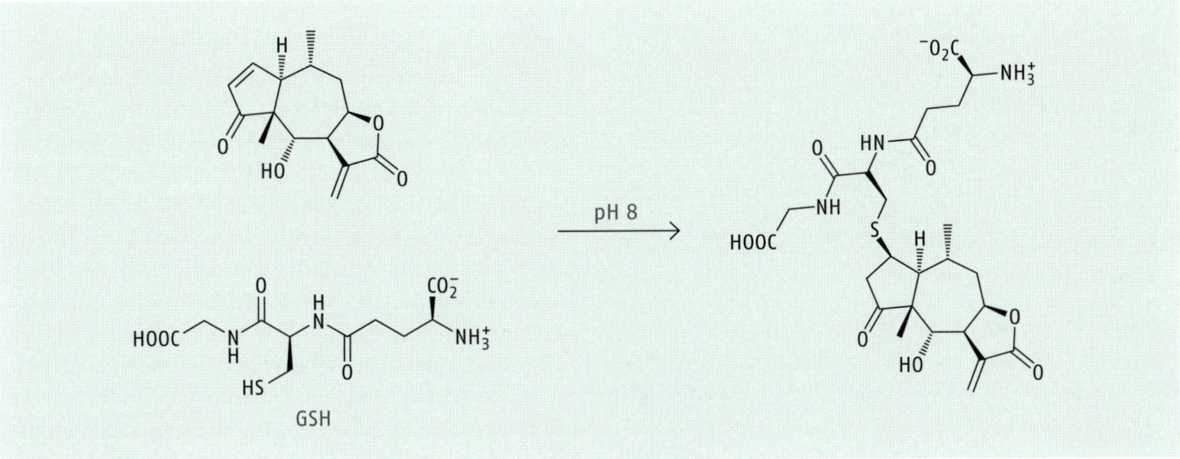

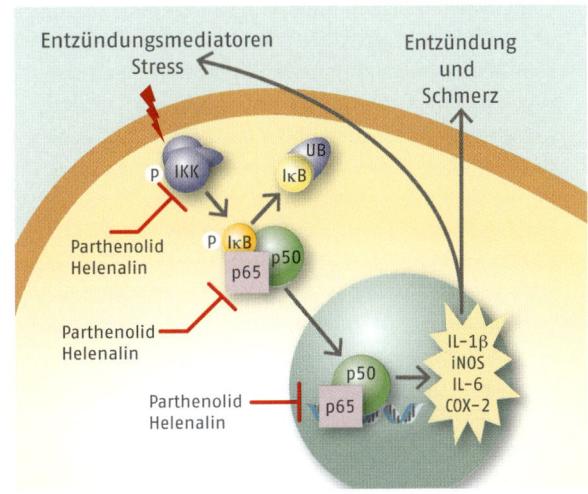

**Abb. 10.105** Irreversible Bindung von Helenalin an Glutathion (GSH)

## Target

Verantwortlich für die Wirkung von Helenalin und Parthenolid sind Molekülbestandteile, die als „Michael-Akzeptoren" bezeichnet werden. Es handelt sich dabei um α, β-ungesättigte Carbonylverbindungen, die mit SH-Gruppen von Peptiden/Proteinen, z. B. Glutathion, in einer nukleophilen Addition reagieren (Abb. 10.105). Davon kann ein breites Spektrum an Zielstrukturen und in der Folge zahlreiche biologische Wirkungen abgeleitet werden.

Eine sehr gut untersuchte Zielstruktur ist der Transkriptionsfaktor NF-κB, der die Expression einer großen Anzahl von Genen induziert, mit deren Aktivierung die Zelle in Form einer Entzündungsreaktion auf entsprechende Noxen antwortet. NF-κB liegt im Zytoplasma der meisten Zellen als Homo- oder Heterodimer aus strukturähnlichen Proteinen vor, z. B. p65 und p50. P65 ist beispielsweise als direktes Target von Helenalin beschrieben. Es wird durch Helenalin zum inaktiven Sesquiterpen-p65-Konjugat nach Art einer Michael-Addition umgesetzt und kann dann nicht mehr an DNA binden.

Für Parthenolid wurden ebenfalls Zielstrukturen aus dem NF-κB-Signalweg beschrieben. Parthenolid hemmt die IKKβ, eine Kinase, die für die Phosphorylierung und damit für den Abbau des endogenen NF-κB-Inhibitors IκB-α verantwortlich ist. Aber auch andere Enzyme wie die Tubulin-Carboxylase oder die DNA-Methyltransferase werden über Alkylierungsreaktionen von Cysteinen in den katalytischen Zentren durch Parthenolid gehemmt (Abb. 10.105). Entsprechende Interaktionen sind auch für Proteine wie Glutathion oder Thioredoxin beschrieben, die wichtig für ein Redoxgleichgewicht in der Zelle sind. Erst kürzlich wurden auch TRPA1-Kanäle als Zielstrukturen für Parthenolid identifiziert.

## Pharmakologie

Helenalin und Parthenolid weisen starke antitumorale und antientzündliche Wirkungen auf. Beide Substanzen hemmen den Transkriptionsfaktor NF-κB, indem sie unterschiedliche Schritte des NF-κB-Signalwegs zu inhibieren in der Lage sind (Abb. 10.106). Sowohl antitumorale wie auch antientzündliche Wirkprofile werden auf die potente Hemmung dieses Signalwegs zurückgeführt.

Für Parthenolid wird die Induktion einer DNA-Hypomethylierung durch Hemmung der DNA-Methyltransferase wie auch die Störung der Mikrotubulidynamik durch Hemmung der Tubulin-Carboxypeptidase als wichtige weitere antitumorale Mechanismen diskutiert. Die Tatsache, dass Parthenolid epigenetische Effekte bedingt, wird derzeit intensiv untersucht.

Parthenolid wirkt als partieller Agonist des TRPA1-Kanals, reduziert daher das Schmerzempfinden und wirkt einer neurogenen Vasodilatation des Trige-

**Abb. 10.106** Angriffspunkte von Helenalin und Parthenolid im NF-κB-Signalweg

**o Abb. 10.107** Rapamycin

minussystems entgegen. Eine Wirksamkeit gegen Migräne wird postuliert.

Parthenolid konnte in Zellkulturen das Wachstum von Nervenfasern erheblich beschleunigen. Dass sich daraus ein neuer therapeutischer Ansatz entwickeln lässt, ist denkbar und attraktiv.

### Wirksamkeit, therapeutischer Einsatz

Arnikablüten-Zubereitungen werden äußerlich nach Verletzungen eingesetzt, z. B. bei Blutergüssen, Verstauchungen, Prellungen, Schwellungen und rheumatischen Muskel- und Gelenkbeschwerden. In klinischen Studien mit kleinen Patientenzahlen wurde eine Wirksamkeit nachgewiesen. Die Wirksamkeit von Parthenolid bei entzündlichen Erkrankungen wurde ebenfalls häufig beschrieben, jedoch gibt es bisher keinen therapeutischen Einsatz der Substanz als Arzneistoff.

---

**Allergenes Potenzial von Helenalin und Parthenolid**

Als alkylierende Agenzien werden Helenalin und Parthenolid toxische Wirkungen zugeschrieben. Allgemein gelten Sesquiterpene mit γ-Methylenstruktur als potente Allergene, die Kontaktdermatitis auslösen. Der Wirkmechanismus basiert auf Alkylierungen von Proteinen, die dann vom Immunsystem als fremde Proteine erkannt und mittels einer Überempfindlichkeitsreaktion von Typ IV bekämpft werden. Bei Anwendung auf der Haut führt dies zu einer klassischen Kontaktdermatitis. Wiederholte systemische Aufnahme kann die Gefahr eines anaphylaktischen Schocks bergen. Tierversuche und Beobachtungen aus der medizinischen Praxis zeigen aber, dass das allergene Potenzial von Helenalin überraschend gering ist, und dass seine entzündungshemmenden Eigenschaften sein allergenes Potenzial bei weitem übertrifft.

---

### Geschichte

Die erste gesicherte Erwähnung findet Arnika bei dem Schweizer Naturforscher Konrad Geßner (1516–1565) als *Alisma alpinum*. Spätere Aufzeichnungen zeigen, dass Arnika immer wieder als Arzneipflanze verwendet wurde. So ist beschrieben, dass Goethe am 24.02.1823 gegen Herzleiden mit Arnika behandelt wurde. Klassische Befürworter von Arnika waren Sebastian Kneipp (1821–1897) und Samuel Hahnemann (1755–1843). Helenalin wurde 1949 von R. Adams und W. Herz isoliert und charakterisiert.

Mutterkraut wurde schon bei den Griechen als Mittel gegen Fieber und bei anderen entzündlichen Erkrankungen, aber auch bei Migräne und zur Wundbehandlung herangezogen. 1973 wurde das Sequiterpenlacton Parthenolid als der hauptsächlich für die biologischen Effekte verantwortliche Stoff im Mutterkraut identifiziert und in der Folge als Leitstruktur weiterentwickelt. Die Droge wurde auch in ersten klinischen Studien auf ihre Wirksamkeit bei Migräne und entzündlichen Erkrankungen untersucht und entwickelte sich in den 1980–1990iger Jahren zu einem der meist verkauften Phytopharmaka.

### 10.7.4 Rapamycin
#### Vorkommen, Struktur, Stoffklasse, Biosynthese

Rapamycin (o Abb. 10.107) wird von *Streptomyces hygroscopicus* produziert. Es ist ein mittels PKS I hergestelltes Polyketidderivat, dessen Startereinheit über den Shikimatstoffwechsel hergestellt wird.

### Target

Rapamycin interagiert in Säugetierzellen mit dem Immunophilin FKBP12. Der Rapamycin-FKBP12-Komplex bindet an die FKBP12-Rapamycin-Binding(FRB)-Domäne der mTOR-Proteinkinase (mechanistic – früher: mammalian – target of rapamycin) und ist in der Lage, die Kinase allosterisch zu inhibieren (o Abb. 10.108).

### Pharmakologie

Die mTOR-Proteinkinase ist eine atypische Serin/Threonin-Kinase die in zwei unterschiedlichen Komplexen (mTORC1 bzw. mTORC2) in der Zelle vorkommt. Die beiden Komplexe setzen sich neben dem katalytisch aktiven mTOR aus verschiedenen Proteinen zusammen und mediieren zum Teil zelltypabhängig unterschiedliche Effekte. Eine Aktivierung von mTORC1 führt z. B. zur Phosphorylierung von zwei Schlüsselproteinen, welche die Translation von Proteinen und damit das Zellwachstum regulieren: 4E-BP1 (*eukaryotic initiation factor 4E (eIF-4E) binding protein-1*) und p70S6-Kinase. Anzumerken ist, dass Rapamycin vorrangig mTORC1 inhibiert. Rapamycin hemmt das Zellwachstum, besitzt daher u. a. antitumorales, antiangiogenetisches wie auch immunsuppressives Potenzial.

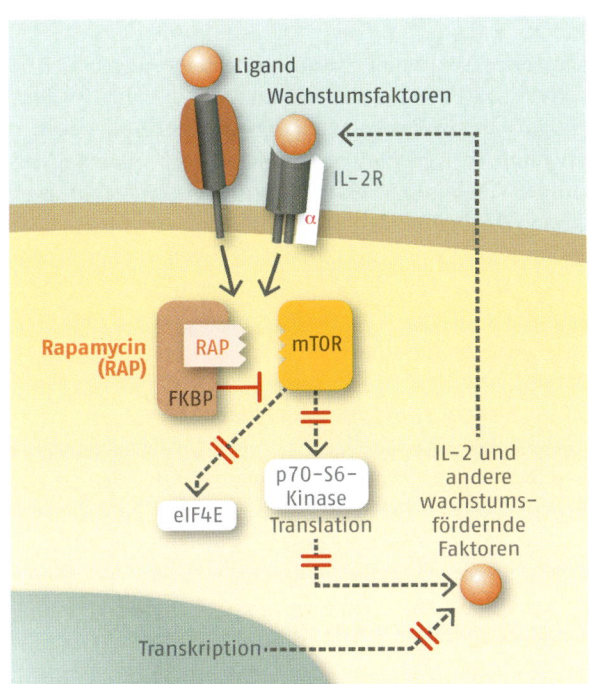

**Abb. 10.108** Wirkmechanismus von Rapamycin. Rapamycin bildet mit FKBP einen Komplex, der in der Lage ist, den mTOR-Komplex zu hemmen. Dies bedingt u. a. eine Hemmung der Translationsprozesse über Inhibierung der p70–S6-Kinase und des Translationselongationsfaktors eIF4E, die insbesondere die Translation von immunmodulatorischen Proteinen betrifft.

### Wirksamkeit, therapeutischer Einsatz

Rapamycin wurde 1999 als Immunsuppressivum bei Organtransplantationen (bessere Verträglichkeit als Ciclosporin oder FK506) zugelassen und 2002/2003 als Arzneistoff zur Beschichtung von Koronarstents, um eine Restenose nach Ballonangioplastie zu verhindern. Die Ballonangioplastie ist ein Standardverfahren zur Behandlung von arteriellen Gefäßverengungen oder Gefäßverschlüssen. Eine Restenose ist eine Wiedereinengung im Bereich einer zuvor behandelten Stenose eines Blutgefäßes.

Zwischen 2007 und 2011 erhielten die Rapamycin-Analoga **Everolimus** und **Temsirolimus** (●Abb. 10.109) Zulassungen für die Behandlung von fortgeschrittenem Nierenkrebs, von pankreatischen neuroendokrinen Tumoren und des Mantelzell-Lymphoms. Weitere Rapamycin-Derivate werden derzeit klinisch getestet.

### Geschichte

1965 wurde das Bodenbakterium *Streptomyces hygroscopicus* aus Bodenproben der Osterinsel (Rapa Nui) isoliert. 1970 wurde aus diesen Kulturen Rapamycin isoliert und seine antifungalen und antitumoralen sowie immunsuppressiven Effekte beschrieben. 1991 wurden von unterschiedlichen Arbeitsgruppen durch genetische Selektion Rapamycin-resistenter Mutanten in Hefe TOR1 und TOR2 als Target identifiziert. 1994 wurde mTOR als *mammalian target of rapamycin* in

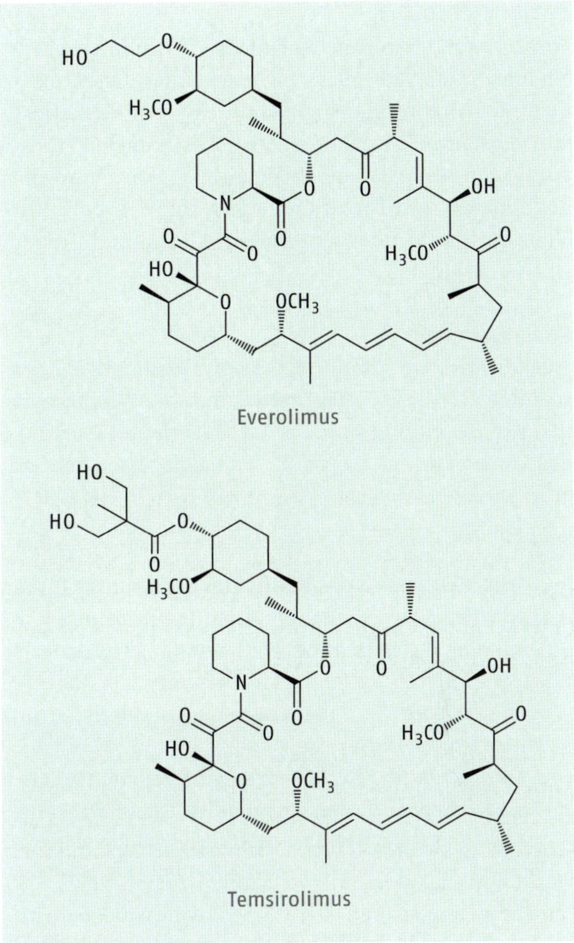

**Abb. 10.109** Everolimus und Temsirolimus

Säugetierzellen identifiziert. Nachdem erkannt worden war, dass mTOR generell in Eukaryoten exprimiert wird, wurde *mammalian target of rapamycin* in *mechanistic target of rapamycin* umbenannt.

---

### mTOR und Fasten

Der mTOR-Signalweg fördert das Zellwachstum, wenn Nährstoffe in ausreichender Menge zur Verfügung stehen. mTOR spielt eine wichtige Rolle als *nutrient sensor*. Nährstoffknappheit hemmt die mTOR-Aktivität genauso wie Rapamycin, die Folge ist, dass die Zellen die energetisch aufwendige Synthese von Proteinen unterbrechen. Sie beginnen stattdessen, einen Teil ihrer eigenen Bestandteile abzubauen, also zu recyceln, um die Stressperiode zu überleben. Dieser Prozess des zellulären Selbstabbaus wird Autophagie genannt. Fliegen, die mit Rapamycin gefüttert werden, leben länger als Kontrollfliegen, die kein Rapamycin erhalten haben. Somit scheint Autophagie nicht unbedingt ein schädlicher Prozess in der Zelle zu sein. 2016 hat der Japaner Yoshinori Ohsumi den Nobelpreis für Medizin für die Aufklärung der Mechanismen und Funktion von Autophagie erhalten.

**10**

### 10.7.5 **Vitamin E**
#### Vorkommen, Struktur, Stoffklasse, Biosynthese
Vitamin E, das vor allem in pflanzlichen Ölen und in Getreide vorkommt, ist ein Sammelbegriff für fettlösliche Substanzen mit antioxidativen Wirkungen. Die am häufigsten vorkommenden Vitamin-E-Formen werden Tocopherole und Tocotrienole genannt (o Abb. 10.110). Vitamin E wird über den Shikimat- und den Terpenstoffwechsel gebildet.

#### Pharmakologie
Alle Formen von Vitamin E weisen antioxidative Eigenschaften auf, die vor allem zum Schutz von Biomembranen von Bedeutung sind. Die OH-Gruppe an Position 6 des Chromanrings ist für die Fähigkeit essenziell, mit einem Radikal zu reagieren. Als lipophiles Molekül wird es in Membranen und Lipoproteine eingebaut und schützt dort vor einer Zerstörung durch oxidative Prozesse. Vitamin E ist auch ein Faktor, der mit der Fettresorption in Verbindung gebracht wird. Nahrungsbedingter Vitamin-E-Mangel wird nicht beobachtet, Mangelerscheinungen treten nur bei einer genetisch bedingten Erkrankung auf, die als *familial isolated vitamin E deficiency (FIVE)* bezeichnet wird. Symptome können neurologische Störungen und Tremor, Muskelschwäche und geistige Retardierung sein.

#### Wirksamkeit, therapeutischer Einsatz
Wie andere Vitamine ist Vitamin E für den Menschen essenziell. Der Mindestbedarf beträgt bei Säuglingen

---

#### Fördert Vitamin E das Wachstum bestimmter Tumore?
Antioxidanzien genießen als Nahrungsergänzungsmittel ein hohes Ansehen in der Bevölkerung. Antioxidanzien gelten als krebspräventiv, das Immunsystem stärkend, die altersbedingte Faltenentstehung verhindernd und die Leistungsfähigkeit steigernd.

Übersehen wird, dass in Fachzeitschriften häufig darauf hingewiesen wird, dass Vitamine nur dann als Arzneimittel eingesetzt werden sollten, wenn ein Vitaminmangel vorliegt oder ein erhöhter Vitaminbedarf besteht.

Die Diskussion um den Nutzen von Antioxidanzien zur Krebsprävention begann bereits Mitte des 20. Jahrhunderts, als Linus Pauling 1966 erklärte, dass hohe Vitamin-C-Dosen zur Krebsprävention eingesetzt werden könnten. Er propagierte, dass täglich etwa 18 g Vitamin C eingenommen werden sollte.

Zwischen 1985 und 1993 wurde in Finnland die ATBC-Studie (*Alpha-Tocopherol, Beta-Carotene Cancer Prevention Study*) unter Rauchern (≥ 5 Zigaretten pro Tag) durchgeführt. Die Probanden erhielten täglich entweder synthetisches α-Tocopherol (Vitamin E, 50 mg) oder β-Carotin (20 mg) oder eine Kombination aus beidem. Ziel der Studie war es herauszufinden, ob die regelmäßige Gabe dieser Substanzen die Inzidenz für Lungenkrebs sowie für weitere Krebsarten bei männlichen Rauchern senken kann. Die Studie erfolgte placebokontrolliert. Die Arbeitsgruppe kam zu dem Ergebnis, dass die Inzidenz für Lungenkrebs keinesfalls gesenkt wurde, eher bestehe auch die Möglichkeit einer gesundheitsschädigenden Wirkung.

1996 wurden die Ergebnisse der in den USA durchgeführten CARET-Studie (*Beta-Carotine and Retinol Efficacy Trial*) veröffentlicht, die gewissermaßen der Überprüfung der ATBC-Studie diente und daher ebenfalls bei Probanden mit deutlich erhöhtem Risiko für Lungenkrebs durchgeführt wurde. Einziger Unterschied war, dass diesmal nur eine Kombination aus Vitamin E und β-Carotin gegeben wurde, und keine Monotherapie mit Einzelsubstanzen durchgeführt wurde. Hierbei war klar erkennbar, dass die Supplementierung von Vitamin E und β-Carotin die Lungenkrebsinzidenz sowie die Sterblichkeit signifikant erhöht.

2001 wurde die SELECT-Studie (*Selenium and Vitamin E Cancer Prevention Trial*) gestartet, die den Langzeiteffekt von Vitamin E und Selen auf das Risiko für Prostatakrebs bei relativ gesunden Männern untersuchen sollte. 2008 kam man zu dem Schluss, dass weder Selen noch Vitamin E einen signifikanten Einfluss auf die Krebsinzidenz haben. Die Probanden wurden angewiesen, ihre Supplementierung abzusetzen. Über 1,5 Jahre wurden sie aber weiterhin beobachtet. Die daraus erhaltenen Ergebnisse wurden schließlich 2011 veröffentlicht: „Nahrungsergänzung mit Vitamin E erhöhte das Risiko für Prostatakrebs bei gesunden Männern signifikant!"

2004 erschien eine Metaanalyse der Arbeitsgruppe um G. Bjelakovic mit folgender Fragestellung: Reduzieren Antioxidanzien die Inzidenz von gastrointestinalem Krebs? Diese Analyse brachte erneut ein ernüchterndes Ergebnis für die Antioxidanzien-Supplementierung: Die allgemeine Sterblichkeit war durch Antioxidanziengabe erhöht. Die Arbeitsgruppe empfahl, den seit der Clark-Studie als potenziell präventiv eingestuften Effekt von Selen in weiteren geeigneten Studien zu untersuchen.

In Tierexperimenten, die nach 2010 publiziert wurden, konnte gezeigt werden, dass oxidativer Stress die Wahrscheinlichkeit von Fernmetastasenbildung bei schwarzem Hautkrebs reduziert. In einer anderen Studie wurde gezeigt, dass Vitamin-E-Gaben das Tumorwachstum bei Mäusen mit Lungenkarzinomzellen fördern.

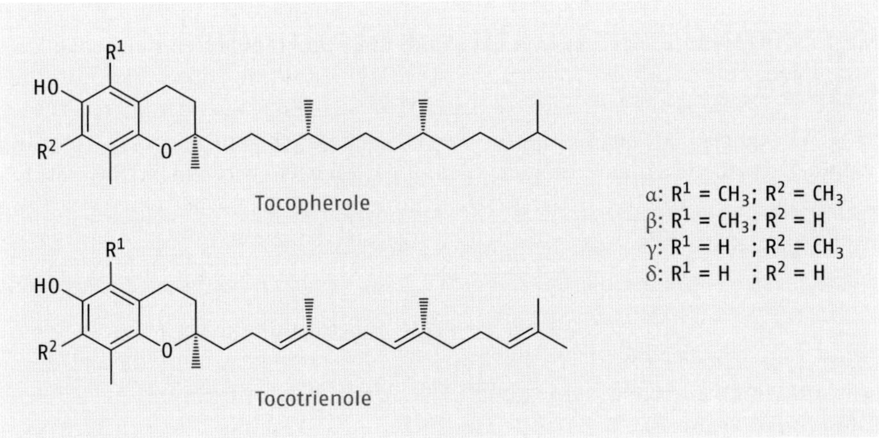

**Abb. 10.110** Die häufigsten Vitamin-E-Formen

Tocopherole

Tocotrienole

α: $R^1 = CH_3$; $R^2 = CH_3$
β: $R^1 = CH_3$; $R^2 = H$
γ: $R^1 = H$  ; $R^2 = CH_3$
δ: $R^1 = H$  ; $R^2 = H$

3–4 mg/Tag, bei Kindern und Erwachsenen werden 5–15 mg/Tag empfohlen.

Patienten, die an einer genetisch bedingten Vitamin-E-Mangel-Ataxie leiden, müssen mit hohen Dosen (2 g Vitamin E/Tag) behandelt werden. Die Abetalipoproteinämie, eine ebenfalls genetisch bedingte Fettsäurestörung, wird mit 100 mg Vitamin E/pro kg Körpergewicht pro Tag behandelt.

## Geschichte

Bereits im 16. Jahrhundert wussten Menschen, dass das Essen von Vitamin C haltigen Zitronen vor Skorbut schützen konnte, doch erst vor 150 Jahren begannen Wissenschaftler die Suche nach den essenziellen Komponenten in Lebensmitteln. 1912 wurde das erste Vitamin (Vitamin $B_1$, aus Reis) isoliert und 1922 folgte die Entdeckung von Vitamin E. 1912 hatte C. Funk den Begriff Vitamin (vital von Leben und Amin von den enthaltenen Aminogruppen) geprägt und 1913 war die Bezeichnung der Vitamine in Großbuchstaben durch E. McCollum eingeführt worden.

10

# 11 An mikrobielle Zielstrukturen bindende Naturstoffe

Die meisten an mikrobielle Zielstrukturen bindende Naturstoffe sind Antibiotika, gefolgt von Antimykotika und Substanzen, die gegen Parasiten eingesetzt werden.

Besonders die Bedeutung der Antibiotika für die Patienten lässt sich mit Zahlen gut beschreiben. So dürfte die Gesamtmenge der im humanmedizinischen Bereich in Deutschland eingesetzten Menge an Antibiotika bei 700–800 Tonnen liegen. An der Spitze der Verordnungen liegen einem Bericht des Bundesamts für Verbraucherschutz und Lebensmittelsicherheit (GERMAP 2015) zufolge Oralpenicilline gefolgt von Oralcephalosporinen, Antibiotika zur lokalen Anwendung, Tetracyclinen und Makroliden. Im europäischen Vergleich liegt Deutschland mit 16 Tagesdosen pro 1000 Patienten im hinteren Drittel. Spitzenreiter ist hier Griechenland.

Antibiotika wurden früher auch als Zusatzmittel in der Tiermast eingesetzt. Heute ist dies in der Europäischen Union nicht mehr erlaubt, doch werden Antibiotika zur Behandlung von Erkrankungen bei Tieren als Tierarzneimittel verwendet.

Das Auftreten multiresistenter Keime ist ein seit Jahren diskutiertes Phänomen. Besonders gefährlich ist die Entwicklung bei *Staphylococcus aureus*, bei Enterokokken und bei gramnegativen Keimen. Zur Resistenzentwicklung kann gesagt werden, dass bei grampositiven Keimen das Auftreten resistenter Keime leicht rückläufig ist, bei gramnegativen Keimen jedoch eine Resistenzzunahme beobachtet wird. Im internationalen Vergleich stellt sich die Resistenzlage in Deutschland jedoch als vergleichsweise günstig dar.

Die meisten Antibiotika sind biogenen Ursprungs und nehmen eine ganz entscheidende Rolle in der Gesundheitsversorgung der Menschen ein. Aber auch andere an mikrobielle Zielstrukturen bindende Naturstoffe wie Amphotericin, Avermectin und Artemisinin sind in ihrem jeweiligen Anwendungsgebiet von größter Bedeutung.

## 11.1 An bakterielle Enzyme bindende Naturstoffe

### 11.1.1 Clavulansäure

**Vorkommen, Struktur, Stoffklasse, Biosynthese**

Clavulansäure wird von *Streptomyces clavuligerus* gebildet, einem grampositiven Bakterium, das 1971 in einer Bodenprobe aus Südafrika entdeckt wurde. Derselbe

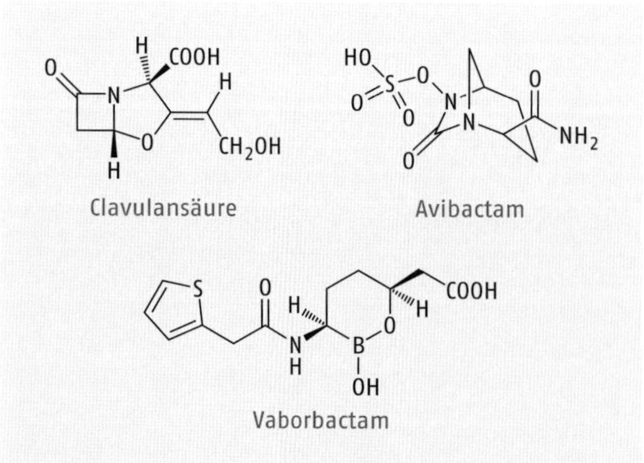

**○ Abb. 11.1** Strukturen von Betalactamase-Inhibitoren. Clavulansäure, Avibactam und Vaborbactam

Stamm produziert auch Cephamycin C. Clavulansäure wird zusammen mit Amoxicillin seit 1985 in der Therapie eingesetzt.

Clavulansäure (○ Abb. 11.1) ist ein Strukturanalogon der Penicillansäure, das aus Glycerinaldehyd-3-phosphat und L-Arginin gebildet wird. Damit unterscheidet sich die Biosynthese der Clavulansäure von der Biosynthese der Penicilline. Obwohl viele Intermediate der Biosynthese bekannt sind, sind die Mechanismen der einzelnen Biosyntheseschritte noch nicht gänzlich aufgeklärt.

**Target**

Clavulansäure ist ein irreversibler Hemmstoff (Suizid-Inhibitor) von Betalactamasen; sie bindet kovalent an einen Serinrest im aktiven Zentrum. Betalactamasen sind bakterielle Enzyme, die Betalactam-Antibiotika inaktivieren, indem sie den Betalactamring hydrolysieren. Sie spielen eine wichtige Rolle bei der Resistenz von Bakterien gegen Betalactam-Antibiotika. Clavulansäure ist selbst nicht oder nur schwach antibiotisch aktiv. Die gleichzeitige Gabe von Clavulansäure mit Betalactam-Antibiotika führt dazu, dass die Antibiotika ihre Aktivität voll entfalten können.

**Resistenz**

Die Resistenz gegen Penicilline ist verbunden mit der Resistenz gegen Clavulansäure. Sie beruht auf der Überproduktion von Penicillin bindenden Proteinen oder der Produktion veränderter Penicillin bindender Proteine, die eine geringe Affinität zu Penicillinen bzw. Clavulansäure aufweisen.

> **Betalactam-Antibiotika in Kombination mit Betalactamase-Inhibitoren – eine sehr wirkungsvolle Therapiestrategie**
>
> Kombinationspräparate, die ein Antibiotikum und einen Inhibitor wirkstoffinaktivierender Enzyme von Bakterien enthalten, gibt es leider nur bei Betalactam-Antibiotika, die zusammen mit einem Betalactamase-Inhibitor eingesetzt werden. Das Konzept stellt sich bezüglich der Resistenzentwicklung als sehr wirkungsvoll dar. So finden sich beispielsweise bei *Haemophilus influenza*, einem Erreger von Infektionen des Respirationstrakts, häufig Isolate, die Amoxicillin-resistent, gegenüber Kombinationen aus Amoxicillin und Clavulansäure aber sensibel sind.
>
> Bei den Betalactamase-Inhibitoren geht die Entwicklung weiter. Im Februar 2015 erteilte die US-amerikanische Gesundheitsbehörde (FDA) der Kombination des Betalactamase-Inhibitors Avibactam (oAbb. 11.1) mit Ceftazidim die Zulassung. Auch die europäische Zulassungsbehörde EMA hat im April 2016 die Zulassung dieser Kombination empfohlen. Ein noch in klinischer Prüfung befindlicher Betalactamase-Inhibitor, Vaborbactam (oAbb. 11.1), soll zukünftig zusammen mit dem Betalactam-Antibiotikum Meropenem verabreicht werden.

**Wirksamkeit, therapeutischer Einsatz**

Clavulansäure wird wegen seiner schwachen Wirksamkeit nicht als Einzelsubstanz verabreicht, sondern ausschließlich in Kombination mit Amoxicillin. Eingesetzt wird die Mischung z. B. bei Mittelohrentzündungen, bei Erkrankungen der Atemwege und bei Harnwegsinfektionen. Ein weiterer synthetisch hergestellter Betalactamase-Inhibitor ist Tazobactam, der zusammen mit Piperacillin oder Ceftolozan im Handel ist.

### 11.1.2 Griselimycin
**Vorkommen, Struktur, Stoffklasse, Biosynthese**

Griselimycin, das von *Streptomyces* ST105671 gebildet wird, (oAbb. 11.2) ist ein zyklisches Peptid das mittels NRPS gebildet wird. Griselimycinderivate sind Methylgriselimycin und Cyclohexylgriselimycin.

**Target**

Griselimycin bzw. das stabilere Derivat Cyclohexylgriselimycin bindet in *Mycobacterium smegmatis* an die Beta-Untereinheit der DNA-Polymerase (DNA-Klammer) und inhibiert sie dadurch. Strukturbiologen am HZI gelang es, die Detailstruktur der DNA-Klammer mit daran gebundenem Cyclohexylgriselimycin zu ermitteln.

> **Griselimycin neu entdeckt**
>
> Im Jahr 2012 infizierten sich rund 8,7 Millionen Menschen mit Tuberkulose. Etwa 1,3 Millionen Menschen sterben weltweit jährlich an der Krankheit. Die Muttersubstanz der Wirkstoffserie, Griselimycin, geht auf Forschung von Rhône-Poulenc im Jahr 1960 zurück. Wissenschaftler von Sanofi in Frankfurt und vom Helmholtz-Zentrum für Infektionsforschung (HZI) in Saarbrücken haben sie im Zuge der Re-Intensivierung der Antibiotikaforschung wieder aufgegriffen. Sie entwickelten einen vollständig synthetischen Zugang zu der Substanzklasse, fertigten zahlreiche Derivate davon an und fermentierten diese. Darüber hinaus konnte das Target des Antibiotikums gefunden werden.

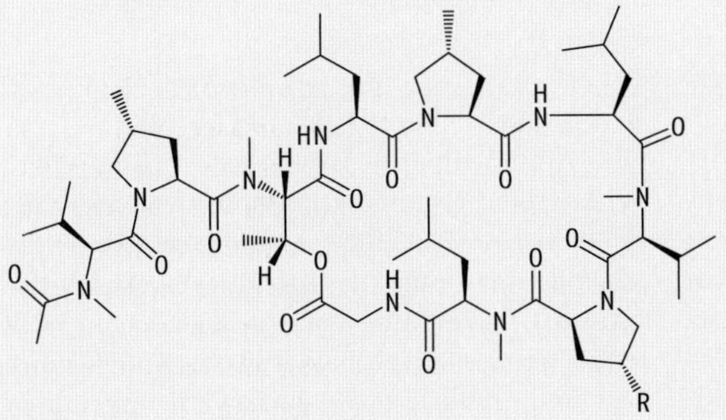

R = H      Griselimycin (GM)
R = CH₃    Methylgriselimycin (MGM)
R = Cyclohexyl   Cyclohexylgriselimycin (CGM)

**Abb. 11.2** Griselimycin, Methylgriselimycin und Cyclohexylgriselimycin

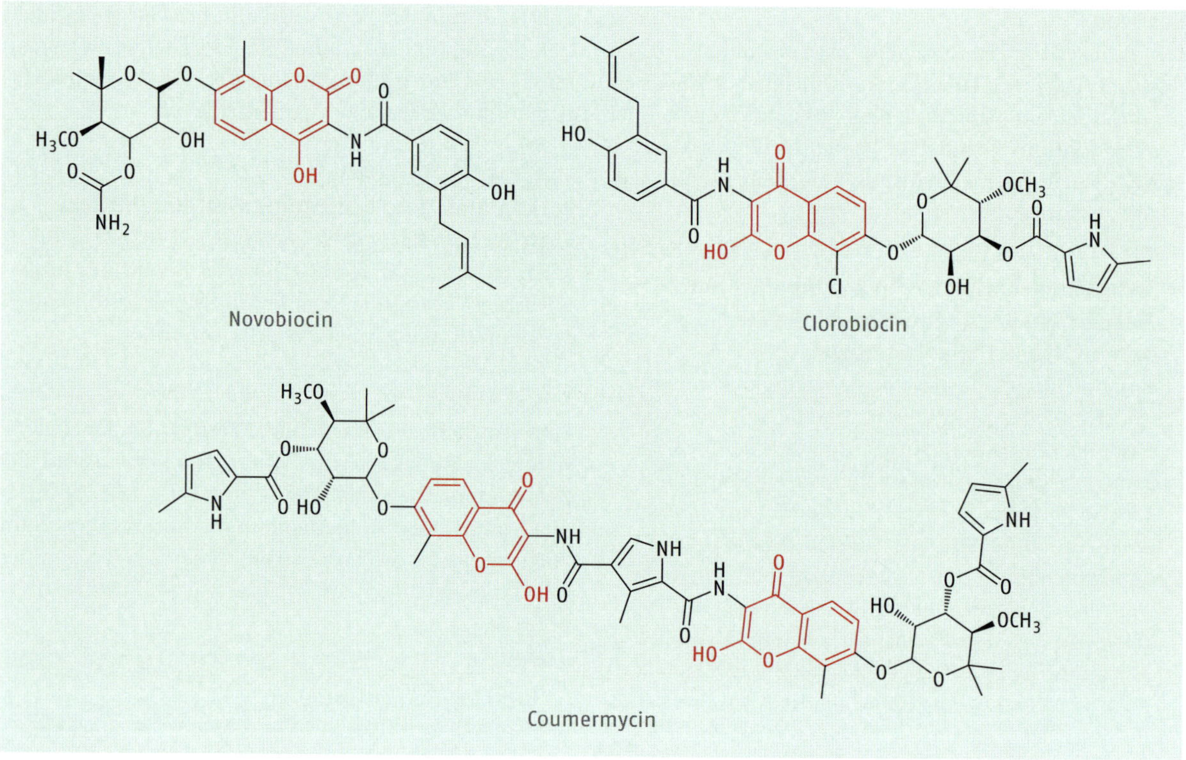

○ **Abb. 11.3** Novobiocin, Clorobiocin und Coumermycin

### Resistenz

Resistenzen gegen Griselimycin sind bisher nicht bekannt. Es konnte im Labor gezeigt werden, dass Mykobakterien zwar Resistenzen entwickeln können, dass jedoch resistente Keime im Wachstum erheblich eingeschränkt sind.

### Wirksamkeit, therapeutischer Einsatz

Cyclohexylgriselimycin ist oral einsetzbar und könnte zu einem Mittel gegen Tuberkulose entwickelt werden. Die minimale Hemmkonzentration getestet an *Mycobacterium tuberculosis* lag bei 0,06 µg/ml. Die Substanz ist auch gegen Keime, die eine Resistenz gegen andere Tuberkulosemittel entwickelt haben, aktiv.

### 11.1.3 Novobiocin und andere Aminocumarine

#### Vorkommen, Struktur, Stoffklasse, Biosynthese

Novobiocin, das 1955 entdeckt wurde und von verschiedenen *Streptomyces*-Arten, beispielsweise von *Streptomyces niveus, S. spheroides* und *S. griseus* gebildet werden kann, ist ein Aminocumarinderivat, das aus einem Cumarin, einem Benzoesäurederivat und einem Zuckerderivat aufgebaut ist (○ Abb. 11.3). Es leitet sich aus Tyrosin (Cumarin), dem Shikimatstoffwechsel (Benzoesäurederivat) und Glucose-1-phosphat ab. Andere Aminocumarine, die mit Novobiocin verwandt sind, sind beispielsweise Clorobiocin und Coumermycin A1.

### Target

Novobiocin greift, wie auch die anderen Aminocumarine (Coumermycin, Clorobiocin), an der B-Untereinheit der bakteriellen Gyrase an, indem es mit ATP um die Bindung an diese Untereinheit konkurriert. Durch Röntgenstrukturanalysen konnte gezeigt werden, dass der Aminocumarinring und der substituierte Desoxyzucker essenziell für die Bindung an die B-Untereinheit der Gyrase ist.

### Resistenz

*Staphylococcus saprophyticus* weist eine natürliche Resistenz gegen Aminocumarine auf, die u. a. auch darauf beruht, dass er eine resistente Variante der Gyrase enthält. Bakterien können aber auch generell eine Aminocumarinresistenz entwickeln. Diese Resistenz beruht auf Punktmutationen im Gen *gyrB*, das für die Untereinheit B der Gyrase codiert.

### Wirksamkeit, therapeutischer Einsatz

Die Aminocumarin-Antibiotika weisen eine große Wirksamkeit gegenüber grampositiven Bakterien, einschließlich Methicillin- und Vancomycin-resistenter *Staphylococcus*-Stämme, auf. Novobiocin wurde in den USA zur Behandlung von Infektionen mit multiresistenten grampositiven Bakterien wie *Staphylococcus aureus* und *Staphylococcus epidermidis* unter dem Handelsnamen Albamycin® zugelassen. Die häufig auftretenden Nebenwirkungen (Nierentoxizität, Ototoxizität)

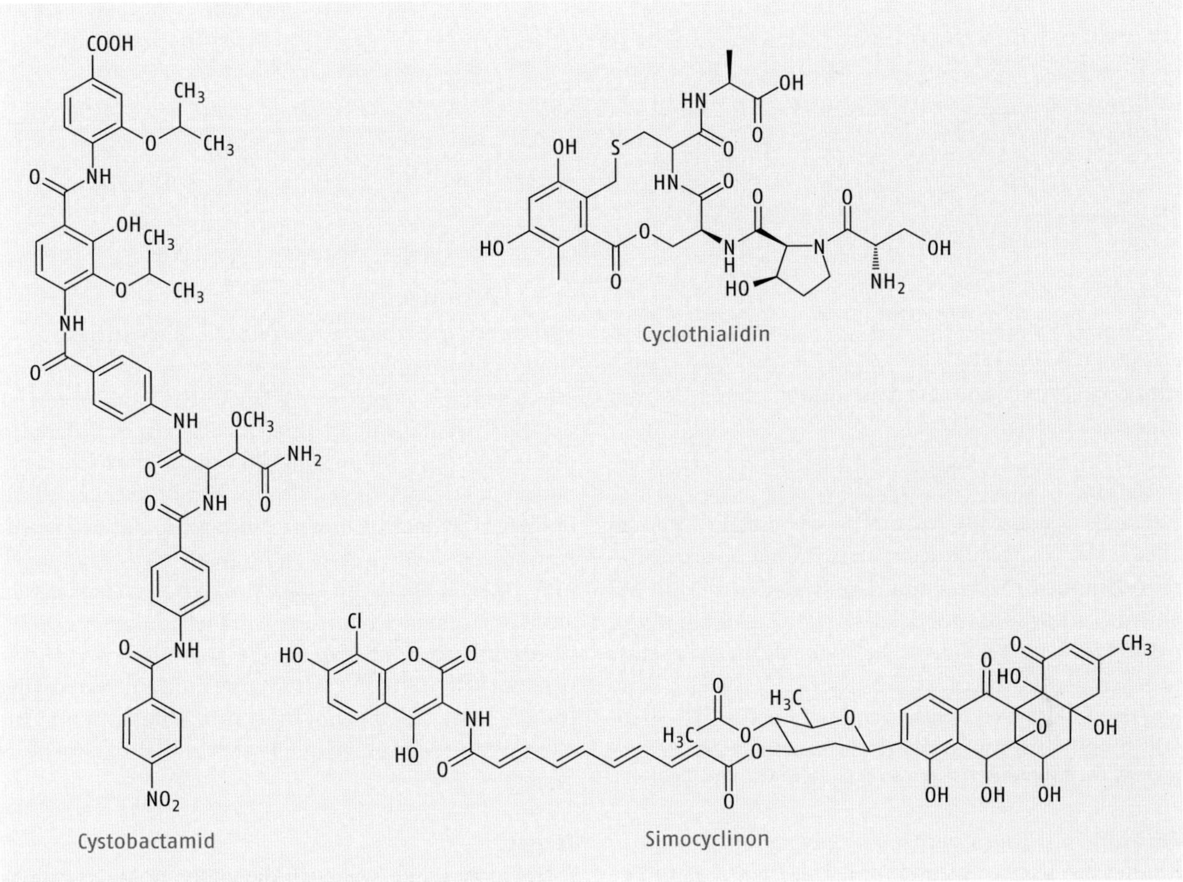

**Abb. 11.4** Cystobactamid, Cyclothialidin und Simocyclinon

und eine rasche Resistenzentwicklung verhinderten jedoch eine breite Anwendung dieses Antibiotikums. Diskutiert wird, dass es in Kombination mit anderen Antibiotika (z. B. Penicillinen) die Effektivität der Therapie verbessert.

**Neue Aminocumarine durch kombinatorische Biosynthese**

Die Klonierung der Biosynthese-Gencluster von Aminocumarinen durch Mitarbeiter der Arbeitsgruppe Lutz Heide, Tübingen, war ein wichtiger Meilenstein in der Aufklärung der exakten Biosynthese von Vertretern dieser Substanzklasse (Novobiocin, Coumermycin, Clorobiocin). Umfangreiche Experimente führten dazu, dass die Funktion aller Gene der verschiedenen Cluster aufgeklärt wurde. Die Einführung von Mutationen in Biosynthesegene bzw. die heterologe Expression von Biosynthesegenen führte zu zahlreichen neuen Aminocumarin-Derivaten. Über die Strukturen dieser Derivate und über ihre Eigenschaften konnten Erkenntnisse zur Struktur-Funktions-Beziehung von Aminocumarinen erhalten werden.

**Neue Gyraseinhibitoren – mehr als nur Modellsubstanzen?**

In den letzten Jahren wurden weitere Substanzen gefunden, die ebenfalls zu den Gyraseinhibitoren zu zählen sind. Zu erwähnen sind die Cyclothialidine, die Cystobactamide und die Simocyclinone (Abb. 11.4). Es ist denkbar, dass sich aus diesen Substanzen neue Arzneistoffe entwickeln lassen.

### 11.1.4 Mupirocin
**Vorkommen, Struktur, Stoffklasse, Biosynthese**

Mupirocin wird von *Pseudomonas fluorescens* gebildet, einem weitverbreiteten Bodenbakterium, das Siderophore produziert, die unter UV-Licht fluoreszieren. Es konnte gezeigt werden, dass das Vorkommen des Bakteriums Pflanzen vor Schädlingsbefall schützt.

Mupirocin ist ein Gemisch aus linearen Polyketidderivaten (▶ Kap. 11.5), die mittels PKS gebildet werden. Die Hauptkomponente wird als Pseudomoninsäure A bezeichnet.

**o Abb. 11.5** Das lineare Polyketid Pseudomonin-säure A

Pseudomoninsäure A

## Target

Mupirocin bindet an die bakterielle Isoleucin-tRNA-Synthetase, die während der Translation tRNA-Moleküle mit Isoleucin belädt. Somit hemmt Mupirocin die Translation.

## Resistenz

Resistenz gegen Mupirocin tritt seit einiger Zeit vor allem bei methicillinresistenten *Staphylococcus-aureus*-Stämmen (MRSA) auf. Die Resistenz beruht auf einem Plasmid, welches das Gen *mupA* enthält. *mupA* codiert für eine veränderte Isoleucin-tRNA-Synthetase mit geringer Affinität zu Mupirocin. Resistenz kann auch durch das Gen *mupB* vermittelt werden, das ebenfalls für eine Sequenzvariante der Isoleucin-tRNA-Synthetase codiert.

## Wirksamkeit, therapeutischer Einsatz

Mupirocin, das zu Beginn der 1970er Jahre gefunden wurde, wird als Nasensalbe zur Beseitigung methicillinresistenter *Staphylococcus-aureus*-Stämme aus der Nasenschleimhaut eingesetzt. Außerdem findet es Anwendung zur Behandlung von Hautinfektionen. Es wird auch als Goldstandard zur Behandlung von MRSA infizierten Patienten bezeichnet.

---

### Mupirocin – ein Signalmolekül des Quorum sensing?

Als Quorum sensing wird die Fähigkeit von Einzellern bezeichnet, über chemische Kommunikation die Zelldichte der Population messen zu können. Sie erlaubt es den Zellen einer Suspension, bestimmte Gene nur dann zu aktivieren, wenn eine bestimmte Zelldichte über- oder unterschritten wird.

Im Biosynthese-Gencluster von Mupirocin finden sich zwei für die Mupirocinbiosynthese essenzielle, regulatorische Gene, deren abgeleitete Aminosäuresequenz Quorum-sensing-Regulatoren ähneln. Da Mupirocin außerdem, anders als viele andere Naturstoffe, erst in einer späten Wachstumsphase des Produzenten gebildet wird, kann auf einen Zusammenhang der Mupirocinbildung und der Quorum-sensing-Fähigkeit des Stammes geschlossen werden.

---

## 11.1.5 Rifamycine

### Vorkommen, Struktur, Stoffklasse, Biosynthese

Rifamycine werden von dem grampositiven Bakterium *Amycolatopsis rifamycinica* gebildet. Bekannte Vertreter der Rifamycine sind Rifampicin, Rifaximin, Rifabutin und Rifapentin. Rifamycine sind makrozyklische Lactame. Sie gehören zu der Gruppe der Ansamycin-Antibiotika. Darunter werden Substanzen zusammengefasst, die aus einem flachen aromatischen Strukturteil und einer aliphatische Brücke, einer Art Henkel (lat. ansa), bestehen. Rifamycine sind Produkte der Polyketidsynthase vom Typ I, die 3-Amino-5-hydroxybenzoesäure (AHBA) als Startermolekül verwenden (o Abb. 11.6). Rifampicin, Rifaximin, Rifabutin und Rifapentin werden semisynthetisch aus Rifamycin B hergestellt.

### Target

Rifamycine hemmen bakterielle DNA-abhängige RNA-Polymerasen und weisen nur eine geringe Affinität zu analogen RNA-Polymerasen im Menschen auf.

### Resistenz

Rifamycinresistenz beruht auf Modifikationen in der β-Untereinheit der DNA-abhängigen RNA-Polymerase, die auf Punktmutationen im chromosomalen *rpoB-Rif*-Gen basieren. Dabei können unterschiedliche Mutationen Resistenz vermitteln.

### Wirksamkeit, therapeutischer Einsatz

**Rifamycin SV** wird in Form von Ohrentropfen zur Behandlung akuter Schübe einer chronischen Mittelohrentzündung mit einer Vereiterung des Trommelfells eingesetzt.

**Rifampicin** wird gegen Tuberkulose eingesetzt. Wegen der Gefahr einer raschen Resistenzbildung wird es ausschließlich in Kombination mit anderen Antibiotika (z. B. Isoniazid) verwendet. Eine Kreuzresistenz mit anderen Antibiotika ist nicht bekannt. Außerdem wird Rifampicin zur Behandlung der Lepra eingesetzt, einer Erkrankung, die wie Tuberkulose von Mykobakterien verursacht wird.

Rifampicin kann auch zur Prophylaxe bei (nicht schwangeren) Kontaktpersonen von Erkrankten mit Meningokokken-Meningitis verwendet werden.

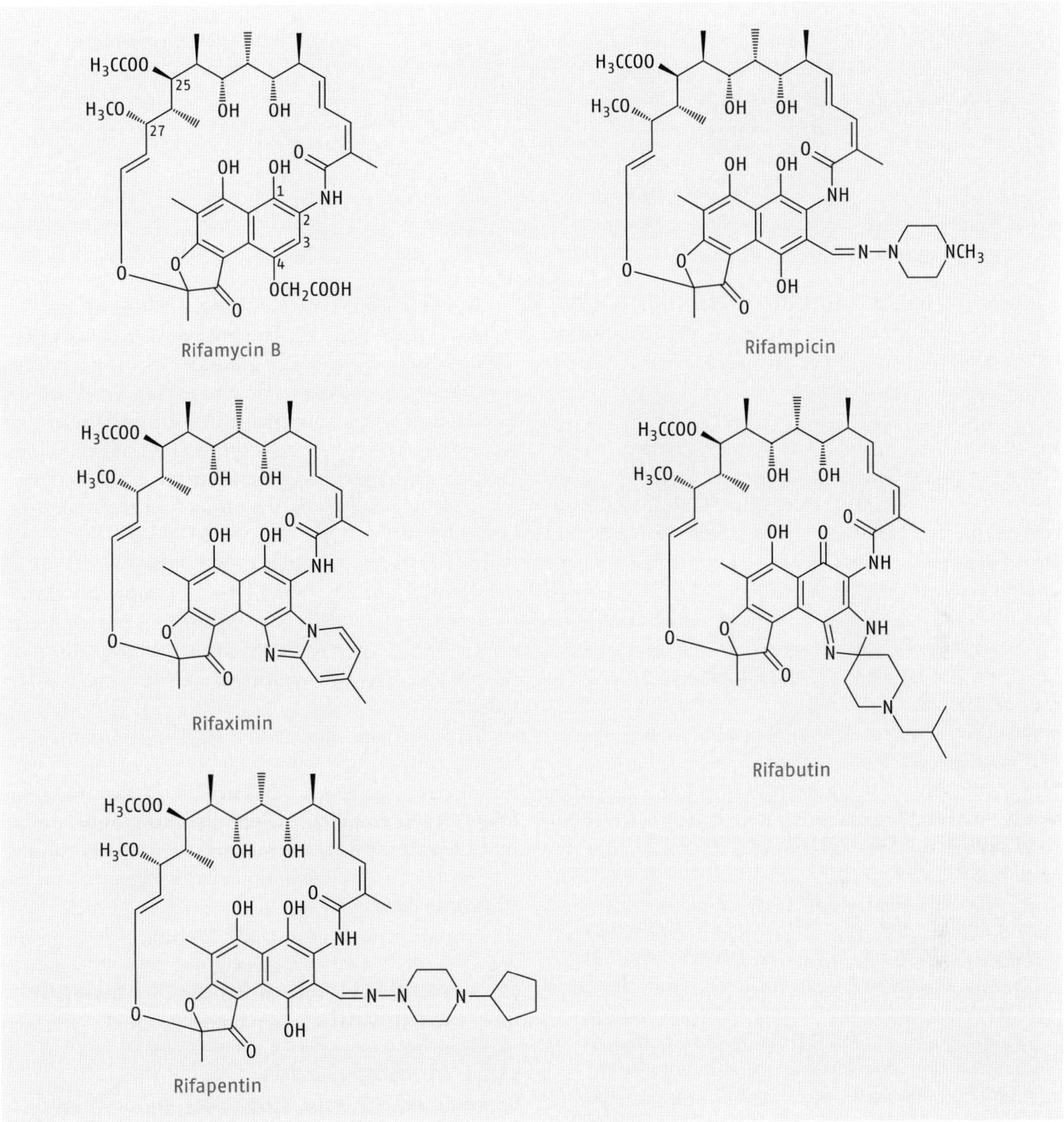

**Abb. 11.6** Rifamycin B, Rifampicin, Rifaximin, Rifabutin und Rifapentin

**Rifaximin**, das sowohl gegen grampositive und gramnegative bzw. aerobe und anaerobe Bakterien wirksam ist, wird bei Darmerkrankungen wie Reisediarrhö oder pseudomembranöser Kolitis, aber auch zur Behandlung der hepatischen Enzephalopathie eingesetzt.

**Rifabutin** und **Rifapentin** werden ebenfalls zur Behandlung der Tuberkulose verwendet.

Alle Rifamycine sind Induktoren von Leberenzymen (CYP). Sie weisen somit zahlreiche Arzneistoffinteraktionen auf. Erwähnenswert ist, dass Rifamycine Körperflüssigkeiten (Speichel, Schweiß, Tränen, Urin, Stuhl) rötlich-gelb verfärben.

**Rifampicin-resistentes Mycobacterium leprae**
Rifampicin wird zur Behandlung der Tuberkulose, aber auch zur Behandlung der Lepra eingesetzt. Zusammen mit anderen Substanzen hat Rifampicin geholfen, dass Lepra in vielen Ländern zurückgedrängt wurde. Es ist zu beachten, dass seit etwa 10 Jahren immer wieder von Rifampicin-resistenten Vertretern von *Mycobacterium leprae* berichtet wird.

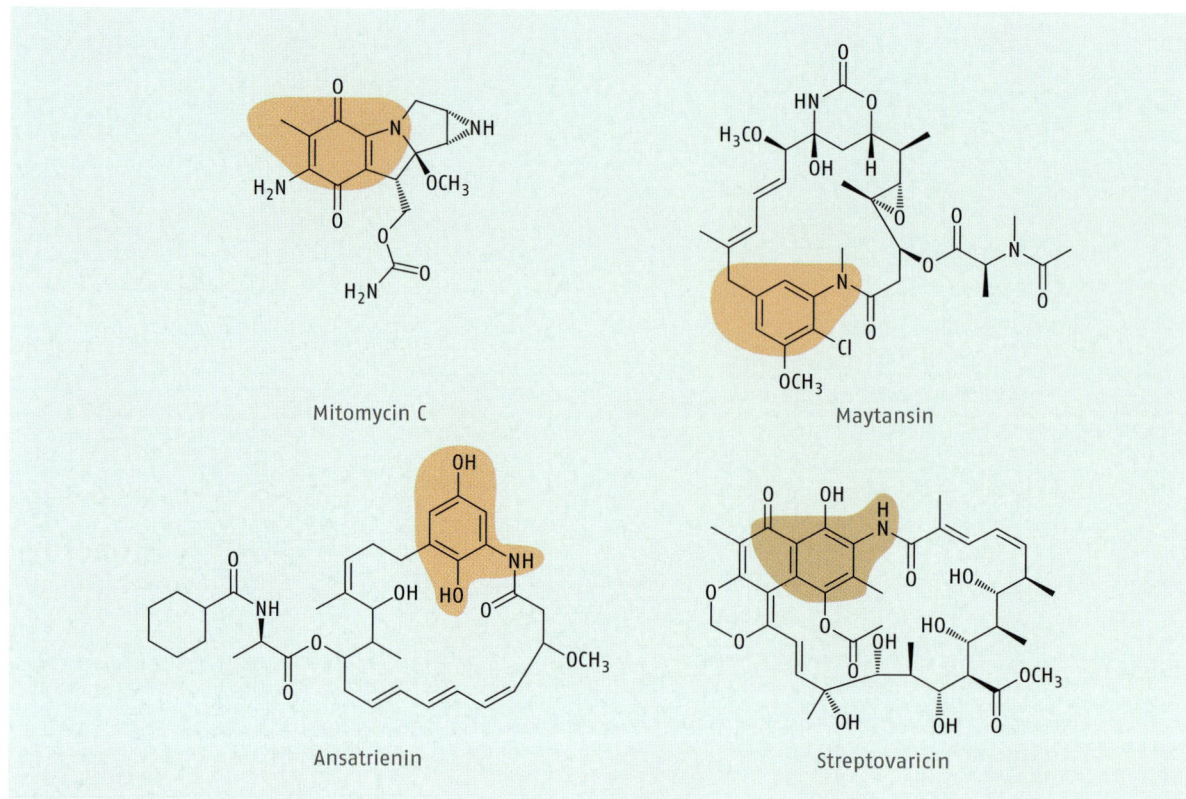

Mitomycin C

Maytansin

Ansatrienin

Streptovaricin

**○ Abb. 11.7** Beispiele für Ansamycine (die $C_7$-N-Einheiten sind farbig unterlegt). Mitomycin C, Maytansin, Ansatrienin und Streptovaricin

**Ansamycine – ein Pool potenter Wirkstoffe**
Neben den Rifamycinen konnten zahlreiche andere Ansamycine isoliert werden. Allen gemeinsam ist eine $C_7$-N-Einheit, die aus 3-Amino-5-hydroxyben- zoesäure (AHBA, ►Kap. 4.2.3) gebildet wird. Das kleinste Ansamycin ist das Mitomycin C, an dessen Biosynthese keine PKS beteiligt ist. Verbindungen wie Geldanamycin, Ansatrienin, Maytansin und An- samitosin enthalten benzenische Ringsysteme. Rifa- mycin, Streptovaricin, Naphtomycin und Actamycin enthalten naphtalenische Ringsysteme (○Abb. 11.7). Ihre strukturelle Vielfalt und die antibiotische Aktivi- tät einiger Vertreter machen die Ansamycine zu einer bedeutenden Substanzgruppe.

**Geschichte**
Die Rifamycine wurden 1957 gefunden. Entdeckt wur- den sieben Rifamycine, die als Rifamycin A bis E, S und SV bezeichnet wurden. Der die Rifamycine produzie- rende Stamm wurde zu der Zeit als *Streptomyces medi- terranei* oder auch *Amycolatopsis mediterranei* bezeich- net. Erst 2004 wurden Amycolatopsis-Stämme neu klassifiziert und der Stamm wird seitdem als *Amycola- topsis rifamycinica* bezeichnet. Zunächst wurde Rifamy- cin B als Mittel gegen Tuberkulose eingesetzt. 1966

folgte das Rifampicin, ein oral einsetzbares Rifamycin und 1975 wurde Rifabutin entwickelt, das 1991 zugelas- sen wurde. Später kamen noch das Rifapentin und das Rifaximin dazu.

## 11.2 Am bakteriellen Ribosom bindende Naturstoffe

### 11.2.1 Aminoglykoside
**Vorkommen, Struktur, Stoffklasse, Biosynthese**
Aminoglykoside sind Oligosaccharid-Antibiotika (○ Abb. 11.8). Sie bestehen aus zwei oder mehreren Zu- ckermolekülen und meist aus einem mit Aminogrup- pen substituierten Cyclitol. Ein Cyclitol ist ein Cycloal- kan, das mindestens drei OH-Substituenten aufweist. Die Zucker sind häufig desoxygenierte Aminozucker. Die bekanntesten Aminoglykoside sind Streptomycin, Gentamicin C2, Kanamycin A, Tobramycin und Neo- mycin B und C. Sie werden von verschiedenen Aktino- myceten-Stämmen (□Tab. 11.1) gebildet, wobei die Stämme meist ein Aminoglykosidgemisch bilden, in dem die erwähnten Verbindungen Hauptkomponenten sind. Die Biosynthese der Aminoglykoside startet mit D-Glucose, die einerseits zu myo-Inositol bzw. 2-Des- oxy-scyllo-inosose, andererseits zu den desoxygenier- ten Zuckern umgesetzt wird, die dann mittels Glycosyl- transferasen miteinander verbunden werden.

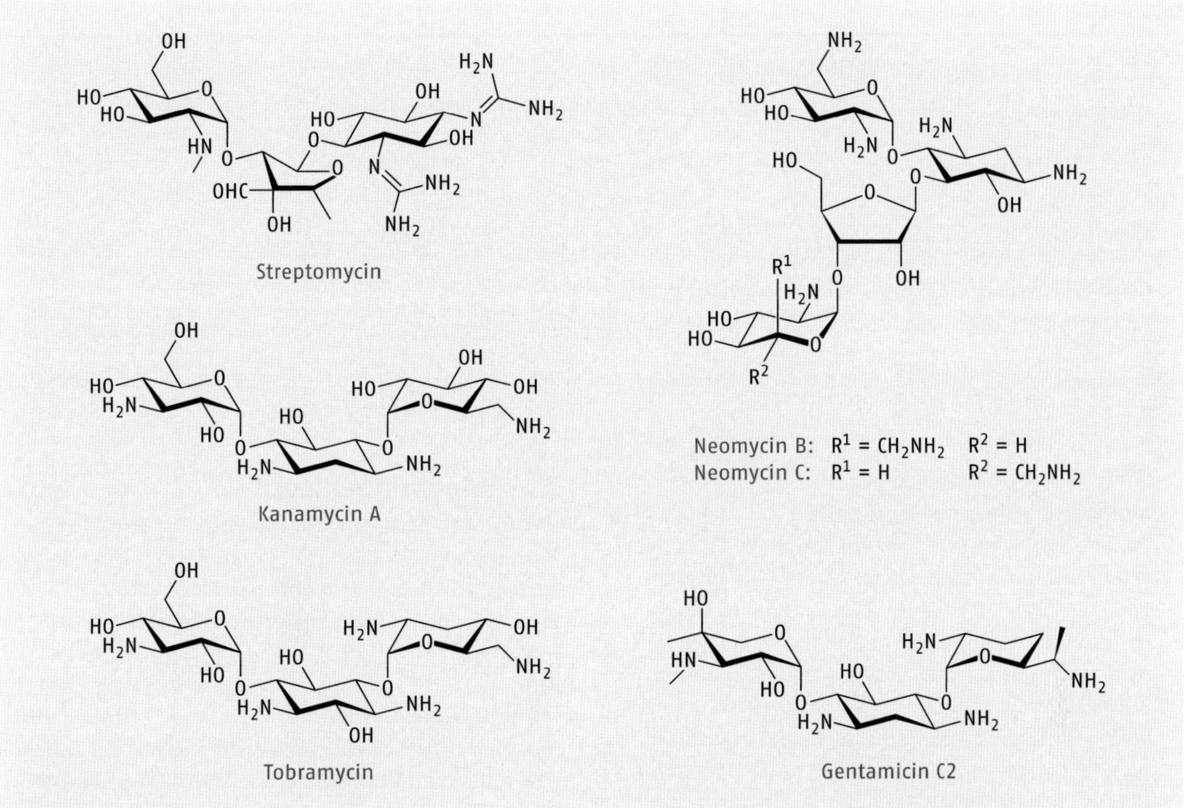

**Abb. 11.8** Strukturen einiger Aminoglykoside. Streptomycin, Neomycin B und C, Kanamycin A, Gentamicin C2 und Tobramycin

## Target

Aminoglykoside binden an die 30S-Untereinheit der Ribosomen und verhindern die Anlagerung der Aminoacyl-tRNA an die dafür vorgesehene Akzeptorstelle. Es kommt durch die Bindung außerdem dazu, dass das Proofreading eingeschränkt wird, was zur Bildung von Proteinen mit fehlerhafter Aminosäuresequenz führt.

## Resistenz

Aminoglykoside können leicht durch Phosphotransferasen, Adenyltransferasen oder Acetyltransferasen modifiziert werden. Dabei führen die Modifikationen zu inaktiven Derivaten. Bekannt ist weiterhin, dass Mutationen im Target (16SrRNA, die Bestandteil der 30S-Untereinheit des Ribosoms ist) eine Anlagerung der Aminoglykoside verhindert. Auch die Ausbildung von Sequenzvarianten des ribosomalen Proteins S12 ermöglicht eine Aminoglykosidresistenz.

## Wirksamkeit, therapeutischer Einsatz

Aminoglykoside weisen eine gute Wirksamkeit gegen sehr viele Krankheitserreger auf. Das Wirkspektrum umfasst vor allem die gramnegativen Enterobakterien und *Pseudomonas aeruginosa* sowie die grampositiven Staphylokokken. Wegen ihrer Ototoxizität und Nierentoxizität ist die Verwendung der Aminoglykoside jedoch sehr eingeschränkt und sie werden in der Klinik nur bei schwerwiegenden Infektionen wie Meningitis oder Endokarditis eingesetzt. Darüber hinaus ist Streptomycin ein geeignetes Mittel zur Behandlung der Tuberkulose. Einige Aminoglykoside werden in Form von Salben oder Augentropfen lokal verwendet. Aminoglykoside wie Hygromycin und Spectinomycin sind Modellsubstanzen (Selektionsmarker) in der Forschung. Spectinomycin wird außerdem zur Behandlung der Gonorrhoe eingesetzt.

11

◻ **Tab. 11.1** Aminoglykoside

| Aminoglykosid | Entdeckungsjahr | Produzent | Indikation |
|---|---|---|---|
| Streptomycin | 1943 | *Streptomyces griseus* | Tuberkulose |
| Neomycin B und C | 1944 | *Streptomyces fradiae* | Augeninfektionen, Entzündungen im Genital-bereich, Entzündungen der Harnblase |
| Kanamycin A | 1957 | *Streptomyces kanamyceticus* | Augeninfektionen |
| Spectinomycin | 1960 | *Streptomyces spectabilis* | Gonorrhoe |
| Gentamicin C2 | 1963 | *Micromonospora purpurea* | Akute lebensbedrohliche septische Infektionen |
| Tobramycin | 1967 | *Streptomyces tenebrarius* | Infektionen durch *Pseudomonas aeruginosa* (z. B. bei Mukoviszidose-Patienten) |

---

### Aminoglykoside ohne Ototoxizität

Im Jahr 2012 konnte gezeigt werden, dass das in der Veterinärmedizin eingesetzte Apramycin eine viel geringere Ototoxizität aufweist als andere Aminoglykoside. Erklärt wird die Beobachtung dadurch, dass Apramycin einen etwas anderen Wirkmechanismus aufweist als andere Aminoglykoside. Im Zentrum der Ototoxizität steht die Bindung der Aminoglykoside an die Ribosomen der Mitochondrien beim Menschen. Dabei steht die Orientierung der Basen A1492 und A1493 der 16S-RNA nach Bindung der Aminoglykoside im Mittelpunkt. Diese Orientierung unterscheidet sich zwischen Apramycin und beispielsweise Gentamicin. Gentamicin führt als Folge zu Fehlcodierungen während der Translation, bei Apramycin ist die Fehlcodierung reduziert.

Kürzlich gelang es auch ein Sisomicinderivat (N1MS-17) zu entwickeln, das eine stark reduzierte Ototoxizität aufweist. Erklärt wird dies wie folgt: Aminoglykoside gelangen über die Blutlabyrinthsperre in das mit der Endolymphe gefüllte Innenohr. Dort passieren sie die Mechano-Transducer-Kanäle und gelangen zu den Haarzellen. Haarzellen werden vermutlich durch Bildung und Freisetzung von reaktiven Sauerstoffspezies irreversibel geschädigt. Das Derivat N1MS-17 scheint die Mechano-Transducer-Kanäle nicht passieren zu können und kann folglich die Haarzellen nicht zerstören. N1MS-17 weist darüber hinaus auch eine reduzierte Nierentoxizität auf.

### Geschichte

Das erste Aminoglykosid, das 1943 gefunden wurde, ist das Streptomycin. Es folgte 1944 das Neomycin und zahlreiche weitere in den darauf folgenden Jahren. (◻ Tab. 11.1). Für die Entdeckung des Streptomycins erhielt Selman Abraham Waksman, ein US-amerikanischer Biochemiker ukrainischer Abstammung, 1952 den Nobelpreis für Medizin.

## 11.2.2 Chloramphenicol

**Vorkommen, Struktur, Stoffklasse, Biosynthese**

Chloramphenicol, das von *Streptomyces venezuelae* gebildet wird, ist ein 4-Nitrophenyl-Derivat (◐ Abb. 11.9), das sich aus dem Shikimatstoffwechsel ableitet.

**Target**

Chloramphenicol hemmt das Peptidyltransferasezentrum der bakteriellen 50S-Untereinheit der Ribosomen und verhindert somit die Translation. Es ist bekannt, dass Chloramphenicol an die Reste A2451 und A2452 der 23S rRNA bindet und dadurch die Bindung der t-RNA-Moleküle verhindert.

**Resistenz**

Chloramphenicol kann durch Acetyltransferasen in unwirksame mono- und diacetylierte Derivate umgesetzt werden, die keine antibiotischen Eigenschaften mehr besitzen.

**Wirksamkeit, therapeutischer Einsatz**

Chloramphenicol ist ein Breitband-Antibiotikum, das jedoch in Deutschland nur noch in Ausnahmefällen als Augensalbe gegen schwere Binde- und Hornhautinfektionen eingesetzt wird. Ein Grund für den Verzicht auf die orale Anwendung ist, dass es eine lebensbedrohliche, irreversible, aplastische Anämie hervorrufen kann. Außerdem weist es eine Reihe weiterer Nebenwirkungen (z. B. Knochenmarksdepression, Leukämie, Neurotoxizität, Gray-baby-Syndrom) auf.

Chloramphenicol

◐ **Abb. 11.9** Das Nitrophenylderivat Chloramphenicol

## Geschichte

Chloramphenicol wurde 1947 aus *Streptomyces venezuelae* isoliert und 1949 als Arzneimittel zugelassen. Es war das erste Antibiotikum, das in großem Maßstab synthetisiert wurde. Anfänglich wurde Chloramphenicol für die Behandlung von Typhus (ausgelöst durch das Bakterium *Salmonella enterica*) auf den Markt gebracht. Später kamen andere Anwendungen hinzu. In Entwicklungsländern wird das Antibiotikum aufgrund der geringen Kosten weitaus häufiger angewendet als in Europa oder Nordamerika.

---

### Chloramphenicol – als topisches Antibiotikum ungeeignet?

Der Einsatz von Chloramphenicol als Antibiotikum zur äußerlichen Behandlung von Hautinfektionen war schon immer umstritten. Kritiker wiesen darauf hin, dass Chloramphenicol über die Haut sehr gut aufgenommen wird und somit dadurch auch eine aplastische Anämie hervorrufen kann. Befürworter der Therapie mit Chloramphenicol wiesen darauf hin, dass es keine gesicherten Daten darüber gibt, dass Patienten nach äußerlicher Behandlung mit Chloramphenicol tatsächlich an einer Anämie erkrankten. Heute wird Chloramphenicol nur noch als Augensalbe eingesetzt.

---

### 11.2.3 Erythromycin und weitere Makrolide mit antibiotischer Wirksamkeit

#### Vorkommen, Struktur, Stoffklasse, Biosynthese

Erythromycine werden von *Saccharopolyspora erythraea* gebildet. Es handelt sich bei den Erythromycinen um ein Gemisch, das hauptsächlich aus Erythromycin A, B und C (○ Abb. 11.10) besteht.

Erythromycin gehört zu den Makroliden, die mittels PKS I gebildet werden.

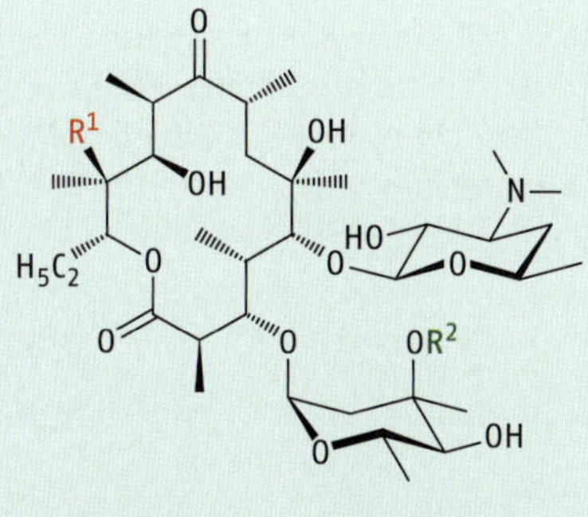

Erythromycin A: $R^1$ = OH   $R^2$ = $CH_3$
Erythromycin B: $R^1$ = H    $R^2$ = $CH_3$
Erythromycin C: $R^1$ = OH   $R^2$ = H

○ **Abb. 11.10** Die Makrolide Erythromycin A, B und C

## Target

Erythromycin A ist ein Proteinbiosynthese-Inhibitor, der an die 50S rRNA bindet und die Translokation blockiert, bei der sich die wachsende Polypeptidkette von der Aminoacyl-Akzeptor-Stelle zur Peptidyl-Donor-Stelle bewegt. Die Blockade der Translokation wird aber erst nach einigen Elongationszyklen beobachtet. Telithromycin (siehe Kasten) weist eine 10-fach stärkere Affinität zum Ribosom auf, da es gleichzeitig an zwei Domänen der 23S rRNA bindet.

## Resistenz

Die bekannteste Resistenz gegen Makrolide wie Erythromycin ist die MLS-Resistenz (Kreuzresistenz gegenüber Makroliden, Lincosamiden und Streptograminen). Sie wurde 1975 zum ersten Mal in *Staphylococcus aureus* beobachtet. Die Methylierung der 23S rRNA an der Position 2058 ist für die MLS-Resistenz verantwortlich.

Bei der MLS-Resistenz handelt es sich um eine Kreuzresistenz zwischen Makrolid-Antibiotika (Erythromycin), Lincomycin und Streptogramin. MLS-resistente Keime treten immer häufiger auf und die MLS-Resistenz ist zu einem großen Problem besonders bei Streptokokken-Infektionen geworden.

## Wirksamkeit, therapeutischer Einsatz

Makrolide werden gegen grampositive Keime eingesetzt. Erythromycin wird besonders bei Erkrankungen mit *Legionella pneumophila*, bei Pneumonien durch Chlamydien und bei Infektionen mit Penicillin-resistentem *Staphylococcus aureus* eingesetzt. Weitere Einsatzgebiete sind Nasennebenhöhlenentzündung, bakteriell bedingte Bronchitis sowie sexuell übertragbare Infektionen wie zum Beispiel Syphilis und Gonorrhoe. Makrolide sind Mittel der zweiten Wahl bei der Behandlung von Streptokokken-Infektionen.

---

### Erythromycin – Leitstruktur semisynthetisch hergestellter Makrolide

Erythromycin ist unter sauren pH-Bedingungen nicht stabil. Wie in ○ Abb. 11.11 dargestellt kommt es zur säurebasierten Bildung eines Hemiketals. Erythromycin wird dabei zu inaktiven Verbindungen wie das Anhydroerythromycin A (Hauptprodukt) oder einem Enolether, der für gastrointestinale Nebenwirkungen verantwortlich ist, umgesetzt. Die Bioverfügbarkeit von Erythromycin liegt zwischen 25 % und 50 % und muss aufgrund der kurzen Halbwertszeit von 1,5–3 Stunden drei- bis viermal täglich eingenommen werden.

Trotz dieses Nachteils dauerte es fast 40 Jahre bis neue Derivate mit verbesserten Eigenschaften auf den Markt kamen. Zu Beginn der 1990er Jahre wur-

**11**

den Clarithromycin, Roxithromycin und Azithromycin (○Abb. 11.12) zugelassen. Alle drei Verbindungen werden nicht durch die Magensäure angegriffen, besitzen somit eine konstantere Bioverfügbarkeit und eine längere Halbwertszeit (□Tab. 11.2). Clarithromycin muss zweimal, Roxithromycin ein- bis zweimal täglich und Azithromycin einmal alle drei Tage eingenommen werden. Nach Einführung dieser Derivate wurde zunehmend das Auftreten von Erythromycin-resistenten Keimen beobachtet, vor allem der Gattung *Staphylococcus*. Verantwortlich für diese Resistenz ist u. a. eine Methylierung der Base 2058 der 23S rRNA (MLS-Resistenz), wodurch die Bindung der Erythromycinderivate an das Ribosom verhindert wird. 2001 wurde Telithromycin zugelassen. Dieses zu den Ketoliden gehörende Derivat bindet nicht nur an die Base 2058 sondern gleichzeitig auch an die Base 752, woraus sich eine stärkere Bindung ergibt. Telithromycin kann auch bei MLS-Resistenz eingesetzt werden, der größte Vorteil liegt aber darin, dass es eine verbesserte Wirksamkeit gegen grampositive Kokken und ein etwas breiteres Wirkspektrum aufweist. Leider ist die Anwendung von Telithromycin bei Patienten mit Myasthenia gravis kontraindiziert, darüber hinaus gelten in Deutschland Anwendungsbeschränkungen: So kann Telithromycin nur noch zur Behandlung der akuten Exazerbation der chronischen Bronchitis und der akuten Sinusitis angewendet werden, wenn für deren Erreger aufgrund der Anamnese eine Resistenz gegen Betalaktame oder Makrolide bekannt ist. Weiterhin kann es zur Behandlung der Tonsillitis/Pharyngitis eingesetzt werden, wenn diese durch *Streptococcus pyogenes* verursacht und Betalaktam-Antibiotika nicht geeignet sind.

**Weitere Makrolide mit antibiotischer Wirksamkeit:** Neben Erythromycin wurden vor vielen Jahren auch andere Makrolide gefunden, die zum Teil als Humantherapeutika, zum Teil auch als Tierarzneimittel eingesetzt werden (□Tab. 11.2).

## Erythromycin – Biosynthese und Wirkung

Naturstoffe lassen sich mit höherer Wahrscheinlichkeit zu einem Arzneistoff entwickeln als chemisch-synthetische Substanzen ohne biogenen Ursprung. Es wird vermutet, dass Naturstoffe deshalb mit Proteinen privilegiert interagieren, weil sie mithilfe von Proteinen hergestellt werden (▶Kap. 1).

Am Beispiel von Erythromycin lässt sich diese Beobachtung veranschaulichen. Ein Schritt der Erythromycin-A-Biosynthese ist die Umsetzung von Erythromycin D zu Erythromycin C durch eine Cytochrom-P450-abhängige Monooxygenase (EryK), die eine Hydroxylierung an Position C12 des Macrolactonrings katalysiert. Erythromycin C wird dann durch Methylierung des Zuckers L-Mycarose in Erythromycin A überführt.

Erythromycin A ist ein Hemmstoff der Cytochrom-P450-Oxygenasen 3A4, 3A5 sowie 3A7. Arzneistoffe, die von diesen Enzymen umgesetzt werden, können in Anwesenheit von Erythromycin A im Körper akkumulieren.

Werden die Kristallstrukturen von EryK mit gebundenem Erythromycin D und von CYP3A4 mit gebundenem Erythromycin A (○Abb. 11.13) verglichen, so ist erkennbar, dass beide Verbindungen im Zentrum der Enzyme an ganz ähnlichen Positionen binden.

## Spätfolgen der Therapie mit Makroliden

In Finnland wurde 2016 eine Studie veröffentlicht, die sich mit den Folgen der Antibiotikatherapie bei Kindern beschäftigt. Es zeigte sich, dass sich die Darmflora von Kindern, die Makrolid-Antibiotika wie Azithromycin oder Clarithromycin eingenommen hatten, in ihrer Zusammensetzung verändert und dass es mindestens ein Jahr lang dauert bis diese Veränderungen nicht mehr nachweisbar sind. Der Einsatz von Makroliden fördert zugleich die Wahrscheinlichkeit, dass ein Kind im späteren Leben an Asthma erkrankt und/oder übergewichtig wird. Bei Penicillinen war die Veränderung der Darmflora weniger stark ausgeprägt.

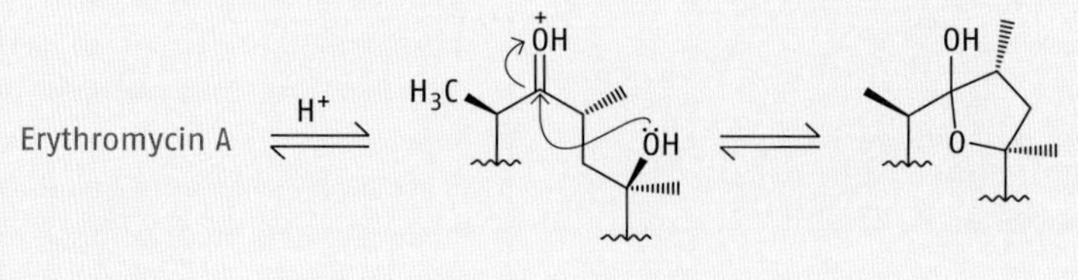

**○ Abb. 11.11** Säure basierte Bildung eines Hemiketals

X = O            R = H      Erythromycin A
X = NOCH₂O(CH₂)₂OCH₃   R = H      Roxithromycin
X = O            R = CH₃    Clarithromycin

Azithromycin

Telithromycin

o **Abb. 11.12** Clarithromycin, Erythromycin A und Roxithromycin, Azithromycin und Telithromycin

A

B

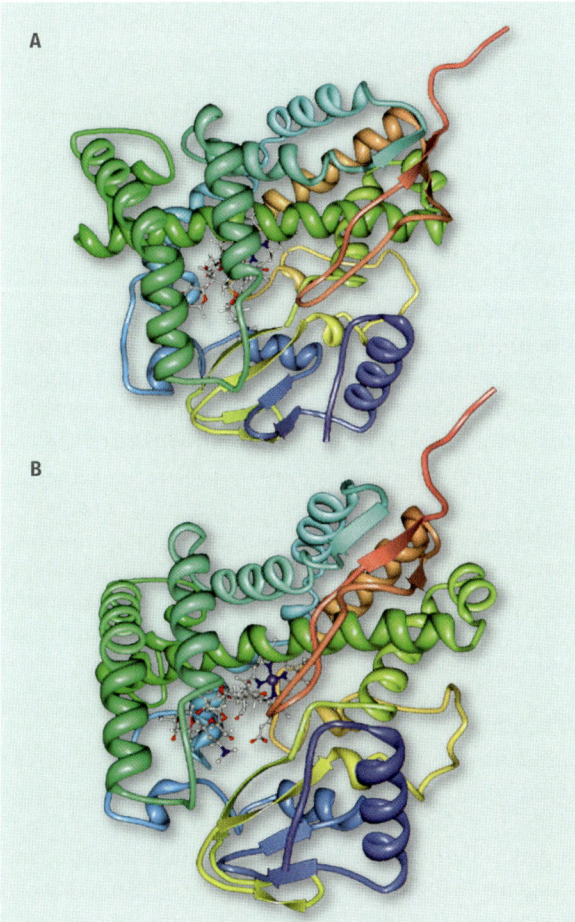

o **Abb. 11.13** Kristallstrukturen von **A** EryK mit gebundenem Erythromycin D und **B** CYP3A4 mit gebundenem Erythromycin A

## Geschichte

Der Erythromycin-Produzent *Saccharopolyspora erythraea* wurde aus einer philippinischen Bodenprobe isoliert. Der Stamm wurde ursprünglich als *Streptomyces erythraea* bezeichnet und erst 1975 umbenannt. 1952 wurde Erythromycin von Eli Lilly and Company als Arzneistoff auf den Markt gebracht.

### 11.2.4 Fusidinsäure
#### Vorkommen, Struktur, Stoffklasse, Biosynthese
Fusidinsäure wird von dem Pilz *Fusidium coccineum*, einem Saprophyt an höheren Pflanzen, gebildet.

Fusidinsäure, die 1943 gefunden wurde, ist ein Steroid-Antibiotikum (o Abb. 11.14), das aus dem Terpenstoffwechsel stammt.

#### Target
Fusidinsäure hemmt die bakterielle Proteinsynthese, indem es an den Komplex aus EF-G und GDP bindet. Dadurch wird die Translokation blockiert.

11

◻ **Tab. 11.2** Makrolide mit antibiotischer Wirksamkeit

| Name | Produzent | Target | Wirksamkeit |
|---|---|---|---|
| Disciformycin | *Pyxidicoccus fallax* | Unbekannt | Aktiv gegen MRSA und gegen Vancomycin-resistente Keime |
| Fidaxomicin | *Dactylosporangium auran-tiacum* spp. *hamdenensis* | RNA-Polymerase | Einsatz bei Infektionen mit *Clostridium difficile* |
| Oleandomycin | *Streptomyces antibioticus* | 50S-Untereinheit der Ribosomen | Leitstruktur für Troleandomycin, das in Italien und in der Türkei statt Erythromycin eingesetzt werden kann |
| Spiramycin | *Streptomyces ambofaciens* | 50S-Untereinheit der Ribosomen | Einsatz bei Toxoplasmose |
| Tylosin | *Streptomyces fradiae* | 50S-Untereinheit der Ribosomen | Einsatz in der Veterinärmedizin |

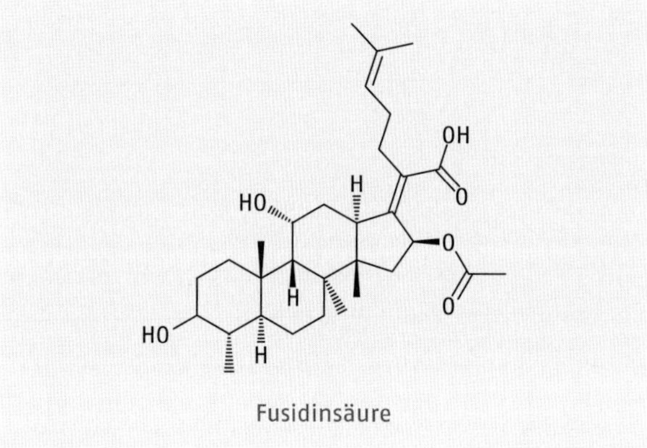

Fusidinsäure

○ **Abb. 11.14** Fusidinsäure

### Resistenz
Klinisch relevant ist die Fusidinsäure-Resistenz bei *Staphylococcus aureus*. Resistente Stämme weisen eine Punktmutation im Gen *fusA* auf, welches für den Elongationsfaktor EF-G codiert.

### Wirksamkeit, therapeutischer Einsatz
Fusidinsäure wird ausschließlich auf der Haut und am Auge eingesetzt und hat ein begrenztes Wirkungsspektrum. Das Hauptanwendungsgebiet liegt in der Behandlung von Methicillin-resistenten *Staphylococcus aureus*-Infektionen.

### 11.2.5 Lincosamide
#### Vorkommen, Struktur, Stoffklasse, Biosynthese
Lincomycin, das in den 1950er-Jahren in Bodenkulturen (*Streptomyces lincolnensis*) nahe der Stadt Lincoln, Nebraska, gefunden wurde, gehört zu den Lincosamiden. Es besteht aus einem Propylprolin und dem Aminozucker Methylthiolincosaminid. Biosynthesestudien bestätigen die biogenetische Herkunft der Propylprolineinheit aus Tyrosin. Der Aufbau des Aminozuckers erfolgt wahrscheinlich durch Kondensation von D-Glucose mit einer C3-Einheit. Ein partialsynthetisches Lincomycinderivat ist das Clindamycin (○ Abb. 11.15).

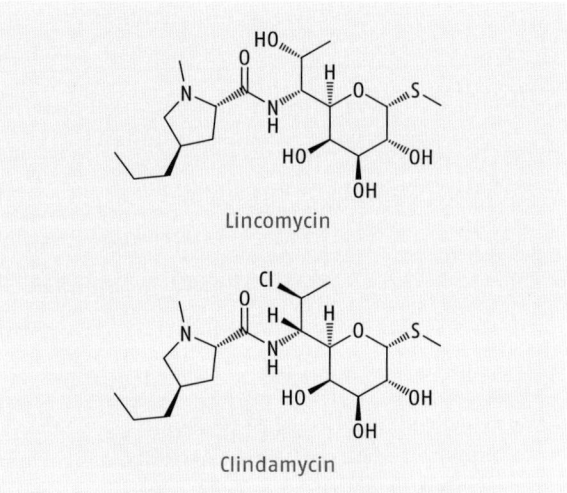

Lincomycin

Clindamycin

○ **Abb. 11.15** Lincomycin und Clindamycin

### Target
Lincomycin und Clindamycin binden, ähnlich wie Erythromycin, an die 50S-Untereinheit der (prokaryotischen) Ribosomen und hemmen somit die Proteinsynthese. Die Substanzen verhindern die Anlagerung der Aminoacyl-tRNA an das Peptidyltransferasezentrum und somit die Übertragung der Aminosäuren auf die wachsende Kette.

### Resistenz
Neben der MLS-Resistenz (▶ Kap. 11.2.4) spielen bei der Lincomycin-Resistenz auch Transportproteine eine Rolle, die zu einem verstärkten Transport der Lincosamide aus der Zelle führen.

### Wirksamkeit, therapeutischer Einsatz
Clindamycin wirkt gegen viele Keime und wird vor allem bei Streptokokken-, Staphylokokken- und Chlamydien-Infektionen eingesetzt. Beispiele für Erkrankungen, die mit Clindamycin behandelt werden, sind Lungenentzündungen, der diabetische Fuß und die Osteomyelitis. Bekannt ist, dass Clindamycin eine sehr

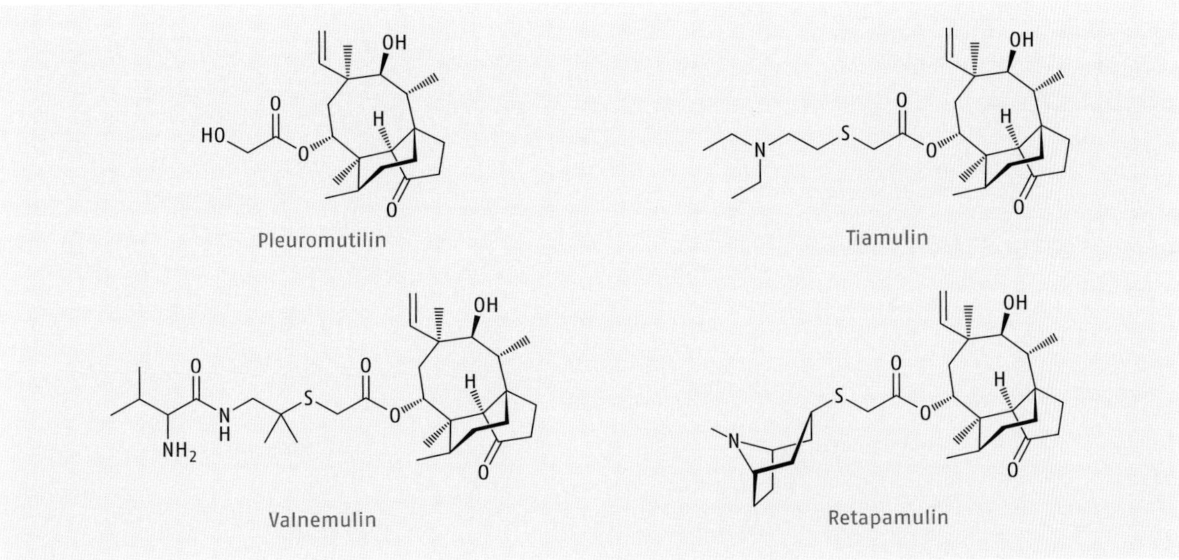

○ **Abb. 11.16** Pleuromutilin und die partialsynthetischen Derivate Tiamulin, Valnemulin und Retapamulin

gute Wirksamkeit bei Haut-, Weichteil-, Knochen- und Gelenkinfektionen aufweist. Lincomycin wird vor allem in der Tiermedizin verwendet.

---

**Clindamycin – ein Antibiotikum mit besonders großem Einfluss auf die Darmflora**

Antibiotika können die Zusammensetzung der Darmflora verändern. Dieser Einfluss ist bei verschiedenen Antibiotika unterschiedlich stark ausgeprägt. Clindamycin gehört zu den Antibiotika, welche die natürliche Besiedelung des Darmes mit Bakterien besonders deutlich verändern können. Deshalb treten bei der Einnahme von Clindamycin häufiger Nebenwirkungen wie Bauchschmerzen, Übelkeit, Erbrechen und Durchfall auf als bei anderen Antibiotika. Auch die pseudomembranöse Kolitis, ausgelöst durch *Clostridium difficile*, kann als Nebenwirkung bei der Einnahme von Clindamycin auftreten.

---

### 11.2.6 Pleuromutiline
**Vorkommen, Struktur, Stoffklasse, Biosynthese**
Pleuromutilin wird von dem Pilz *Clitopilus passeckerianus*, auf Deutsch als Katzenohrräsling bekannt, gebildet. Gefunden wurde es auch in *Drosophila subatrata* und *Clitopilus scyphoides*.

Pleuromutilin (○ Abb. 11.16) ist ein Diterpen, das vermutlich über Mevalonsäure gebildet wird. Tiamulin, Valnemulin, Retapamulin und Lefamulin sind partialsynthetisch hergestellte Pleuromutilinderivate. Lefamulin wird derzeit zum Humantherapeutikum entwickelt.

**Target**
Retapamulin greift an einer Stelle der 50S-Untereinheit des bakteriellen Ribosoms an, die sich von der Bindungsstelle anderer Antibiotika unterscheidet. Die Bindungsstelle liegt in der Region der ribosomalen P-Bindungsstelle und des Peptidyltransferase-Zentrums.

**Wirksamkeit, therapeutischer Einsatz**
Retapamulin wird ausschließlich auf der Haut verwendet und ist zur Behandlung von Impetigo, einer hochkontagiösen, oberflächlichen Infektion der Haut, die durch Staphylokokken verursacht wird, zugelassen. Tiamulin und Valnemulin werden als Mittel zur Behandlung von Infektionen bei Tieren eingesetzt.

---

**Pleuromutiline – zunehmende Resistenz von Brachyspira hyodysenteriae**

*Brachyspira hyodysenteriae* ist der Erreger der Schweinedysenterie. Die infektiöse Durchfallerkrankung kann alle Altersklassen betreffen, tritt jedoch besonders bei Mastschweinen auf. Bei Tieren, die nicht gemästet werden, tritt die Erkrankung wesentlich seltener auf. In den letzten Jahren wird eine zunehmende Resistenz der Keime gegen Pleuromutilinderivate beobachtet. Das führt zu Befürchtungen, dass die derzeit stattfindende Resistenzentwicklung wirtschaftlich großen Schaden anrichten kann und die humane Anwendung von Pleuromutilinderivaten zukünftig einschränken wird.

---

**Geschichte**
Pleuromutilin wurde bereits in den 1950er Jahren gefunden. Tiamulin erhielt 1979 eine Zulassung für die

**11**

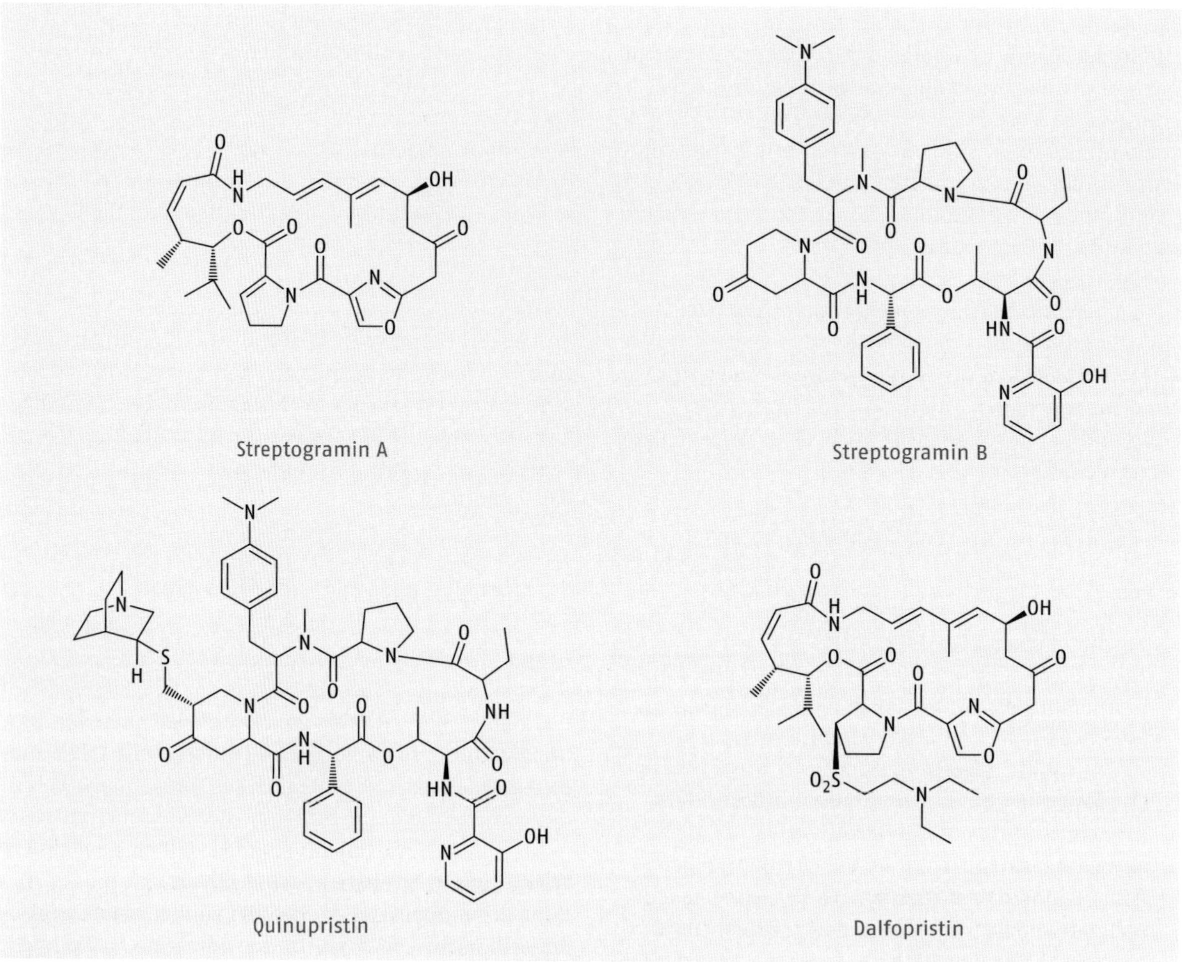

**Streptogramin A**

**Streptogramin B**

**Quinupristin**

**Dalfopristin**

**○ Abb. 11.17** Die natürlichen Streptogramine Streptogramin A (Pristinamycin IIA) und Streptogramin B (Pristinamycin IA) und die partialsynthetischen Derivate Quinupristin und Dalfopristin

Veterinärmedizin. 2007 wurde Retapamulin und 2008 Valnemulin als topisch anwendbares Mittel in Deutschland zugelassen.

### 11.2.7 Streptogramine

**Vorkommen, Struktur, Stoffklasse, Biosynthese**

Alle bekannten Streptogramine sind Stoffgemische, die in die Gruppen A und B unterteilt werden. Streptogramine vom Typ A sind PKS-Derivate, die auch NRPS-Komponenten beinhalten. Streptogramine der B-Gruppe sind reine NRPS-Derivate.

Die Streptogramine lassen sich in natürliche und partialsynthetische Derivate unterteilen. Natürliche Streptogramine sind das **Pristinamycin** mit Pristinamycin IIA (Streptogramin A) und Pristinamycin IA (Streptogramin B, ○ Abb. 11.17) und das **Virginiamycin** mit Pristinamycin IIA und **Virginiamycin** S1. Sie werden von *Streptomyces pristinaespiralis* bzw. *Streptomyces virginiae* gebildet.

Partialsynthetisch hergestellte Streptogramine sind RP59500 (Synercid®, ○ Abb. 11.17) mit den Wirkstoffen Dalfopristin und Quinupristin und NXL103 mit Flopristin und Linopristin.

Als Arzneimittel ist in Deutschland Synercid® zugelassen.

**Target**

Streptogramine binden an die P-Stelle der 50S-Untereinheit des Ribosoms und hemmen so die Elongation der Proteinsynthese. Einzeln betrachtet sind diese beiden Wirkstoffe bakteriostatisch wirksam, zusammen wirken sie in einer 30:70-Mischung (Dalfopristin: Quinupristin, Synercid®) bakterizid. Dies erklärt sich dadurch, dass es nach Bindung durch Quinupristin zu einer Konformationsänderung der 50S-Untereinheit kommt. Diese Änderung ermöglicht eine festere Bindung von Dalfopristin an die 50S-Untereinheit. Beide Substanzen haben somit einen synergistischen Effekt.

**Resistenz**

Streptograminresistenz beruht auf einer durch Methyltransferasen katalysierten Veränderung der 23S rRNA. Resistenz kann ebenfalls durch einen ABC-Transporter hervorgerufen werden, der die Streptogramine als Substrat akzeptiert.

## Wirksamkeit, therapeutischer Einsatz

Die in der Klinik verwendeten Streptogramine werden intravenös verabreicht. Sie sind aktiv gegen die meisten grampositiven Bakterien wie Staphylokokken, Streptokokken und Enterokokken. Ausgenommen hiervon ist *Enterococcus faecalis*, welcher eine natürliche Resistenz aufgrund einer Effluxpumpe zeigt, sowie Enterobakterien und Pseudomonaden.

Eingesetzt werden sie bei komplizierten Hautinfektionen, die durch Gruppe-A-Streptokokken und Methicillin-empfindliche Staphylokokken hervorgerufen werden. Außerdem werden sie bei Infektionen mit Vancomycin-resistenten Stämmen von *Enterococcus faecium* und bei nosokomial erworbenen Lungenentzündungen eingesetzt.

---

### Synercid® – wenig neu, unverträglich, wichtig

„Synercid®, wenig neu, unverträglich, wichtig", so kommentierte das Arzneitelegramm die Einführung von Synercid® im Jahr 2000, nachdem Synercid® 1999 zugelassen worden war. Tatsächlich hatte hier die Erforschung längst bekannter Antibiotika zur Entwicklung von Synercid® geführt und tatsächlich ist Synercid® kein gut verträgliches Antibiotikum, denn es führt zu Venenreizungen und gilt als CYP3A4-Hemmstoff. Trotzdem wird es heute bei Vancomycin-resistenten Keimen bei Patienten mit nosokomialer Pneumonie, Haut- und Weichteilinfektionen und bei klinisch relevanten Infektionen durch *Enterococcus faecium* verabreicht und hat eine große Bedeutung in der Antibiotikatherapie.

---

## Geschichte

Bereits in den 1970er Jahren hatten führende Pharmafirmen Streptogramine in der Entwicklung. Doch da andere Antibiotikaklassen den Streptograminen überlegen waren, wurde die Forschung in vielen Firmen eingestellt. Erst 1999 brachte Rhone-Poulenc Rorer Pharmaceuticals die beiden Substanzen Quinupristin und Dalfopristin unter dem Namen Synercid® als Arzneimittel auf den Markt. Dalfopristin ist ein semisynthetisch hergestelltes Derivat des Pristinamycin IIA, Quinopristin ein Derivat von Pristinamycin IA.

### 11.2.8 Tetracycline und Glycylcycline
#### Vorkommen, Struktur, Stoffklasse, Biosynthese

Tetracycline sind aromatische Polyketide, die von Polyketidsynthasen des Typs II gebildet werden. Tetracycline, die in Position 9 am Ring D eine Glycylamidogruppe tragen, werden als Glycylcycline (z. B. Tigecyclin) bezeichnet. In ○ Abb. 11.18 sind Tetracycline der ersten, zweiten, dritten und vierten Generation aufgeführt. Natürliche Tetracycline werden von Bakterien der Gattung

*Streptomyces* (z. B. *Streptomyces rimosus*) gebildet. Glycylcycline sind synthetische Tetracyclinderivate.

### Target

Alle Tetracycline binden an die 30S-Untereinheit des Ribosoms und hemmen die Translation. Besonders stark ist die Bindung des Tigecyclins ausgeprägt.

### Resistenz

Tetracyclin-Resistenz entsteht besonders durch verminderten Tetracyclin-Influx in die Zelle oder einen energieabhängigen Efflux aus der Zelle durch spezifische Transportproteine. Während die meisten Tetracycline von den Effluxpumpen erkannt werden, scheint Tigecyclin von diesen Pumpen nicht transportiert werden zu können.

### Wirksamkeit, therapeutischer Einsatz

Tetracycline weisen ein breites Wirkspektrum auf, das grampositive (z. B. Staphylokokken und Streptokokken) und gramnegative Bakterien (z. B. Brucellen, Campylobacter und Neisserien) umfasst. Es wird zur Behandlung Peptidoglykan-negativer Problemkeime (z. B. Mykoplasmen, Rickettsien und Chlamydien) und von Spirochäten (z. B. Borrelien und Treponemen) eingesetzt.

Da Tetracycline Calcium binden, sollten sie nicht bei Schwangeren, Stillenden oder Kindern in der Wachstumsphase eingesetzt werden. Besonders bei Neugeborenen kommt es beim Einsatz von Tetracyclinen zur Entwicklung verfärbter Zähne und zur Verringerung der Knochenstabilität.

---

### Mortalitätsrisiko unter Einnahme von Tigecyclin

2011 und 2013 wies die FDA darauf hin, dass die Einnahme von Tigecyclin, das zur Behandlung komplizierter Haut- und Weichteilinfektionen zugelassen ist, nur angewendet werden sollte, wenn es keine Alternative gibt. Grund ist das im Vergleich zu anderen Antibiotika erhöhte Sterberisiko. Hintergrund dieser Warnung der FDA ist, dass in verschiedenen Studien gezeigt wurde, dass die Mortalität unter Einnahme von Tigecyclin stets höher war als unter der Einnahme anderer Antibiotika. So lag beispielsweise in einer Studie die Mortalität unter Einnahme von Tigecyclin bei 2,5 % im Vergleich zu 1,8 % in der Kontrollgruppe. Alle Studien bezogen sich auf Patienten, die komplizierte Haut- und Weichteilinfektionen, komplizierte intraabdominelle Infektionen oder ambulant erworbene Pneumonien aufwiesen.

---

In Kliniken ist Tigecyclin inzwischen das Tetracyclin der Wahl. Es wird eingesetzt bei komplizierten Haut- und Weichteilinfektionen, komplizierten intraabdomi-

**11**

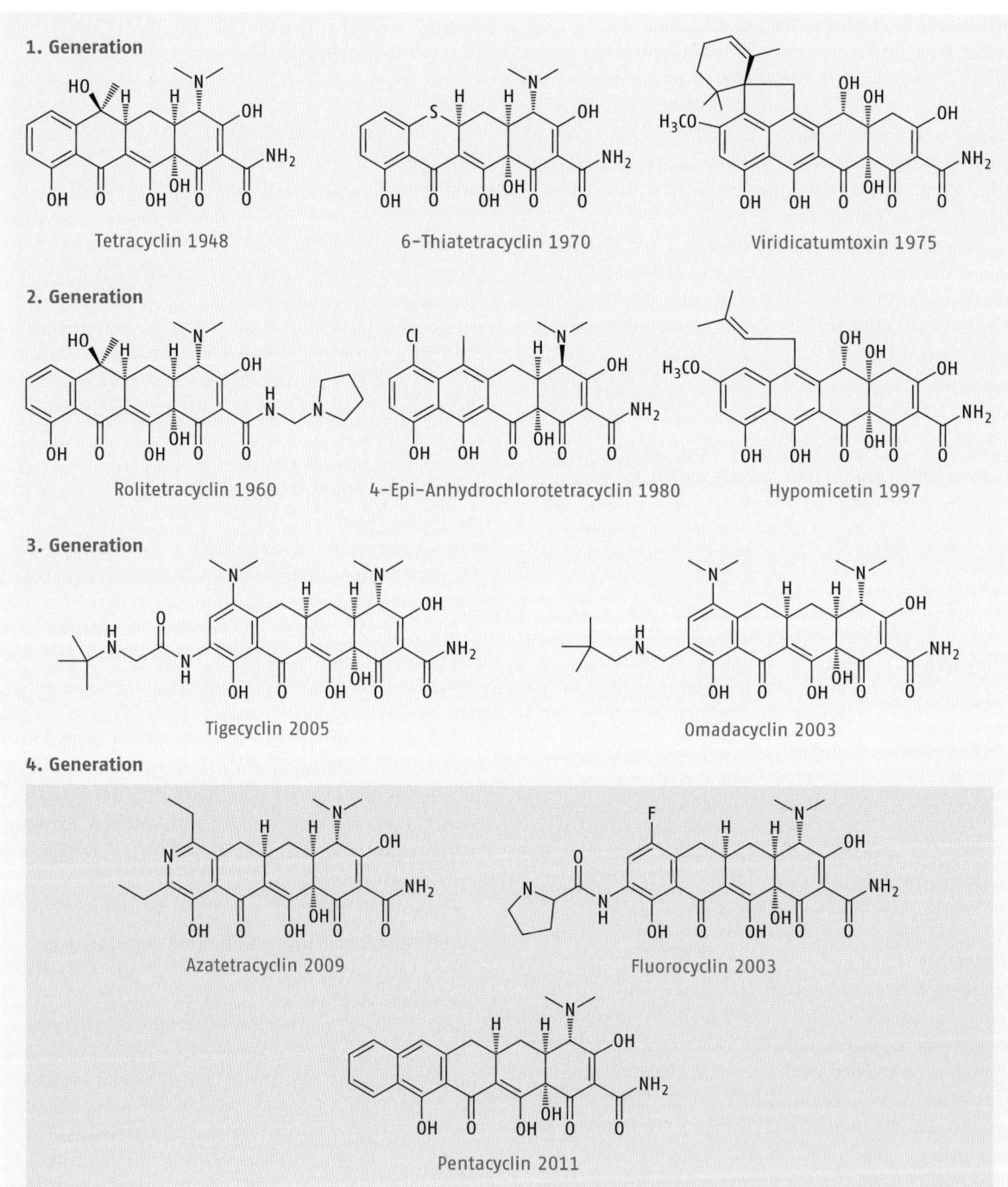

**1. Generation**

Tetracyclin 1948

6-Thiatetracyclin 1970

Viridicatumtoxin 1975

**2. Generation**

Rolitetracyclin 1960

4-Epi-Anhydrochlorotetracyclin 1980

Hypomicetin 1997

**3. Generation**

Tigecyclin 2005

Omadacyclin 2003

**4. Generation**

Azatetracyclin 2009

Fluorocyclin 2003

Pentacyclin 2011

**o Abb. 11.18** Tetracycline der verschiedenen Generationen

nellen Infektionen, Infektionen mit gramnegativen Keimen wie *Escherichia coli*, *Acinetobacter baumannii* und
multiresistenten Problemstämmen wie dem Methicillin-resistenten *Staphylococcus aureus* (MRSA), Vancomycin-resistenten Enterokokken (VRE) sowie Exten-
ded-Spectrum-Betalactamase produzierenden Erre-
gern. Während Omadacyclin derzeit klinisch getestet
wird, sind Derivate der vierten Generation bisher nicht
als Arzneimittel zugelassen.

**Geschichte**

1948 wurde Chlorotetracyclin (Aureomycin) in *Streptomyces aureofaciens*, 1951 Oxytetracyclin in *Streptomyces
rimosus* gefunden. Es folgte die Totalsynthese der Tetracycline und das Auffinden weiterer natürlicher Vertreter.
Zu den pharmazeutisch relevanten Tetracyclinen gehören Tetracyclin, die bereits erwähnten Stoffe Oxytetracyclin und Chlorotetracyclin, Doxycyclin, Minocyclin und
das 2007 in Deutschland zugelassene Tigecyclin.

Bacitracin

## 11.3 Bakterielle Zellhüllen beeinflussende Naturstoffe

### 11.3.1 Bacitracin

**Vorkommen, Struktur, Stoffklasse, Biosynthese**

Bacitracin, das von *Bacillus licheniformis* und *Bacillus subtilis* gebildet wird, ist ein Peptid-Antibiotikum. Es wird durch eine NRPS gebildet (◔ Abb. 11.19).

**Target**

Bacitracin bildet einen Komplex mit Undecaprenyldiphosphat, einem lipophilen Carrier, der von Bakterien für den transmembranären Transport von Fragmenten der Mureinbiosynthese verwendet wird. Als Folge können Mureinbauteile nicht durch die Membran transportiert werden, was zu einer Hemmung der Mureinbiosynthese führt.

**Wirksamkeit, therapeutischer Einsatz**

Wegen seiner Nierentoxizität wird Bacitracin ausschließlich äußerlich eingesetzt. Dabei wird es besonders bei großflächigen Wunden, z. B. Verbrennungen, aber auch bei Stich- und Bissverletzungen, verwendet. Bacitracin-haltige Fertigarzneimittel sind u. a. in Österreich zugelassen.

Seit einigen Jahren wird Bacitracin bei Kaninchen als erstes Veterinärarzneimittel gegen die mukoide Enteritis eingesetzt, die durch *Clostridium perfringens* verursacht wird. Das Toxin von *Clostridium perfringens* führt zu Lähmungserscheinungen im Darmbereich der Kaninchen mit teigig bis knotig-festen Kotanschoppungen besonders im Blinddarm. Nicht selten sterben Kaninchen an der Erkrankung.

**Antibiotika in der Tiermedizin**

1999 wurden zum ersten Mal bestimmte Antibiotika (Tylosin, Spiramycin, Virginiamycin, Bacitracin) als Wachstumsförderer in der Tiermast verboten. Andere Substanzen wie Avilamycin A, Chinoxalin-Antibiotika, Flavomycin, Moenomycin und Salinomycin blieben erlaubt.

2006 wurde dann der Einsatz aller Antibiotika als Wachstumsbeschleuniger in der EU verboten.

2012 wurden erstmals offizielle Zahlen zur Abgabe von Antibiotika in der Tiermedizin veröffentlicht. Seit der Ersterfassung im Jahr 2011 sinken die abgegebenen Mengen. Nach Angaben des Bundesamtes für Verbraucherschutz und Lebensmittelsicherheit sind im Jahr 2014 rund 1238 Tonnen Antibiotika von pharmazeutischen Unternehmen und dem Großhandel an Tierärztinnen und Tierärzte in Deutschland abgegeben worden. Im Jahr 2013 waren es 1452, im Jahr 2011 sogar 1706.

Bei einigen Antibiotika, die eine wichtige Bedeutung für die Humanmedizin aufweisen, die aber auch in der Behandlung kranker Tiere von großer Bedeutung sind, ist die oben beschriebene Entwicklung nicht erkennbar. So stieg die Menge an Fluorchinolonen von 8 Tonnen in 2011 auf 12 Tonnen in 2014.

Die angegebenen Mengen zeigen, dass das Verbot des Einsatzes von Antibiotika zum Zwecke der Wachstumssteigerung dazu geführt hat, dass der generelle Verbrauch rückläufig ist. Sie zeigen aber auch, dass, solange die Intensivtierhaltung nicht abgeschafft wird, Antibiotika immer wieder auch in großen Mengen eingesetzt werden müssen, um die in der Intensivhaltung leichter erkrankenden Tiere zu behandeln. Ein Ausweg kann hier nur in einer artgerechten Tierhaltung liegen.

11

**Bacitracin – unterschiedliche Gewinnmargen**

Bacitracin kann in großen Fermentern durch *Bacillus licheniformis* bzw. *Bacillus subtilis* produziert werden. Auch wenn Bacitracin eher ein geeignetes Tierarzneimittel ist, wird es heute weiterhin in manchen Ländern als Humantherapeutikum eingesetzt. Geschätzt wird, dass etwa 200 Tonnen Bacitracin jährlich für die Behandlung von Tieren verkauft werden und 4 Tonnen als Arzneimittel zur Anwendung am Menschen. Der Marktwert der 200 Tonnen soll bei 20 Millionen US-Dollar liegen, der Marktwert der 4 Tonnen bei 100 Millionen.

### Geschichte

Bacitracin wurde 1945 gefunden. Die Entdeckung des Bacitracins ist mit dem Schicksal eines Mädchens mit dem Namen Margaret Tracy verbunden. Das Mädchen war mit einem offenen Schienbeinbruch ins Krankenhaus gekommen und die Ärzte diagnostizierten eine *Staphylococcus-aureus*-Infektion. Einige Zeit später war *Staphylococcus aureus* jedoch nicht mehr nachweisbar und es wurde herausgefunden, dass ein Bacillus-Stamm für das Verschwinden von *Staphylococcus aureus* verantwortlich war. Aus diesem Stamm wurde dann das Bacitracin isoliert, das seinen Namen vom Produzenten (*Bacillus*) und der Patientin (Tracy) erhielt.

### 11.3.2 Cephalosporin C und Penicillin G

**Vorkommen, Struktur, Stoffklasse, Biosynthese**

Penicillin G (Benzylpenicillin) wird von dem Pilz *Penicillium notatum*, Cephalosporin C von *Acremonium chrysogenum* gebildet.

Penicillin G und Cephalosporin C gehören zu den Betalactam-Antibiotika. Penicilline enthalten ein bizyklisches Grundgerüst, das als Penam bezeichnet wird und Cephalosporine enthalten eines, das als Cepham (Abb. 11.20) bezeichnet wird. Beide werden mittels NRPS gebildet.

### Target

Penicilline und Cephalosporine greifen in die Synthese der Zellwand von Bakterien ein. Der Betalactam-Ring der Substanzen ist dem D-Alanin-D-Alanin-Rest als Terminus einer Peptidkette des Mureins sehr ähnlich (Abb. 11.21). Substanzen beider Antibiotikaklassen werden von dem bakteriellen Enzym D-Alanin-Transpeptidase gebunden, das für die Quervernetzung der Peptidoglykane in den bakteriellen Zellwänden zuständig ist. Da die Bindung der Antibiotika an die D-Alanin-Transpeptidase irreversibel ist, kann vom Bakterium keine Zellwand mehr synthetisiert werden.

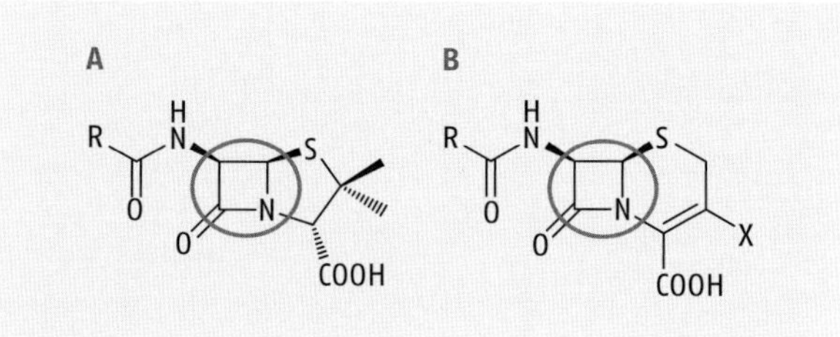

Abb. 11.20 Grundstrukturen. A Penicilline, B Cephalosporine (der Betalactamring ist farbig gekennzeichnet)

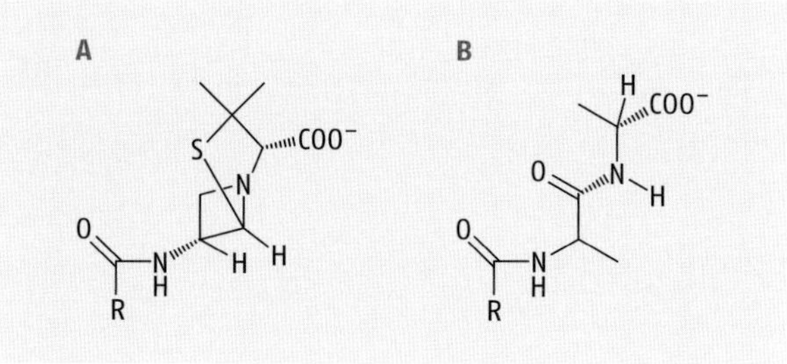

Abb. 11.21 Der Betalactam-Ring als sterisches Analogon des D-Ala-D-Ala-Rests einer Murein-Polypeptidkette. A Betalactam-Struktur, B D-Ala-D-Ala-Teilstruktur

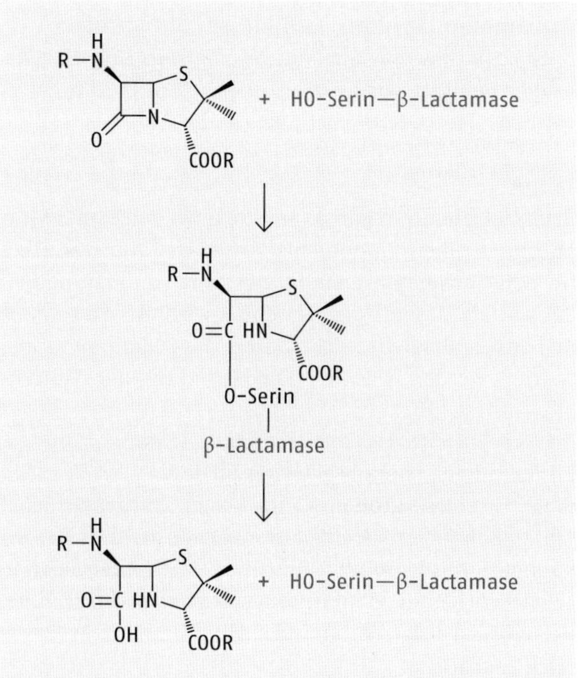

Abb. 11.22 Zerstörung des Betalactam-Rings durch eine Betalactamase

### Resistenz

Die Penicillin- und Cephalosporin-Resistenz beruht vor allem auf Betalactamasen, die zu einer Zerstörung des Betalactam-Rings führen (Abb. 11.22).

Resistenz kann aber auch dadurch erzeugt werden, dass Enzyme, die den Aufbau des Peptidoglykans katalysieren und Target für Penicilline und Cephalosporine sind (diese Enzyme werden auch als Penicillinbinde-

**◘ Tab. 11.3** Eigenschaften wichtiger Penicilline

| Stoffname | Eigenschaft |
| --- | --- |
| Penicillin G (Benzylpenicillin) | Natürlich vorkommendes, klinisch einsetzbares Penicillin |
| Penicillin V (Phenoxymethylpenicillin) | Oral applizierbares Penicillin |
| Oxacillin, Flucloxacillin, Dicloxacillin | Penicillinasefeste Penicilline |
| Aminopenicilline (z. B. Amoxicillin, Ampicillin, Bacampicillin), Acylaminopenicilline (z. B. Azlocillin, Mezlocillin, Piperacillin), Carboxypenicilline (z. B. Carbenicillin, Ticarcillin) | Breitspektrum-Penicilline (auch gegen gramnegative Keime einsetzbar) |

**◘ Tab. 11.4** Eigenschaften wichtiger Cephalosporine

| Stoffname | Eigenschaft |
| --- | --- |
| Cephalosporin C | Natürlich vorkommendes Cephalosporin, das jedoch nicht klinisch verwendet wird |
| Cephalosporine der Gruppe 1 (z. B. Cefazolin) | Basiscephalosporine ohne erhöhte Betalactamase-Stabilität, parenterale Verwendung |
| Cephalosporine der Gruppe 1 (z. B. Cefalexin, Cefaclor, Cefadroxil) | Basiscephalosporine ohne erhöhte Betalactamase-Stabilität, orale Verwendung |
| Cephalosporine der Gruppe 2 (z. B. Cefuroxim) | Cephalosporine mit verbesserter Wirkung gegen gramnegative Keime und mit erhöhter Betalactamase-Stabilität, parenterale Verwendung |
| Cephalosporine der Gruppe 2 (z. B. Cefuroximaxetil) | Cephalosporine mit verbesserter Wirkung gegen gramnegative Keime und mit erhöhter Betalactamase-Stabilität, orale Verwendung |
| Cephalosporine der Gruppe 3 (z. B. Cefotaxim, Ceftriaxon) | Cephalosporine mit deutlich besserer Wirkung gegen gramnegative Keime und mit hoher Betalactamase-Stabilität, parenterale Verwendung |
| Cephalosporine der Gruppe 4 (z. B. Cefepim) | Cephalosporine mit deutlich besserer Wirkung gegen gramnegative Keime inklusive *Pseudomonas aeruginosa* und mit hoher Betalactamase-Stabilität, parenterale Verwendung |
| Cephalosporine der 5. Gruppe (z. B. Ceftobiprol) | Cephalosporine mit deutlich besserer Wirkung gegen gramnegative Keime, orale Verwendung |

proteine bezeichnet), entweder in veränderter Form gebildet werden, sodass die Antibiotika nicht mehr binden, oder in so großen Mengen gebildet werden, dass die Antibiotikakonzentration nicht ausreichend ist. Bekannt ist die Methicillin-Resistenz bei *Staphylococcus aureus*, die auf die Bildung eines neuen Penicillinbindeproteins zurückzuführen ist.

**Wirksamkeit, therapeutischer Einsatz**
Seit der Entdeckung der Penicilline und Cephalosporine sind aus diesen zahlreiche Arzneistoffe entwickelt worden. Ziel war es, stets besser wirksame, auch gegen resistente Keime aktive Substanzen zu entwickeln. In ◘ Tab. 11.3 und ◘ Tab. 11.4 sind Penicilline bzw. Cephalosporine aufgeführt, die über die Jahre entwickelt und eingesetzt wurden.

In den letzten Jahren lag der Fokus besonders auf der Weiterentwicklung der Cephalosporine. Als Cephalosporine der 4. Generation gelten u. a. Cefozopran, als

Cephalosporine der 5. Generation Ceftobiprol und Ceftarolin. Die beiden letztgenannten Antibiotika sind Breitband-Antibiotika mit sehr guter Wirkung gegen MRSA.

**Bedrohung durch Pathogene mit Extended-Spectrum-Betalactamasen (ESBL)**
Mikroorganismen, die Extended-Spectrum-Betalactamasen (ESBL) enthalten, sind gegenüber wichtigen Wirkstoffen wie Aminopenicillinen (z. B. Ampicillin) und Cephalosporinen (auch der 3. Generation) resistent. Diese Resistenz lässt sich bei verschiedenen Bakteriengattungen nachweisen, insbesondere bei Enterobakterien, zu denen u. a. Salmonellen, Klebsiellen und *Escherichia coli* gehören. In den USA erkrankten 2014 26 000 Patienten an ESBL tragenden Mikroorganismen, etwa 1700 starben.

11

Daptomycin

**o Abb. 11.23** Daptomycin

## Geschichte
Die Geschichte der Penicilline beginnt 1928 mit der berühmten beiseite gestellten Agarplatte im Labor von A. Fleming. Die Geschichte der Cephalosporine beginnt 1945 mit der Entdeckung des Cephalosporin C auf Sardinien. Es folgt eine beispiellose Entwicklung von neuen Penicillin- und Cephalosporin-Derivaten, und auch heute noch werden neue Penicillin- und Cephalosprinderivate zu Humantherapeutika entwickelt. A. Fleming, E. B. Chain und H. W. Florey erhielten 1945 den Nobelpreis für Medizin für die Entdeckung des Penicillins und seinen Einsatz in der Therapie.

### 11.3.3 Daptomycin
**Vorkommen, Struktur, Stoffklasse, Biosynthese**
Daptomycin, das von *Streptomyces roseosporus* gebildet wird, ist ein zyklisches Lipopeptid (o Abb. 11.23), dessen Grundstruktur aus Aminosäuren mittels NRPS gebildet wird. Der Fettsäurerest des Moleküls wird über den Fettsäuresynthasekomplex des Produzenten hergestellt.

### Target
Der Wirkmechanismus von Daptomycin umfasst eine Bindung (in Gegenwart von Calcium-Ionen) an Bakterienmembranen. Dort kommt es zu einer Aggregation des Moleküls, es bildet sich ein Ionenkanal aus. Als Folge kommt es zu einem Kalium-Verlust des Mikroorganismus und als Folge zur Störung essenzieller Stoffwechselvorgänge.

### Resistenz
Daptomycinresistenz konnte bei einem Stamm beobachtet werden, dem ein ganz spezielles Membranprotein (Membranchaperon) fehlte. Dieses Chaperon scheint für das Eindringen von Daptomycin in die Zelle bedeutend zu sein.

## Wirksamkeit, therapeutischer Einsatz
Daptomycin ist ausschließlich gegen grampositive Bakterien aktiv. Es wird besonders bei komplizierten Haut- und Weichteilinfektionen, bei Endokarditis bedingt durch eine Infektion mit *Staphylococcus aureus* und bei *Staphylococcus-aureus*-bedingten Bakteriämien eingesetzt. Darüber hinaus zeigt es gute Aktivität gegen *Streptococcus pneumoniae*, *Streptococcus pyogenes* und *Enterococcus faecalis*. Daptomycin wird nur i. v. appliziert.

**Daptomycin – letzter Vertreter einer neuen Substanzklasse?**
Zwischen 2001 und 2015 wurden weltweit eine Reihe von Antibiotika als Arzneimittel zugelassen (oTab. 11.5). Wird lediglich ihre Anzahl betrachtet, so scheint es kaum eine Krise in der Antibiotikatherapie zu geben.
Bei genauer Betrachtungsweise fällt auf, dass die reine Anzahl kein beruhigendes Kriterium ist, denn nur einige dieser Substanzen (Daptomycin, Bedaquilin und Delamanid) sind erste Vertreter ganz neuer Substanzklassen. Alle anderen Verbindungen gehören zu Substanzklassen, bei denen schon mindestens ein anderer Vertreter seit Jahren als Antibiotikum eingesetzt wird.
Zudem muss berücksichtigt werden, dass einige Wirkstoffe doch recht schwerwiegende Nebenwirkungen haben oder nur ein eingeschränktes Anwendungsgebiet. So wurde kürzlich bezüglich Telithromycin darauf hingewiesen, dass die Anwendung der Substanz mit einem erhöhten Risiko für bestimmte Nebenwirkungen, manche davon schwerwiegend, verbunden ist. Diese betreffen eine Exazerbation der Myasthenia gravis (die lebensbedrohend sein kann), einen vorübergehenden Bewusstseinsverlust, reversible Sehstörungen und auch schwerwiegende

Leberfunktionsstörungen. In Deutschland wurden daher für Telithromycin Anwendungsbeschränkungen ausgesprochen.

Bezüglich des Einsatzes von Tigecyclin wurde kürzlich von der FDA bekannt gegeben, dass Tigecyclin, das zur Behandlung komplizierter Haut- und Weichteilinfektionen zugelassen ist, nur angewendet werden sollte, wenn es keine andere Wahl gibt. Grund ist das im Vergleich zu anderen Antibiotika erhöhte Mortalitätsrisiko.

Eingeschränkte Anwendungsgebiete betreffen Retapamulin (zugelassen nur bei Hautinfektionen), Tedizolid (zugelassen nur bei komplizierten Haut- und Weichteilinfektionen), Telavancin (zugelassen bei Pneumonien), Ceftobiprol (zugelassen bei Pneumonien), Dalbavancin (zugelassen bei bakteriellen Hautinfektionen), Oritavancin (zugelassen bei bakteriellen Hautinfektionen), Finafloxacin (zugelassen bei Otitis externa) und das Anthrax-Immunglobulin (zugelassen bei *Bacillus-anthracis*-Infektionen).

Noch kritischer wird die Situation bei Betrachtung der Antibiotika, die derzeit klinisch geprüft werden (□Tab. 11.6). Es handelt sich hier überwiegend um Antibiotika, die nur gegen bestimmte Keime, meist *Mycobacterium tuberculosis* und *Clostridium difficile*, getestet werden.

Derzeit befindet sich keine Substanz in der Entwicklung, die ein Vertreter einer neuen Substanzklasse ist, und die außerdem eine breite antibiotische Aktivität aufweist. Bedenkt man, dass die Entwicklung eines Antibiotikums bis zur Marktreife mindestens 10 Jahre dauert, dann wird es in den nächsten Jahren voraussichtlich doch eine Krise in der Antibiotikatherapie geben. Somit ist Daptomycin eines der letzten Antibiotika einer neuen Substanzklasse das, wenn auch eingeschränkt auf grampositive Keime, ein breites Einsatzgebiet aufweist.

### Geschichte
Daptomycin wurde Ende der 1980er Jahre gefunden. Die Verbindung wurde 1997 an Cubist Pharmaceuticals auslizensiert. 2003 wurde Daptomycin unter dem Handelsname Cubicin® als Arzneistoff zugelassen (Zulassung in Deutschland 2006). 2014 wurde Cubist Pharmaceuticals von Merck für 8,4 Milliarden Dollar gekauft. Mit dem Verkauf von Daptomycin-Präparaten wird ein Umsatz von mehr als 1 Milliarde Dollar pro Jahr erzielt.

### 11.3.4 Moenomycin A
#### Vorkommen, Struktur, Stoffklasse, Biosynthese
Moenomycin A, das 1965 zum ersten Mal beschrieben wurde, ist die Hauptverbindung eines Gemischs von Verbindungen, die von *Streptomyces ghanaensis* gebildet werden. Weitere Stämme, die Moenomycin bilden können, sind *S. bambergiensis*, *S. ederensis* und *S. geysiriensis*.

Moenomycin A (○Abb. 11.24), das auch als Flavomycin oder Bambermycin bezeichnet wird, ist ein Phosphoglycolipid, das aus Zuckern, einem Phosphoglycerat und einer Isoprenkette ($C_{25}$) aufgebaut ist. Neben Moenomycin A sind Moenomycin A12, C1, C3 und C4 bekannt. Alle Verbindungen enthalten ein Moenocinol-phosphoglycerat-Grundgerüst, das mit einem Tetrasaccharid verknüpft ist.

### Target
Moenomycin bindet an Glycosyltransferasen, die am Aufbau des Peptidoglykans beteiligt sind (○Abb. 11.25).

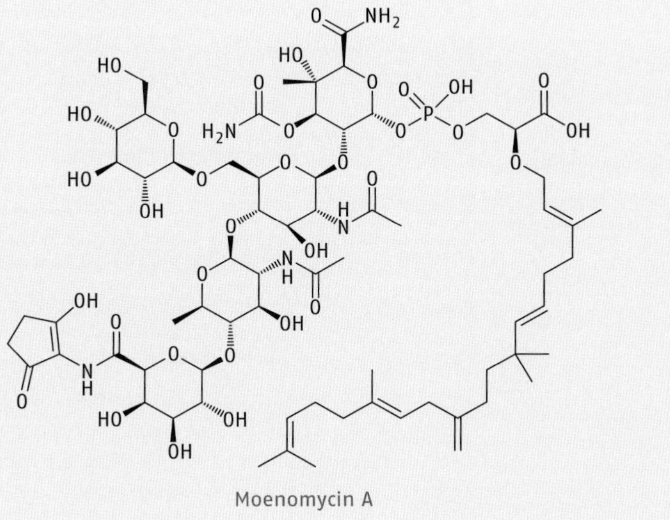

○ Abb. 11.24
Moenomycin A

◻ **Tab. 11.5** Neu zugelassene Antibiotika seit 2001 (Beispiele)

| Zulassung | Antibiotikum | Substanzklasse | Wirkungsspektrum |
|---|---|---|---|
| 2001 | Telithromycin | Ketolid (abgewandeltes Makrolid) | Grampositive Bakterien, besonders Strepto-kokken (auch Makrolid-resistente Keime) |
| 2003 | Daptomycin | Zyklisches Lipopeptid | Grampositive Bakterien, besonders *Staphylococcus aureus* (MRSA) |
| 2005 | Tigecyclin | Glycylcyclin | Grampositive und gramnegative Keime, alle Anaerobier sowie atypische intrazelluläre Erreger |
| 2007 | Retapamulin | Pleuromutilin | Grampositive Bakterien |
| 2012 | Ceftarolin | Cephalosporin der 5. Generation | Grampositive und gramnegative Keime (auch MRSA) |
| 2013 | Fidaxomicin | Makrolid | *Clostridium difficile* |
| 2014 | Bedaquilin | Diarylchinolin und Delamanid/Nitro-dihydro-Imidazooxazol | *Mycobacterium tuberculosis* |
| 2014 | Telavancin | Glycolipopeptid (Vancomycinderivat) | Grampositive Bakterien (MRSA) |
| 2014 | Ceftobiprol | Cephalosporin der 5. Generation | Grampositive Bakterien (MRSA) |
| 2014 | Oritavancin | Glycolipopeptid (Vancomycinderivat) | Grampositive Bakterien |
| 2015 | Tedizolid | Oxazolidinon | Grampositive Bakterien (auch MRSA) |
| 2015 | Dalbavancin | Glycolipopeptid | Grampositive Bakterien (auch MRSA) |
| 2015 | Ceftolozan + Tazobactam | Cephalosporin + Betalactamase-Inhibitor | Grampositive und gramnegative Keime |
| 2015 | Finafloxacin | Fluorochinolon | Grampositive und gramnegative Keime |
| 2015 | Anthrax-Immunglobulin | | *Bacillus anthracis* |

◻ **Tab. 11.6** Antibiotika in der Entwicklung

| Name | Substanzklasse | Status | Wirkungsspektrum/Indikation |
|---|---|---|---|
| SQ-109 | Ethambutolderivat | Phase III | *Mycobacterium tuberculosis* |
| Pretomanid | Nitroimidazol | Phase III | *Mycobacterium tuberculosis* |
| Surotomycin | Lipopeptid | Phase III | *Clostridium difficile* |
| Cadazolid | Oxazolidinon | Phase III | *Clostridium difficile* |
| Sarecyclin | Tetracyclin | Phase III | Therapie von Akne und Gesichtsrosen |
| Bezlotoxumab | | Phase III | *Clostridium difficile* |
| Anti-Pseudomonas IgY | | Phase III | *Pseudomonas aeruginosa* |
| Pexigananacetat | | Phase III | Diabetischer Fuß |

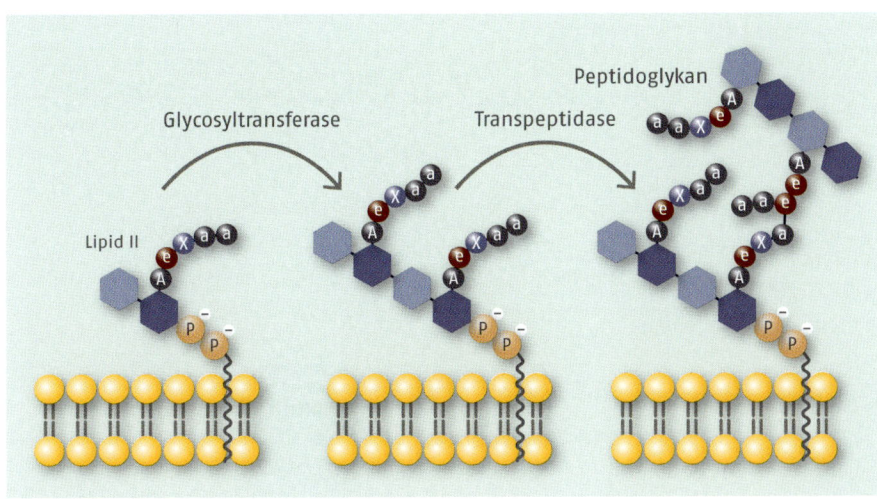

○ **Abb. 11.25** Peptidogly-kanbiosynthese in Bakterien ausgehend vom Lipid II. P Phosphat, A L-Alanin, a D-Alanin, e D-Isoglutamat, X D-Lysin

## Glycosyltransferasen der Zellwandbiosynthese – wertvolle Targets?

Glycosyltransferasen und Transpeptidasen sind Teil des Enzymkomplexes, der für das Crosslinking der Peptidoglycane verantwortlich ist. Die Transpeptidasen werden durch Penicilline und Cephalosporine gehemmt und sind somit wichtige Targets der Antiinfektivatherapie. Glycosyltransferasen verknüpfen *N*-Acetylmuraminsäure und *N*-Acetylglucosamin zu einem Kohlenhydrat-Polymer. Der Aufbau dieses Polymers kann durch Moenomycin gehemmt werden. Moenomycin ist ein sehr wirksames Antibiotikum, das jedoch im Menschen nicht resorbiert wird. In Röntgenstrukturanalysen konnte die Bindung von Moenomycin an eine Glycosyltransferase gezeigt werden. Aus den dabei erzielten Erkenntnissen lassen sich zukünftig eventuelle neue antibiotisch wirksame Verbindungen ableiten.

Die Tatsache, dass einerseits der Einsatz von Moenomycin als Wachstumsförderer lange in der Tiermast erlaubt war, andererseits bis heute keine nennenswerten Resistenzen gegen Moenomycin beschrieben werden, zeigt, dass Glycosyltransferasen der Zellwandbiosynthese wertvolle Targets für neue Antibiotika sein könnten.

○ **Abb. 11.26** Der Polyether Monensin A

### Target

Monensin stört das Elektrolytgleichgewicht an bakteriellen Zellmembranen. Es komplexiert Kationen wie beispielsweise Natrium oder Kalium und bewirkt einen nicht kontrollierbaren Transport dieser Ionen durch Membranen. Dabei scheint Monensin A ähnlich wie ein $Na^+/H^+$-Antiporter Kationen elektroneutral durch die Lipidmembran der Zelle zu transportieren. Vermutet wird, dass durch Monensin A eine elektrische Spannung erzeugt wird.

### Wirksamkeit, therapeutischer Einsatz

Monensin A wird zur Senkung der Häufigkeit von Ketosen (Anhäufung von Ketonkörpern) bei Milchkühen eingesetzt. Außerdem wird es zur Behandlung von Kokzidiosen verwendet.

Monensin A ist für Säugetiere und hier ganz besonders für Pferde giftig, beobachtet wird eine Nekrose des Herzmuskels.

## 11.3.5 Monensin A

### Vorkommen, Struktur, Stoffklasse, Biosynthese

Monensin A, das von *Streptomyces cinnamonensis* gebildet wird, ist eine Polyetherverbindung (○ Abb. 11.26), die mittels PKS I gebildet wird. Die Verbindung wurde 1967 entdeckt.

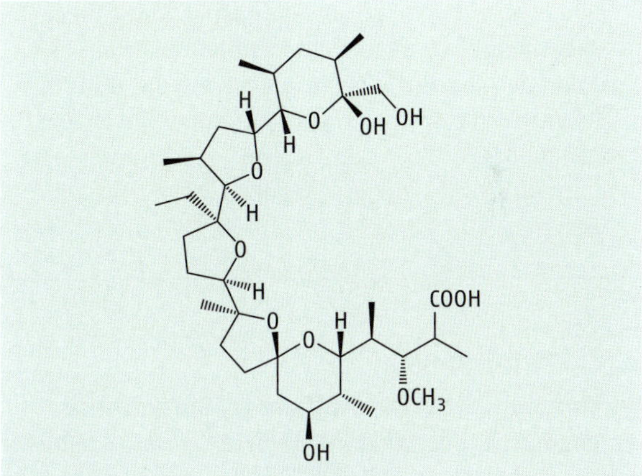

11

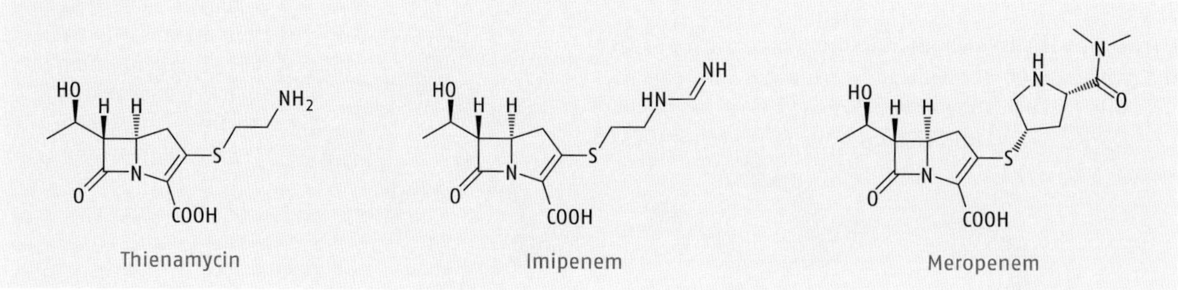

○ **Abb. 11.27** Thienamycin, Imipenem und Meropenem

---

**Monensin A – Naturstoff als Bestandteil von Elektroden**

Eine ionenselektive Elektrode dient als Sensor für die Konzentration eines bestimmten gelösten Ions. Für die Messung wird die ionenselektive Elektrode und eine zweite Elektrode, die Bezugselektrode, in die Messlösung getaucht und die Spannung zwischen den Elektroden gemessen. Daraus kann dann die gesuchte Konzentration bestimmt werden. Monensin ist Bestandteil von Elektroden, die zur Bestimmung der Konzentration einwertiger Kationen verwendet werden.

---

### 11.3.6 Thienamycin

**Vorkommen, Struktur, Stoffklasse, Biosynthese**

Thienamycin, das von *Streptomyces cattleya* gebildet wird, gehört zu den Carbapenem-Antibiotika (○ Abb. 11.27). Diese unterscheiden sich von den Penicillinen dadurch, dass der an den Lactamring ankondensierte Ring statt des S ein C enthält. Die Biosynthese des Thienamycins verläuft anders als die Biosynthese der Penicilline. Zunächst kommt es zur Kondensation von Malonyl-CoA mit Glutaminsäure-5-semialdehyd, wodurch der Pyrrolring gebildet wird. Eine Betalactam-Synthetase generiert dann das Carbapenam-Grundgerüst.

**Target**

Thienamycin wirkt ähnlich wie die Cephalosporine und Penicilline. Die Substanz weist eine hohe Affinität zu den Penicillin bindenden Proteinen PBP-1 und PBP-2 auf.

**Wirksamkeit, therapeutischer Einsatz**

Thienamycin gehört zu den am besten wirksamen und am wenigsten toxischen Antibiotika. Es ist auch gegen Keime aktiv, die eine ausgeprägte Betalactamaseaktivität aufweisen. Leider kommt es nicht zur Anwendung, da es im wässrigen Milieu nicht stabil ist. Imipenem und Meropenem sind Breitspektrum-Antibiotika, die aerobe und anaerobe, grampositive und gramnegative Erreger abdecken. Resistenzen werden vor allem bei Enterobacteriaceae, insbesondere *Klebsiella pneumoniae*, beobachtet.

---

**Thienamycin – Leitstruktur für Imipenem und Meropenem**

Thienamycin wurde 1976 gefunden und 1979 konnte die Struktur der Verbindung aufgeklärt werden. Bereits wenige Monate nach der Entdeckung des Thienamycins wurde Imipenem synthetisiert, das im Vergleich zu Thienamycin viel stabiler ist. Acht Jahre später wurde die Substanz zur Anwendung am Menschen zugelassen. Einige Jahre später kamen das klinisch bedeutende Meropenem, Ertapenem, Doripenem und Tebipenem dazu. Imipenem wird durch eine renale Dihydropeptidase hydrolysiert und wird daher zusammen mit dem Dihydropeptidasehemmstoff Cilastatin eingesetzt. Meropenem hingegen wird nicht hydrolysiert und wird ohne Cilastatin verwendet. Beide Substanzen werden zur Therapie lebensbedrohlicher Infektionen durch Carbapeneme empfindliche Erreger eingesetzt. Haupteinsatzgebiete sind Infektionen der Harnwege, der Atemwege und des Bauchraums. Ertapenem ist in Deutschland ebenfalls zugelassen, während für Doripenem und Tebipenem derzeit keine Zulassung besteht.

---

### 11.3.7 Tyrothricin (Tyrocidin und Gramicidin)

**Vorkommen, Struktur, Stoffklasse, Biosynthese**

Als Tyrothricin wird ein Gemisch aus 50–70 % Tyrocidinen (Tyrocidin A–E) plus 25–50 % Gramicidinen (Gramicidine A1, A2, B1, B2, C1 und C2) bezeichnet, die zusammen 85 % des Wirkstoffs ausmachen, plus ca. 15 % weitere Peptide. Sie werden alle von *Bacillus brevis* gebildet.

Bei allen Substanzen handelt es sich um mittels NRPS hergestellte Peptid-Antibiotika. Tyrocidine weisen eine zyklische Struktur auf, während Gramicidine linear aufgebaut sind. Als Gramicidin D wird das Gemisch der Gramicidine A1, A2, B1, B2, C1 und C2 bezeichnet. Es handelt sich jeweils um lineare Pentadekapeptide. Als Gramicidin S wird ein zyklisches Pentapeptid bezeichnet, das ebenfalls aus *Bacillus brevis* isoliert wurde (○ Abb. 11.28).

### Target

Tyrocidine lagern sich an Membranen von Mikroorganismen an, doch der genaue Wirkmechanismus ist unbekannt. Gramicidine bilden Kanäle in der Membran, durch die Kalium- und Natriumionen ungehindert passieren.

> **Tyrothricin als Lokalantibiotikum – in Frankreich nicht erlaubt**
>
> Bereits 2005 haben französische Behörden einige Antibiotika-haltige Arzneimittel zur örtlichen Behandlung von Infektionen im Mund-, Nasen- und Rachenraum vom Markt genommen. Betroffen waren auch Tyrothricin-haltige Arzneimittel. Die Behörden beurteilten die Lokalantibiotika als ungeeignet zur Linderung von Symptomen oder Vorbeugung von Komplikationen. Die Maßnahme sollte auch der Entwicklung resistenter Bakterienstämme vorbeugen. Angemerkt wird, dass Tyrothricin nur oberflächlich wirksam sei und Bakterien in tieferen Gewebeschichten nicht erreicht. In Deutschland sind Tyrothricin-haltige Lutschtabletten frei verkäuflich und es werden jährlich viele Millionen Packungen verkauft. Es stellt sich die Frage, ob die Verwendung von Arzneimitteln mit Tyrothricin in Deutschland nicht überdacht werden sollte.

### Wirksamkeit, therapeutischer Einsatz

Tyrothricin wird ausschließlich lokal in Halsschmerztabletten bzw. zur Behandlung von Entzündungen des Zahnfleisches und der Mundschleimhaut, aber auch zur Linderung nässender Wunden und allgemeiner Hautläsionen eingesetzt. Gramicidine werden immer in Kombination mit anderen Wirkstoffen äußerlich bei Entzündungen der Augen, der Nase, des Ohrs oder der Haut verwendet.

### Geschichte

Tyrothricin wurde 1939 von R. J. Dubos entdeckt. Die Bezeichnung Gramicidin D (siehe oben) geht zurück auf den Entdecker Dubos. Gramicidin S wurde nach dem Land seines Entdeckers (Sowjetunion) bezeichnet.

## 11.3.8 Vancomycin und Teicoplanin

### Vorkommen, Struktur, Stoffklasse, Biosynthese

Vancomycin wird von dem Bakterium *Amycolatopsis orientalis* gebildet, Teicoplanin von *Actinoplanes teichomyceticus*.

Vancomycin und Teicoplanin gehören zu den Glykopeptid-Antibiotika und werden u. a. mittels NRPS gebildet. Teicoplanin besitzt die gleiche Grundstruktur wie Vancomycin, wobei das N-terminale 4-Hydroxyphenylglycin und das 3,5-Dihydroxyphenylglycin im

L-Val → L-Orn → L-Leu → D-Phe → L-Pro
↑ ↓
L-Tyr ← L-Glu ← L-Asp ← D-Phe ← L-Phe
(7) (4) (3)

| Tyrocidine | Aminosäurenposition | | |
|---|---|---|---|
| | 3 | 4 | 7 |
| A | L-Phe | D-Phe | L-Tyr |
| B | L-Trp | D-Phe | L-Tyr |
| C | L-Trp | D-Trp | L-Tyr |
| D | L-Trp | D-Trp | L-Trp |

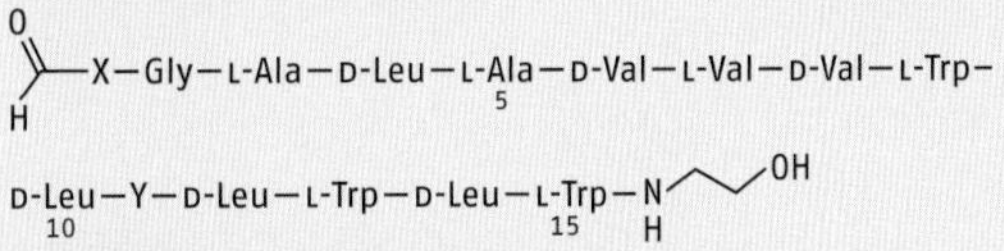


| Gramicidin | X | Y |
|---|---|---|
| A1 | L-Val | L-Trp |
| A2 | L-Ile | L-Trp |
| B1 | L-Val | L-Phe |
| C1 | L-Val | L-Tyr |
| C2 | L-Ile | L-Tyr |

**Abb. 11.28** Tyrocidine und Gramicidine

Teicoplanin durch aromatische Aminosäuren ersetzt sind. Unterschiede beziehen sich auch auf das Glykosylierungsmuster. Als Teicoplanin wird ein Gemisch aus 5 Verbindungen (Teicoplanin $A_{2-1 \text{ bis } 2-5}$) bezeichnet, die im Unterschied zu Vancomycin, unterschiedliche Fettsäurereste enthalten (Abb. 11.29).

### Target

Vancomycin hemmt den Aufbau der Bakterienzellwand, indem es mit den endständigen L-Lysin-D-Alanin-D-Alanin-Gruppen des bakteriellen Zellwandbestandteils Murein einen Komplex bildet. Nach Bindung von Vancomycin kann die Quervernetzung der Zellwand grampositiver Bakterien nicht stattfinden.

### Resistenz

Vancomycin- bzw. Teicoplanin-Resistenz beruht darauf, dass in resistenten Keimen die endständigen L-Lysin-D-Alanin-D-Alanin-Gruppen des bakteriellen Zellwandbestandteils Murein durch L-Lysin-D-Alanin-Lactat ersetzt sind. Die Verwendung von Lactat verhindert eine Bindung beider Glykopeptid-Antibiotika (Abb. 11.30).

### Wirksamkeit, therapeutischer Einsatz

Vancomycin und Teicoplanin werden in der Therapie von multiresistenten Enterokokken und bei Staphylokokken-Infektionen (MRSA) eingesetzt. In Situationen, in denen zusätzlich potenziell nephrotoxische Substanzen verabreicht werden, ist Teicoplanin Vancomycin vorzuziehen. Bei Knocheninfektionen hat Teicoplanin

11

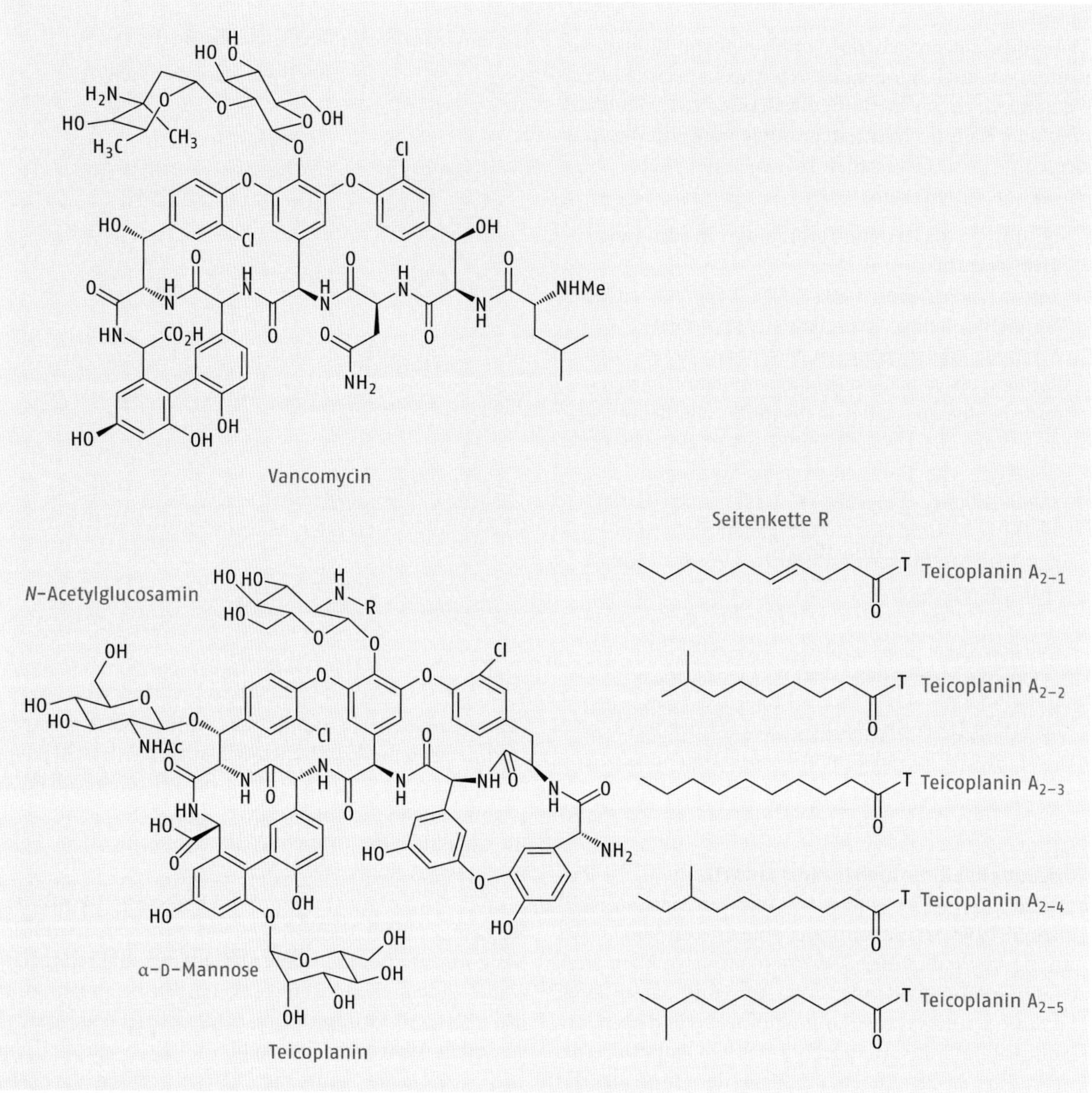

○ **Abb. 11.29** Die Glykopeptid-Antibiotika Vancomycin und Teicoplanin

den Vorteil der besseren Gewebepenetration. Vancomycin ist Mittel der Wahl in der Therapie der Antibiotika-assoziierten pseudomembranösen Kolitis.

Vancomycin und Teicoplanin wurden lange als Reserveantibiotika eingestuft. Durch den intensiven Gebrauch beider Substanzen und durch das Auftreten von Resistenzen gilt diese Einstufung als obsolet.

**Vancomycin-Weiterentwicklungen**

In den letzten Jahren sind einige Vancomycinderivate in den USA und in Europa auf den Markt gekommen. Es handelt sich um Telavancin, Oritavancin und Dalbavancin. Der Hauptunterschied von Dalbavancin und Oritavancin gegenüber Vancomycin sind pharmakokinetische Eigenschaften mit sehr langer Halbwertzeit (150–250 Stunden) bedingt durch eine sehr hohe Proteinbindung. Dies ermöglicht eine ein- bis zweimalige Dosis pro Woche. Telavancin wurde aufgrund von Toxizitätsproblemen nur mit bestimmten Sicherheitsauflagen zugelassen.

## Geschichte

Vancomycin wurde bereits in den 1950er-Jahren aus Kulturen von *Amycolatopsis orientalis* gewonnen. Erst 1980 wurde es als wirksame Alternative zur Behandlung von multiresistenten grampositiven Keimen als Arzneistoff in Deutschland zugelassen. Teicoplanin wurde erst Anfang der 1990er-Jahre gefunden.

> ### Avoparcin in der Tiermast
> Das Vancomycinderivat Avoparcin, das strukturell dem Vancomycin sehr ähnlich ist, wurde bis 1996 als Futtermittelzusatz eingesetzt. Es gilt als gesichert, dass dieser Einsatz Vancomycin-resistente Enterokokken hervorbrachte.

## 11.4 An das Zytoskelett von Pilzen bindende Naturstoffe

### 11.4.1 Griseofulvin

#### Vorkommen, Struktur, Stoffklasse, Biosynthese

Griseofulvin wird von *Penicillium griseofulvum* gebildet.

Griseofulvin ist ein Benzofuranderivat (**o** Abb. 11.31), das mittels PKS und über eine Phenolkopplung gebildet wird.

#### Target

Griseofulvin bindet an das innerzelluläre Protein Tubulin, einen Grundbaustein der Mikrotubuli. Diese Mikrotubuli sind wiederum Bauelemente der Spindelfasern, die für die Mitose der Zelle verantwortlich sind. So hemmt Griseofulvin letztlich die Bildung der für die Zellteilung notwendigen Spindelfasern. Es kommt zur Hemmung der Mitose und des intrazellulären Stofftransportes.

Griseofulvin reichert sich nach oraler Einnahme im Keratin der Haut an. Griseofulvin-Keratin-Komplexe werden von Dermatophyten aufgenommen und hemmen in den Pilzen die Zellteilung.

#### Wirksamkeit, therapeutischer Einsatz

Griseofulvin ist bei Erkrankungen der Haut und Haare zugelassen, die nur durch eine Infektion mit Dermatophyten (Fadenpilze) hervorgerufen werden und auf eine lokale Therapie alleine nicht ansprechen. Durch Bindung an Keratin kommt es zur Anreicherung von Griseofulvin in der Haut, in Haaren und in Finger- und Fußnägeln.

Griseofulvin kann durch Störungen der Chromosomenverteilung erbgutschädigend wirken. Obwohl solche Wirkungen beim Menschen bisher nicht nachgewiesen wurden, wird Männern, die mit Griseofulvin behandelt werden, empfohlen, während der Behandlung und bis zu 6 Monate danach kein Kind zu zeugen.

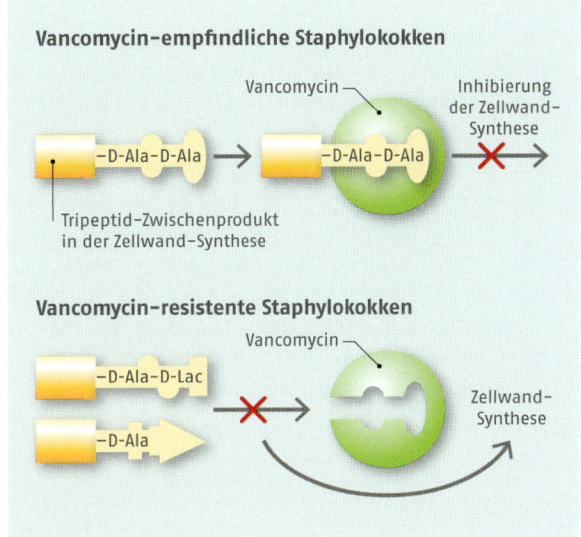

**o** Abb. 11.30 Vancomycin-Resistenzmechanismus

o Abb. 11.31 Griseofulvin

#### Resistenz

Immer wieder werden auch in der Antimykotikabehandlung Therapieausfälle beschrieben. In einer Studie aus dem Jahr 2016 wurden ABC-Transporter verschiedener *Trichophyton*-Arten untersucht. Es zeigte sich, dass ABC-Transporter an der Entstehung von Griseofulvin-Resistenz beteiligt sind.

> ### Griseofulvin kann Krebszellen in den Tod treiben
> Für den korrekten Ablauf der Teilung einer Zelle sind die beiden Zentrosomen verantwortlich: An diesen Körperchen setzt die sogenannte Spindel aus Proteinfasern an, die den frisch verdoppelten Chromosomensatz korrekt zwischen den beiden neu entstehenden Tochterzellen aufteilt. Krebszellen haben jedoch häufig mehr als zwei Zentrosomen. Das hat zur Folge, dass ihre Teilungsspindel nicht die normale Gestalt mit zwei Enden hat, sondern dass sich funktionsunfähige, mehrpolige Gebilde entwickeln. Diese mutierten Spindeln verteilen die Chromosomen völlig ungeordnet, sodass die Tochterzellen meist nicht mehr lebensfähig sind.
> In Tumoren haben daher solche Zellen einen Überlebensvorteil, denen trotz überzähliger Zentrosomen eine korrekte Verteilung der Chromosomen gelingt.

**11**

Dazu haben einige Krebszellen einen Mechanismus entwickelt, der mehrere Zentrosomen zu Aggregaten zusammenfasst, sodass sich schließlich zwischen zwei Aggregaten eine funktionsfähige zweiendige Spindel ausbilden kann.

Griseofulvin verhindert die Zentrosomen-Aggregation. In Experimenten in der Kulturschale bewirkt Griseofulvin, dass in Krebszellen missgebildete, mehrendige Spindeln entstehen, was schließlich zum Zelltod durch Apoptose führt. Bei gesunden Zellen löst das Antibiotikum jedoch keine Spindel-Missbildungen aus. Somit stellt Griseofulvin eine Leitstruktur der Zytostatikatherapie dar.

### Geschichte

Griseofulvin wurde 1939 in *Penicillium griseofulvum* entdeckt. Ein zweites Mal entdeckt wurde es 1946 bzw. 1947 in *Penicillium janczewski* und 1951 wurde seine Struktur aufgeklärt.

## 11.5    An parasitäre Enzyme bindende Naturstoffe

### 11.5.1 Artemisinin
#### Vorkommen, Struktur, Stoffklasse, Biosynthese

Artemisinin wird von der Pflanze *Artemisia annua* (Einjähriger Beifuß) aus der Familie der Korbblütler (Asteraceae) gebildet.

Artemisinin ist ein Sesquiterpen, das sich vermutlich sowohl aus dem Mevalonatbiosyntheseweg als auch aus

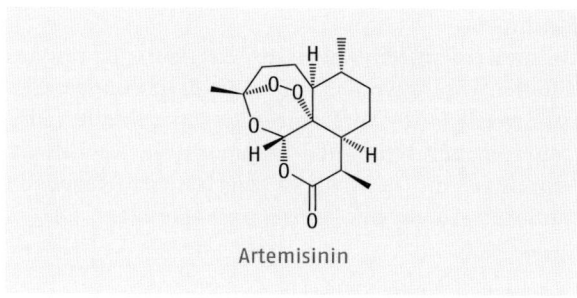

Artemisinin

**o Abb. 11.32** Strukturformel von Artemisinin

dem Methylerythritolphosphatbiosyntheseweg ableitet (o Abb. 11.32). Partial synthetische Artemisininderivate sind Dihydroartemisinin, Artemether, Artesunat und Artemotil.

### Target

Der genaue Wirkmechanismus von Artemisinin ist bis heute nicht vollständig verstanden. Bekannt ist, dass die Peroxidstruktur von Artemisinin für die Wirkung entscheidend ist. In Gegenwart von Eisenionen ist das Peroxid instabil und zerfällt in freie Radikale. Gelangt Artemisinin in mit Plasmodien infizierte Erythrozyten, zerstören die gebildeten Radikale möglicherweise den Parasiten.

Artemisinin scheint darüber hinaus PfATP6, einen ATP-abhängigen Calciumtransporter in der Zellmembran der Plasmodien, zu hemmen. Beobachtet wird, dass Mutationen in PfATP6 Resistenzen gegen Artemisinin vermitteln können.

Mehrere Untersuchungen deuten darauf hin, dass Artemisinin auch ein potenzielles Zytostatikum ist. Es wird vermutet, dass es mit Eisen der Lysosomen re-

### Biotechnologische Herstellung von Artesunat möglich – aber teuer

Seit August 2014 könnten in einer Anlage, die in Norditalien gebaut wurde, pro Jahr etwa 50–60 Tonnen Artesunat in Europa hergestellt und an von Malaria betroffene Länder ausgeliefert werden. Es könnten dadurch etwa 30 % des globalen Jahresbedarfs an Artemisininderivaten gedeckt werden.

Das Projekt wurde vom Arzneimittelentwicklungsprogramm PATH (Program for Appropriate Technology in Health) geleitet. PATH erhielt finanzielle Unterstützung von der Bill-und-Melinda-Gates-Stiftung. Außerdem waren an dem Projekt die Firmen Sanofi, Amyris und UC Berkeley, das NRC-PBI und GenoClipp Biotechnology BV beteiligt.

Das Produktionsverfahren besteht aus einem biotechnologischen und einem photochemischen Verfahren. Zunächst produziert eine mithilfe der synthetischen Biologie entwickelte Hefe Artemisininsäure, die dann in einem photochemischen Verfahren zu Artemisinin um-

gesetzt wird (o Abb. 11.33). Artesunat wird anschließend mithilfe chemischer Verfahren aus Artemisinin über Dihydroartemisinin hergestellt.

Leider hat sich das Produktionsverfahren auf dem Markt nicht durchsetzen können, da das Kultivieren von Pflanzen mit anschließender Isolierung von Artemisinin preiswerter ist. Im Februar 2016 berichtete Nature, dass die Anlage verkauft werden soll. Gründe seien neben dem niedrigen Preis für natürliches Artemisinin auch die mangelnde Nachfrage nach dem biotechnologisch hergestellten Produkt.

Die Diskussion um das Artemisinin ist für die Entwicklung zukünftiger biotechnologischer Verfahren für die Herstellung von Naturstoffen nicht unerheblich. Nie zuvor wurden so viele Gelder in ein biotechnologisches Verfahren investiert und trotzdem ist es nicht gelungen, die Substanz preiswerter herzustellen, als dies durch landwirtschaftlichen Anbau möglich ist.

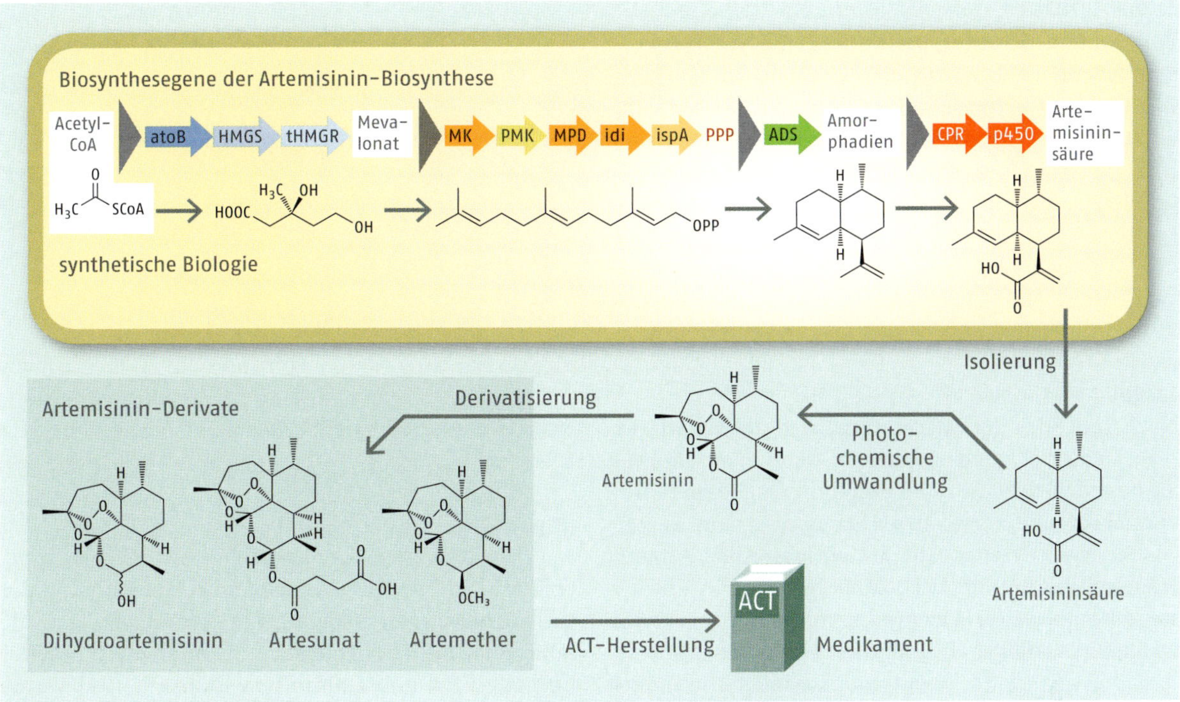

**Abb. 11.33** Mögliche großtechnische Produktion von Artemisinin. ACT *Artemisinin based combination therapy*

agiert, die dann entstehenden Radikale lösen eine Signalkaskade aus und führen letztendlich zum programmierten Zelltod. Möglicherweise enthalten Lysosomen eine größere Menge an reaktiven Eisenionen.

### Resistenz
*Plasmodium falciparum* kann eine Resistenz gegen Artemisinin durch Mutationen im Gen *kelch13* erwerben. Die genaue Funktion des Gens ist nicht bekannt.

### Wirksamkeit, therapeutischer Einsatz
Da Artemisinin sich weder in Wasser noch in Lipiden gut löst, werden nur partialsynthetische Derivate des Dihydroartemisinins, wie z. B. Artesunat und Artemether, verwendet.

**Artemether**, das Methylacetal des Dihydroartemisinins, ist recht lipophil und weist eine ausreichende orale Bioverfügbarkeit auf. Es wird schnell zu Dihydroartemisinin metabolisiert, das innerhalb von Stunden aus dem Blut eliminiert wird.

**Artesunat** ist ein Halbester aus Dihydroartemisinin und Bernsteinsäure. Es ist gut wasserlöslich und kann daher auch parenteral appliziert werden. Im Blut wird Artesunat innerhalb von Minuten unter Freisetzung von Dihydroartemisinin hydrolysiert, das schnell mit einer Halbwertszeit von 40 min aus dem Kreislauf verschwindet.

Artesunat und Artemether werden zur Therapie der Malaria tropica verwendet. Artemether wird zusammen mit Lumefantrin (Riamet®) in Ländern eingesetzt, in denen bereits hohe Resistenzen gegen konventionelle Antimalariamittel bestehen. Dabei hemmt Lumefantrin die Cytochrom-P450-abhängige Metabolisierung des Artemethers.

**Artemotil** ist in den Niederlanden zur Notfalltherapie von schweren Malariafällen zugelassen.

### Tu Youyou – Nobelpreis für die Entdeckung von Artemisinin
Im Jahr 2015 erhält die Chinesin Tu Youyou den Nobelpreis für Physiologie und Medizin für die Entdeckung des Artemisinins. Gewürdigt wurde auch, dass sie das Potenzial der Substanz als Antimalariamittel aufzeigte.

Frau Tu Youyou hatte bei ihrer von der chinesischen Regierung geheim gehaltenen Forschung das Potenzial des Artemisinins als Mittel zur Behandlung der Malaria entdeckt. Sie durfte die Ergebnisse ihrer Arbeit nur ohne die Nennung der Namen der beteiligten Wissenschaftler publizieren.

### Geschichte
Bereits 340 n. Chr. wird *Artemisia annua* als Mittel zur Behandlung von Fieber erwähnt. Aber erst 1971 wird Artemisinin von der chinesischen Wissenschaftlerin Tu Youyou aus der Pflanze isoliert.

11

### 11.5.2 Chinin

#### Vorkommen, Struktur, Stoffklasse, Biosynthese

Chinin kommt in der Rinde der Chinarindenbäume, z. B. *Cinchona pubescens* oder *Cinchona calysaya* (Familie: Rubiaceae) vor, die in den Bergregionen Lateinamerikas beheimatet sind. Es gehört zu den terpenoiden Indolalkaloiden, die über Strictosidin gebildet werden (○ Abb. 11.34). Nicht zu verwechseln ist es mit Chinidin. Während Chinin eine (8S,9R)-Konfiguration besitzt, weist das Diastereomer Chinidin eine (8R, 9S)-Konfiguration auf.

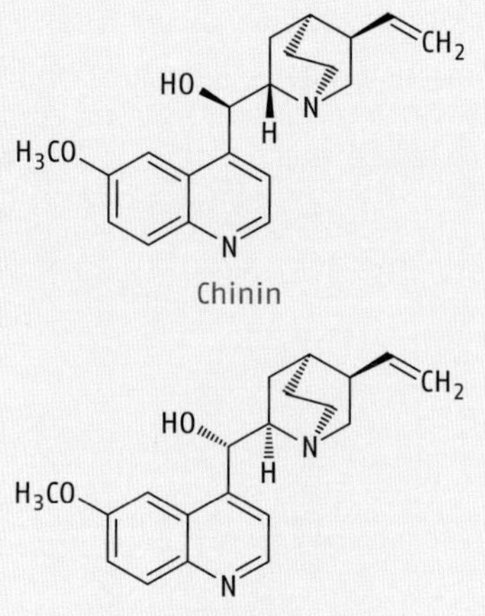

#### Target

Nach dem Stich der Mücke nisten sich die Malaria-Erreger in der Leber ein und dringen dann in das Blut vor. Sie besiedeln dort die roten Blutkörperchen, um sich zu vermehren und verwenden Hämoglobin, um Energie zu gewinnen. Dabei fällt als giftiges Abbauprodukt Häm an, das mithilfe der Hämpolymerase in unwirksame Komplexe (β-Hämatin) zusammengelagert wird. Diskutiert wird, dass Chinin dieses Enzym hemmt, sodass der Erreger die Abfallprodukte nicht eliminieren kann und daran stirbt. Alternativ wird diskutiert, dass die Komplexbildung durch Chinin verhindert wird, ohne dass Chinin an die Hämpolymerase bindet.

#### Resistenz

Resistenzen gegen Chinin bzw. Chloroquin entwickelten sich sehr langsam. Chloroquin-resistente Parasiten zeigen verminderte Akkumulation von Chloroquin im Lysosom. Dafür scheinen Mutationen am Pfcrt-Gen, das für ein Transportprotein in der Lysosomenmembran codiert, verantwortlich zu sein.

#### Wirksamkeit, therapeutischer Einsatz

Chinin wird zur Behandlung der Malaria tropica eingesetzt.

---

**Chinin – Leitstruktur für Antimalariamittel**

Chloroquin, ein 4-Aminochinolinderivat von Chinin, wird seit den 40er Jahren weltweit bei unkomplizierter Malaria eingesetzt. Weitere dem Chloroquin verwandte Substanzen sind Amodiaquin (eingesetzt zur Behandlung der unkomplizierten Malaria tropica) und Primaquin (eingesetzt zur Eradikationstherapie von *Plasmodium vivax* und *Plasmodium ovale*). Dem Chinin verwandt sind weiterhin Mefloquin (eingesetzt zur Behandlung der unkomplizierten Malaria tropica), Halofantrin und Lumefantrin.

---

#### Geschichte

Bereits um 1630 verwendeten südamerikanische Indianer Pflanzen der Cinchona-Gattung gegen starkes Käl-

○ **Abb. 11.34** Die Indolalkaloide Chinin und Chinidin

tezittern. In Europa belegte F. Torti die Wirkung der Chinarinde gegen Malaria. 1792 extrahierte A. F. de Fourcroy Chinin, doch erst 1820 konnten P. J. Pelletier und J. B. Caventou Chinin rein isolieren. 1911 wurde die Struktur von Chinin aufgeklärt.

### 11.6 Die Pilzmembran beeinflussende Naturstoffe

### 11.6.1 Amphotericin und Nystatin

#### Vorkommen, Struktur, Stoffklasse, Biosynthese

Amphotericin wird von *Streptomyces nodosus*, Nystatin von *Streptomyces noursei* gebildet.

Amphotericin und Nystatin gehören zu den Polyenen. Beide Substanzen, die 1948 (Nystatin) bzw. 1955 (Amphotericin) gefunden wurden, werden mittels PKS I gebildet (○ Abb. 11.35).

#### Target

Beide Substanzen interagieren mit Ergosterol in der Zellmembran von Pilzen. Diese Interaktion bewirkt eine Zerstörung der Zellwände von Pilzen, eine gesteigerte Membranpermeabilität und eventuell den Zelluntergang.

#### Wirksamkeit, therapeutischer Einsatz

Beide Substanzen werden parenteral bei schweren Organmykosen und generalisierten Mykosen, vor allem durch Candida, eingesetzt. Oral werden sie bei intestinalen Hefemykosen verwendet. Diese Mykosen treten häufig nach dem Einsatz von immunsupprimierenden Substanzen wie Breitspektrum-Antibiotika, Corticoiden oder Zytostatika auf. Lokal werden Amphotericin und Nystatin zur Behandlung des Mundsoors bei immungeschwächten Patienten verwendet.

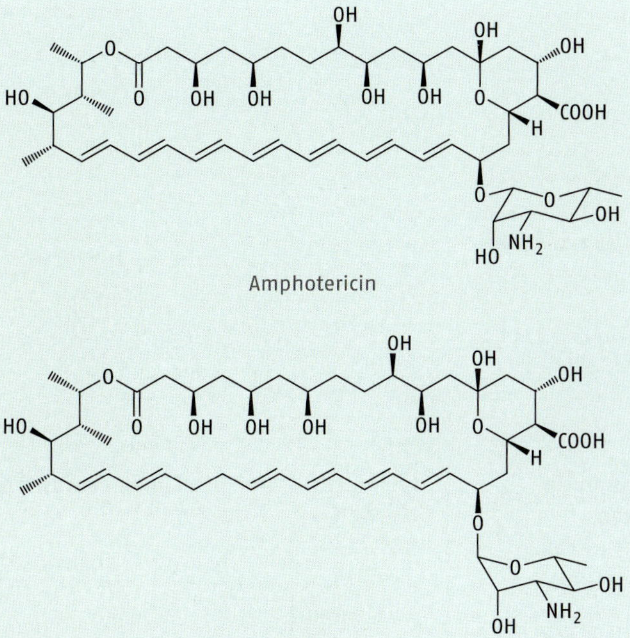

○ **Abb. 11.35** Die Polyene Amphotericin und Nystatin

Amphotericin

Nystatin

### Vorteil eines liposomalen Amphotericin-Präparats im Vergleich zu einem konventionellen Präparat

Amphotericin B kann in Liposomen aus Phosphatidylcholin, Cholesterol und Distearylphosphatidylglycerin eingelagert werden. Der antimykotische Wirkmechanismus und das Wirkspektrum eines liposomalen Amphotericins sind denen eines konventionellen Amphotericin-B-Präparats vergleichbar, auch sind Hemmkonzentrationen in vitro für liposomales und konventionelles Amphotericin B sehr ähnlich. Liposomales und konventionelles Amphotericin B zeigen jedoch ein unterschiedliches pharmakokinetisches Verhalten. Liposomales Amphotericin weist eine höhere Plasmakonzentration und ein geringeres Verteilungsvolumen auf, außerdem ist die Konzentration an unverändertem Amphotericin im Urin und im Stuhl bei dem liposomalen Präparat reduziert.

## 11.6.2 Echinocandine
### Vorkommen, Struktur, Stoffklasse, Biosynthese

Die natürlich vorkommenden Echinocandine werden von unterschiedlichen Organismen gebildet. Aculeacin A wird von *Aspergillus aculeatus* gebildet, Echinocandin B von *Aspergillus rugulovalvus*, Pneumocandin B von *Zalerion arboricola*, Enfumafungin von einem Hormonema-ähnlichen Pilz und Papulacandin von *Papularia sphaerosperma*.

Es handelt sich bei den Echinocandinen um Lipopeptide (○ Abb. 11.36), deren Grundstrukturen mittels NRPS gebildet werden.

### Target

Echinocandine hemmen den membranständigen 1,3-β-D-Glucan-Synthetase-Komplex, der aus einem großen intra- und transmembranären Protein namens FKS und einer kleinen regulatorischen Untereinheit Rho1p besteht. Die Untereinheiten sind alleine inaktiv. Bekannt ist, dass FKS das Substrat UDP-Glucose bindet, das zu linearen Glucan-Fibrillen polymerisiert wird.

Die Funktionsfähigkeit des 1,3-β-D-Glucan-Enzym-Komplexes ist für die Pilzzelle lebensnotwendig. Die Hemmung führt bei Sprosspilzen zur Lyse der Pilzzelle, da das Netzwerk an Polymeren, das der Zelle Struktur und Festigkeit gibt, nicht mehr ausgebildet werden kann.

### Wirksamkeit, therapeutischer Einsatz

Das Wirkspektrum der Echinocandine umfasst klinisch relevante *Aspergillus*- und *Candida*-Arten. Die natürlich vorkommenden Echinocandine sind zu toxisch, um unverändert eingesetzt zu werden. Sie dienten jedoch als Leitstrukturen für die Herstellung von Caspofungin, Micafungin und Anidulafungin. Echinocandine werden nur in geringem Umfang resorbiert und müssen daher parenteral appliziert werden.

11

Echinocandin B

---

**Natürliche Echinocandine – Leitstrukturen für semisynthetisch hergestellte Substanzen**

Caspofungin und Anidulafungin sind in Deutschland zur Behandlung von invasiven Candida-Infektionen bei Erwachsenen zugelassen. Bei der Behandlung von Aspergillosen ist nur der Einsatz von Caspofungin in der Sekundärtherapie möglich. Micafungin wurde im Herbst 2008 in Deutschland zur Behandlung invasiver Candida-Infektionen, zur Prophylaxe von Candida-Infektionen bei Patienten, die sich einer Knochenmarktransplantation unterziehen, und zur Behandlung von Candidosen im Ösophagus zugelassen.

## 11.7 An parasitäre Rezeptoren bzw. Kanäle bindende Naturstoffe

### 11.7.1 Avermectin und Ivermectin

**Vorkommen, Struktur, Stoffklasse, Biosynthese**

Avermectin wird von *Streptomyces avermitilis* gebildet. Als Avermectin wird ein Gemisch bezeichnet, das aus Avermectin B1a (> 80 %) und Avermectin B1b (< 20 %) besteht. Ivermectin entsteht aus Avermectin durch chemische Reduktion einer Doppelbindung. Es ist folglich ebenfalls ein Gemisch bestehend aus 22,23-Dihydroavermectin B1a (> 80 %) und 22,23-Dihydroavermectin B1b (< 20 %) (o Abb. 11.37).

Avermectin gehört zu den Makroliden, die mittels PKS I gebildet werden.

**Target**

Target von Avermectin und Ivermectin sind Glutamat-aktivierte Chloridkanäle. Bei Konzentrationen, die über den chemotherapeutisch relevanten Konzentrationen liegen, findet zusätzlich eine Bindung an GABA-abhängige Rezeptoren statt. Der Wirkmechanismus beruht auf einer Erhöhung der Membranpermeabilität für Chloridionen von Nervenzellen und pharyngealen Muskelzellen der Nematoden und von Nerven- und Muskelzellen der Arthropoden.

---

**Ivermectin – ein Mittel gegen Parasiten erobert die Welt**

Nur wenige Arzneistoffe haben die Lebenserwartung der Menschen entscheidend beeinflusst, Ivermectin ist einer davon. Schon kurz nach seiner Einführung als Veterinärprodukt im Jahr 1981 wurde die Substanz zu dem am häufigsten eingesetzten Mittel gegen Parasiten bei Tieren. 1986 wurden in 46 Ländern 320 Millionen Rinder, 151 Millionen Schafe, 21 Millionen Pferde und 5,7 Millionen Schweine mit Ivermectin behandelt. Auffallend war, dass die Nematode *Onchocerca cervicalis* schon kurz nach der Einführung von Ivermectin so gut wie ausgerottet wurde. Diese Beobachtung führte dazu, dass getestet wurde, ob Ivermectin nicht auch zur Behandlung von Menschen eingesetzt werden kann, die an Onchozerkose erkrankt sind. Bei der Onchozerkose handelt es sich um eine in den tropischen Gebieten Afrikas und Amerikas vorkommende Krankheit, die durch Filarien der Art *Onchocerca volvulus* aus der Gruppe der Fadenwürmer verursacht wird, die zu massiven Hautschäden und bei etwa 10 % der Erkrankten zu Sehstörungen bis hin zur Erblindung führt. Onchozerkose war in den 1980er Jahren eine in vielen Ländern der Welt vorkommende Erkrankung. Allein in Afrika waren 28 Länder betroffen. Es wurde geschätzt, dass etwa 18 Millionen Menschen infiziert waren. Von diesem 18 Millionen litten 6,5 Millionen unter den Hautverletzungen und 270 000 Menschen waren erblindet. 1988 waren klinische Studien zur Behandlung der Onchozerkose abgeschlossen und Ivermectin wurde zugelassen. Eine Einmaldosis von 0,2 mg/kg KG reicht aus, um die Filarien im Körper abzutöten. Da erwachsene Würmer jedoch nicht getötet werden, muss Ivermectin unter Umständen über einen langen Zeitraum eingenommen werden. Im selben Jahr wurde Ivermectin in das 1974 von der Weltgesundheitsorganisation ins Leben gerufene Onchozerkose Control Programm (OCP) aufgenommen und wird derzeit in vielen Ländern zur Behandlung der Onchozerkose mit großem Erfolg eingesetzt.

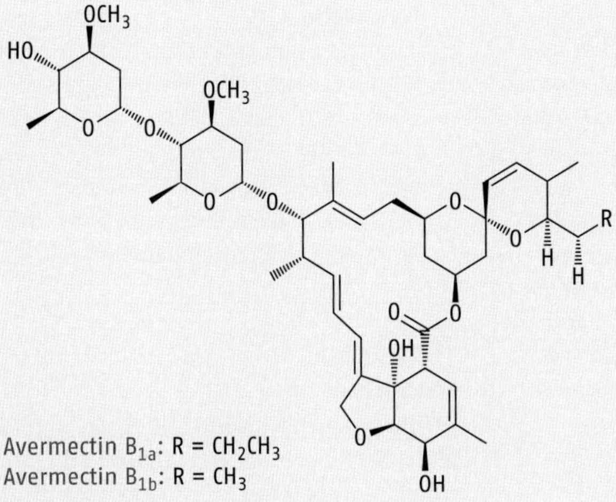

Avermectin B₁ₐ: R = CH₂CH₃
Avermectin B₁ᵦ: R = CH₃

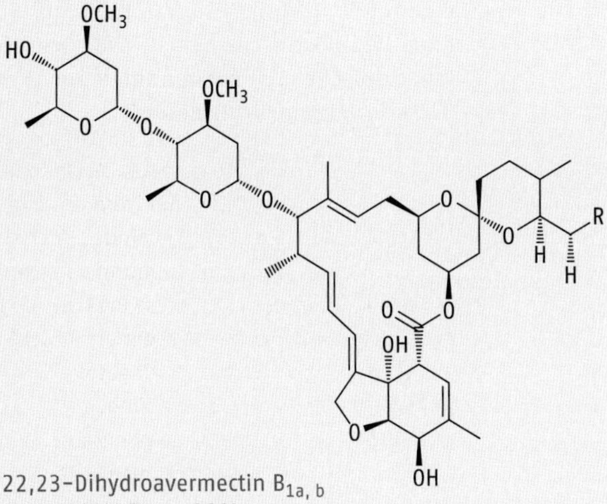

22,23-Dihydroavermectin B₁ₐ, ᵦ
B₁ₐ: >80%, B₁ᵦ: <20%

**Abb. 11.37** Avermectin B$_{1a}$, Avermectin B$_{1b}$ und 22,23-Dihydroavermectin B$_{1a}$ und 22,23-Dihydro-avermectin B$_{1b}$ (Ivermectin)

Es soll an dieser Stelle auch erwähnt sein, dass die Firma MSD das Programm großzügig unterstützt.

Eine weitere Erkrankung, die ebenfalls durch Ivermectin behandelt wird, ist die lymphatische Filariose. Diese Erkrankung, die vorwiegend die Lymphgefäße betrifft, wird durch *Wuchereria bancrofti*, *Brugia malayi* und *Brugia timor* hervorgerufen. Ein markantes Symptom der Erkrankung ist die Elephantiasis. Dabei handelt es sich um eine extreme Vergrößerung von Körperteilen durch behinderten Lymphabfluss bzw. Lymphstau. Erneut ist es ein WHO-Programm, das die Behandlung der Patienten mit Ivermectin ermöglicht. Darüber hinaus wird Ivermectin zur Behandlung von Strongyloidiasis (35 Millionen Erkrankte), Scabies (300 Millionen Erkrankte) und vielen anderen durch Parasiten bedingte Erkrankungen eingesetzt. Ivermectin ist für viele Menschen, die in tropischen Gebieten leben, ein nicht mehr zu ersetzendes Medikament geworden.

## Wirksamkeit, therapeutischer Einsatz

Avermectin und Ivermectin sind Breitspektrum-Antiparasitika. Sie wirken gegen alle klinisch bedeutsamen Nematodenarten. Außerdem sind sie wirksam gegen Läuse, Milben, Kaninchenflöhe, Dasselfliegen, Schaflausfliegen und Mikrofilarien. In Deutschland sind beide Substanzen als Humantherapeutika nicht zugelassen.

11

**Ivermectin – neue Therapieoption bei Rosazea**

Seit Mai 2015 ist Ivermectin zur topischen Behandlung von entzündlichen Läsionen bei der Rosacea papulopustulosa erwachsener Patienten zugelassen. Die Ursache der Rosazea ist weitgehend unklar. Diskutiert werden eine Störung der Gefäßversorgung des Gesichts, neurogene stressbedingte Ursachen, eine Störung des Immunsystems und eine Beteiligung von Demodex-Milben und Bakterien. Kaffee-, Tee- oder Alkoholgenuss können ebenso wie scharfe Gewürze und Sonnenbäder eine Verschlimmerung der Rosazeahaut bewirken. Der Wirkmechanismus von Ivermectin dürfte mit der Abtötung von Demodex-Milben in Zusammenhang stehen.

**S. Omura – Nobelpreis für die Entdeckung von Avermectin**

Zusammen mit dem in den USA tätigen Biochemiker William C. Campbell erhält der Japaner Satoshi Omura im Jahr 2015 den Nobelpreis für Physiologie und Medizin für die Entdeckung und Entwicklung von Avermectin bzw. Ivermectin. Gewürdigt wird, dass Ivermectin erfolgreich eingesetzt wird, um gravierende parasitäre Infektionskrankheiten zu heilen.

### Geschichte

1974 wurde am Kitasato Institut in Japan ein Aktinomycet isoliert, der zu Merck Sharp and Dohme (MSD) geschickt wurde. Dort wurde herausgefunden, dass Avermectin zur Parasitenbekämpfung (Aktivität gegen *Nematospiroides dubius*) eingesetzt werden kann. Aus einem Entwicklungsprogramm heraus wurde dann der Stoff Ivermectin entwickelt. 1981 wurden beide Substanzgemische als Arzneimittel zur Behandlung von Tiererkrankungen zugelassen.

# 12 Biologika

Die wachsende Bedeutung von Biopharmazeutika für Patienten und den Standort Deutschland wird im Zehn-Jahres-Vergleich deutlich: Waren 2005 insgesamt 155 Biopharmazeutika zugelassen, so sind es heute bereits 252. Auch am Umsatz lässt sich die Bedeutung der Biologika darstellen. Etwa 10 500 unterschiedliche Arzneimittel, die etwa 2 460 Wirkstoffe und Wirkstoffkombinationen enthalten, wurden im Jahr 2016 von deutschen Ärzten verordnet. Der Gesamtumsatz für diese Fertigarzneimittel liegt bei etwa 33,6 Milliarden Euro. Zehn dieser Medikamente waren für einen Umsatz von 4,1 Milliarden Euro (ca. 12 %) verantwortlich. Am umsatzstärksten war der Wirkstoff Adalimumab mit 0,9 Milliarden Euro. Zu den zehn meistverkauften Wirkstoffen gehören außerdem die Biologika Etanercept, Ranibizumab, Aflibercept und Enoxaparin. Prognostiziert wird, dass die Bedeutung der Biologika in der Zukunft noch weiter zunehmen wird.

Für dieses Buch haben wir eine kleine Anzahl Biologika ausgewählt, die wir hier im Detail vorstellen wollen. Schon diese wenigen Beispiele zeigen, wie vielfältig die Anwendungsgebiete für Biologika sind, und wie divers auch die Wirkmechanismen der Biologika sein können.

## 12.1 Proteine

### 12.1.1 Blutgerinnungsfaktoren VII, VIII und IX

#### Struktur, Target, Herstellung

Die Hämostase ist ein physiologischer Vorgang, der den Stillstand einer Blutung bewirkt. Sie zählt zu den lebenswichtigsten Körperfunktionen. Wichtige Faktoren, die an der Blutgerinnung beteiligt sind, sind die Faktoren VII, VIII und IX, Glykoproteine, die eine Reihe von Disulfidbrücken aufweisen.

Alle Blutgerinnungsfaktoren werden als Primärpeptide gebildet. Sie enthalten meist ein Signalpeptid im N-terminalen Bereich, das das Peptid ins ER dirigiert. Dort und im Golgi-Apparat finden posttranslationale Modifikationen statt. Alle Faktoren werden durch proteolytische Spaltung in ihre aktiven Formen umgesetzt.

Die Faktoren VII und IX agieren als Serin-Proteasen. Gerinnungsfaktor VII wandelt als aktivierter Faktor VIIa den inaktiven Faktor X in seine aktive Form (Faktor Xa) um. Darüber hinaus aktiviert Faktor VIIa auch den Gerinnungsfaktor IX. Faktor Xa verursacht zusammen mit Faktor Va die enzymatische Spaltung von Prothrombin an zwei Stellen zu Thrombin, welches weitere Reaktionen in der Blutgerinnung auslöst. Faktor VIII fungiert zusammen mit Calcium und Phospholipiden als akzessorischer Faktor bei der Aktivierung von Faktor X durch Faktor IXa.

Produziert werden Blutgerinnungsfaktoren mit Hilfe eukaryotischer Zelllinien (Faktor VII mit BHK-Zellen, Faktor VIII und IX mit CHO-Zellen).

#### Pharmakologie, therapeutischer Einsatz

Die Blutgerinnung ist ein Prozess, in dem das Blut ein Blutgerinnsel bildet. Blutgerinnsel bestehen aus Fibrin, das aus seiner Vorstufe Fibrinogen mit Hilfe der hochspezifischen Serinprotease Thrombin und des Faktors XIIIa entsteht.

Die Freisetzung von Thrombin aus seinem inaktiven Proenzym Prothrombin ist der vorletzte Schritt in einer Reihe von Reaktionen, von denen jede eine aktive Serinprotease aus einer inaktiven Vorstufe im Blut freisetzt.

Die Hämostase wird in zwei Teilvorgänge aufgeteilt. Bei der zellulären Hämostase sind Thrombozyten, Endothel und glatte Muskelzellen sowie Gewebe außerhalb des Gefäßes beteiligt. Verengt sich das Gefäß, dann heften sich Thrombozyten an das Leck, verkleben untereinander und stellen so den ersten Wundverschluss her. Bei der plasmatischen Hämostase (○ Abb. 12.1) wird der noch lose Verschluss durch Fibrinfäden verstärkt. Hierbei spielt die Aktivierung von etwa einem Dutzend im Blutplasma enthaltenen Gerinnungsfaktoren eine wichtige Rolle.

Das Fehlen der Faktoren VIII oder IX führt zur Hämophilie, der Bluterkrankheit: Die Kaskade wird unterbrochen und die Verstärkung der Gerinnung bleibt aus. Die Patienten können an kleinsten inneren Verletzungen verbluten. Das Fehlen des Faktor VII kann ebenfalls starke Blutungsneigung zur Folge haben, doch werden häufig leichtere Verlaufsformen beobachtet.

Mit Eptacog alfa (Faktor VIIa), Octocog alfa (Faktor VIII), Moroctocog alfa (Faktor VIII) und Nonacog alfa (Faktor IX) stehen neben den aus Spenderpools hergestellten Präparaten gentechnologisch erzeugte Präparate zur Verfügung, die bei der Hämophilie eingesetzt werden können. Octocog alfa und Moroctocog alfa sind

12

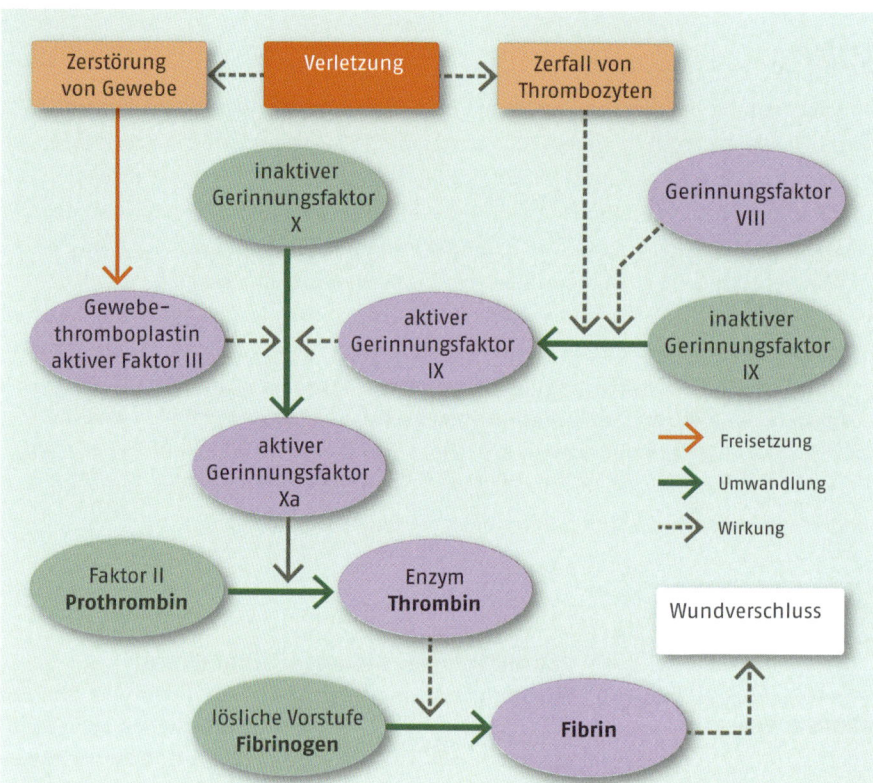

**Abb.12.1** Die plasmatische Hämostase. Die Gerinnungskaskade bei der Blutgerinnung ist ein polygenes Merkmal.

Faktor VIII-ähnliche Proteine. Sie unterscheiden sich darin, dass Moroctocog alfa eine ganze Domäne (B-Domäne) fehlt. Dahingegen enthält Moroctocog einen aus 14 Aminosäuren bestehenden Linker. Eptacog alfa wird zur Behandlung von Patienten mit Faktor-VII-Mangel, Octocog alfa und Moroctocog alfa zur Behandlung von Patienten mit Faktor-VIII-Mangel, und Nonacog alfa zur Behandlung von Patienten mit Faktor-IX-Mangel eingesetzt.

### 12.1.2 Erythropoetin
#### Struktur, Target, Herstellung
Erythropoetin (EPO) ist ein glykosyliertes Protein, das überwiegend in der Niere gebildet wird. Andere EPO-produzierende Organe sind die Leber, Milz, Lunge, Thymus und Hoden. EPO stimuliert die Entwicklung (Proliferation und Differenzierung) von Vorläuferzellen zu reifen Erythrozyten.

EPO ist ein 165 Aminosäuren großes Glykoprotein mit einem Molekulargewicht von 34 kDa. Es wird als 193 Aminosäuren großes Vorläufermolekül ribosomal in der Zelle gebildet, welches dann durch Abspaltung der ersten 27 Aminosäuren und der letzten Aminosäure, durch Ausbildung von zwei Disulfidbrücken und durch Glykosylierung (N- und O-Glykosylierung) modifiziert wird. Der Kohlenhydratanteil beträgt etwa 40 % der gesamten Molekülmasse. Er besteht aus einer O-glykosidisch (Ser 126) und drei N-glykosidisch (Asn

24, Asn 38 und Asn 83) gebundenen Zuckerseitenketten (Abb. 12.2). Die Zuckerseitenketten können in ihrem Aufbau variieren. Sie beeinflussen die Stabilität des EPO-Moleküls und üben eine Schutzfunktion aus. Nichtglykosyliertes EPO ist deutlich empfindlicher gegenüber pH- und temperaturinduzierten Denaturierungen als glykosyliertes Protein.

Die Wirkung von EPO erfolgt durch Bindung an transmembrane Erythropoetinrezeptoren (EpoR). Der Rezeptor gehört zur Familie der Zytokinrezeptoren, deren strukturelle Gemeinsamkeiten in zwei oder mehr Immunglobulin-ähnlichen Domänen bestehen (Abb. 12.3).

Die Produktion von EPO-Derivaten erfolgt in eukaryotischen Zelllinien (z. B. CHO-K1, BHK).

#### Pharmakologie, therapeutischer Einsatz
Die Bindung von EPO führt zu einer Homodimerisierung des Rezeptors, welche wiederum via Transphosphorylierung das rezeptorgekoppelte Enzym Januskinase-2 aktiviert. Dabei werden spezifische, intrazellulär rezeptorassoziierte Tyrosinreste phosphoryliert, die hierdurch als Kopplungsstation für das Signaltransduktionsprotein (Abb. 12.3) dienen, wodurch verschiedene Signaltransduktionskaskaden in Gang gesetzt werden. Insgesamt sind daran nahezu 100 Proteine beteiligt. Letztendlich kommt es vor allem zur Bildung neuer Erythrozyten. Darüber hinaus hat EPO im Körper noch zahlreiche andere Funktionen, die im Zusam-

MGVHECPAWLWLLLSLLSLPLGLPVLG-

APPRLI<u>C</u>DSRVLERYLLEAKEAE**N**ITTG<u>C</u>AEH<u>C</u>SLNE**N**ITVPDTKVNFYA

WKRMEVGQQAVEVWQGLALLSEAVLRGQALLV**N**SSQPWEPLQLHV

DKAVSGLRSLTTLLRALGAQKEAISPPDAA**S**AAPLRTITADTFRKLFRVYS

NFLRGKLKLYTGEA<u>C</u>RTGD-**R**

**⊙ Abb. 12.2** Aminosäuresequenz des Erythropoetin (Leader-Sequenz und die letzte Aminosäure sind fett gedruckt. Aminosäuren, die glykosyliert werden, sind in größeren Buchstaben dargestellt und Aminosäuren, die Bestandteile von Disulfidbrücken sind, sind unterstrichen dargestellt). Darbepoetin α enthält an der Position 30 ein N (statt A), an Position 32 ein T (statt H), an Position 87 ein V (statt P), an Position 88 ein N (statt W) und an Position 90 ein T (statt P).

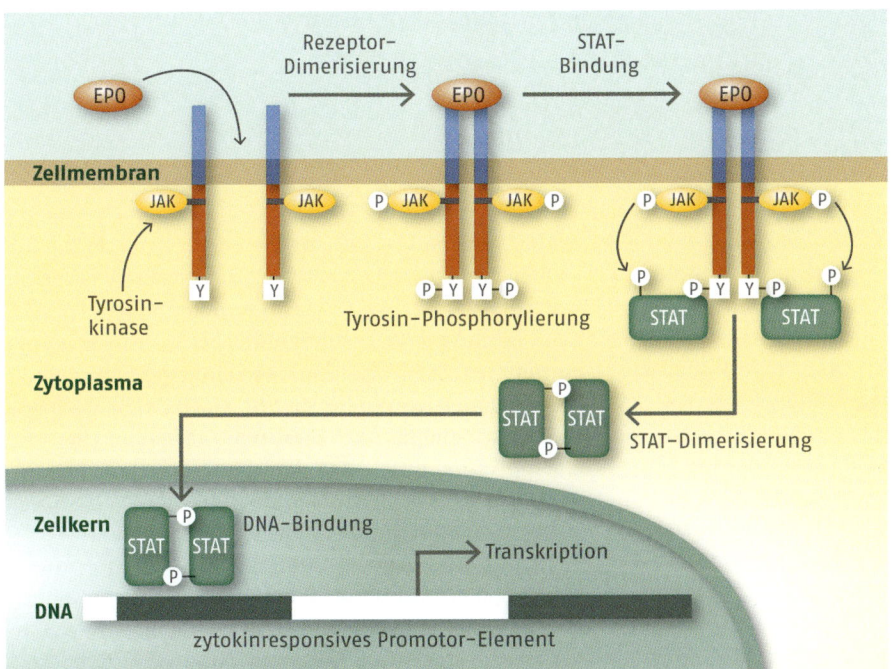

**⊙ Abb. 12.3** Bindung von EPO an den EPO-Rezeptor und Aktivierung des JAK-STAT Signalwegs

menhang mit Zellteilung, Angiogenese und Chemotaxis stehen.

Erythropoetin-Derivate sind zugelassen zur Behandlung von Anämien bei chronischen Nierenerkrankungen, zur Behandlung von Chemotherapie-assoziierten Anämien, zur Behandlung von Patienten im Zusammenhang mit Eigenblutspenden und zur Behandlung von Patienten im Vorfeld von orthopädischen Operationen, wenn Transfusionskomplikationen zu erwarten sind.

**Ökonomisch getriebene Entwicklung neuer Erythropoetin-Derivate**

Als Entdecker des Erythropoetin gelten A. J. Ersley, ein dänischer Arzt und Physiologe, und E. Goldwasser, ein amerikanischer Biochemiker, deren Arbeiten mit Erythropoetin zwischen 1953 und 1957 publiziert wurden. Das erste EPO-Produkt wurde 1989 von der Firma Amgen auf den US-amerikanischen Markt gebracht. Es folgten Präparate der Firmen Johnson & Johnson, Janssen Cilag (Ortho-Biotech), Boehringer-Mannheim, Hoffmann-La Roche, Sanofi-Aventis, Transkaryotic Therapies (seit 2005 Shire Pharmaceuticals) und Ratiopharm.

12

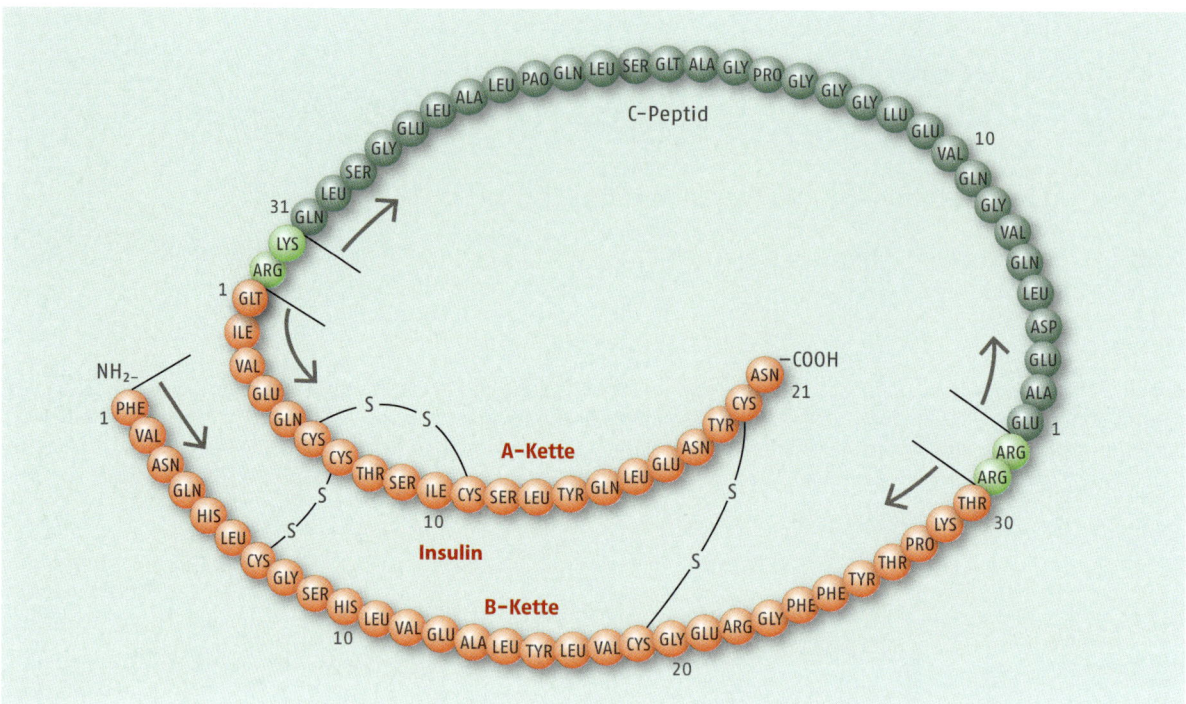

**Abb. 12.4** Proinsulin

EPO gehört zu den erfolgreichsten biopharmazeutischen Produkten, was sich in den folgenden Zahlen widerspiegelt. 2004 kam Johnson & Johnson mit seinem EPO-Präparat auf einen Umsatz von 3,6 Milliarden US-Dollar, Amgen auf 2,6 Milliarden US-Dollar und Hoffmann-La-Roche auf 1,7 Milliarden US-Dollar. 2007 kam es zur Markteinführung erster Generika, außerdem wurde eine Sicherheitsdebatte bei der Anwendung von EPO zur Behandlung von Tumoranämien geführt. Der Gesamtumsatz aller Präparate sank erheblich, er wird im Jahr 2017 auf 10 Milliarden US-Dollar geschätzt.

Ein wesentlicher Faktor für die Entwicklung neuer EPO-Derivate war auch, dass Leistungssportler durch die Einnahme von EPO ihre Leistungsfähigkeit steigern können.

Nachdem Verfahren entwickelt wurden, mit denen endogenes EPO von biotechnologisch hergestelltem EPO unterschieden werden konnte, wurden neue biotechnologisch hergestellte EPO-Derivate benötigt, die im Routineanalyseverfahren nicht auffallen sollten. Es ist als Erfolg zu werten, dass die EPO-Analytik heute kaum noch hintergangen werden kann.

Früher wurden Insuline aus Tieren zur Behandlung des Diabetes eingesetzt. Nachdem die Nachteile erkannt wurden (u. a. Auftreten von immunologischen Reaktionen, Bildung von Insulinantikörpern), wurde durch eine enzymatisch-chemische Reaktion aus Schweineinsulin Human-Insulin hergestellt. Nach der Etablierung molekularbiologischer Verfahren war Insulin eines der ersten Arzneimittel, das gentechnologisch hergestellt wurde. Produziert wird es heute mittels *E. coli* oder *Saccharomyces cerevisiae*.

Insulin wird in den B-Zellen zunächst als Prä-pro-Insulin gebildet, dann im ER zu Proinsulin umgewandelt und letztendlich nach hydrolytischer Spaltung als aktives Insulin sezerniert. Es besteht aus zwei Ketten, einer A-Kette aus 21 Aminosäuren und einer B-Kette aus 30 Aminosäuren, die über zwei Disulfidbrücken miteinander verknüpft sind (Abb. 12.4).

Insulin bindet an Insulinrezeptoren, die zu den Transmembranrezeptoren gehören. Die Rezeptoren sind Heterotetramere, die aus je zwei α- und β-Untereinheiten zusammengesetzt sind. Die α-Untereinheiten sind extrazellulär lokalisiert, die β-Untereinheiten zum Teil in der Membran und zum Teil im Zellinneren. Die β-Untereinheiten besitzen Tyrosinkinase-Aktivität.

### Pharmakologie, therapeutischer Einsatz
Insulin ist ein wichtiges Hormon für den Stoffwechsel im menschlichen Körper. Es dient vor allem dazu, Glucose aus dem Blut in die Zellen zu schleusen. Dort werden die Zuckermoleküle zur Energiegewinnung benötigt.

### 12.1.3 Insuline
#### Struktur, Target, Herstellung
Insulin ist ein für alle Wirbeltiere lebenswichtiges Peptidhormon, das in den B-Zellen der Bauchspeicheldrüse und dort in den Langerhans-Inseln gebildet wird.

◻ **Tab. 12.1** Insulinpräparate

| Name | Eigenschaften |
| --- | --- |
| Humaninsulin | Insulin, das dem Insulin des Menschen identisch ist |
| Insulin lispro | Die B-Kette enthält an Position 28 ein Lysin (statt Prolin) und an Position 29 ein Prolin (statt Lysin), Insulin, dessen Wirkung sehr schnell eintritt |
| Insulin aspart | Die B-Kette enthält an Position 28 ein Aspartat (statt Prolin), Insulin mit raschem Wirkungseintritt und kurzer Wirkdauer |
| Insulin glulisin | Die B-Kette enthält an Position 3 ein Lysin (statt Asparagin) und an Position 29 eine Glutaminsäure (statt Lysin), Insulin mit sehr raschem Wirkungseintritt |
| Insulin glargin | Die A-Kette enthält an Position 21 ein Glycin (statt Asparagin), die B-Kette enthält an den Positionen 31 und 32 zwei zusätzliche Arginine, Insulin mit Depotwirkung |
| Insulin detemir | In der B-Kette enthält das an Position 29 lokalisierte Lysin an seiner $\varepsilon$-Aminogruppe einen Myristinsäure-Rest, das Threonin an Position 30 entfällt, Insulin mit Depotwirkung |

Nach Aufnahme von Glucose wird von den B-Zellen Insulin ins Blut ausgeschüttet. Es bindet an den Insulinrezeptor, wodurch eine Reihe von Kinase-Kaskaden (Signalwege) ausgelöst werden. Diese Signalwege bewirken ein Sinken des Blutglucosespiegels durch Förderung der Glucoseaufnahme, Förderung der Glucosespeicherung (Glykogensynthese) in der Leber und den Muskeln und Aktivierung Glucose verbrauchender Wege.

Ein Insulinmangel als Folge des Zusammenbruchs der Bildung von Insulin durch die Bauchspeicheldrüse führt zu Diabetes Typ 1. Beim Typ-2-Diabetes liegt eine Insulinresistenz vor, der Körper spricht auf das gebildete Insulin schlecht an. Beide Diabetes-Typen sind Erkrankungen mit schwerwiegenden Spätfolgen, die den ganzen Körper betreffen können. Beispiele sind Herzinfarkt, Schlaganfall, periphere arterielle Verschlusskrankheit, diabetische Retinopathie, diabetische Neuropathie, diabetischer Fuß, diabetische Nephropathie, Sexualstörungen, Harnwegs- und Genitalinfektionen.

Insuline werden bei beiden Diabetes-Typen, besonders aber bei Diabetes Typ 1, eingesetzt. Es stehen verschiedene Insulinpräparate zur Verfügung, die sich in ihrer Pharmakokinetik erheblich unterscheiden. Je nach Präparat kann die Wirkung bereits 15 min nach Injektion einsetzen (z. B. Insulin lispro) oder erst nach 4 Stunden (z. B. Insulin glargin). Weiterhin kann die Wirkungsdauer zwischen 2 Stunden (z. B. Insulin aspart) und 40 Stunden (z. B. Insulin glargin) variiert werden (◻ Tab. 12.1).

---

**Insulin-Nasenspray gegen Alzheimer**

Schon seit längerem wird diskutiert, dass die Alzheimerkrankheit mit einem gestörten Zuckerstoffwechsel und einem Insulinmangel bzw. einer -resistenz im Gehirn zusammenhängt und Insulin daher eine Therapieoption darstellen könnte. In ersten Studien konnte gezeigt werden, dass Patienten, die Insulin als Nasenspray erhielten, in einem Gedächtnistest besser abschnitten als Patienten, die kein Insulin erhielten.

---

### 12.1.4 Somatostatin
**Struktur, Target, Herstellung**

Somatostatin ist ein Peptidhormon, das im Hypothalamus, in der Bauchspeicheldrüse (D-Zellen), im Magen und Darm sowie in Nervenendigungen gebildet wird. Seine Biosynthese verläuft über das aus 121 Aminosäuren aufgebaute Prä-pro-Somatostatin, in dem die Somatostatinsequenz C-terminal enthalten ist. Bekannt sind zwei aktive Formen, Somatostatin-14 (◔ Abb. 12.5) und Somatostatin-28.

Als Medikament werden synthetische Analoga (Lanreotid, Pasireotid und Octreotid) eingesetzt.

Somatostatin wirkt durch Bindung an G-Protein-gekoppelte Rezeptoren (GPCRs) auf der Oberfläche verschiedener Zelltypen. Diese GPCRs gehören zu der Superfamilie der heptahelikalen Transmembranproteine.

Die Aktivierung eines G-Proteins ist ein mehrstufiger Prozess, der die Bindung eines Liganden an den Rezeptor, die Konformationsänderung des Rezeptors sowie die Bindung und Aktivierung eines G-Proteins einschließt.

**12**

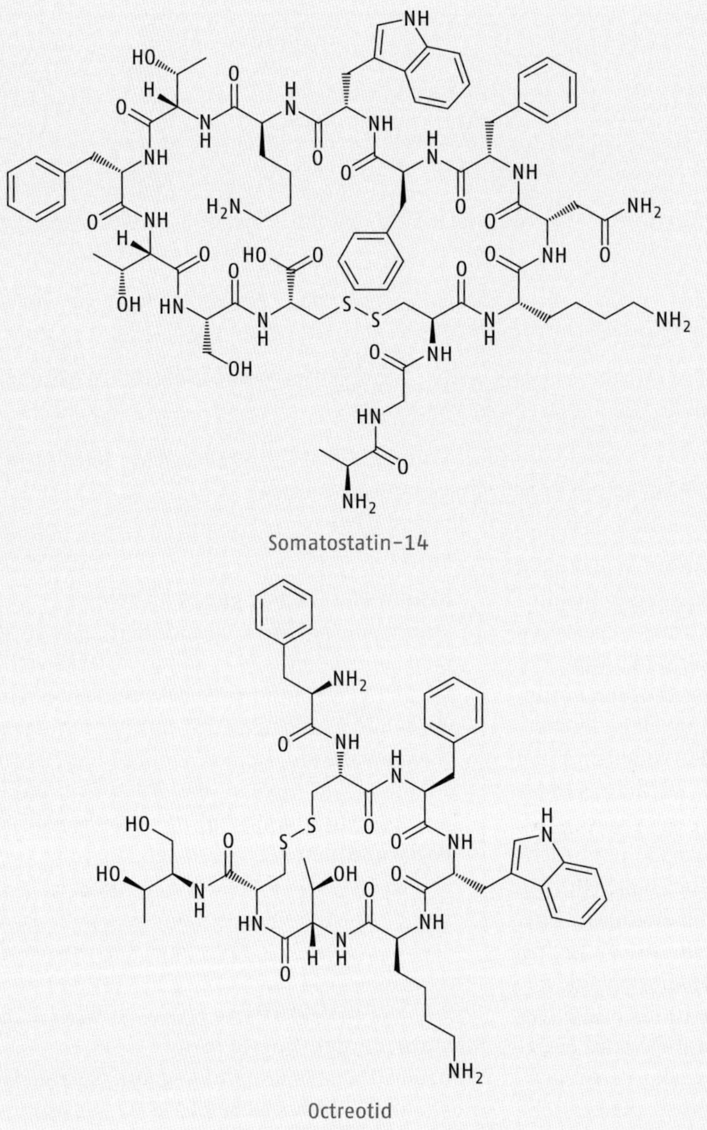

Somatostatin-14

Octreotid

## Pharmakologie, therapeutischer Einsatz

Somatostatin wirkt als Hemmstoff für verschiedene Hormone wie etwa für Cortisol, Gastrin oder Sekretin. Durch die Hemmung dieser Hormone kommt es zur Abnahme der Bewegungen in Magen und Darm, einer verminderten Ausschüttung der Verdauungssäfte aus Bauchspeicheldrüse und einer Hemmung der Bildung von Magensäure. Zusätzlich ist es der Gegenspieler des Wachstumshormons Somatotropin und bewirkt eine Hemmung der beiden Bauchspeicheldrüsenhormone Insulin und Glukagon.

Somatostatin ist indiziert zur Behandlung von schweren akuten gastroduodenalen Ulkusblutungen, Blutungen bei erosiver oder hämorrhagischer Gastritis, zur adjuvanten Therapie zur Hemmung der Sekretion von stark sezernierenden postoperativen Fisteln des Pankreas und des oberen Dünndarms sowie zur Pro-

phylaxe von postoperativen pankreatischen Komplikationen nach Pankreaschirurgie.

Das Somatostatin-Analogon **Octreotid** wird bei Akromegalie eingesetzt, die durch einen Überschuss des Wachstumshormons Somatotropin hervorgerufen werden kann.

### 12.1.5 α-Galactosidase A
#### Struktur, Target, Herstellung

α-Galactosidase ist ein Enzym, das die Hydrolyse der glykosidischen Bindung von α-Galactopyranosiden katalysiert, bei Enzymmangel kommt es zur Anreicherung von Glykosphingolipiden (○ Abb. 12.6).

α-Galactosidase wird zunächst als Präkursor-Protein bestehend aus 429 Aminosäuren gebildet. Durch posttranslationale Modifikation entsteht das Glykoprotein α-Galactosidase mit 370 Aminosäuren. Targets der

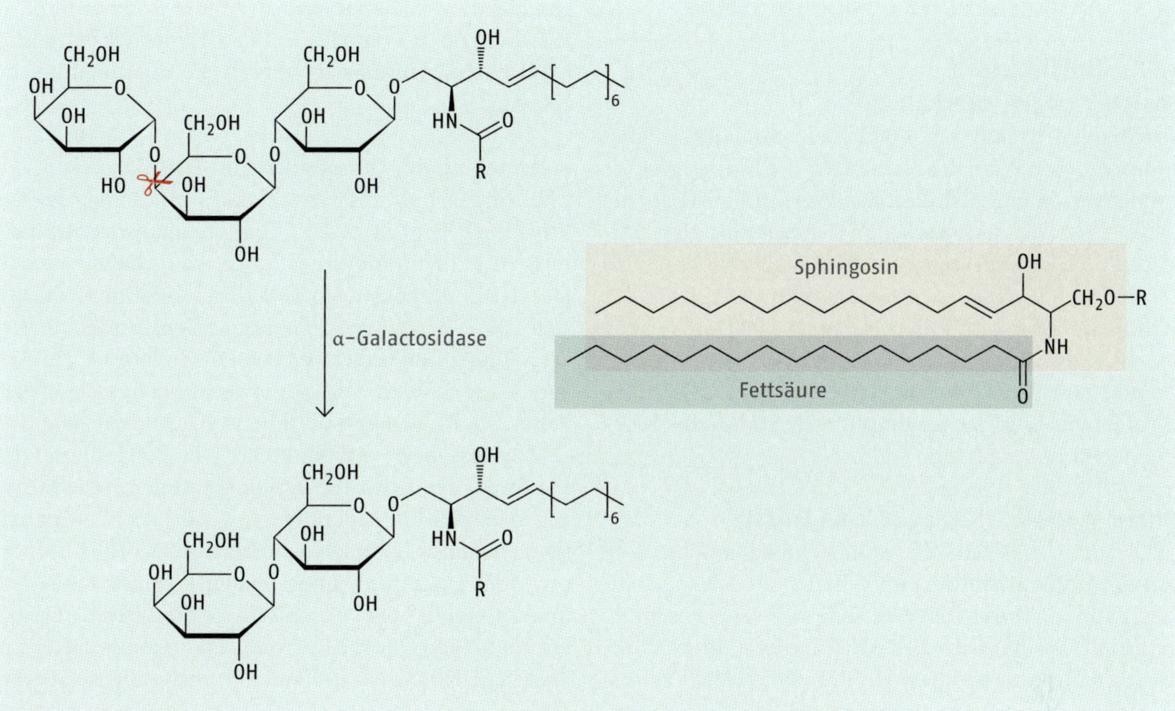

○ **Abb. 12.6** Reaktion einer α-Galactosidase und generelle Struktur von Glykosphingolipiden

α-Galactosidase sind Galactosylgalactosylglucosylcera-mid (Globotriaosylceramide), die sich vor allem in En-dothelzellen anreichern.

α-Galactosidase wird biotechnologisch hergestellt. Das als Agalsidase alfa hergestellte Protein, das mit huma-nen Fibroblastenzelllinien produziert wird, ist im Unterschied zur natürlich vorkommenden α-Galac-tosidase nur an drei der vier Positionen glykosyliert. Die mit CHO-Zellen produzierte Agalsidase beta be-sitzt, im Unterschied zu Agalsidase alfa, endständige Mannose-6-Phosphatreste.

### Pharmakologie, therapeutischer Einsatz

Bei Morbus Fabry kommt es aufgrund eines α-Galac-tosidase-Mangels in den Endothelzellen verschiedener Organsysteme zur Akkumulation von Globotriaosylce-ramid. Dies wird zu dem für die Erkrankung verant-wortlich gemachten Globotriaosylsphingosin verstoff-wechselt. Symptome der Erkrankung sind vielfältig. Patienten leiden an Schmerzattacken und Parästhesien in Händen und Füßen, zu beobachten sind zahlreiche Angiokeratome der Haut, das Auftreten von Nephropa-thien, Kardiomyopathien und Trübungen der Horn-haut. Durch die Einlagerung der akkumulierenden Substanzen in Gefäße sind Herzinfarkte, Niereninfarkte und Schlaganfälle möglich.

Die Enzymersatztherapie ist derzeit die einzige Mög-lichkeit zur ursächlichen Behandlung des Morbus Fabry.

### Erfolgreiche Therapie von Stoffwechsel-störungen

Als Stoffwechselstörung gelten Erkrankungen, bei denen Stoffwechselvorgänge fehlerhaft ablaufen. Sehr häufig sind Enzymdefekte Ursache dieser Er-krankungen. Als Folge kommt es zur krankhaften An-häufung eines Substrates oder zum Mangel an Stoff-wechselendprodukten. Beides kann zu den klini-schen Symptomen einer Stoffwechselerkrankung führen.

Für einige Stoffwechselerkrankungen stehen mo-derne Pharmazeutika zur Verfügung. So können neben Morbus Fabry auch Morbus Gaucher (defektes Enzym: β-Glucocerebrosidase), Morbus Scheier (de-fektes Enzym: α-Iduronidase), Morbus Hunter (de-fektes Enzym: Iduronatsulfat-2-Sulfatase), das Ma-roteaux-Lamy-Syndrom (defektes Enzym: Arylsulfa-tase) und Morbus Pompe (defektes Enzym: α-Galactosidase) mit rekombinant hergestellten En-zymen therapeutisch behandelt werden.

12

## 12.2 Antikörper und Fusionsproteine

### 12.2.1 Basiliximab

**Struktur, Target, Herstellung**

Basiliximab ist ein rekombinanter, chimärer (Maus/Mensch), monoklonaler Antikörper der Klasse IgG1. Er bindet mit hoher Affinität ($K_D$-Wert: 0,1 nM) an die α-Kette (CD25) des Interleukin-2-Rezeptors. Nur aktivierte T-Zellen exprimieren auf ihrer Oberfläche CD25. Durch die Bindung des Antikörpers an CD25 kann der natürliche Ligand IL-2 den Rezeptor nicht mehr aktivieren. Basiliximab löst keine antikörper- oder komplementabhängige Zytotoxizität (ADCC oder CDC) aus. Basiliximab wird gentechnisch in einer Maus-Myelom-Zelllinie hergestellt.

**Pharmakologie, therapeutischer Einsatz**

IL-2, auch als T-Zell-Wachstumsfaktor bezeichnet, ist ein für die Proliferation von T-Zellen ausschlaggebendes Zytokin. Durch die Blockade des IL-2-Rezeptors reduziert Basiliximab die T-Zell-basierte Immunantwort. Der Antikörper dient zur Prophylaxe einer akuten Abstoßung eines Nierentransplantats bei Kindern und Erwachsenen. An dieser Immunreaktion sind vor allem T-Zellen beteiligt. Basiliximab wird in Kombination mit bestimmten Immunsuppressiva (z. B. Ciclosporin und Glucocorticoiden) eingesetzt. Die erste Dosis wird innerhalb von 2 Stunden vor der Transplantation injiziert, die zweite 4 Tage danach. Durch die Therapie kommt es für etwa 4–6 Wochen zu einer dauerhaften Blockade des IL-2-Rezeptors.

---

**Antikörper zur Vermeidung der Transplantationsabstoßung**

Transplantationen stellen für viele Erkrankte eine lebensrettende Maßnahme dar. Da das Immunsystem des Empfängerorganismus das Transplantat als fremd erkennt und es bekämpft, muss der Transplantatempfänger dauerhaft mit Immunsuppressiva, z. B. Ciclosporin, therapiert werden. Da für akute Abstoßungsreaktionen vor allem T-Zellen als Teil der zellulären Immunantwort verantwortlich sind, wurden monoklonale Antikörper entwickelt, die die Aktivität von T-Zellen reduzieren: **Basiliximab** und **Daclizumab** binden an einen bestimmten Abschnitt des Interleukin-2-Rezeptors und verhindern dessen Aktivierung.

---

### 12.2.2 Adalimumab

**Struktur, Target, Herstellung**

Adalimumab ist ein rekombinanter, humaner, monoklonaler Antikörper vom IgG1-Typ, der in gentechnisch veränderten CHO-Zellen (*chinese hamster ovary*) produziert wird. Adalimumab bindet hoch affin ($K_D$-Werte: 0,06–0,1 nM) an den Tumornekrosefaktor (TNF) und neutralisiert dieses proinflammatorische Zytokin.

**Pharmakologie, therapeutischer Einsatz**

TNF fungiert als „Master"-Zytokin inflammatorischer Prozesse, d. h. es ist an der Initiation und Aufrechterhaltung von Entzündungsreaktionen maßgeblich beteiligt. Durch das Abfangen von TNF durch Adalimumab lässt sich die Aktivität vieler chronisch-entzündlicher Erkrankungen sehr stark reduzieren. Zudem ist die Ansprechrate auf den Antikörper recht hoch, sodass viele Patienten die Therapie als durchschlagend erleben.

Zugelassen ist Adalimumab zur Behandlung der rheumatoiden Arthritis (in Kombination mit Methotrexat, aber auch zur Monotherapie), der Psoriasis-Arthritis, der axialen Spondyloarthritis (z. B. Morbus Bechterew), der Hautkrankheiten Plaque-Psoriasis und Acne inversa sowie der chronisch-entzündlichen Darmerkrankungen Morbus Crohn und Colitis ulcerosa. Auch bei Kindern kann Adalimumab eingesetzt werden.

Da Adalimumab die Immunabwehr unterdrückt, ist das Risiko erhöht, an opportunistischen Infektionen (insbesondere des Respirationstrakts) zu erkranken, die unter Umständen einen schweren Verlauf nehmen können. Als Vorsichtsmaßnahme müssen vor Beginn der Therapie schwere Infektionserkrankungen ausgeschlossen werden.

---

**TNF-Blocker: eine therapeutische Revolution**

Die Existenz eines tumornekrotisierenden Faktors, der bei einer Entzündungsreaktion ausgeschüttet wird, wurde schon Ende des 19. Jahrhunderts postuliert. Erst in den 1980er Jahren gelang es, die Gene für TNF und für seine beiden Rezeptoren (TNFR1/2) zu klonieren. Zunächst wurde versucht, die tumorabtötenden Eigenschaften von TNF therapeutisch zu nutzen, was aufgrund der schweren Nebenwirkungen aber schnell fallen gelassen wurde.

Die Erfolgsgeschichte der TNF-Blocker begann Ende der 1980er Jahre, als erkannt wurde, dass TNF ein „Master"-Zytokin der rheumatoiden Arthritis ist, das die Freisetzung vieler weiterer proinflammatorischer Zytokine induziert. Dieses Konzept konnte auch auf viele andere Autoimmunerkrankungen übertragen werden. Die sehr starken Effekte, die mit TNF-Blockern erzielt werden können, haben die Therapie dieser Erkrankungen revolutioniert und zu einer deutlichen Steigerung der Lebensqualität von betroffenen Patienten geführt. TNF-Blocker helfen aber nicht bei allen entzündungsassoziierten Krankheiten: Bei multipler Sklerose ist dieses Therapieprinzip beispielsweise wirkungslos und kann sogar schädlich sein.

Als erster monoklonaler Anti-TNF-Antikörper kam 1999 Infliximab auf den Markt. 2000 wurde Etanercept zugelassen, ein Fusionsprotein aus einem Antikörper-Fc-Fragment und den extrazellulären Bereichen des TNFR2. Der humane Antikörper Adalimumab wurde 2003 eingeführt und hat seither einen beispiellosen Erfolgsweg eingeschlagen: Unangefochten führt Adalimumab seit Jahren die Liste der weltweit umsatzstärksten Arzneimittel an. 2009 wurden die TNF-Blocker Golimumab und Certolizumab pegol zugelassen und seit 2013 stehen die ersten Biosimilars zur Verfügung.

### 12.2.3 Rituximab

**Struktur, Target, Herstellung**

Rituximab ist ein rekombinanter, chimärer (Maus/Mensch), monoklonaler Antikörper vom IgG1-Typ. Er wird in gentechnisch modifizierten CHO-Zellen (*chinese hamster ovary*) produziert. Der Antikörper bindet an das Transmembranprotein CD20, das auf gesunden wie entarteten Prä-B- und reifen B-Zellen lokalisiert ist. Das Antigen findet sich nicht auf hämatopoetischen Stammzellen, frühen Vorläufer-B-Zellen (Pro-B-Zellen) und Plasmazellen.

**Pharmakologie, therapeutischer Einsatz**

Durch die Bindung von Rituximab an CD20 wird sowohl die antikörperabhängige zelluläre Zytotoxizität (ADCC) als auch die komplementabhängige Zytotoxizität (CDC) ausgelöst, sodass es zur Depletion der CD20-tragenden B-Zellen kommt.

Die Verringerung der Zahl an B-Zellen wird therapeutisch bei folgenden Erkrankungen genutzt:

- Krebserkrankungen: Non-Hodgkin-Lymphom vom B-Zell-Typ und chronische lymphatische Leukämie,
- rheumatoide Arthritis (Zweitlinien-Therapie nach TNF-Blockern),
- granulomatöse Polyangiitis (Wegener-Granulomatose, eine nekrotisierende Entzündung der Gefäße).

### 12.2.4 Trastuzumab

**Struktur, Target, Herstellung**

Trastuzumab ist ein rekombinanter, humanisierter monoklonaler Antikörper, der gegen den menschlichen HER-2-Rezeptor gerichtet ist. Der HER-2-Rezeptor gehört zur Familie der epidermalen Wachstumsfaktorrezeptoren, die sich auf der Plasmamembran von Zellen befinden und über ihre Tyrosinkinaseaktivität Wachstums- und Überlebenssignale in den Zellkern vermit-

teln. HER-2 kann in Tumorzellen, insbesondere Brustkrebszellen, stark überexprimiert sein und eignet sich damit als Zielstruktur für eine Tumortherapie. Trastuzumab wird in gentechnisch modifizierten CHO-Zellen (*chinese hamster ovary*) produziert.

**Pharmakologie, therapeutischer Einsatz**

Durch Bindung an HER-2 verhindert Trastuzumab das Wachstum menschlicher Tumorzellen, die HER-2 stark exprimieren. Als Mechanismus wird eine Hemmung der Aktivierungskaskade des HER-2-Rezeptors, aber auch eine starke antikörperabhängige zelluläre Zytotoxizität (ADCC) angenommen. Für einen erfolgversprechenden therapeutischen Einsatz des Antikörpers ist der Nachweis einer Überexpression von HER-2 im Tumorgewebe wichtig. Folglich wird Trastuzumab bei Patientinnen mit HER-2 positivem, metastasierendem Mammakarzinom sowie bei Brustkrebs (HER-2 positiv) im Frühstadium eingesetzt. In Kombination mit Chemotherapeutika wie Cisplatin wird Trastuzumab auch bei HER-2-positivem metastasierendem Magenkarzinom verwendet.

### 12.2.5 Bevacizumab

**Struktur, Target, Herstellung**

Bevacizumab ist ein rekombinanter, humanisierter Antikörper, der in CHO-Zellen produziert wird. Bevacizumab bindet an den *vascular endothelial growth factor* (VEGF), ein Glykoprotein, das in der Gefäßbildung (Angiogenese) eine wichtige Rolle spielt.

**Pharmakologie, therapeutischer Einsatz**

Bevacizumab neutralisiert durch Bindung an VEGF dessen Funktionen in der Neubildung von Gefäßen. Therapeutisch nutzbar wird dieser Effekt bei Tumoren, die durch starke Angiogenese ihr unkontrolliertes Wachstum sicherstellen. Bevacizumab wird als Angiogenese-Hemmstoff bei unterschiedlichen metastasierenden Karzinomen wie Kolon- oder Rektumkarzinom, Mammakarzinom, nichtkleinzelligem Bronchialkarzinom oder fortgeschrittenem Nierenzellkarzinom eingesetzt.

### 12.2.6 Catumaxomab

**Struktur, Target, Herstellung**

Catumaxomab wurde über die klassische Hybridom-Technologie hergestellt und mit Hilfe einer Ratte-Maus-Hybrid-Hybridom-Zelllinie gewonnen. Er stellt einen bispezifischen, trifunktionalen Ratte-Maus-Hybrid-Antikörper dar. Catumaxomab bindet mit einer variablen Domäne (Maus) das Zelladhäsionsmolekül EpCAM und mit der anderen variablen Domäne (Ratte) CD3, das auf allen T-Zellen vorhanden ist.

**12**

**Pharmakologie, therapeutischer Einsatz**

Die Bispezifität von Catumaxomab bedingt, dass der Antikörper T-Zellen (über Bindung an CD3) an Tumorzellen, die EpCAM exprimieren (über Bindung an EpCAM) rekrutiert und in räumliche Nähe bringen kann. Zytotoxische T-Zellen können in der Folge die Tumorzelle durch Apoptose abtöten. Hinzu kommt, dass der konstante Teil des Antikörpers (Fc) gleichzeitig an akzessorische Zellen wie Monozyten, Makrophagen oder NK-Zellen binden kann und damit zu einer effizienten Elimination der Tumorzellen beiträgt.

Catumaxomab wurde 2009 zur intraperitonealen Behandlung von malignem Aszites bei Patienten mit EpCAM-positiven Karzinomen zugelassen, inzwischen ist die Zulassung allerdings widerrufen worden.

### 12.2.7  Etanercept
#### Struktur, Target, Herstellung

Etanercept ist ein dimeres Fusionsprotein, das aus zwei Komponenten der extrazellulären Ligandenbindungsdomäne des humanen Tumornekrosefaktorrezeptors 2 (TNFR2/p75) und zwei Komponenten der Fc-Untereinheit des IgG1-Antikörpers des Menschen besteht (● Abb. 12.7). Etanercept bindet an den Tumornekrosefaktor-α (TNF-α) und an Lymphotoxin (TNF-β). Das Fusionsprotein wird gentechnisch in einer CHO-Zelllinie hergestellt.

#### Pharmakologie, therapeutischer Einsatz

TNF-α und TNF-β entfalten ihre proinflammatorische Wirkung über zwei Rezeptorsubtypen, die sowohl in löslicher Form als auch an Membranen gebunden vorkommen. Durch Bindung an beide Moleküle verhindert Etanercept, dass TNF-α bzw. TNF-β an seine natürlichen, an der Zellmembran befindlichen Rezeptoren an-

docken kann. Als Folge wird der Entzündungsprozess unterdrückt. Durch die Fusion des Rezeptors an den Fc-Teil wurde eine deutliche Stabilisierung der Ligandenbindungsdomäne erreicht. Als Folge konnten für die Therapie ausreichende Plasmakonzentrationen erreicht werden.

Etanercept wird zur Behandlung chronischer rheumatischer Krankheiten und der Psoriasis eingesetzt. Bei Patienten, bei denen eine Sepsis oder ein Risiko für eine Sepsis besteht, ist Etanercept kontraindiziert. Außerdem sollte bei Patienten, die an einer Infektion erkrankt sind, eine Therapie mit Etanercept nicht begonnen werden.

---

**Antikörper in der Dermatologie**

Schuppenflechte (Psoriasis) ist vor allem eine Erkrankung der Haut, sie kann aber auch Gelenke und andere Organe betreffen. Als ursächlich gilt eine vererbte genetische Veranlagung. Neben Adalimumab und Infliximab, die beide an TNF-α binden, steht mit Efalizumab ein Antikörper zu Verfügung, der sich an die CD11a-Untereinheit eines Oberflächenproteins der Leukozyten heftet und TNF-α blockiert. Neben diesen drei AK werden außerdem Etanercept, Ixekizumab und Secukinumab bei Psoriasis eingesetzt. Etanercept ist ein dimeres chimäres Protein, das wie Adalimumab und Infliximab die Funktion von TNF-α blockiert. Secukinumab und Ixekizumab hemmen die Wirkung von Interleukin-17A.

---

### 12.2.8  Palivizumab
#### Struktur, Target, Herstellung

Palivizumab ist ein humanisierter Antikörper vom IgG1-Typ, der sich gegen ein Oberflächenprotein (A-Epitop eines Fusionsproteins (F-Protein)) des Respiratory-Syncytial-Virus (RSV) richtet. Palivizumab wird gentechnisch mit NS/0-Zellen produziert.

#### Pharmakologie, therapeutischer Einsatz

Das F-Protein der RS-Viren ist ein Glykoprotein auf der Oberfläche des Virus, das für die Fusion viraler und zellulärer Membranen notwendig ist. Diese Fusion ist ein wichtiger Schritt beim Eintritt des Virus in die Zelle. Der Antikörper wirkt gegen die RSV-Untertypen A und B. Nach Bindung des Antikörpers an das Virus wird dessen Eintritt in die Zelle verhindert.

RSV ist ein häufiger Erreger von Atemwegserkrankungen im Säuglings- und Kindesalter. Bis zum zweiten Lebensjahr erkranken 90 % aller Kinder, in der Regel zwischen Oktober und März. Meistens kommt es dabei nur zu einer flüchtigen Infektion der oberen Atemwege. Der schwere Befall der tiefen Atemwege mit Bronchitis oder Pneumonie kann stationäre Behandlung erfordern

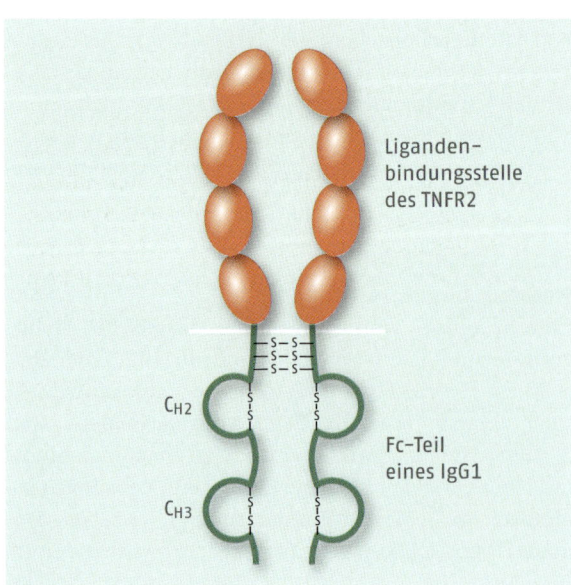

Ligandenbindungsstelle des TNFR2

C_H2

Fc-Teil eines IgG1

C_H3

● **Abb. 12.7**  Etanercept

(1 %). Davon sind vor allem Frühgeborene, Kinder mit chronischen Lungenerkrankungen, angeborenen Herzfehlern oder Mukoviszidose betroffen. Auch immunsupprimierte Kinder sind gefährdet. Palivizumab wird zur Vorbeugung schwerer RSV-Infektionen angeboten.

---

**Palivizumab – Antikörper für besondere Erkrankungen**

Palivizumab ist nicht der einzige Antikörper, der bei einer Krankheit eingesetzt wird, die nicht zu den typischen für die Therapie mit Antikörpern ursprünglich erkannten Krankheiten wie Krebserkrankungen oder Krankheiten mit chronischen Entzündungen gehören. Hier einige Beispiele:

Bei der altersabhängigen Makuladegeneration wird eine Überexpression des VEGF-A-Gens (gebildet werden vor allem VEGF-A-165 und VEGF-121) beobachtet. Mit **Bevacizumab** und **Ranibizumab** stehen Wirkstoffe zur Verfügung, die sich gegen VEGF-A richten und zur Behandlung der altersabhängigen Makuladegeneration eingesetzt werden.

Ein weiterer Antikörper, **Abciximab**, wird zur Vermeidung ischämischer kardialer Komplikationen bei Patienten, die sich einer Koronarintervention unterziehen, und bei Patienten mit instabiler Angina pectoris zur Herabsetzung des Risikos eines Herzinfarkts eingesetzt.

Das Protein PCSK9 ist an der Regelung des Cholesterolstoffwechsels beteiligt. Antikörper wie **Alirocumab** und **Evolocumab** werden zur Behandlung der schweren Hypercholesterolämie eingesetzt.

Ein weiteres Anwendungsgebiet bezieht sich auf die Osteoporose. Osteoklasten (verantwortlich für Knochenabbau) und Osteoblasten (verantwortlich für Knochenaufbau) sind für die Erneuerung der Knochenmatrix von großer Bedeutung. Dabei bilden Osteoblasten u. a. ein Protein (RANKL), das als Signalüberträger von Osteoblasten zu Osteoklasten gilt. **Denosumab** bindet an RANKL und wird in der Therapie der Osteoporose eingesetzt.

---

### 12.2.9 Ibritumomab-Tiuxetan

**Struktur, Target, Herstellung**

Ibritumomab ist ein konjugierter, muriner, monoklonaler Antikörper des IgG1-Typ. Bei seiner Herstellung wird ein das Antigen CD20 erkennender Antikörper über eine stabile, kovalente Bindung an Tiuxetan, einem chemisch hergestellten Chelator, verknüpft. CD20 ist ein Antigen, das auf der Oberfläche von malignen, aber auch gesunden B-Lymphozyten lokalisiert ist (**ⲟ** Abb. 12.8).

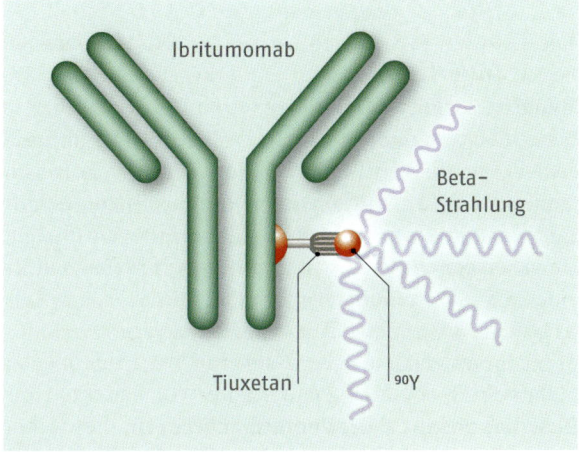

**ⲟ Abb. 12.8** Ibritumomab-Tiuxetan

**Pharmakologie, therapeutischer Einsatz**

Über Tiuxetan kann vor Therapiebeginn der β-Strahler $^{90}$Yttrium gebunden werden, der hochenergetische, radioaktive Strahlung erzeugt. Nach Bindung des AK an CD20 werden nahegelegene Zellen zerstört, entfernt gelegene Zellen aber geschont. Leider werden auch gesunde B-Zellen angegriffen. Doch da B-Zell-Vorläufer nicht angegriffen werden, können essenzielle B-Zellen neu gebildet werden.

Ibritumomab-Tiuxetan wird zur Therapie von B-Zell Non-Hodgkin-Lymphomen eingesetzt.

---

**Drug-Targeting durch Antikörperkonjugate**

Ziel des Drug-Targeting ist die zielgerichtete und selektive Anreicherung oder Freisetzung eines Arzneistoffs am gewünschten Wirkort nach einer systemischen Verabreichung eines Medikaments. Da sich mit Antikörpern definierte Oberflächenmoleküle zielgerichtet ansteuern lassen, wurden in den letzten Jahren einige Antikörperkonjugate entwickelt.

Neben dem Ibritumomab-Tiuxetan ist vor allem Gemtuzumab-Ozogamicin zu nennen, das 2000 zugelassen und 2010 wieder vom Markt genommen wurde. 2017 wurde das Antikörper-Toxin-Konjugat von der FDA zur Behandlung der amyotrophen Lateralsklerose zugelassen. Im Gemtuzumab-Ozogamicin ist der monoklonale, gegen das CD33-Antigen gerichtete Antikörper Gemtuzumab an das Zytostatikum Ozogamicin, einem Verwandten des aus dem Bakterium *Micromonospora echinospora* isolierten Calicheamicins, gekoppelt.

Weitere Antikörperkonjugate werden derzeit klinisch getestet und es wird sich zeigen, ob Drug-Targeting durch Antikörperkonjugate in der Zukunft eine wichtige Rolle in der Therapie einnehmen wird.

**12**

## 12.3  DNA

### 12.3.1  ADA-Gen

**Struktur, Target, Herstellung**

Das ADA-Gen codiert für eine Adenosin-Desaminase (ADA), die die Umwandlung von Adenosin zu Inosin katalysiert und somit am Recycling der Purinnukleotide beteiligt ist. Beim Menschen kommt ADA in allen Geweben vor, besonders aber in T-Lymphozyten, wo sie eine wichtige Rolle bei der Immunreaktion spielt. Das ADA-Gen ist eine Nukleinsäure, die sich biotechnologisch herstellen lässt.

**Pharmakologie, therapeutischer Einsatz**

Das Gentherapeutikum kann bei der seltenen Erkrankung ADA-SCID eingesetzt werden. Kinder, die behandelt werden, leiden unter Adenosin-Desaminase(ADA)-Mangel, was ein gestörtes Immunsystem zur Folge hat. Für die Therapie werden den Patienten CD34⁺-Vorläufer-Stammzellen aus dem Knochenmark entnommen, das intakte ADA-Gen mittels eines Vektors eingefügt und die so veränderten Zellen intravenös infundiert.

**ADA – eines der ersten zugelassenen Gentherapeutika**

In der Gentherapie wird versucht, Nukleinsäuren als Therapeutika einzusetzen. Weltweit gibt es zahlreiche Studien (ca. 1600), in denen Nukleinsäuren eingesetzt werden, um Krankheiten zu heilen. Mehr als 50 % dieser Studien beziehen sich auf Tumorerkrankungen, die besten Erfolge zeigen sich bei der Behandlung von monogenetischen Erbkrankheiten. In der Tumortherapie werden prinzipiell zwei Strategien unterschieden. Bei der direkten Komplementationsstrategie, wird ein defektes Gen des Patienten komplementiert, das z. B. für ein Supressorprotein codiert. Das Fehlen eines aktiven Supressorproteins kann zur unkontrollierten Proliferation einer Zelle führen und durch die Komplementation wird diese unkontrollierte Proliferation verhindert. Als Beispiel ist das p53-Gen zu nennen, dessen Produkt indirekt die Freisetzung von für die Zellteilung essenziellen Proteinen unterdrückt. Bei einer zweiten Strategie wird versucht ein Gen, dessen Produkt die Zerstörung des Tumors bewirkt, in die Tumorzellen einzubringen. In der Regel wird neben dem „Selbstmordgen" eine zweite Komponente benötigt, ein Prodrug, das durch das eingebrachte Genprodukt in eine aktive, auf Zellen zerstörerisch wirkende Verbindung umgewandelt wird. Ein Beispiel ist ein β-Glucuronidasegen, dessen Produkt inaktives, glucuronidiertes Doxorubicin in seine aktive Form hydrolysiert.

Bei der Gentherapie monogenetischer Erkrankungen, bei der nur somatische Zellen und keine Keimbahnzellen einbezogen werden dürfen, werden die In-vivo-Therapie, bei der die Nukleinsäure dem Patienten direkt appliziert wird, und die Ex-vivo-Therapie unterschieden. Bei der Ex-vivo-Therapie werden dem Patienten genetisch veränderte Zellen infundiert. Stammen die Zellen ursprünglich vom Patienten selbst, wird von autologen Zellen gesprochen, stammen sie dagegen von einer anderen Person, werden sie als allogene Zellen bezeichnet. Bei der Ex-vivo-Therapie werden Stammzellen oder ausdifferenzierte Zellen verwendet.

Im Juli 2012 wurde nach langen Diskussionen mit Alipogen (Glybera®) das erste Gentherapeutikum in Europa zugelassen. Es wird zur Behandlung von Patienten, die einen Mangel an Lipoprotein-Lipasen aufweisen, eingesetzt. Das für die Lipoprotein-Lipase codierende Gen wird mit einem adenoassoziierten Virusvektor in den Muskel des Patienten eingebracht. 2017 wurde das Medikament aber aus wirtschaftlichen Gründen wieder vom Markt genommen.

# Sachregister

### Die Autoren

### Prof. Dr. Andreas Bechthold

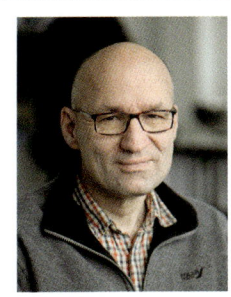

Prof. Dr. Andreas Bechthold wurde nach dem Studium der Pharmazie im Jahr 1991 an der Rheinischen Friedrich-Wilhelms-Universität in Bonn zum Dr. rer. nat. promoviert. In den Jahren 1992–1994 Forschungsaufenthalte an der University of Washington in den USA und an der Kyoto University in Japan. Nach seiner Habilitation und dem Erwerb der Venia legendi für Pharmazeutische Biologie an der Universität Tübingen erhielt Andreas Bechthold im Jahr 2000 den Ruf auf eine C3-Professur an der Christian-Albrechts-Universität zu Kiel, zeitgleich gründete er die Firma Combinature-Biopharm in Berlin. Seit 2001 ist er Inhaber einer C4-Professur am Institut für Pharmazeutische Wissenschaften, Bereich Pharmazeutische Biologie und Biotechnologie, an der Albert-Ludwigs-Universität in Freiburg. 2006 wurde er mit dem Phoenix-Pharmazie-Wissenschaftspreis ausgezeichnet. Andreas Bechthold war von 2005–2008 und 2011–2012 Dekan der Fakultät für Chemie, Pharmazie und Geowissenschaften der Universität Freiburg. Er ist derzeit Leiter des Instituts für Pharmazeutische Wissenschaften.

### Prof. Dr. Robert Fürst

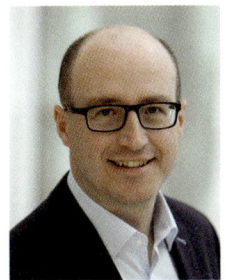

Prof. Dr. Robert Fürst hat in München Pharmazie studiert und 2001 die Approbation als Apotheker erhalten. 2005 wurde er promoviert. Nach einer zweijährigen Postdoc-Zeit habilitierte er sich im Jahr 2011 für die beiden Fächer Pharmazeutische Biologie und Pharmakologie für Naturwissenschaften an der Fakultät für Chemie und Pharmazie der LMU München. Ende 2012 wurde er auf die W3-Professur für Pharmazeutische Biologie an die Goethe-Universität Frankfurt am Main berufen. Nach zwei Nachwuchs-Forschungspreisen wurde ihm 2013 der renommierte Bionorica-Phytoneering-Award der Gesellschaft für Arzneipflanzen- und Naturstoff-Forschung verliehen. Seit 2016 ist er Mitherausgeber des Journals Planta Medica. Robert Fürst forscht auf dem Gebiet der molekularen Wirkmechanismen von entzündungshemmenden Naturstoffen. Sein Engagement gilt auch der pharmazeutischen Fortbildung, insbesondere dem Bereich der evidenzbasierten Phytotherapie.

### Prof. Dr. Angelika Vollmar

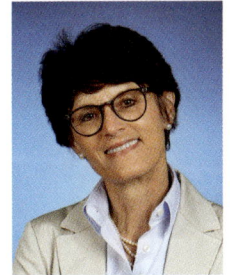

Prof. Dr. Angelika Vollmar studierte Pharmazie in München. 1984 Promotion an der Fakultät Chemie und Pharmazie der Universität München. 1985-1987 Postdoc fellowship der DFG, Dept. of Biochemistry, UCLA, USA. 1991 Forschungsaufenthalt am Laboratory of Molecular Genetics des Clinical Research Institute in Montreal, Canada. 1991 Habilitation zur Dr. med. vet. habil. in den Fächern Pharmakologie, Toxikologie und Pharmazie an der Tierärztlichen Fakultät, LMU München. 1994–2008 C3-Professorin (Klinische Pharmakologie und Pharmazie) an der Tierärztlichen Fakultät, LMU München. Seit 1998 C4-Professorin für Pharmazeutische Biologie an der Ludwig-Maximilians-Universität München. Erhielt den Phoenix-Pharmazie-Wissenschaftspreis und das Bundesverdienstkreuz am Bande. Forschungsschwerpunkte: Molekulare Mechanismen von Naturstoffen in der Tumortherapie.

# Faszinierende Techniken – potente Arzneistoffe

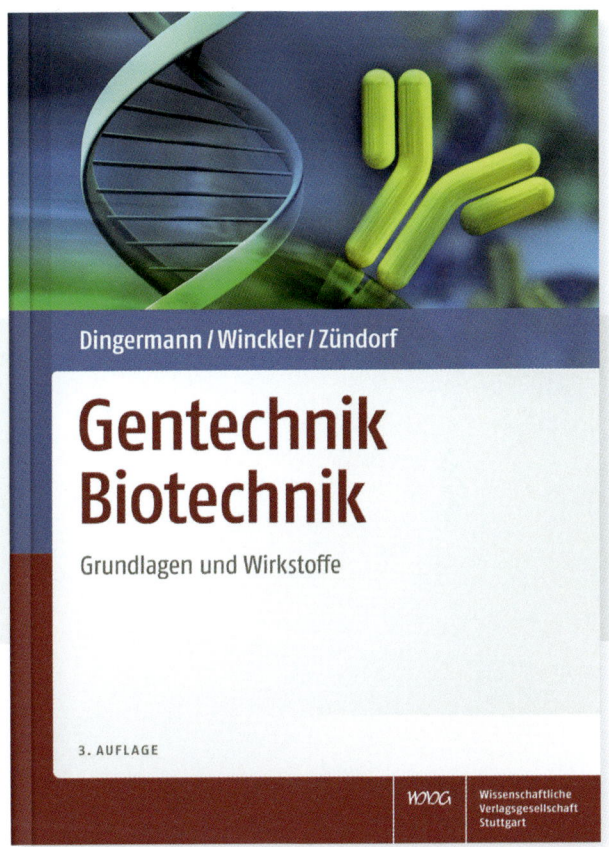

Von Prof. Dr. Theordor Dingermann /
Prof. Dr. Thomans Winckler / Dr. Ilse Zündorf

3., völlig neu bearbeitete Auflage.
XVIII, 725 Seiten. 514 farbige Abbildungen.
56 farbige Tabellen. Gebunden.
ISBN 978-3-8047-3708-2

**E-Book, PDF.** ISBN 978-3-8047-3961-1

Die gentechnisch und biotechnologisch hergestellten Arzneistoffe (Biologika, Biopharmazeutika) bilden ein rasant wachsendes Segment im Arzneischatz. Neue molekular- und zellbiologische Arbeitstechniken haben deren Entwicklung und Herstellung revolutioniert.

**Die 3. Auflage** dieses Standardwerks richtet ihren Fokus noch stärker als bisher auf den pharmazeutischen Wirkstoff. **Im 1. Teil** widmen sich die Autoren den Entwicklungsstrategien vom Gen zum Wirkstoff. Daneben diskutieren sie benachbarte Themen wie die Identifizierung von Krankheitsgenen, Genomik und molekulare Diagnostik. **Im 2. Teil** beschreiben sie insgesamt über 30 Indikationen und die dafür zugelassenen rekombinanten Arzneistoffe.

Arzneimittelfachleute aller Professionen finden hier kompetente Auskunft und präzise Informationen zu diesem ebenso faszinierenden wie komplexen Gebiet.

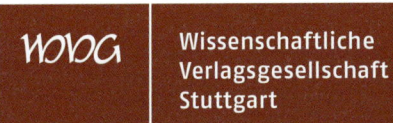

**Wissenschaftliche Verlagsgesellschaft Stuttgart**
Birkenwaldstraße 44 | 70191 Stuttgart
Telefon 0711 2582-341 | Telefax 0711 2582-390
www.wissenschaftliche-verlagsgesellschaft.de

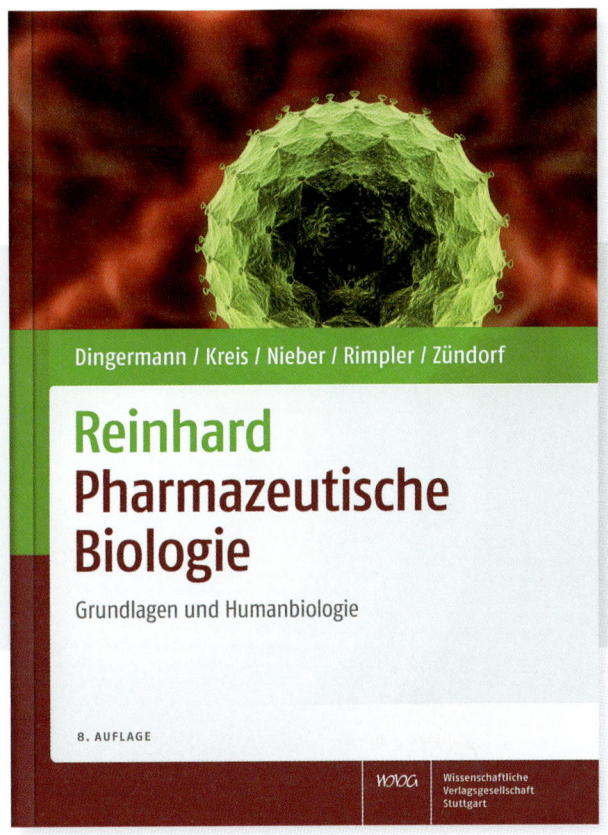